"十四五"时期国家重点出版物出版专项规划项目

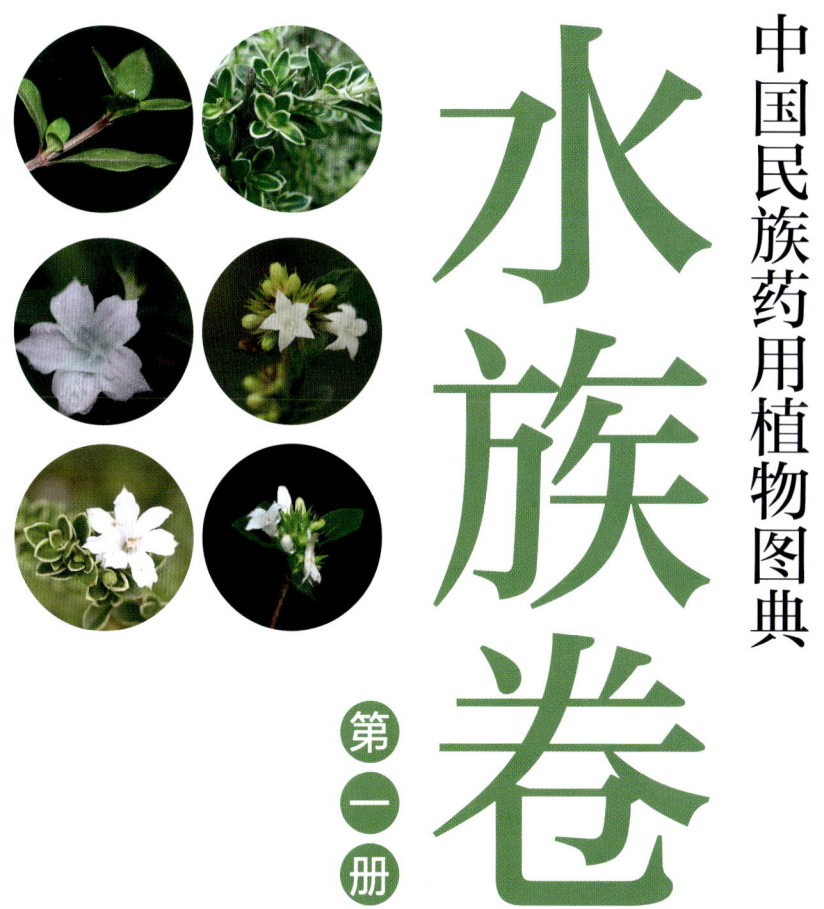

中国民族药用植物图典

水族卷

第一册

总 主 编：肖培根　诸国本

主　　编：司有奇

副主编：司岚清　司勤国

编　　委：姜　雷　司高飞　马永春　司勤元　杨光海　杜　蓉　袁树华

图片摄影：周重建　谢　宇　裴　华　邬坤乾　袁井泉　孙骏威　谢　言　钟炯平　司有奇　夏云海

CTS K 湖南科学技术出版社·长沙

国家一级出版社　全国百佳图书出版单位

图书在版编目（ＣＩＰ）数据

中国民族药用植物图典. 水族卷 / 肖培根，诸国本
总主编. -- 长沙 ： 湖南科学技术出版社，2023.12
　　ISBN 978-7-5710-2533-5

　　Ⅰ．①中… Ⅱ．①肖… ②诸… Ⅲ．①民族地区－药用
植物－中国－图集②水族－中草药－图集 Ⅳ.①R282.71-64

中国国家版本馆CIP数据核字(2023)第196869号

"十四五"时期国家重点出版物出版专项规划项目
ZHONGGUO MINZU YAOYONG ZHIWU TUDIAN SHUIZUJUAN DI-YI CE

中国民族药用植物图典 水族卷 第一册

总 主 编：肖培根　诸国本
主　　编：司有奇
出 版 人：潘晓山
责任编辑：李　忠　杨　颖
出版发行：湖南科学技术出版社
社　　址：长沙市芙蓉中路一段416号泊富国际金融中心
网　　址：http://www.hnstp.com
湖南科学技术出版社天猫旗舰店网址：
　　　　　http://hnkjcbs.tmall.com
邮购联系：0731-84375808
印　　刷：湖南天闻新华印务有限公司
　　　　　（印装质量问题请直接与本厂联系）
厂　　址：长沙市望城区雷锋大道银星路8号湖南出版科技园
邮　　编：410219
版　　次：2023年12月第1版
印　　次：2023年12月第1次印刷
开　　本：889mm×1194mm　1/16
印　　张：20
字　　数：367千字
书　　号：ISBN 978-7-5710-2533-5
定　　价：2580.00元(共十册)

前言

中国是一个历史悠久、幅员辽阔、人口众多的多民族国家。民族医药主要是指中国少数民族的传统医药，少数民族传统医药是我国少数民族同胞在漫长的历史长河中创造和沿用的中医药的统称，它们在长期的生产生活实践活动中，为保护少数民族同胞的生命健康发挥了积极作用。民族医学和中医学有着相似的哲学思维、医疗特点、用药经验和历史命运，都属于中国的传统医药。民族医药是祖国医药学宝库的重要组成部分，发展民族医药事业，不但是各族人民健康的需要，更是对增进民族团结，促进民族地区经济、文化事业的发展，建设具有中国特色的社会主义医疗卫生事业有着十分重要的意义。

2002年10月19日，中共中央、国务院《关于进一步加强农村卫生工作的决定》指出："要认真发掘、整理和推广民族医药技术。"

2004年2月19日，时任国务院副总理吴仪在全国中医药工作会议上指出："民族医药在保障人民群众身体健康方面也发挥着重要作用，要认真做好挖掘、整理、总结、提高工作，大力促进其发展。"

中药资源家底不清、保护不力是我国目前中医药现代化发展面临的七大难题之一，民族医药更是如此。在这样的背景下，全面、系统地对各民族医药资源现状进行整理和归纳，组织出版《中国民族药用植物图典》丛书，既为切实保护、合理利用、深度开发我国民族医药资源提供了基础数据和科学依据，也是大力宣传党中央、国务院坚定不移地发展中医药包括民族医药事业、切实推进其继承与创新的一项重要举措。

本丛书第一辑包括《中国民族药用植物图典·苗族卷》《中国民族药用植物图典·壮族卷》《中国民族药用植物图典·藏族卷》《中国民族药用植物图典·蒙古族卷》《中国民族药用植物图典·水族卷》《中国民族药用植物图典·维吾尔族卷》。每卷收录该类民族药数百种，每种配以高清彩色药物照片6～10幅，并详细介绍了每种药物的民族药名、别名、来源、性味归经、识别特征、生境分布、采收加工、药材鉴别、功效主治、药理作用、用法用量、民族药方、使用注意等内容。本丛书是我国第一套系统整理和深度总结各少数民族传统药物的大型专著，有效填补了民族药研究和应用领域的一项空白。各分册主编均长期从事相应领域的实践工作，均为各自领域的研究专家，有着丰富的实践经验和长期的资源积累（包括文字和图片）。本丛书的出版对更好地保护和开发民族药物将发挥积极的作用，对民族药物知识的传播和可持续发展都将产生深远的影响，对少数民族药物临床应用及各种研究也会起到积极的作用。

本丛书的问世，充分展现了我国科学技术和民族医药发展的成果，必将对提升我国民族医药产业的整体水平，促进我国民族医药卫生事业高质量发展发挥重要的作用。衷心希望本丛书在普及民族药知识、保护和开发民族药资源方面起到积极作用。同时，我们也希望在开发利用各民族药物时，能够注意生态平衡、保护野生资源及物种。对那些疗效佳、用量大的野生药物，应逐步引种栽培（或培育），建立种植生产基地、资源保护区，使我国有限的民族药物资源能永远延续下去，更好地为人类健康造福。

本丛书的出版不仅可以填补这一领域的学术空白，还可为我国民族药物资源的进一步保护和发展夯实基础、指明方向，为广大民族药医疗、教学和科研工作者提供重要参考和权威指导，对从事药物研究、保护、管理的专业技术人员以及中药企业、中药院校师生和中医药爱好者都具有极高的参考价值和指导意义。

由于时间仓促，书中难免有错漏之处，还望广大读者批评指正。

《中国民族药用植物图典》丛书编委会

2024 年 2 月

凡例

一、本丛书第一辑分为《中国民族药用植物图典·苗族卷》《中国民族药用植物图典·壮族卷》《中国民族药用植物图典·藏族卷》《中国民族药用植物图典·蒙古族卷》《中国民族药用植物图典·水族卷》《中国民族药用植物图典·维吾尔族卷》共六卷，每卷又分若干册。

二、为更好地普及和传播少数民族常用中草药知识，让更多的读者认识和了解少数民族的中医药文化，本丛书以《中华人民共和国药典（2020年版）》（一部）及《中药学》（第7版）为指导，共收录药物品种4000余种（为达到更好的传播效果，本丛书所收录品种以各民族常用中药为主）。

三、为便于读者快速识别各民族药物，每种药物均配有6～10幅高清彩色照片，包含药物的生境图、入药部位图、局部识别特征放大图、药材图和饮片图。对于多来源的药物品种，原则上只为第一来源的品种配图。

四、正文部分收录的内容有民族药名、别名、来源、性味归经、识别特征、生境分布、采收加工、药材鉴别、功效主治、用法用量、民族药方、使用注意。

1.民族药名：为该种药物在该民族的唯一名称。

2.别名：为该种药物在临床用法中的常用名称，一般收录2～6种。

3.来源：即药物基原，详细介绍药物的科、种名、拉丁文及药用部位。

4.性味归经：该种药物的药性、药味和归经。

5.识别特征：该种药物的形态识别特征，包含根、茎、叶、花、果的详细识别特征及花、果期。

6.生境分布：该种药物的生长环境和主要分布区域。

7.采收加工：该种药物的最佳采收季节、采收方法、加工技术和注意事项。

8.药材鉴别：该种药物的药材形状、颜色、气味等。

9.功效主治：该种药物的功效和主治疾病。

10.药理作用：该种药物的作用机制，以及药物组合所发挥的作用。

11.用法用量：该种药物的单味药煎剂的成人一日干品内服量，外用无具体用量者均表示适量取服。

12.民族药方：收录该民族区域内以该种药物为主，对功效主治有印证作用或对配伍应用有实际作用的古今效验方。

13.使用注意：该种药物对某些症状的毒副作用或配伍禁忌等。

内容简介

　　本书为《中国民族药用植物图典》系列丛书之一，收录水族习惯用药、常用药500余种，详细介绍了每种药物的水药名、别名、来源、性味归经、识别特征、生境分布、采收加工、药材鉴别、功效主治、用法用量、民族药方、使用注意等知识，并配以4000多幅药物高清彩色照片。本书是国内第一部全面、系统介绍水族药识别与应用知识的彩色图鉴，对更好地挖掘、保护和开发水族传统药物都将发挥积极作用，对水族药知识的传播和可持续发展将产生深远影响，对弘扬和开发中国传统中医药文化，特别是少数民族传统特色药物文化具有重要意义。本书集识药、用药于一体，适合广大医药专业学生、医院、研究机构、药企、药农、药材销售从业人员、医药爱好者及医务工作者收藏和阅读。

总目录

第五册

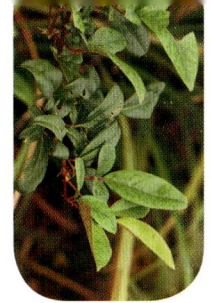

目 录

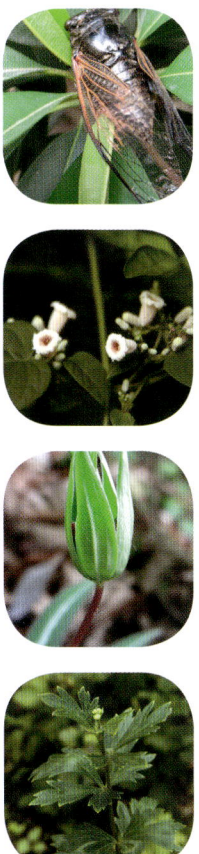

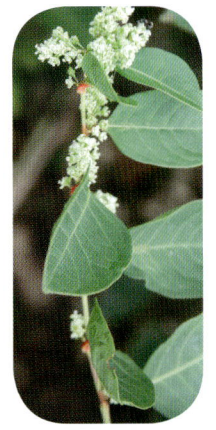

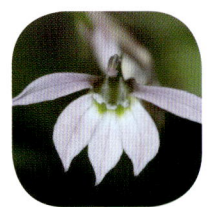

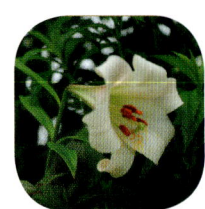

中国民族药用植物图典（第一辑）

水族卷（第一册）

中国民族药用植物图典·苗族卷
中国民族药用植物图典·壮族卷
中国民族药用植物图典·藏族卷
中国民族药用植物图典·蒙古族卷
中国民族药用植物图典·水族卷
中国民族药用植物图典·维吾尔族卷

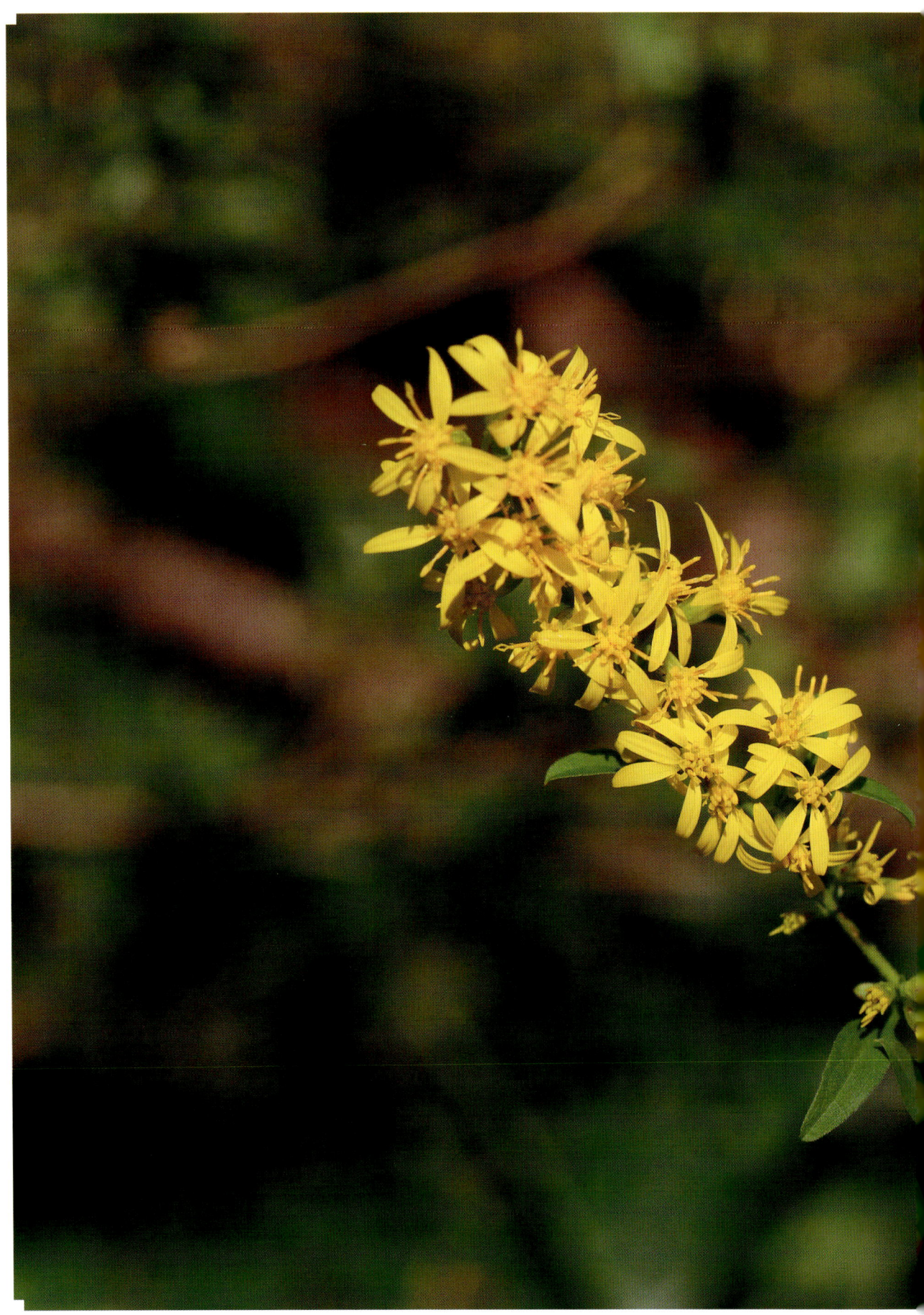

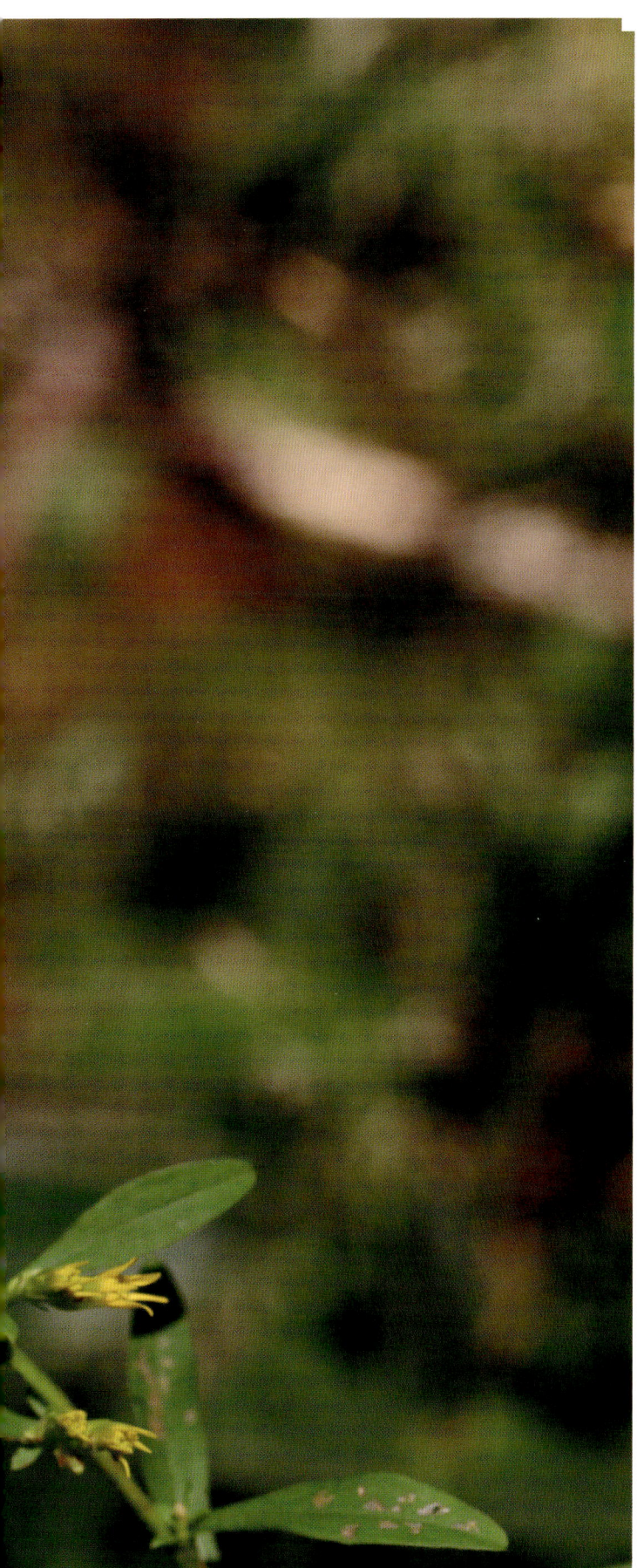

一枝黄花

【水 药 名】 骂簸慢。

【别　　名】 野黄菊、黄花马兰、金柴胡、黄柴胡。

【来　　源】 本品为菊科植物一枝黄花 *Solidago virgaurea* L. var. *leiocarpa* (Benth.) A. Gray. 的全草或根。

【性味归经】 味辛、微苦，性凉。归肺、肝经。

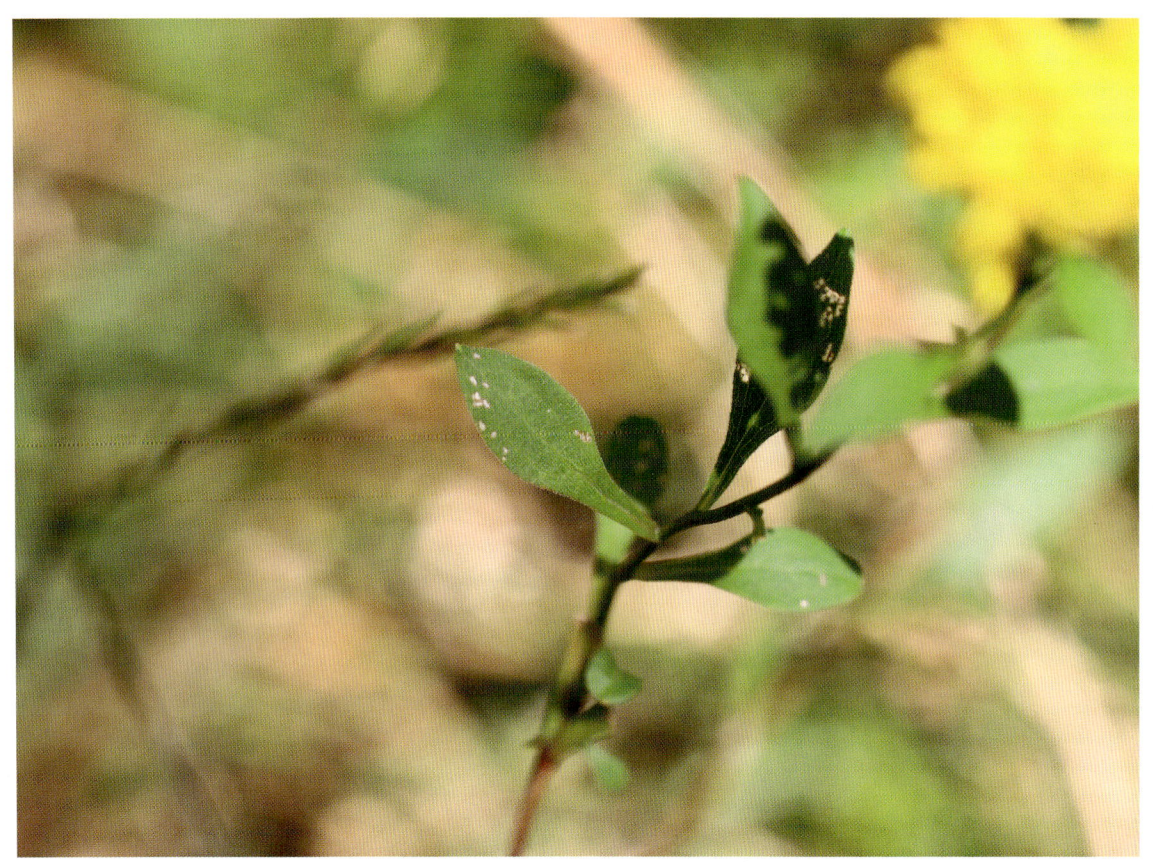

一枝黄花

识别特征

　　多年生草本。茎直立，下部光滑无毛，上部微有茸毛。叶互生，卵形至矩圆形，下部叶具柄，有极小的锯齿，上部叶较小而狭，近于全缘。圆锥花序，由腋生的总状花序再聚集而成，苞片3层，膜质宿存，花冠黄色，多脱落，冠毛黄白色，外露。瘦果近圆柱形，光滑或先端 略具疏毛。花期10月，果期11月。

生境分布

　　生长于山野、林缘。分布于江苏、浙江、江西、湖南、湖北、广西、广东、四川、贵州等省区。

采收加工

　　秋季花果期采挖，除去泥沙，晒干。

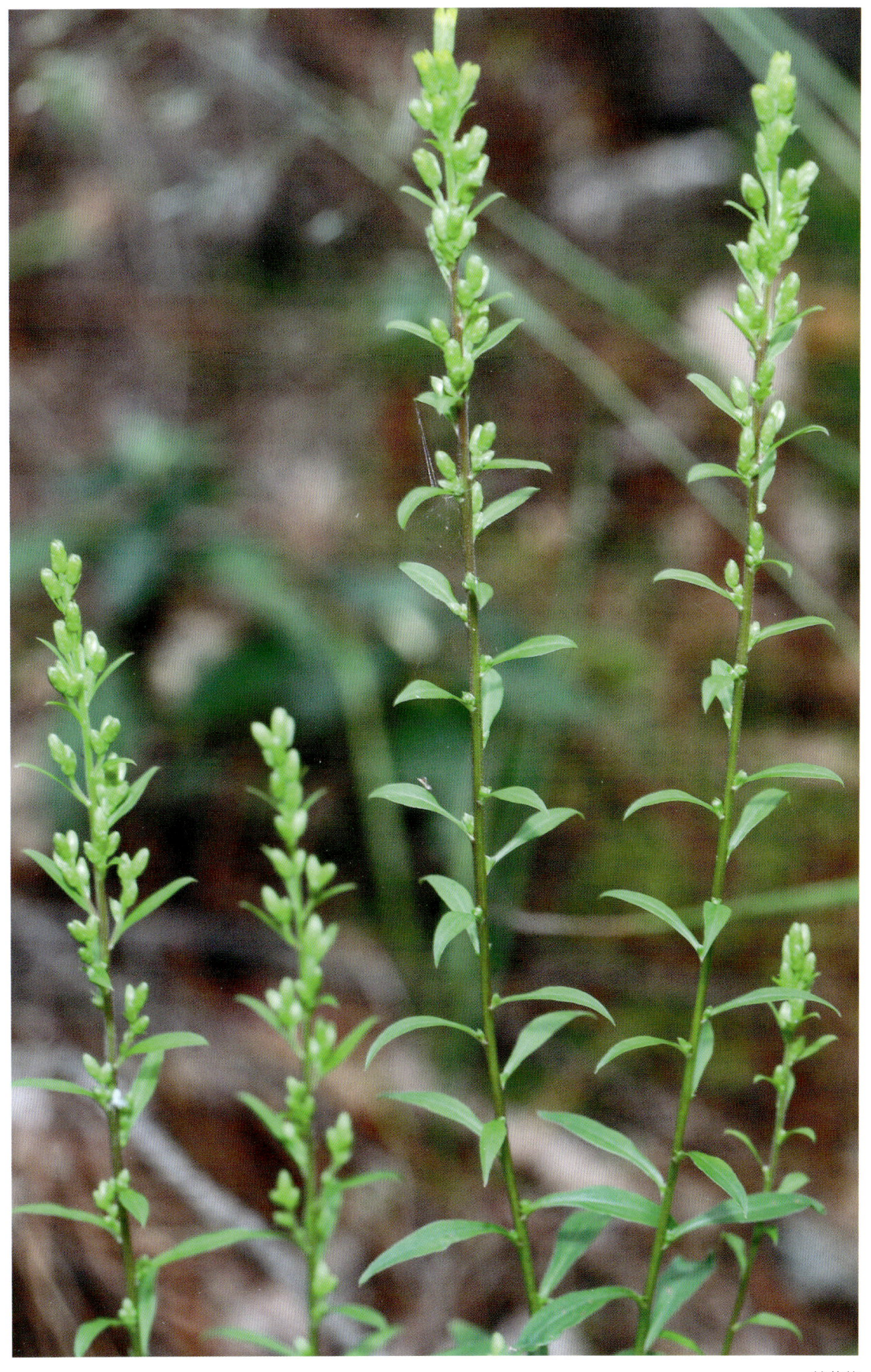

一枝黄花

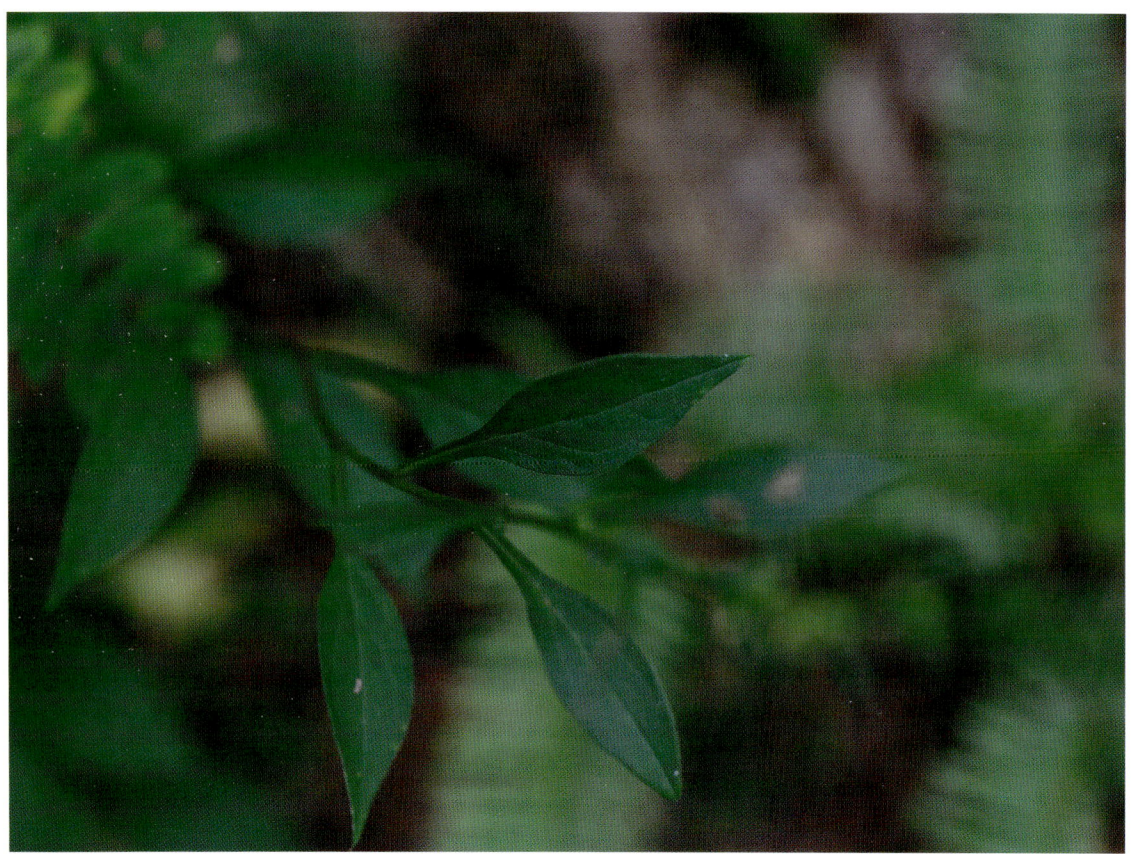

一枝黄花

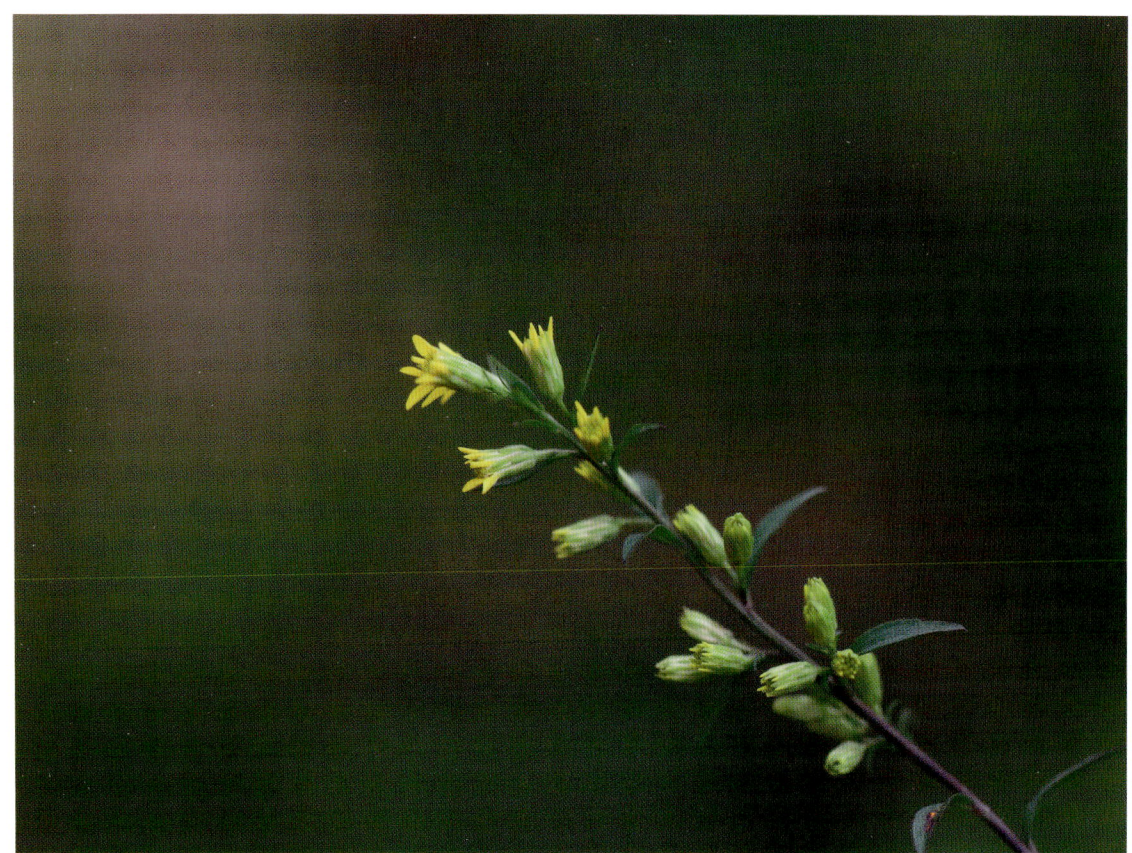

一枝黄花

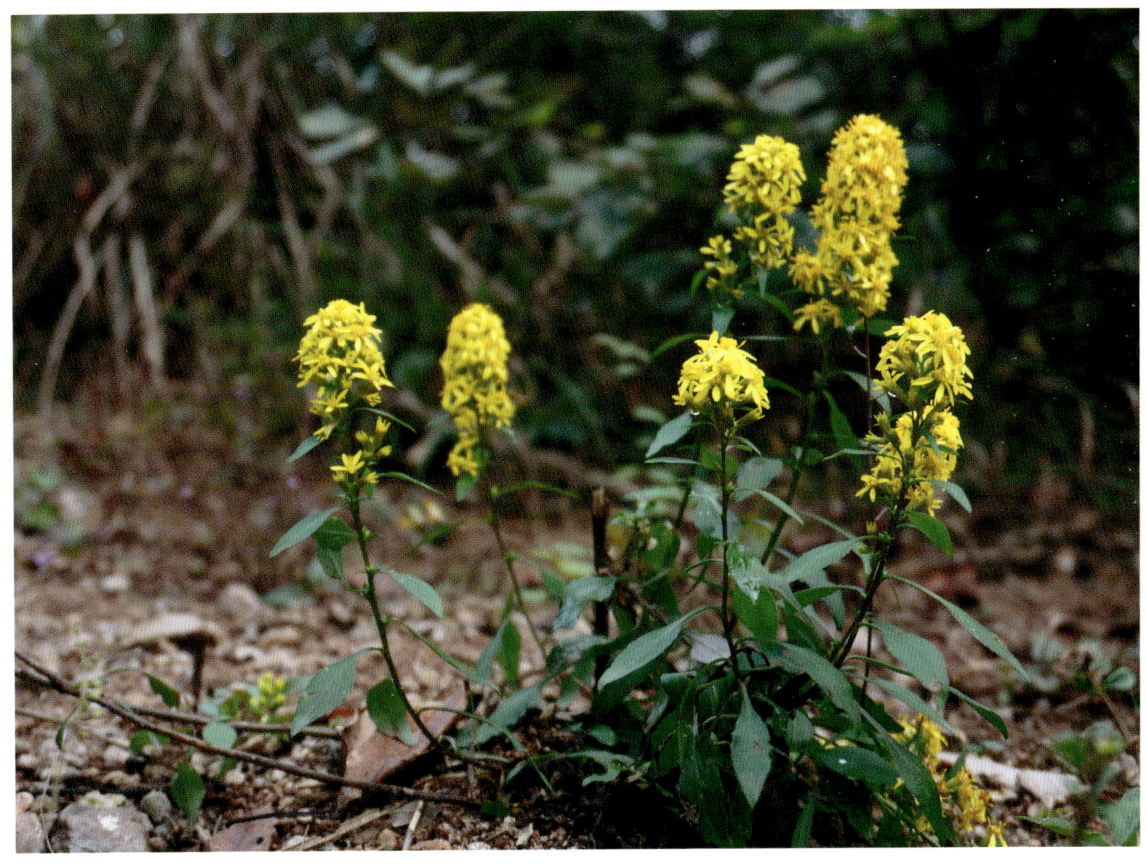

一枝黄花

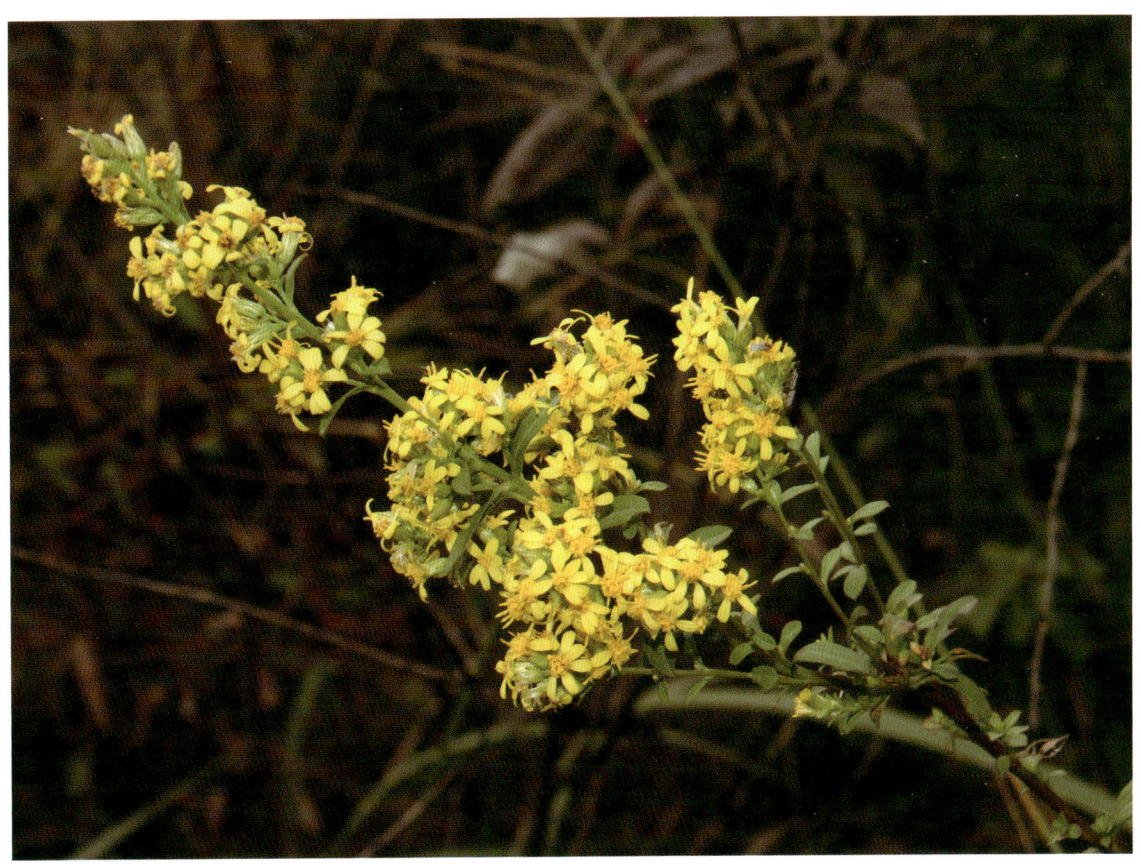

一枝黄花

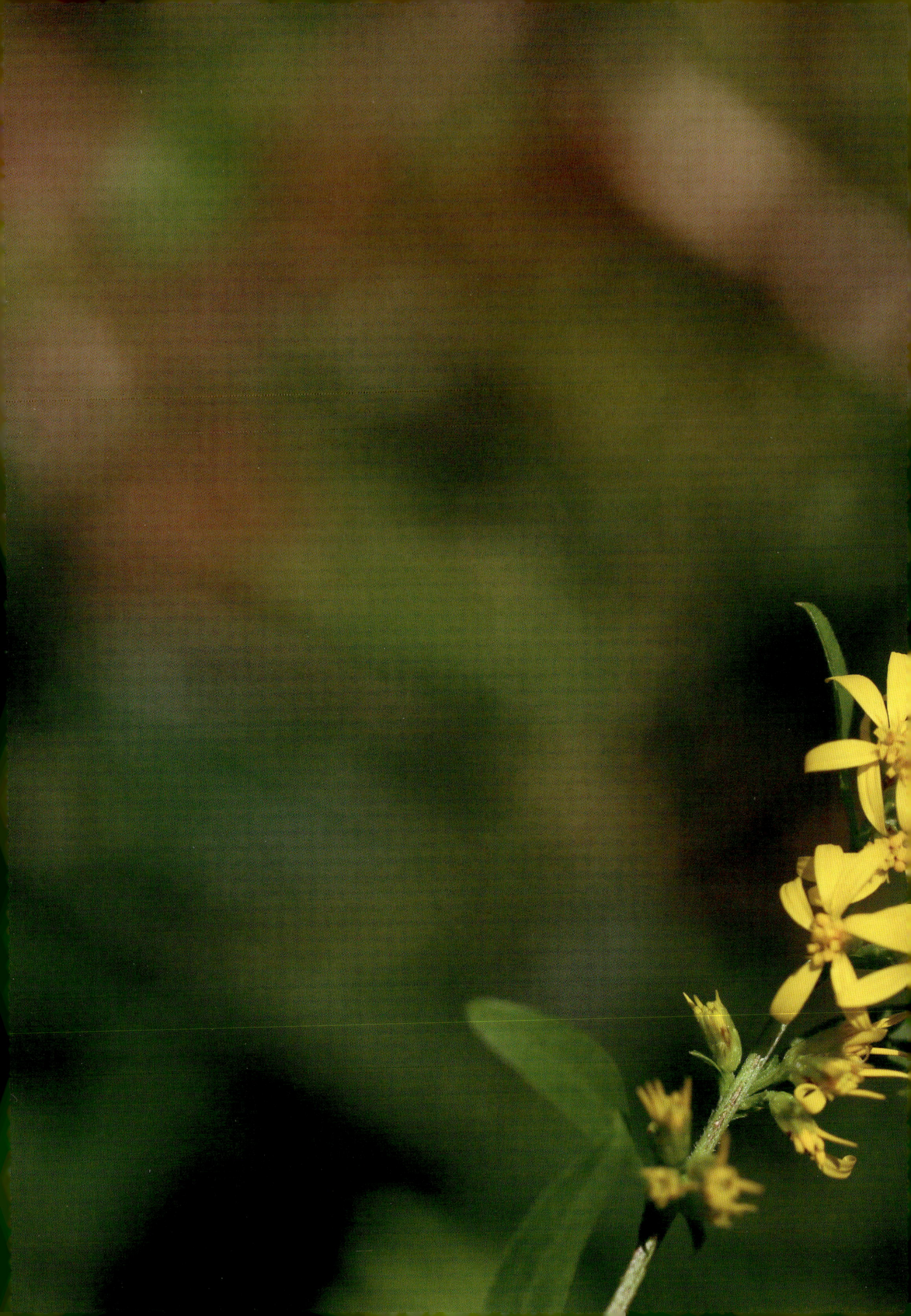

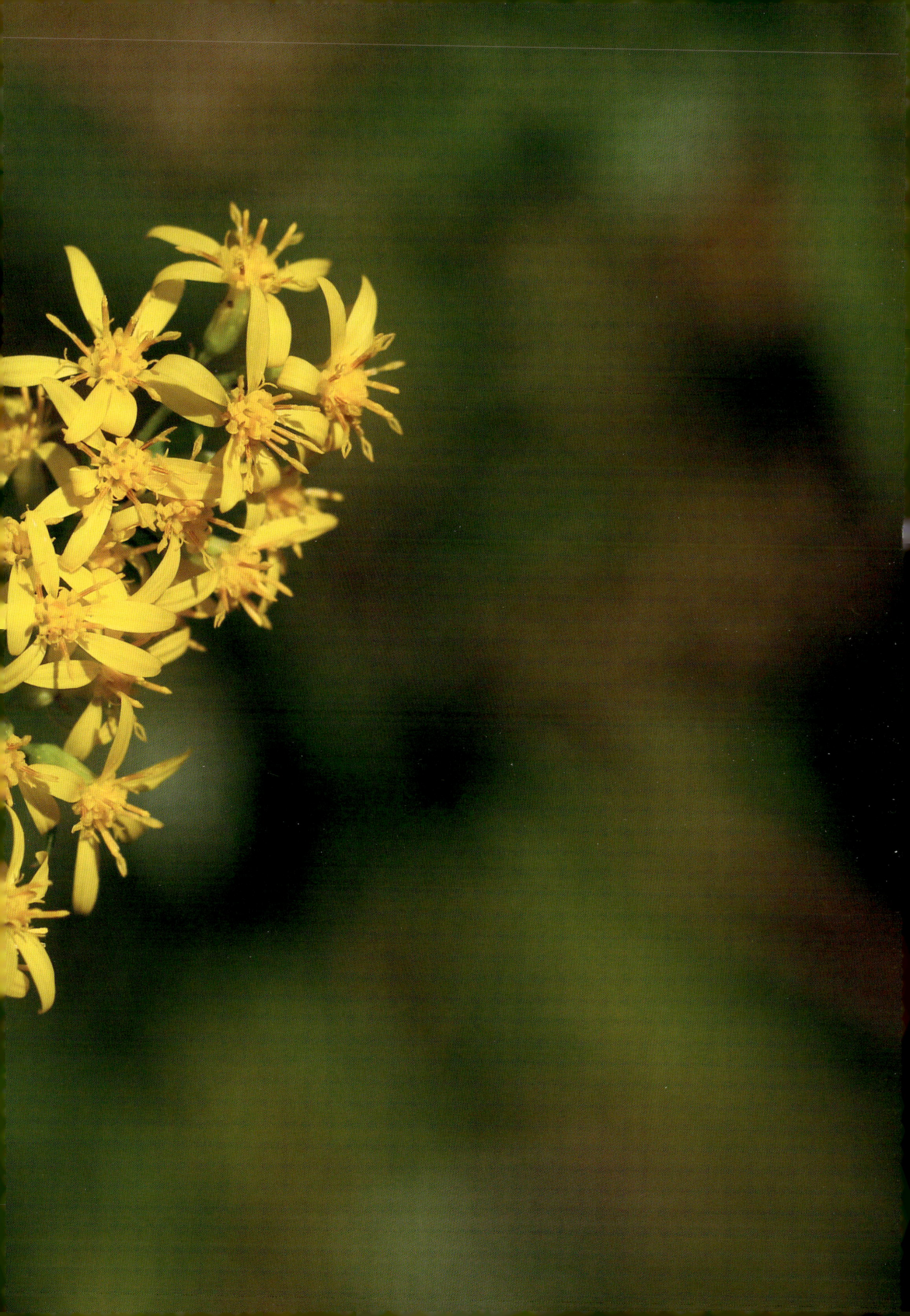

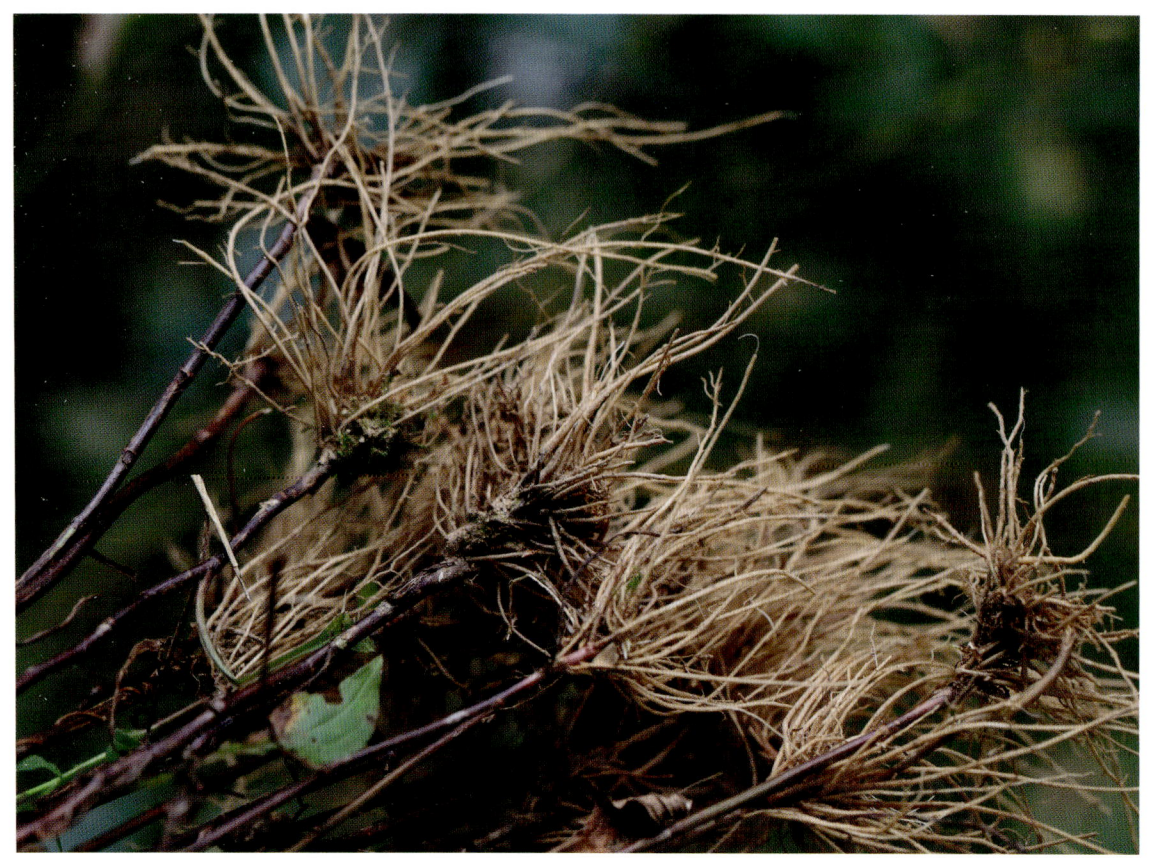

一枝黄花

药材鉴别

本品长 30 ~ 100 cm。根茎短粗，簇生淡黄色细根。茎圆柱形，直径 0.2 ~ 0.5 cm；表面黄绿色、灰棕色或暗紫红色，有棱线，上部被毛；质脆，易折断，断面纤维性，有髓。单叶互生，多皱缩、破碎，完整叶片展平后呈卵形或披针形，长 1 ~ 9 cm，宽 0.3 ~ 1.5 cm；先端稍尖或钝，全缘或有不规则的疏锯齿，基部下延成柄。头状花序直径约 0.7 cm，排成总状，偶有黄色舌状花残留，多皱缩扭曲，苞片 3 层，卵状披针形。瘦果细小，冠毛黄白色。气微香，味辛、微苦。

功效主治

疏风清热，消肿解毒。主治感冒头痛，咽喉肿痛，黄疸，百日咳，小儿惊风，痈肿发背，鹅掌风。

药理作用

1. 抗菌作用 本品煎剂对金黄色葡萄球菌、伤寒沙门菌均有不同程度的抑制作用。对红色癣菌及禽类癣菌有极强的杀菌作用。本品水煎醇提液有抗白假丝酵母菌作用，其疗效与制霉菌素相当。

2. 平喘祛痰作用　对家兔实验性支气管炎（吸入氨蒸气法），内服煎剂，可解除喘息症状，亦有祛痰作用。

3. 其他作用　动物实验证明能促进白细胞吞噬功能。对急性肾小球肾炎有止血作用。提取物经小鼠皮下注射有利尿作用，但大剂量反可使尿量减少。

用法用量

内服：10 ~ 15 g，煎汤。外用：捣敷或煎水洗。

民族药方

1. 流行性感冒　一枝黄花、金银花、菊花各 15 g，绵马贯众 10 g，薄荷 10 g。水煎服，每日 1 次。

2. 头风　一枝黄花根 10 g。水煎服，每日 1 次。

3. 黄疸　一枝黄花 45 g，水丁香 15 g。水煎服，每日 1 次。

4. 风热感冒　一枝黄花根 9 g，醉鱼草根 6 g。水煎服，每日 1 剂。

5. 急性扁桃体炎　一枝黄花 15 g，一点红 9 g，蟛蜞菊 9 g，土牛膝 9 g。水煎服。

6. 肺热咳嗽，百日咳　一枝黄花 15 g，肺经草 15 g，兔儿风 15 g，地龙 6 g。水煎服。

7. 肺痈　一枝黄花根 15 g，猪肺 1 具。水炖，服汤食肺，每日 1 剂。

使用注意

孕妇慎服。

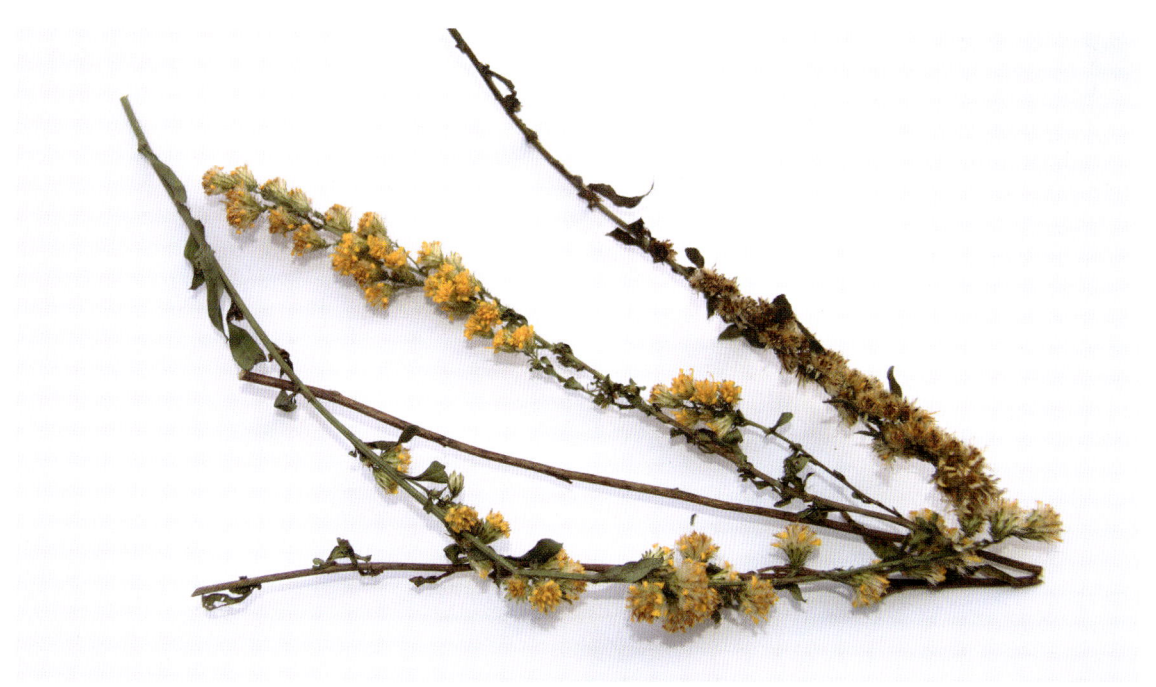

一枝黄花药材

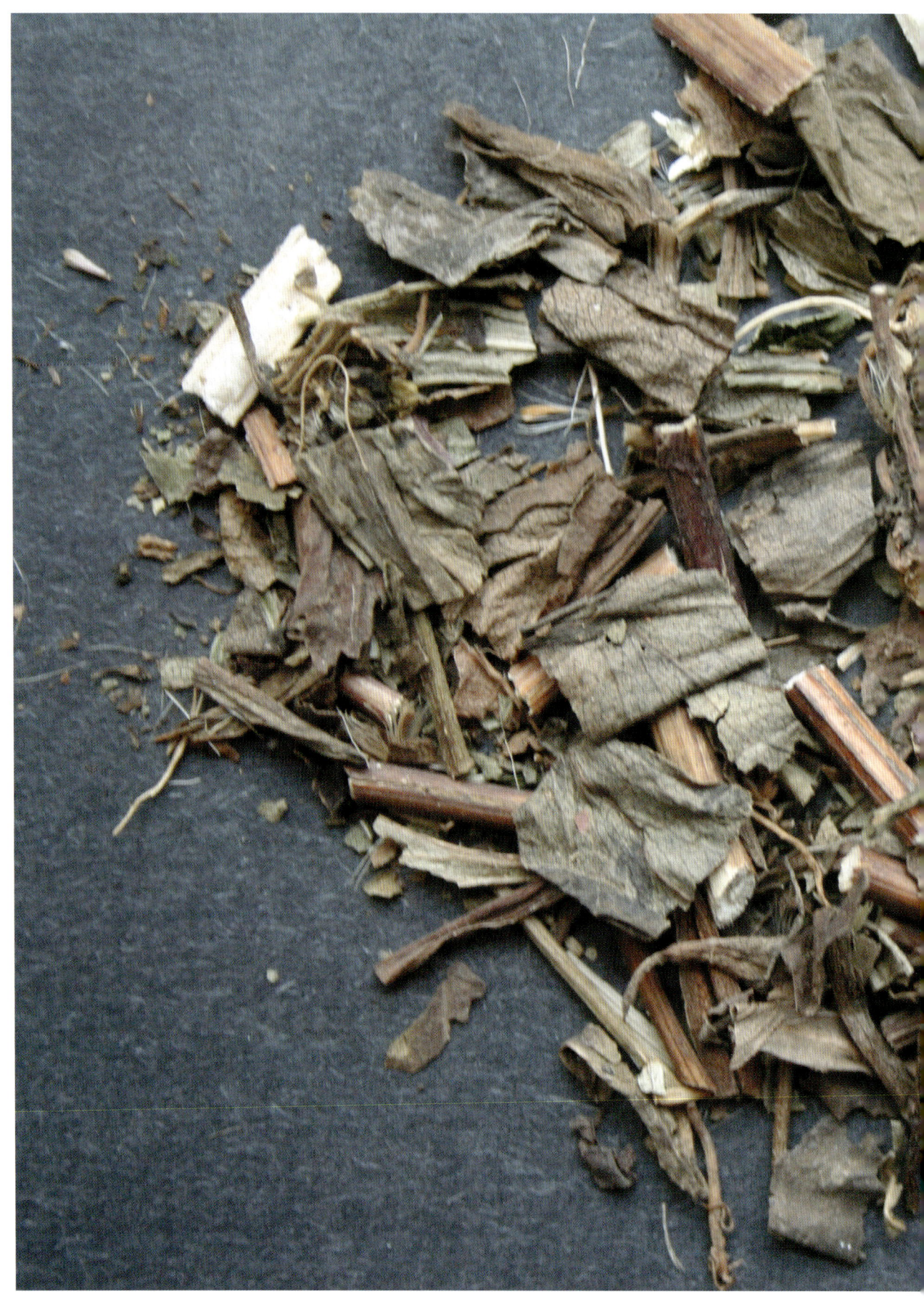

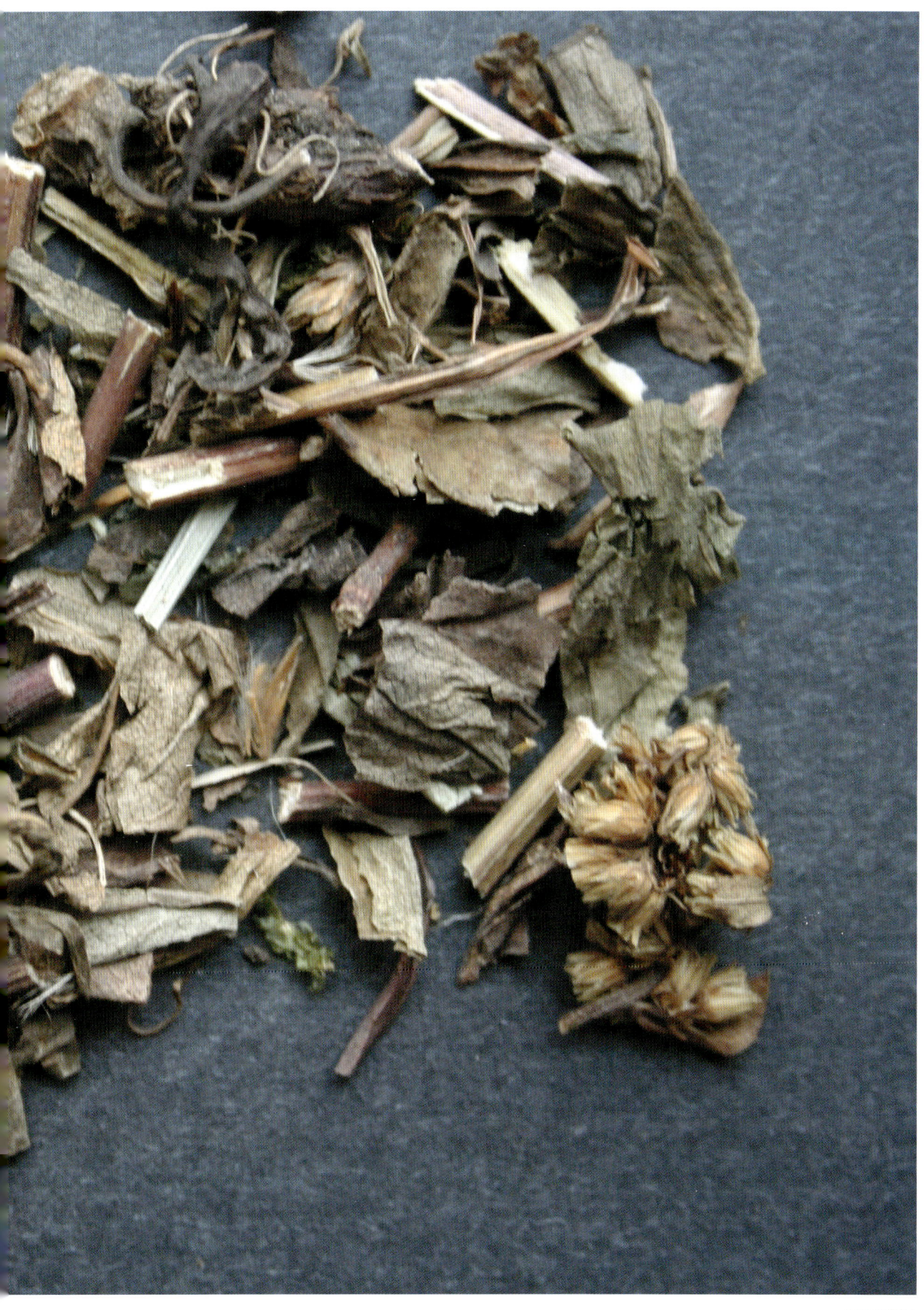

一枝黄花饮片

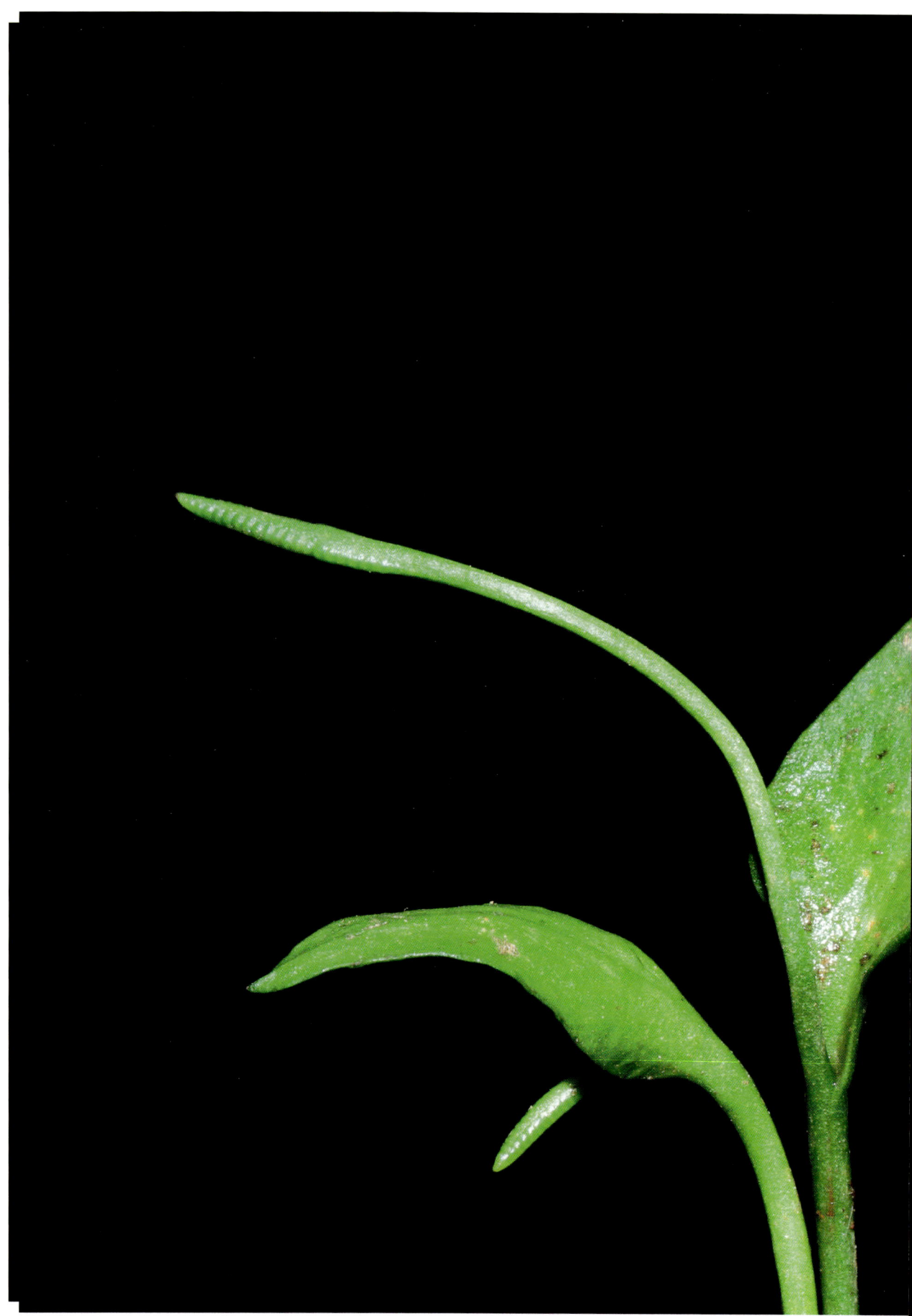

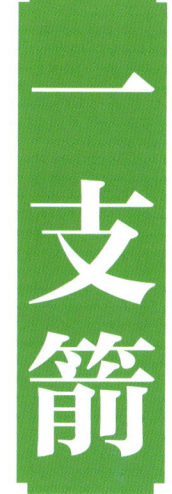

一支箭

【水药名】骂摆。

【别　名】蛇咬子、矛盾草、黄药。

【来　源】本品为瓶尔小草科植物一支箭 Ophioglossum pedunculosum Dcsv. 的全草。

【性味归经】味苦、甘，性凉。归肝经。

一支箭

识别特征

多年生小草本，高 15 ~ 20cm。根状茎短，呈圆柱形，营养叶单一，卵圆形，长 3 ~ 5cm，宽 0.5 ~ 1.5cm，先端钝或有小突尖，全缘，基部阔楔形，侧脉网状，不与中脉平行。孢子叶自营养叶基部抽出，线形穗状，先端尖。圆锥状聚伞花序生于顶端的叶腋内，花冠黄绿色，近辐状；种子，披针形或长圆形，种毛白色绢质。花期 5—7 月，果期 9—10 月。

生境分布

生长于沟边、草地等阴湿处。分布于福建、台湾、广东、安徽、江西、四川、贵州、云南等地。

采收加工

春、夏二季采挖带根全草，去泥土，洗净，阴干或鲜用。

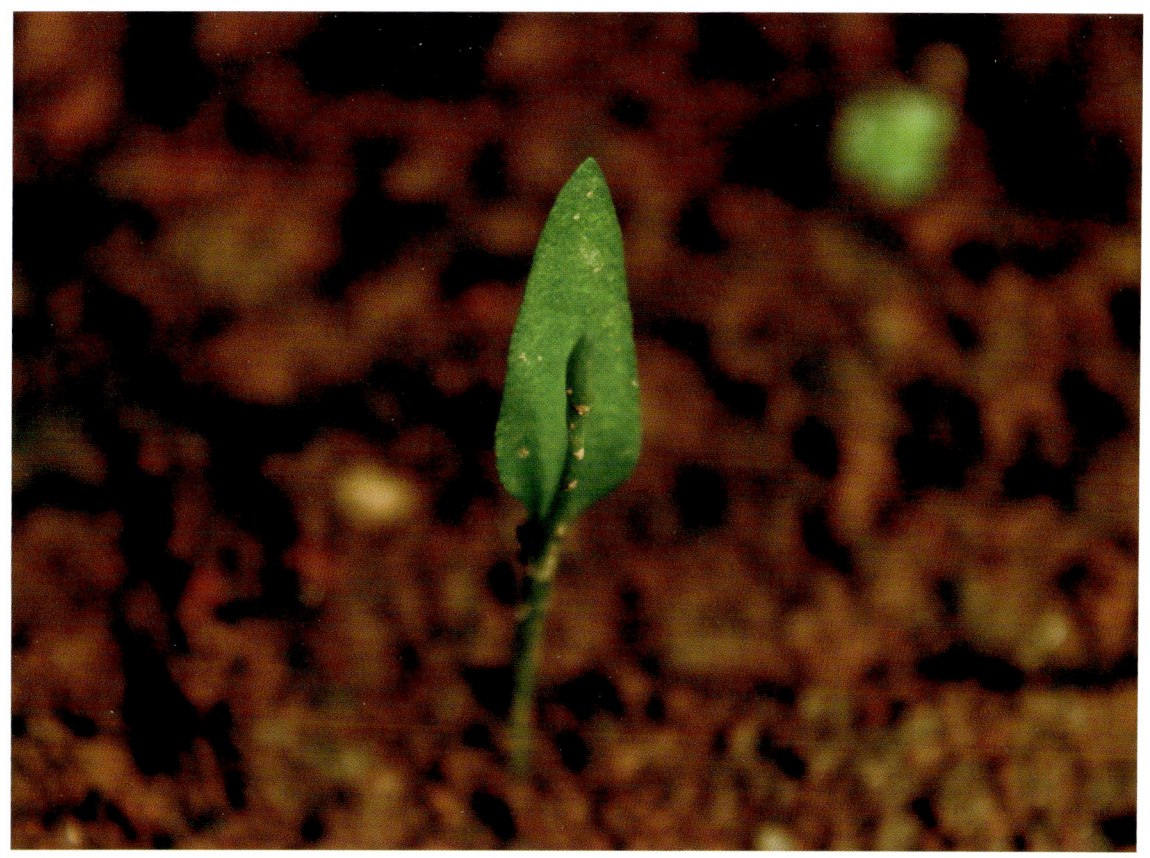

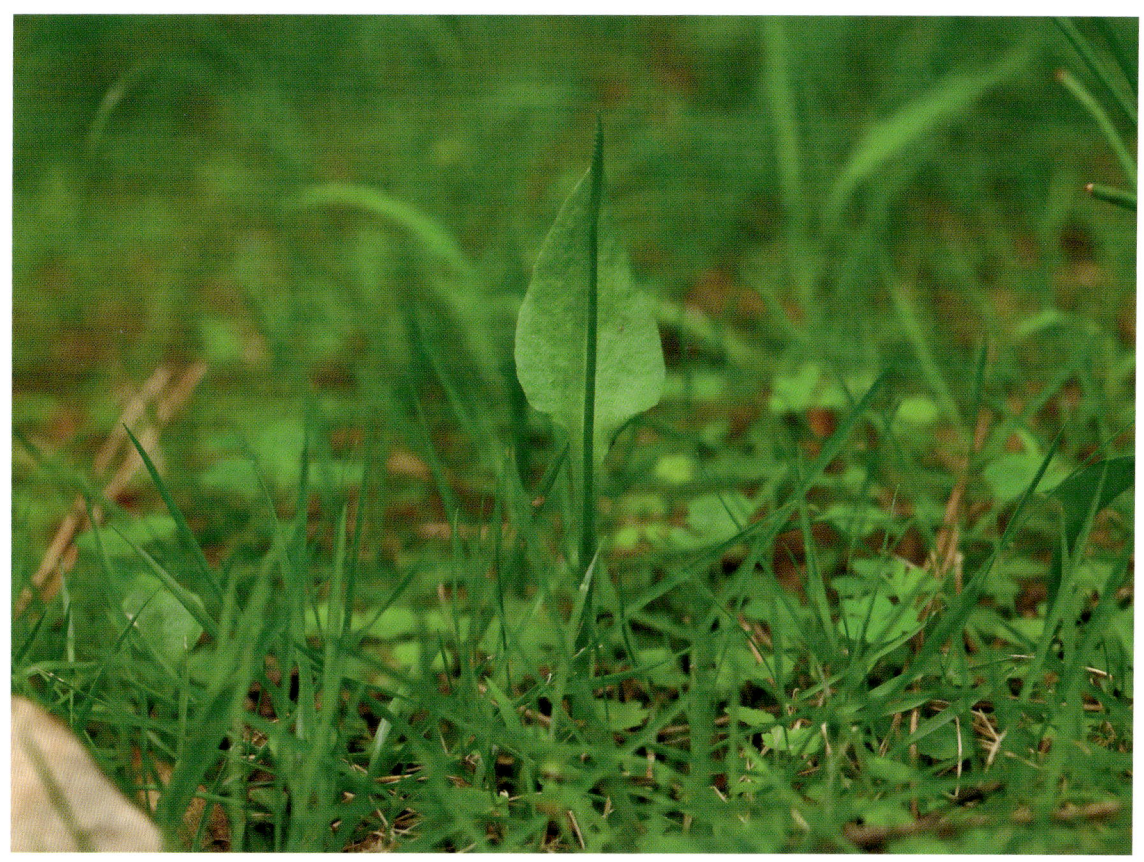

一支箭

一支箭

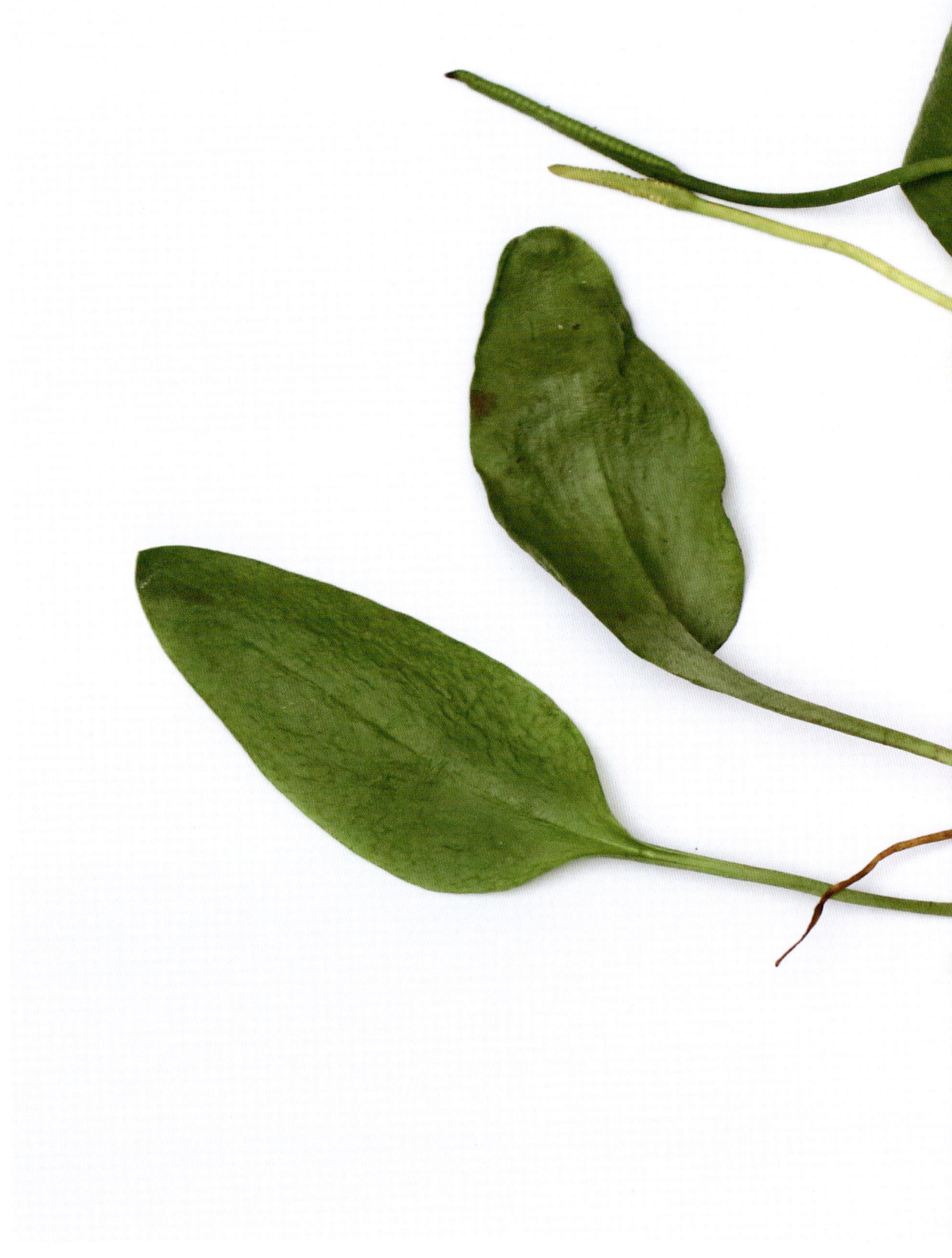

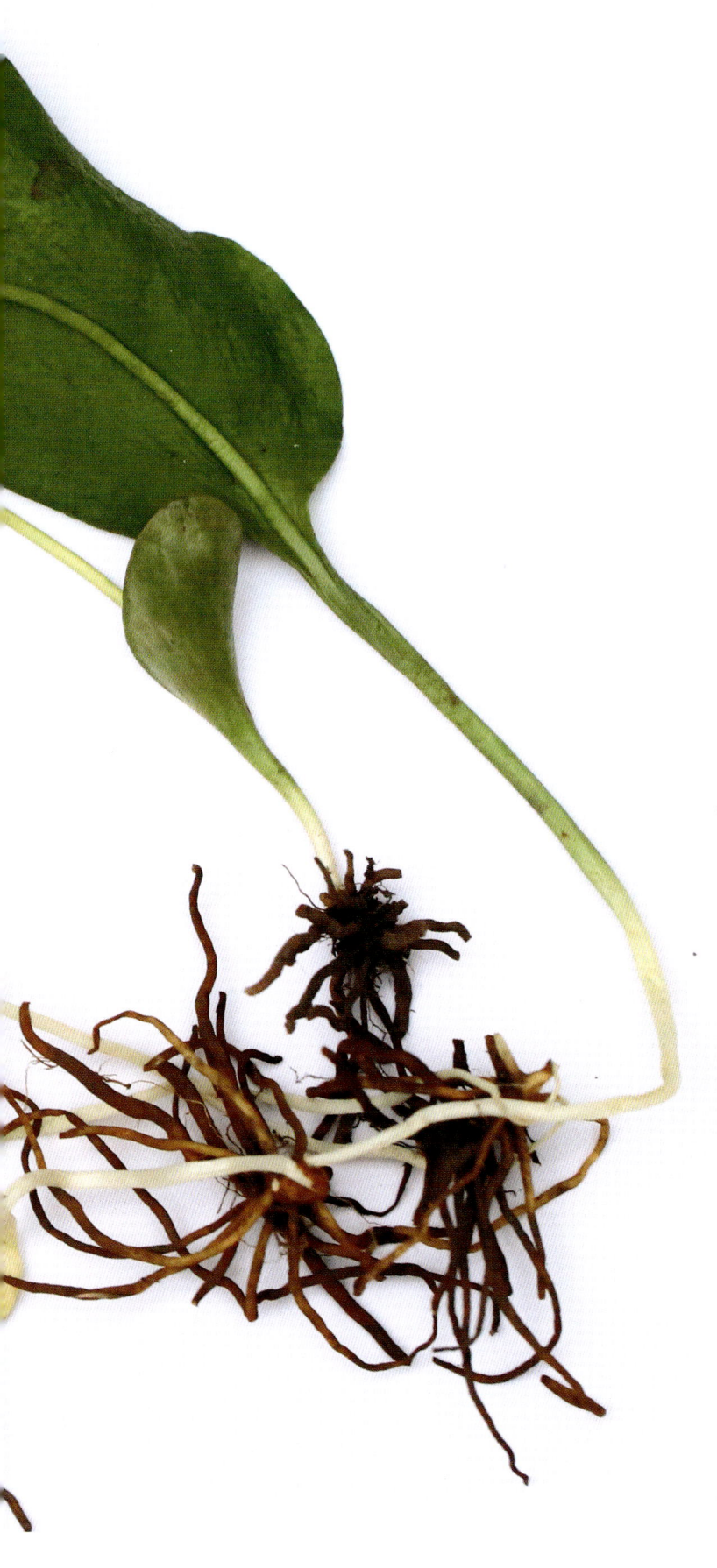

一支箭药材

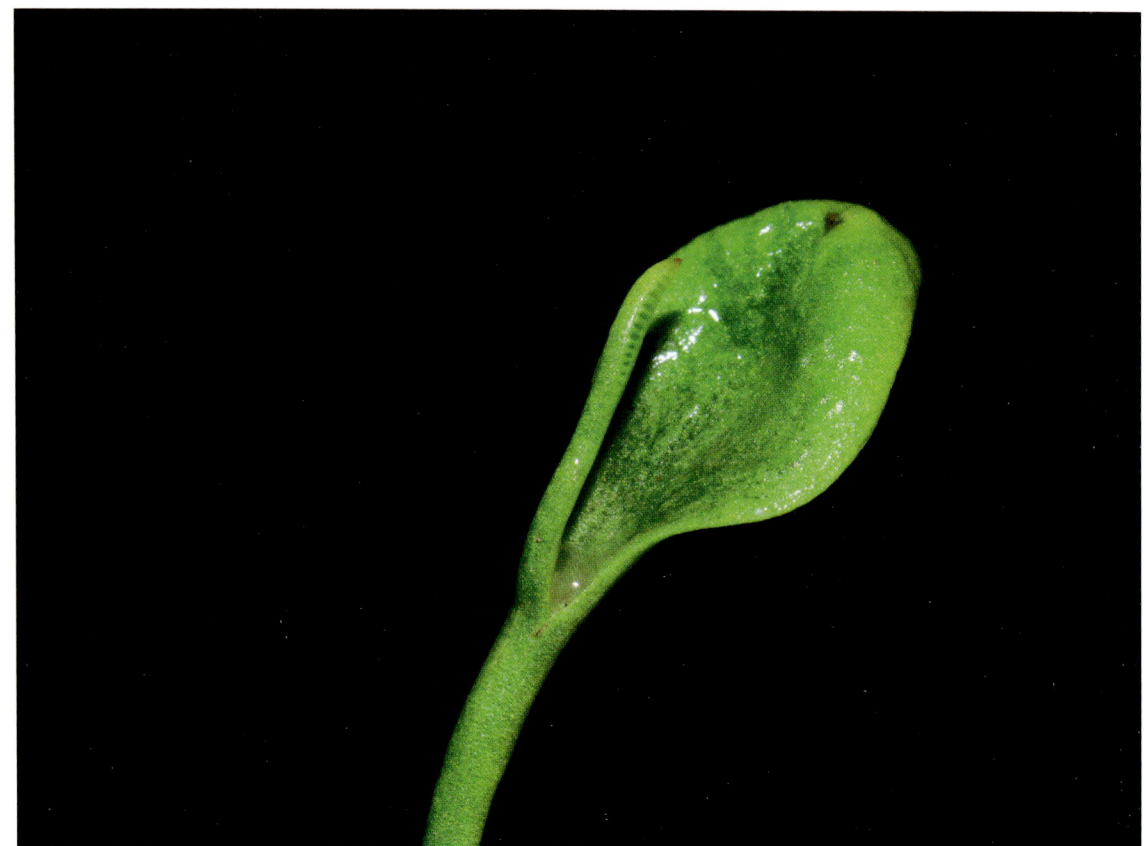

一支箭

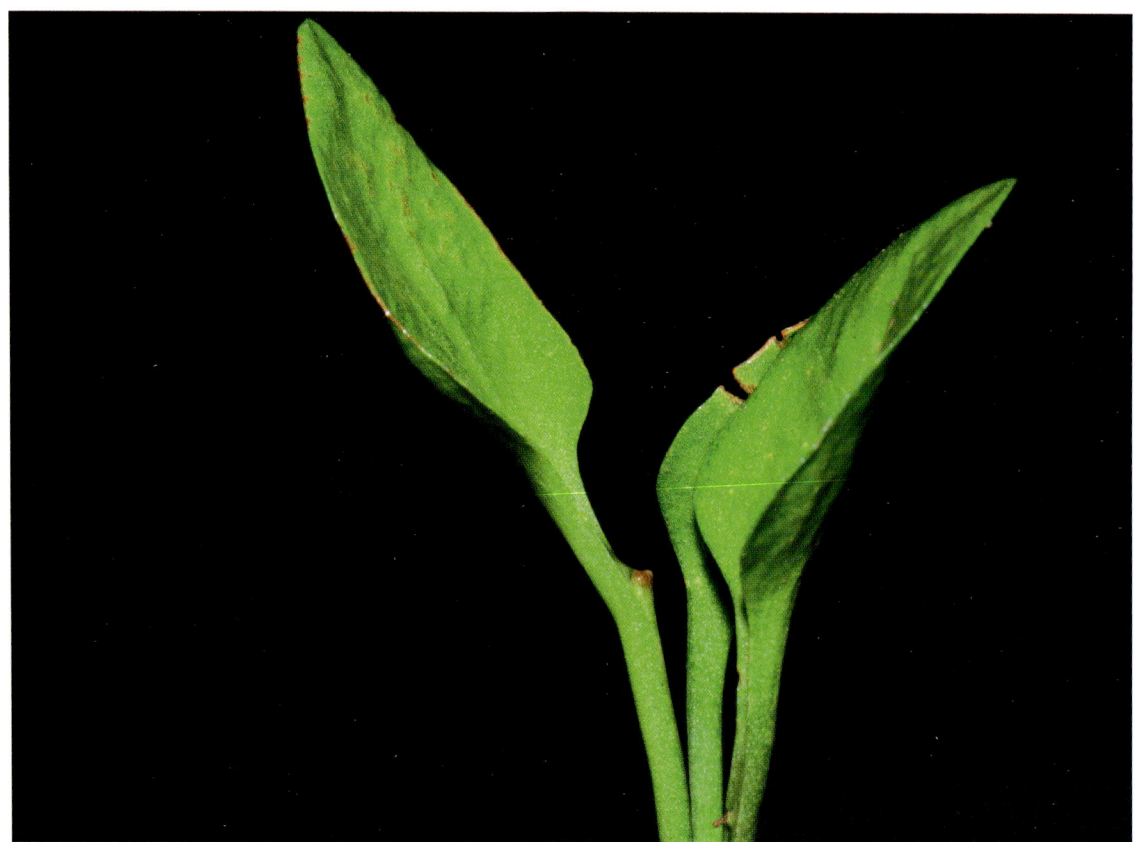

一支箭

药材鉴别

本品全体蜷缩状。根茎短，根细小，圆柱形，弯曲，黄棕色。叶 2 ～ 3 枚，总叶柄长 10 ～ 20 cm；营养叶展开后呈卵圆形，长 3 ～ 6 cm，宽 2 ～ 2.5 cm；先端钝或稍急尖，基部圆楔形或阔楔形，柄长 5 ～ 10 mm，两侧有狭翅，草质，表面绿黄色，叶脉网状。孢子囊穗条形，长 2.5 ～ 3.5 cm，先端尖，从总柄顶端生出，有长 8 ～ 15 cm 的柄。质柔软，难折断。气微，味淡。

功效主治

清热解毒，活血散瘀。主治乳痈，疔疮，疥疮身痒，毒蛇咬伤，跌打损伤，瘀血肿痛。

药理作用

本品具有镇痛、镇静、抗炎、免疫抑制、抗心律失常、抗心肌缺血、保护再灌注损伤、降压、镇咳作用。

用法用量

内服：15 ～ 30 g，煎汤，或研末服，入丸、散服；或每次 3 ～ 6 g，外用：捣敷。

民族药方

1. 小儿疳积　一支箭 10 g，鸡内金 10 g。水煎服。

2. 疥疮身痒　一支箭 10 g，蒲公英 10 g，鱼鳅串 10 g，鱼腥草 10 g。炖适量鳝鱼服。

3. 乳痈　一支箭、蒲公英各适量。捣烂外敷。

4. 毒蛇咬伤，痈疽肿毒　一支箭（鲜品）适量。捣烂外敷。

5. 急性黄疸型肝炎　一支箭 10 g，田基黄 15 g，天胡荽 12 g，鬼针草 15 g，雪胆 6 g，茵陈蒿 10 g，车前草 15 g。水煎服。

使用注意

脾胃虚寒者要慎重使用。

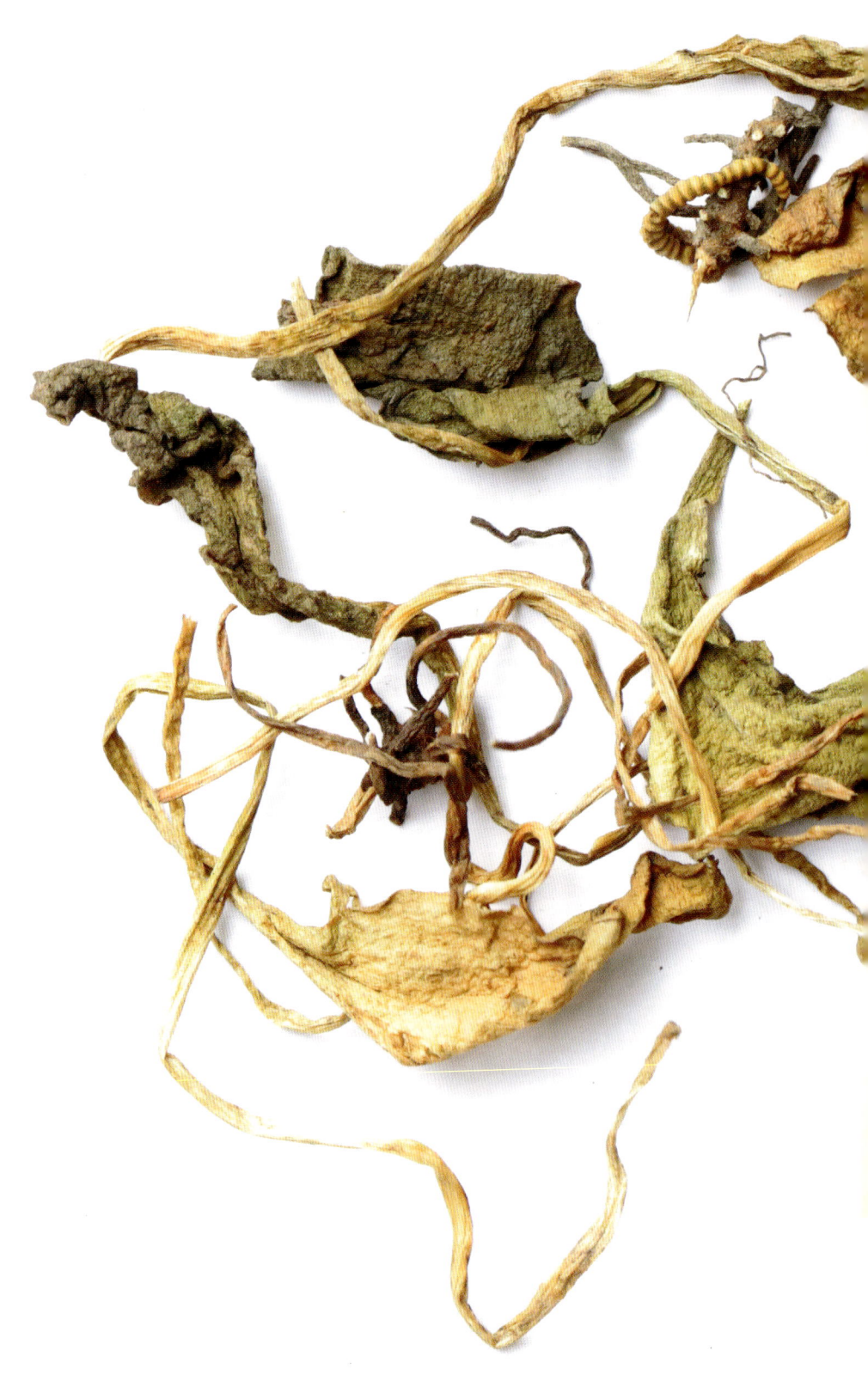

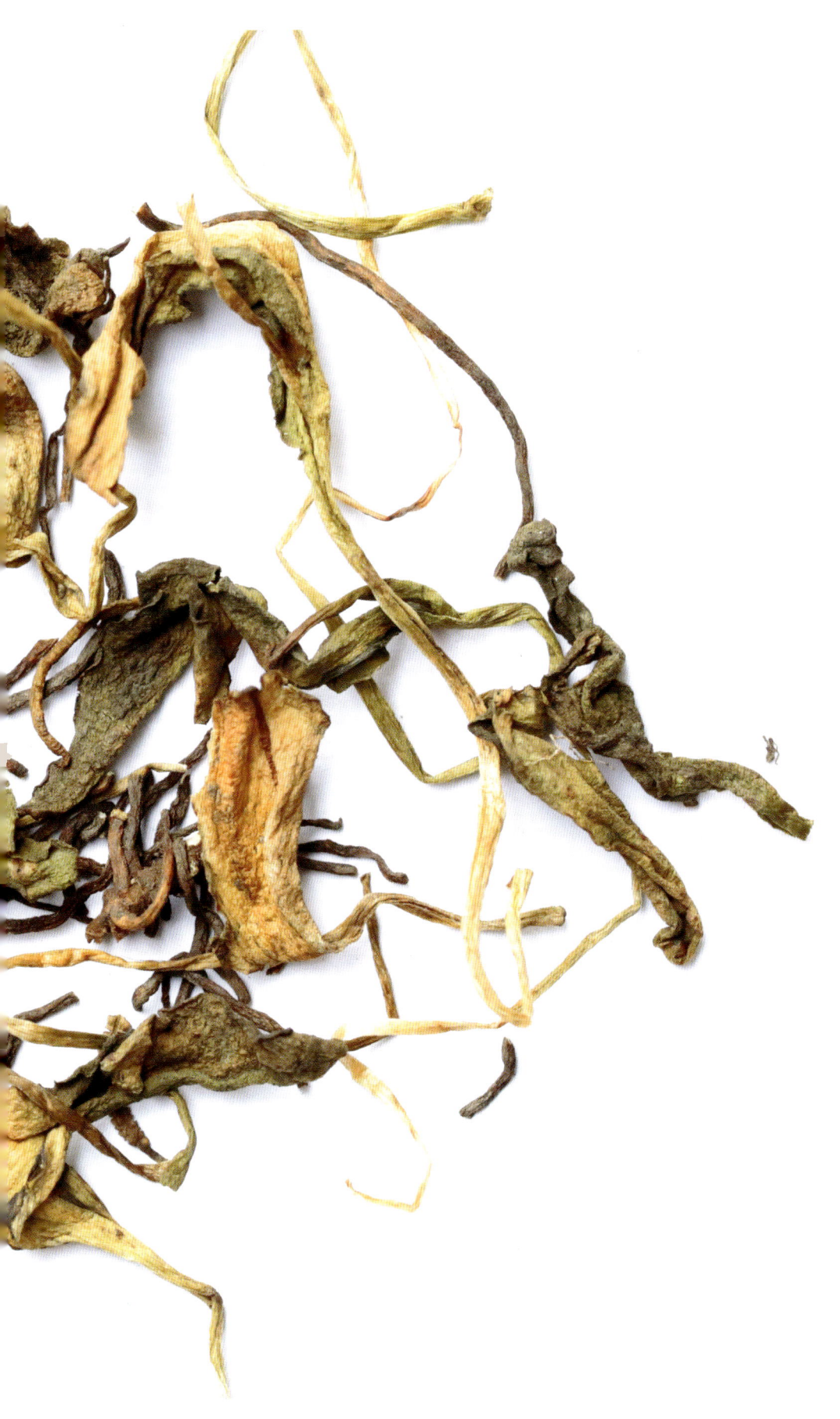

一支箭饮片

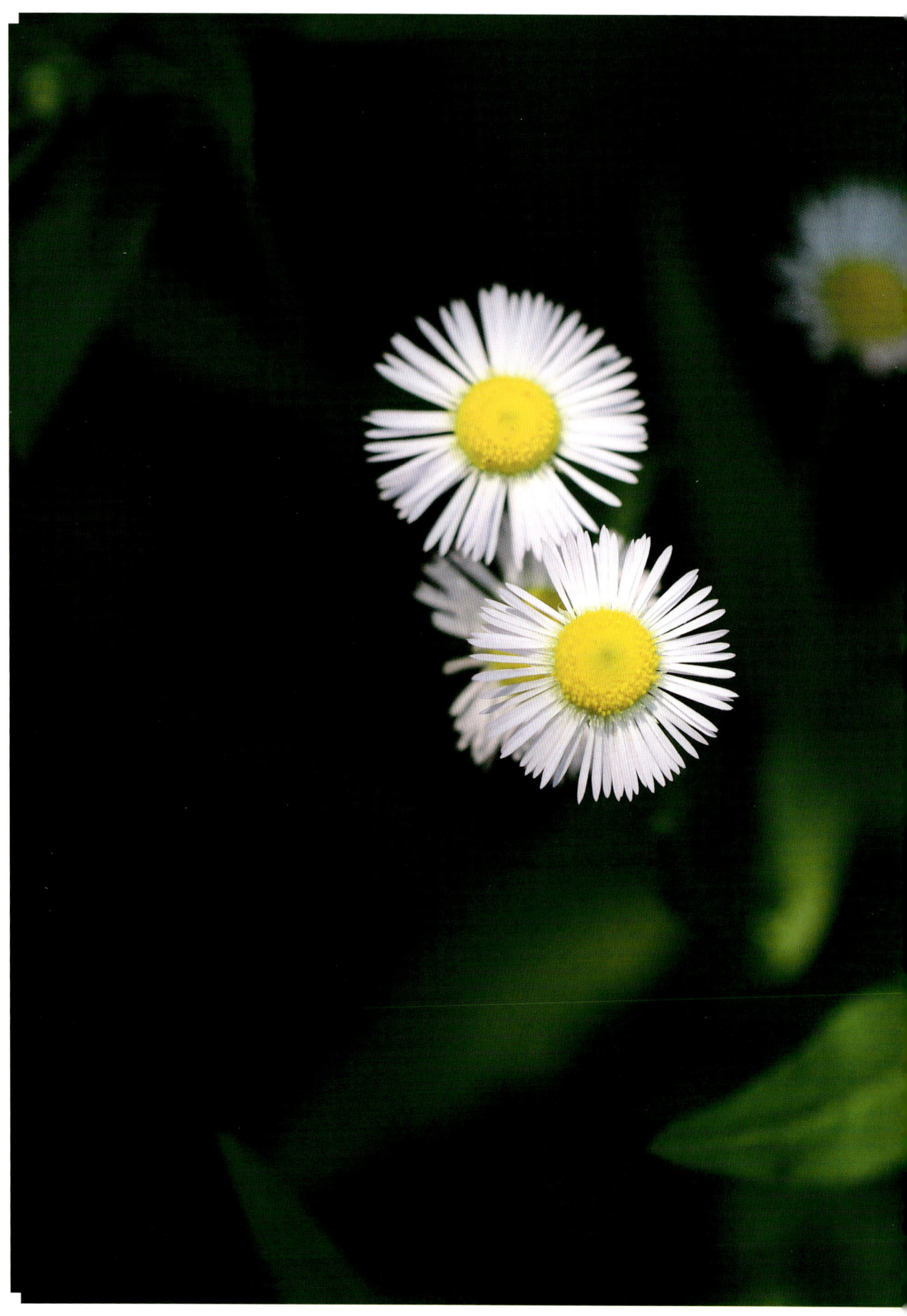

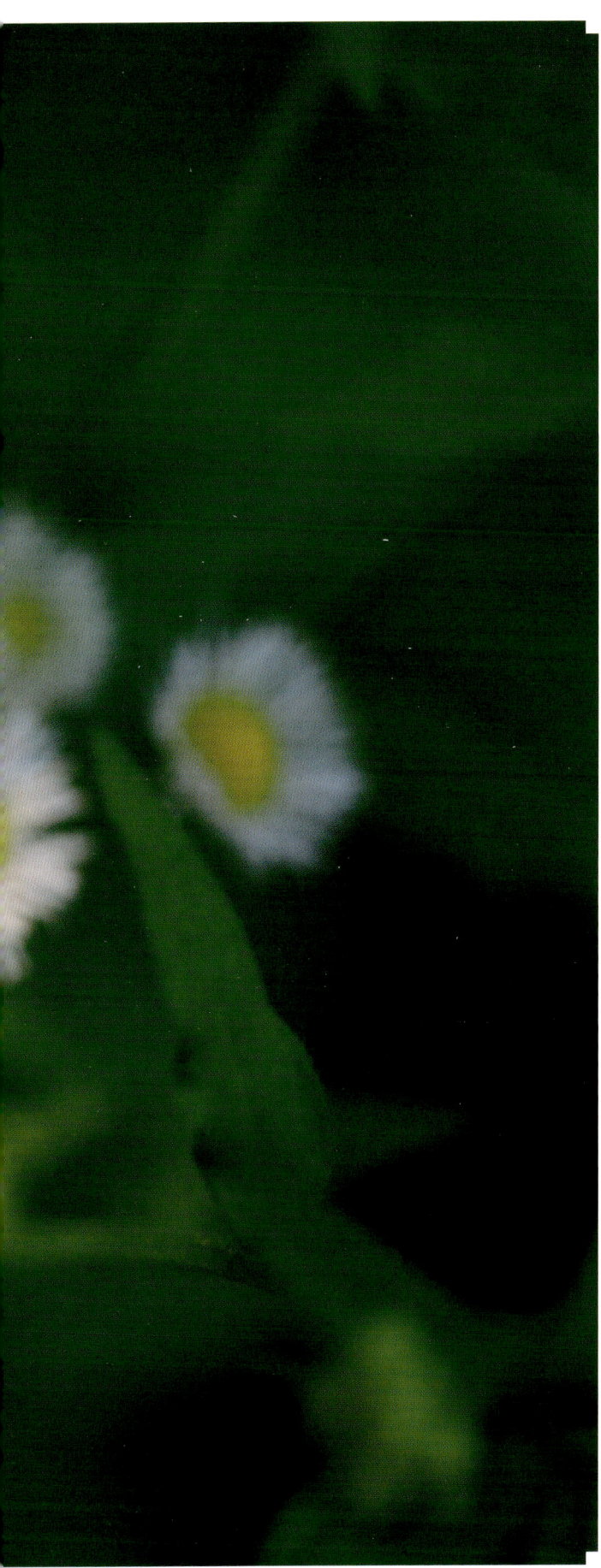

一年蓬

【水 药 名】骂怀。

【别 名】野蒿、墙头草、白马兰。

【来 源】本品为菊科植物一年蓬 *Erigeron annuus* (L.) Pers. 的全草。

【性味归经】性平，味淡。归胃、大肠经。

一年蓬

识别特征

二年生草本，茎直立，全体均有短柔毛。基部叶卵形或卵状披针形，先端尖或钝。茎生叶互生，披针形或线状披针形，先端尖，边缘齿裂。头状花序，排列呈伞房状；总苞半球形，苞片线形；外缘舌状花，舌片线形，白色。

生境分布

生长于路边、旷野山坡上。分布于贵州、山东、江苏、浙江、安徽、江西、湖北等地。

采收加工

夏、秋二季采全草，鲜用或晒干。

药材鉴别

本品根呈圆锥形，有分枝，黄棕色，具多数须根，全体疏被粗毛。茎呈圆柱形，长40～80 cm，直径2～4 mm，表面黄绿色，有纵棱线，质脆，易折断，断面有大型白色的髓。单叶互生，叶片皱缩或已破碎，完整者展平后呈披针形，黄绿色。有的于枝顶和叶腋可见头状花序排列呈伞房状或圆锥状花序，花淡棕色。气微，味微苦。

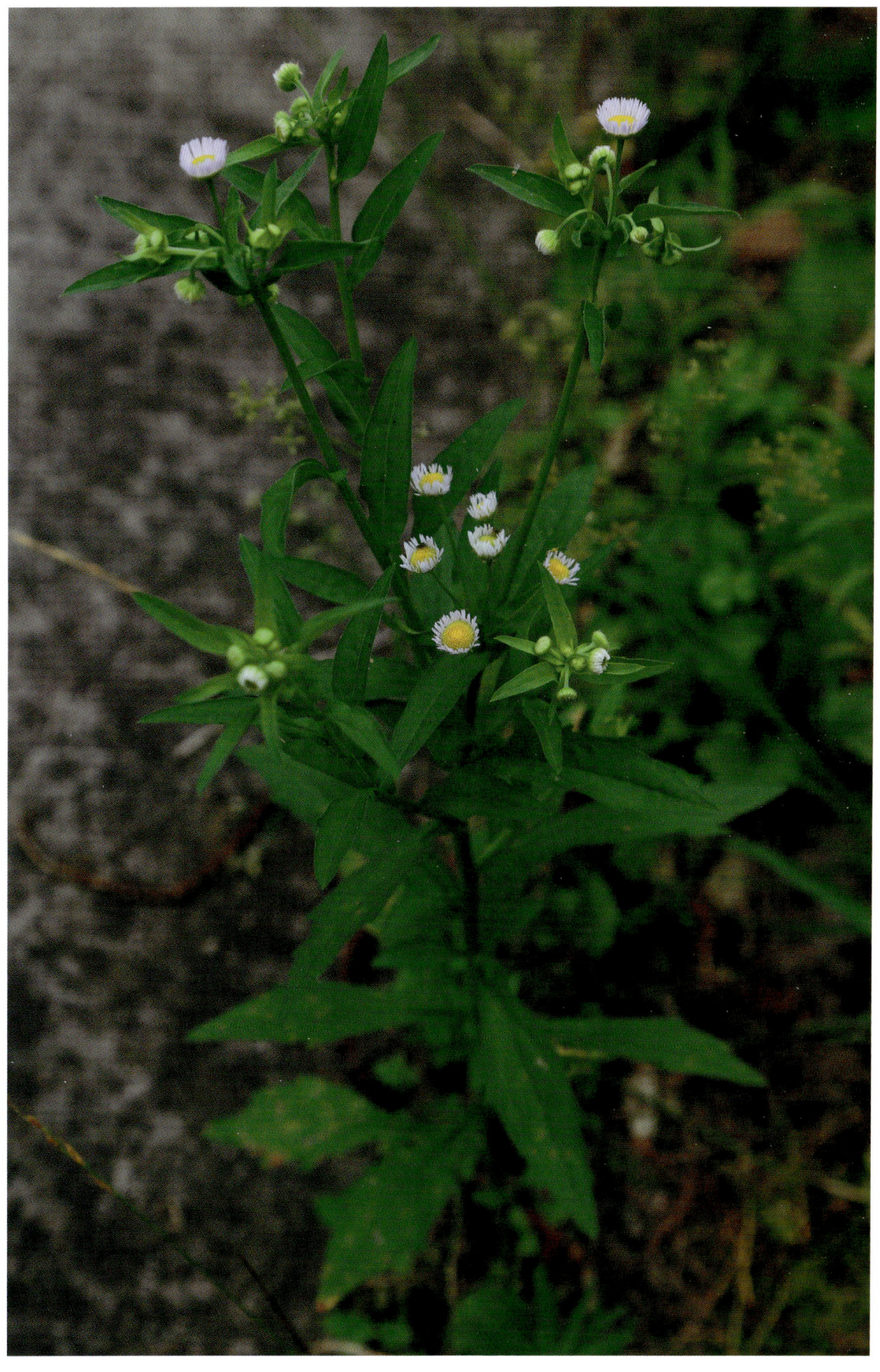

一年蓬

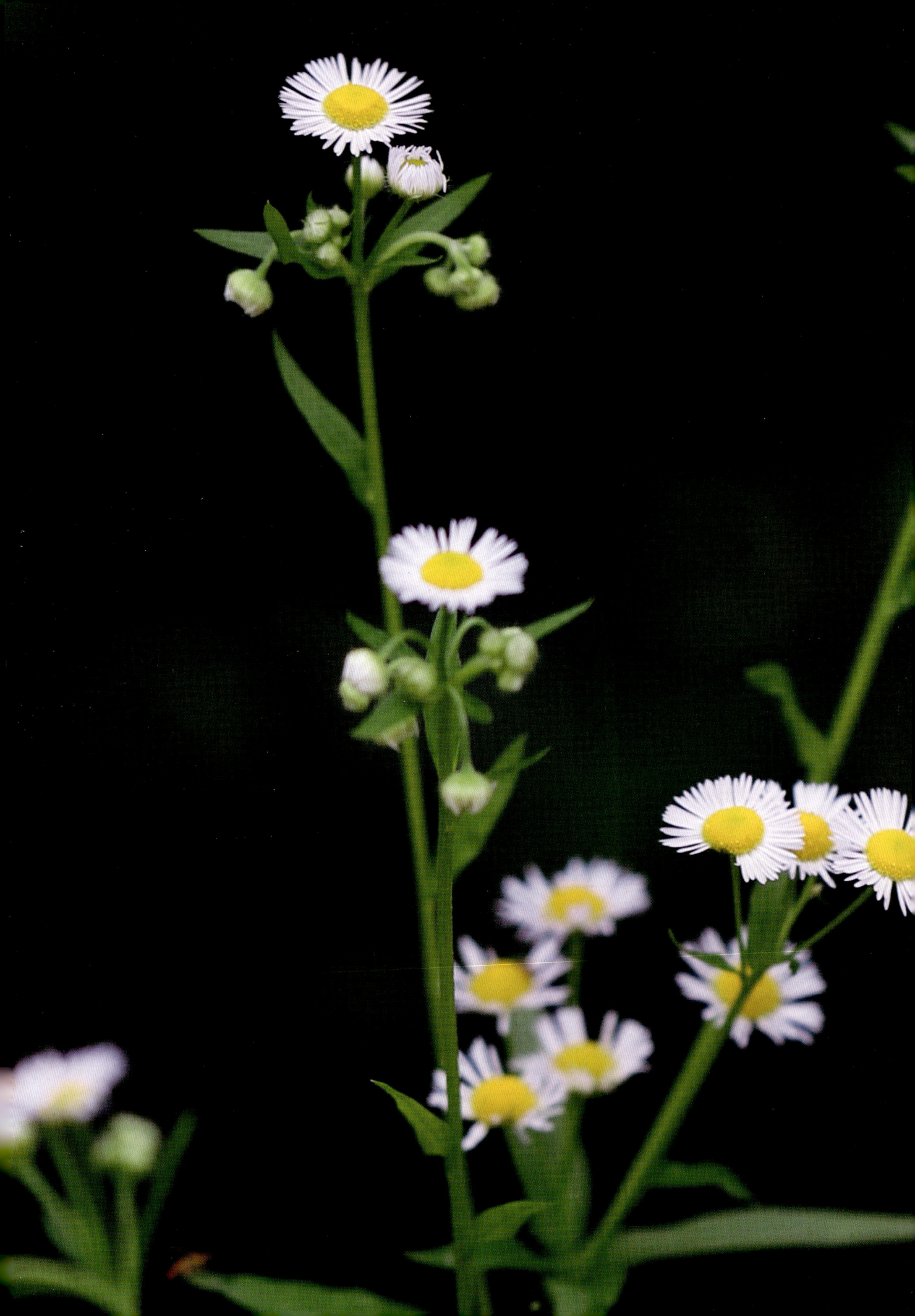

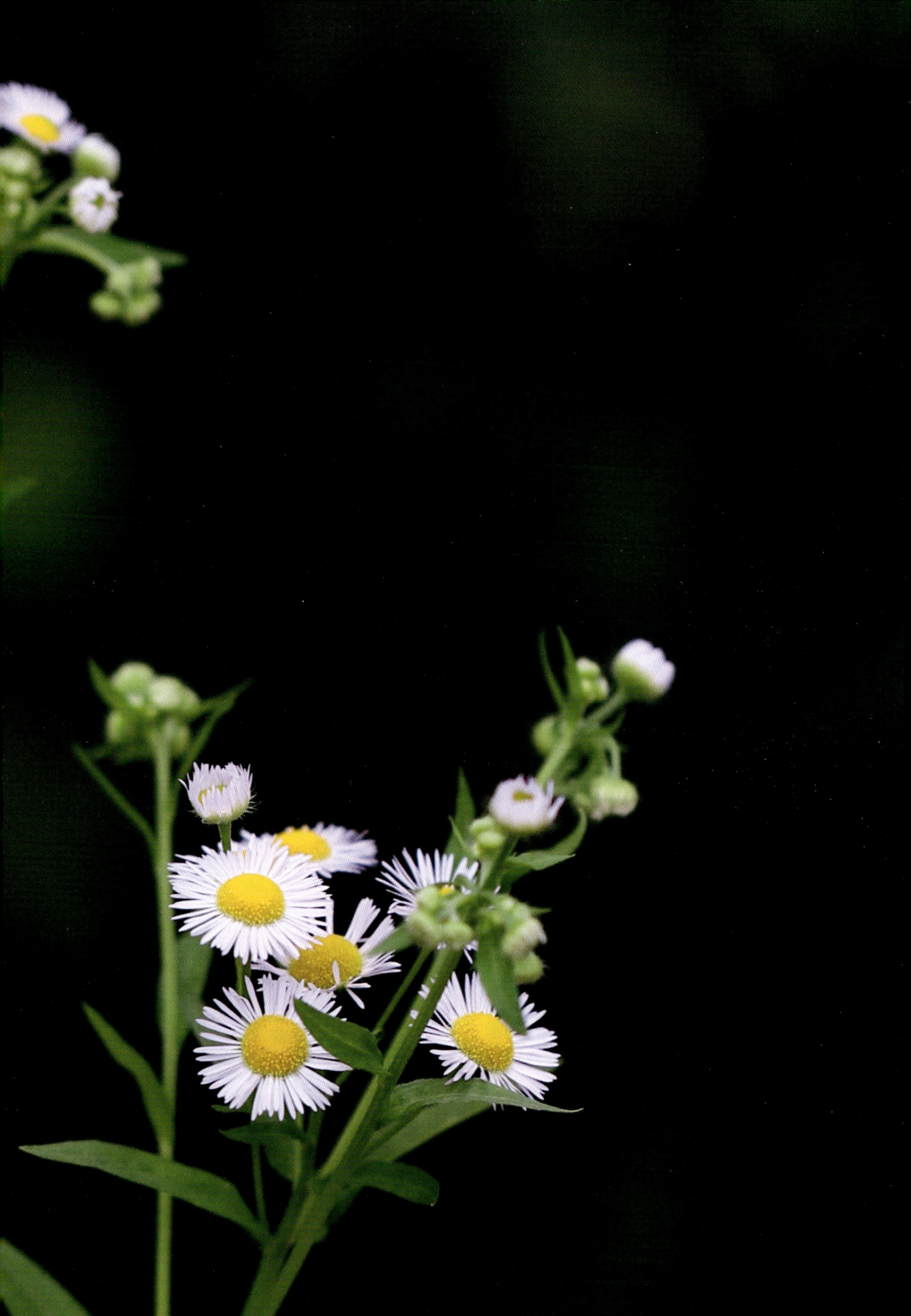

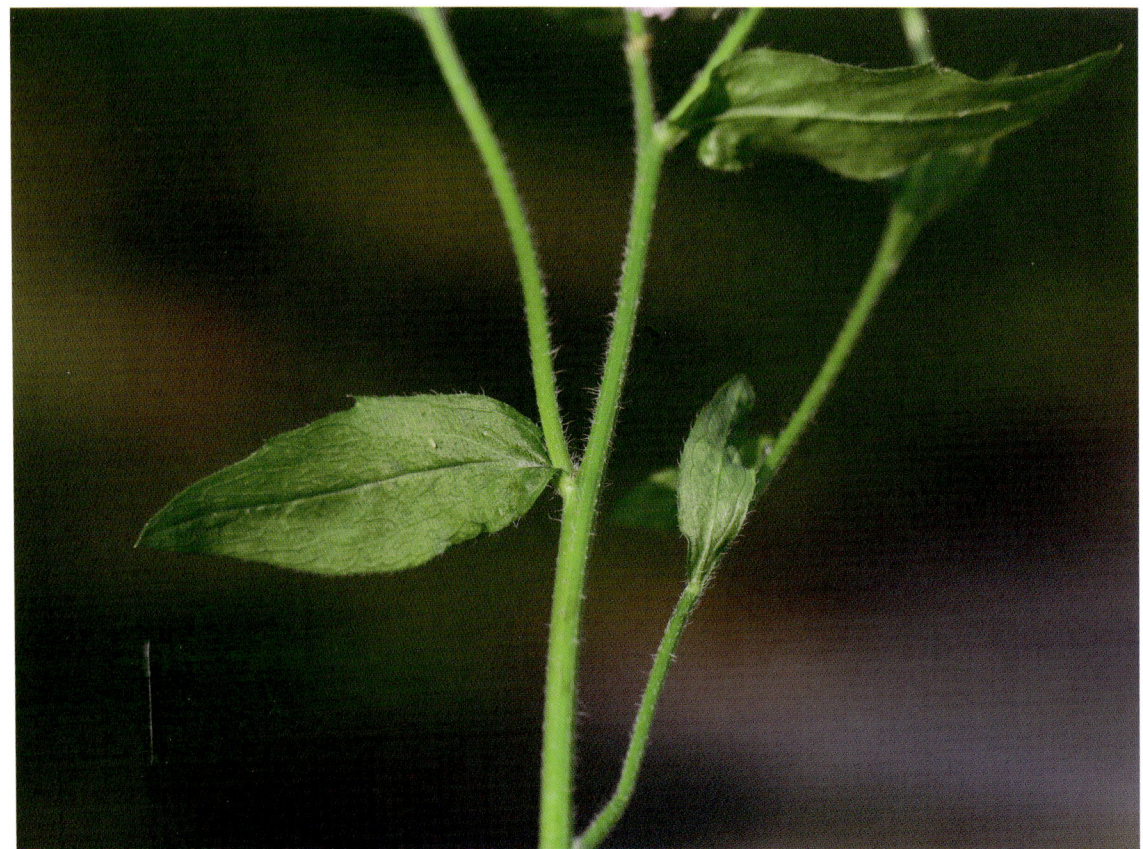

一年蓬

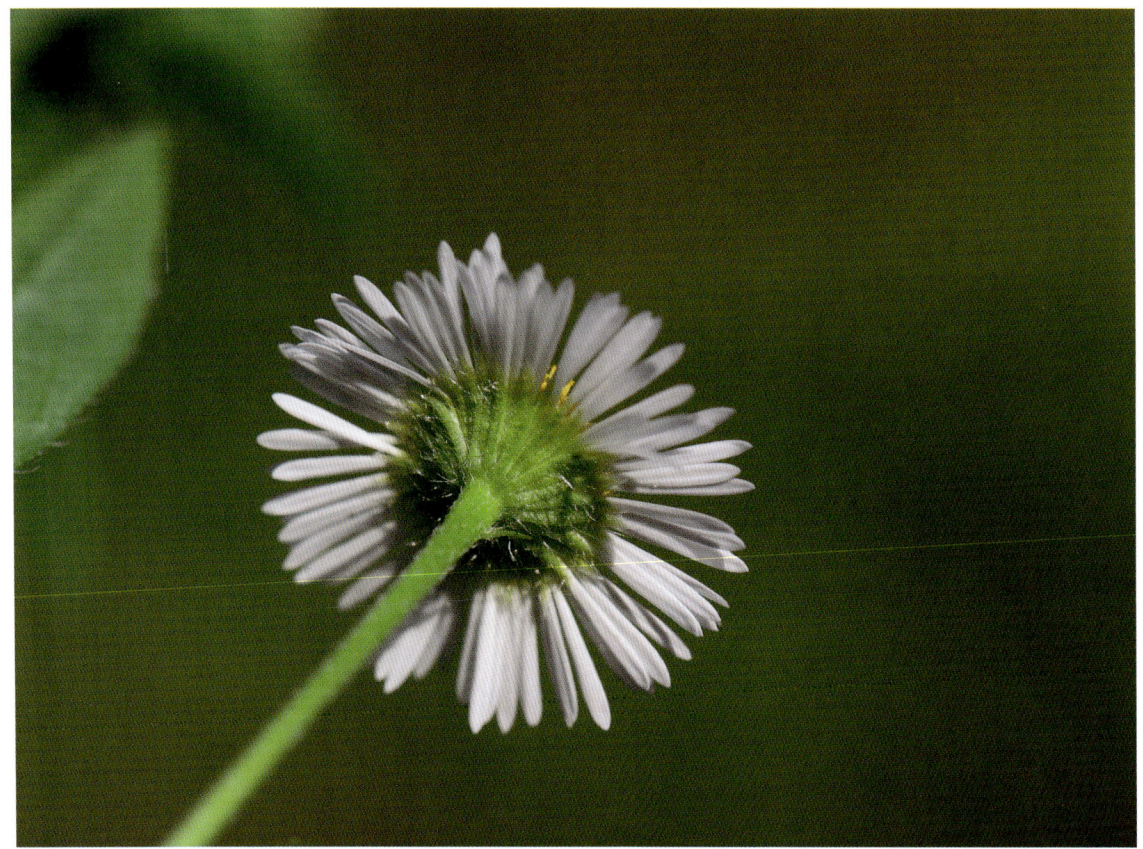

一年蓬

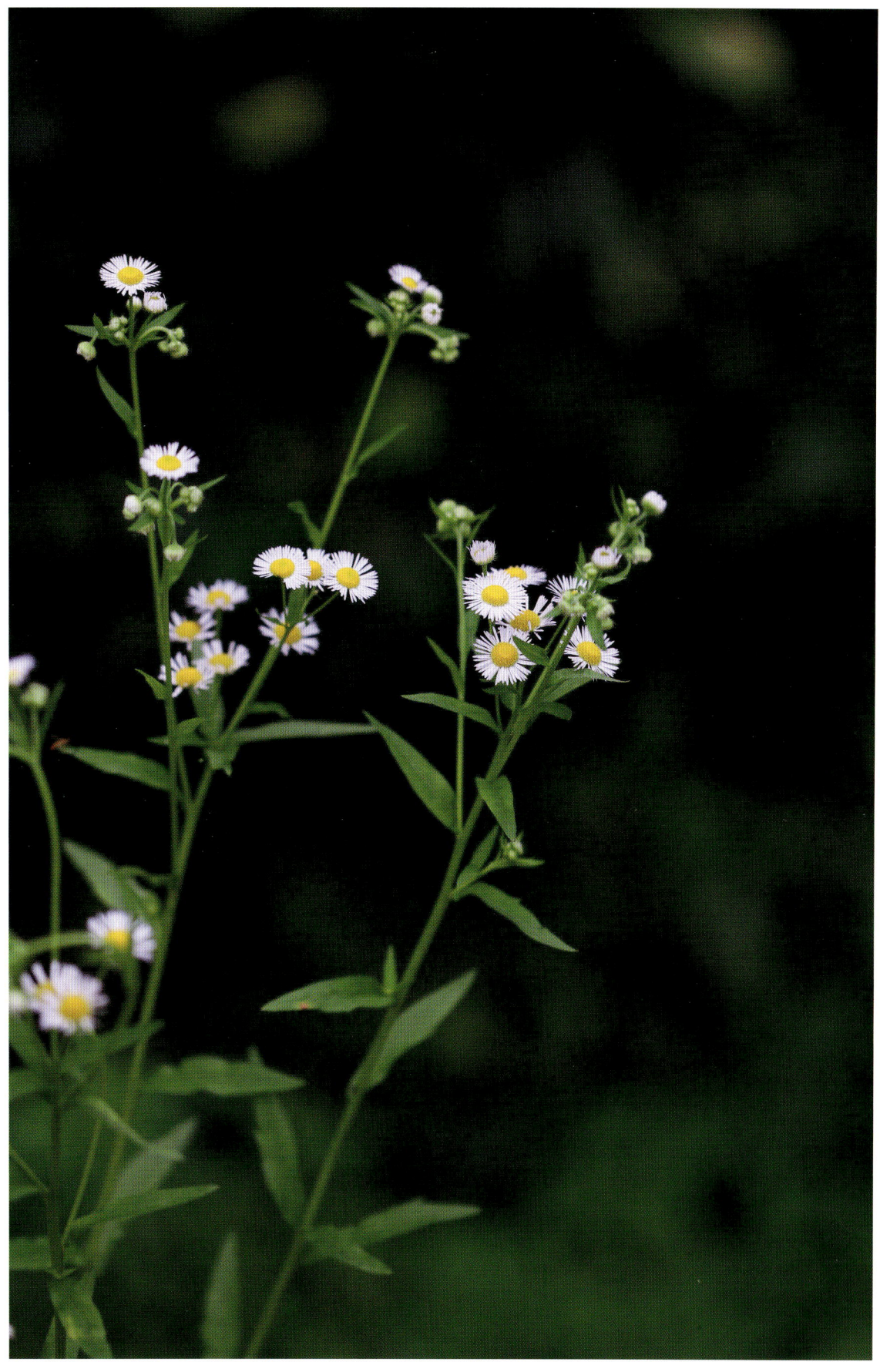

一年蓬

功效主治

清热解毒，助消化。主治消化不良，肠炎腹泻，传染性肝炎，淋巴结炎，血尿。

药理作用

（1）一年蓬总黄酮水溶性部位 4 mg（浸膏）/mL 可显著抑制 15- 甲基前列腺素 F2α 所致离体猪冠状动脉收缩状态，张力降低 50% 所需时间为（106±41）分钟。

（2）本品茎、叶以石油醚、乙醚、氯仿洗涤后的水提物，有降血糖作用。

（3）100% 本品煎剂用平板纸片法，对金黄色葡萄球菌、痢疾志贺菌有抑制作用。

用法用量

内服：30 ~ 60 g，煎汤。

民族药方

1. 小儿肠炎腹泻 一年蓬 15 g，萹蓄 15 g。水煎服。

2. 消化不良 鲜一年蓬 25 g。水煎分 2 次服。

3. 牙龈炎 一年蓬 50 g，岗梅根 30 g。水煎分 2 ~ 3 次服，每日 1 剂。

4. 血尿 鲜一年蓬连根全草 30 g，鲜白茅根 30 g。水煎服，每日 1 剂。

5. 疟疾 鲜一年蓬全草 50 g，水蜈蚣 15 g，青蒿 20 g。水煎分 2 ~ 3 次服，每日 1 剂，连服 3 ~ 5 日。

6. 淋巴结炎 鲜一年蓬基生叶 90 g，黄酒 30 mL。水煎分 2 次服，每日 1 剂，连服 3 ~ 5 日。

7. 急性肠胃炎 鲜一年蓬 60 g，仙鹤草 30 g，鱼腥草（后下）30 g。煎水去渣，分 2 次服，每日 1 剂，连服 2 ~ 3 日。

8. 毒蛇咬伤 鲜一年蓬根适量。洗净，捣烂加雄黄粉 3 g 拌匀，外敷伤口周围，每日换药 1 次。

9. 急性传染性肝炎 一年蓬 60 g，茵陈 40 g，藿香 15 g，车前草 30 。水煎分 2 ~ 3 次服，每日 1 剂，连服 10 ~ 15 日。

使用注意

脾胃气虚者慎用。

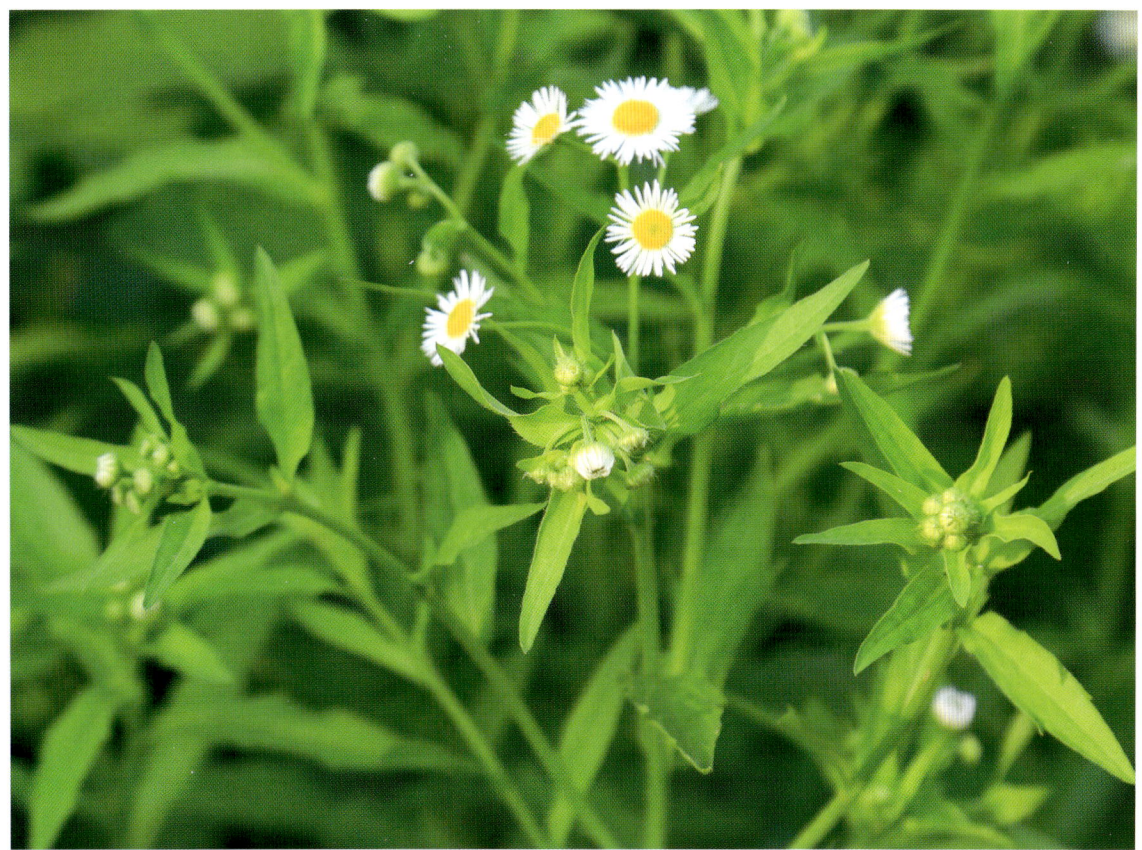

一年蓬

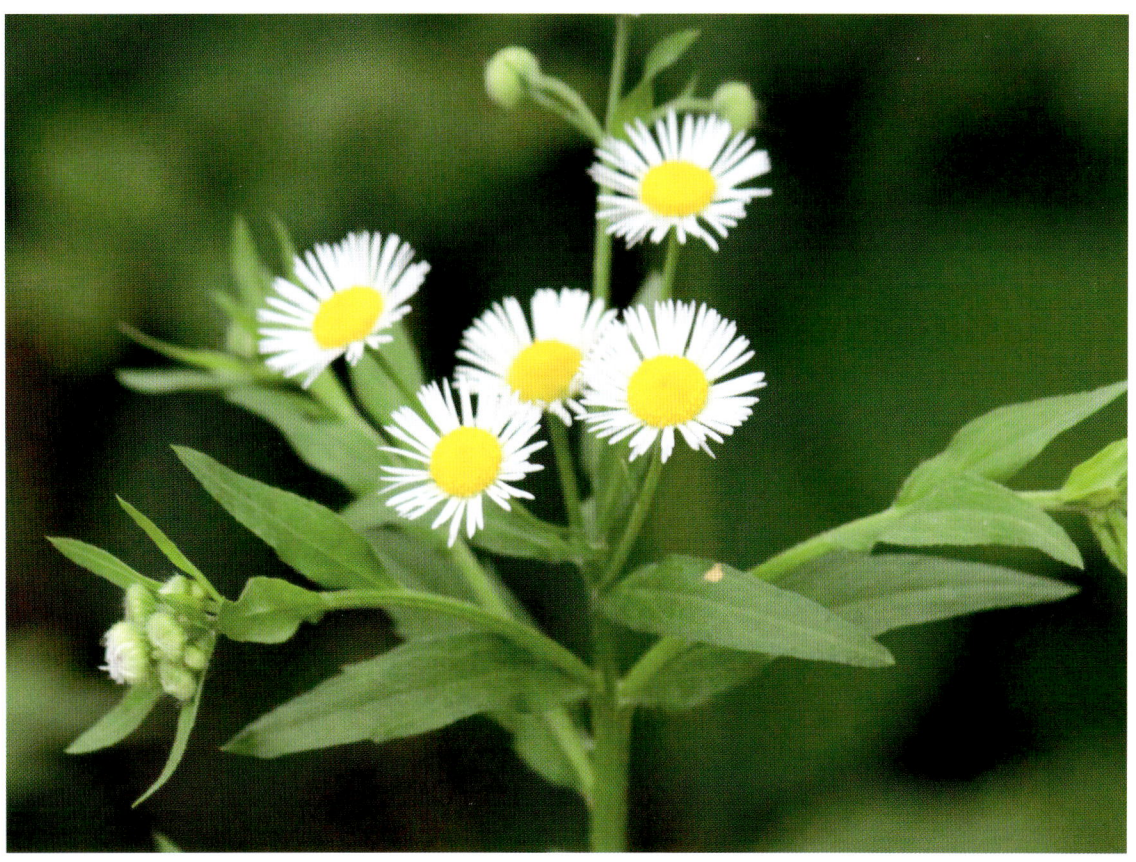

一年蓬

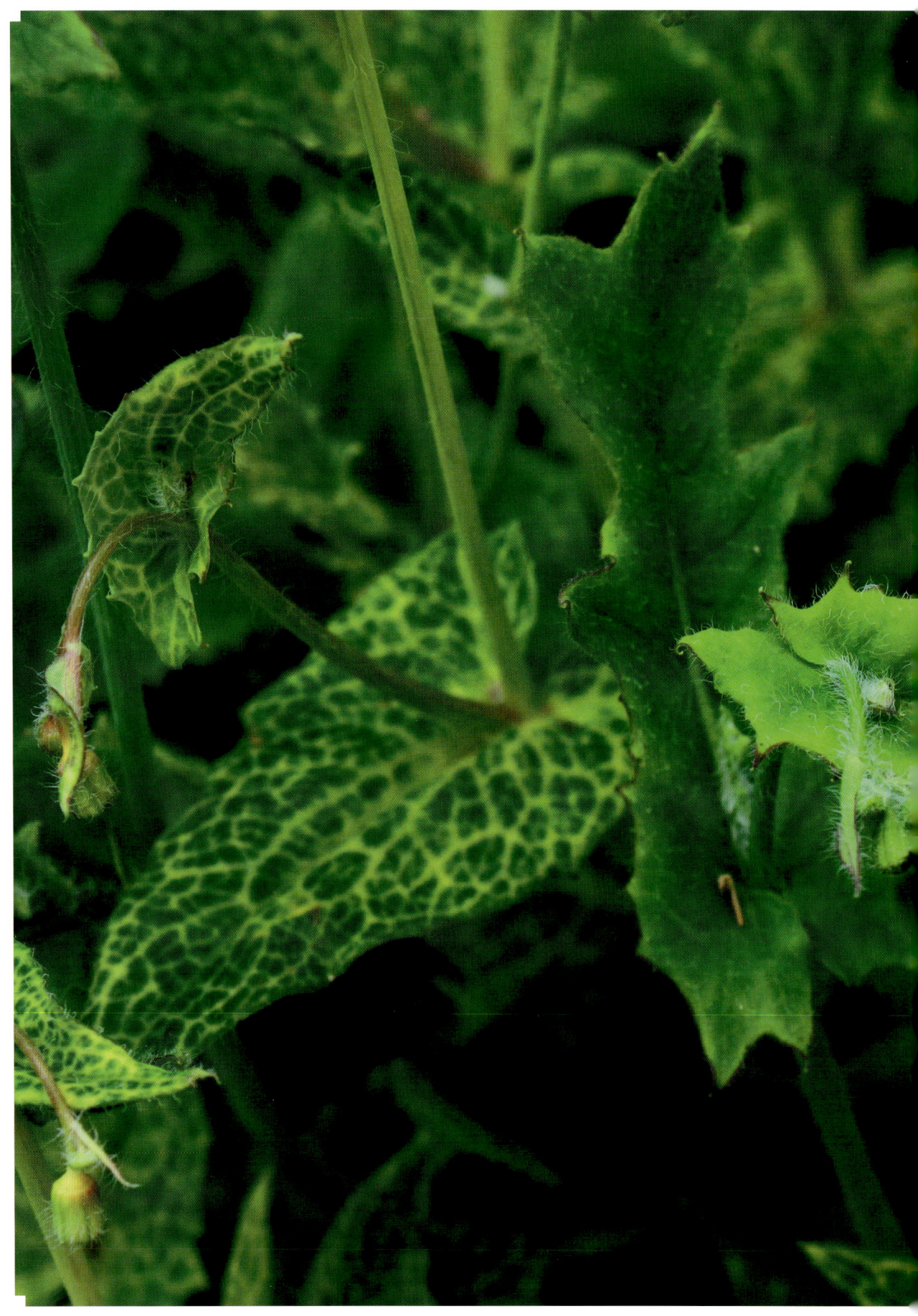

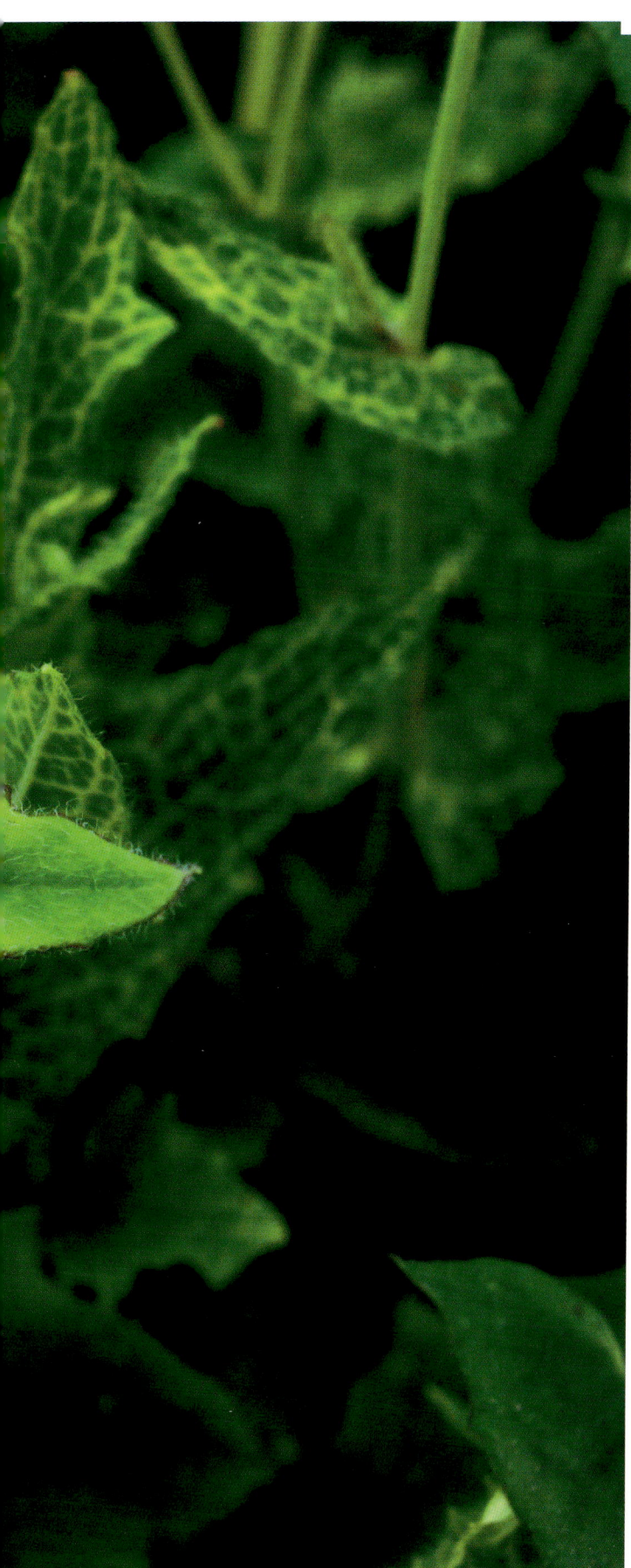

一点红

【水药名】骂颠。

【别　名】紫背草、假芥兰、红背叶、羊蹄草。

【来　源】本品为菊科植物一点红 *Emilia sonchifolia* (L.) DC. 的全草。

【性味归经】味苦、微辛，性凉。归肺、胃、大肠经。

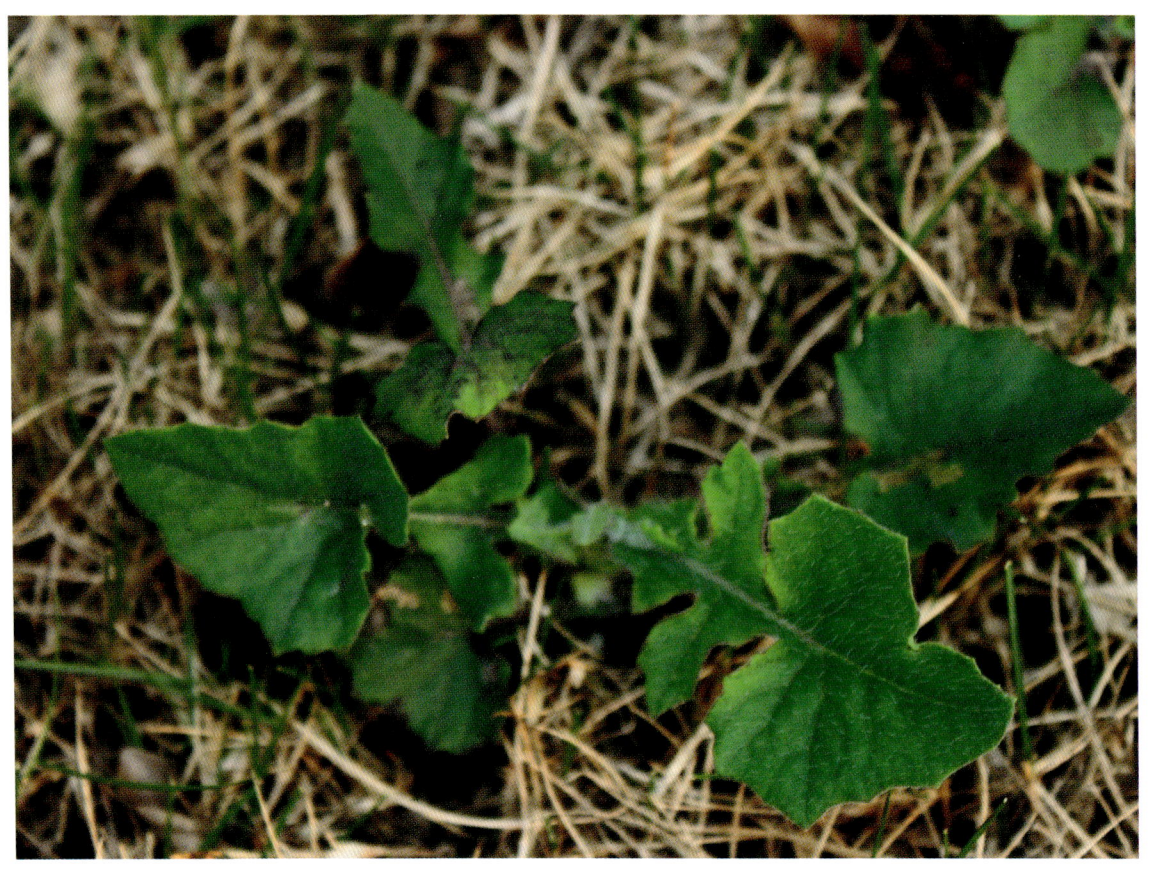

一点红

识别特征

一年生草本。茎直立，或近根部倾斜，紫红色或绿色。基生叶卵形、琴形；上部叶较小，常为全缘或具粗锯齿，基部箭状抱茎；叶面绿色，背常为紫红色。头状花序，顶生，紫色，外表有短毛。瘦果狭矩圆形，有棱，冠毛白色，细软。花、果期7—10月。

生境分布

生长于田园、路边或草丛中。南方各省区都有分布。

采收加工

夏、秋二季采收，去除杂质，洗净，晒干。

药材鉴别

本品长 10 ~ 70 cm。根呈圆锥状，多弯曲。茎呈圆柱形，黄绿色至棕褐色，直径可达 0.5 cm，有分枝。体轻质脆，易折断，断面较平坦，髓部占较大部分，类白色。单叶互生，灰绿色至灰褐色，皱缩。茎下部叶卵形，琴形分裂或具钝齿，长 4 ~ 10 cm，上部叶较小，无柄，常抱茎。头状花序，总苞圆柱状，基部稍膨大，瘦果圆柱形，长 3 ~ 5 mm。气微，味淡。

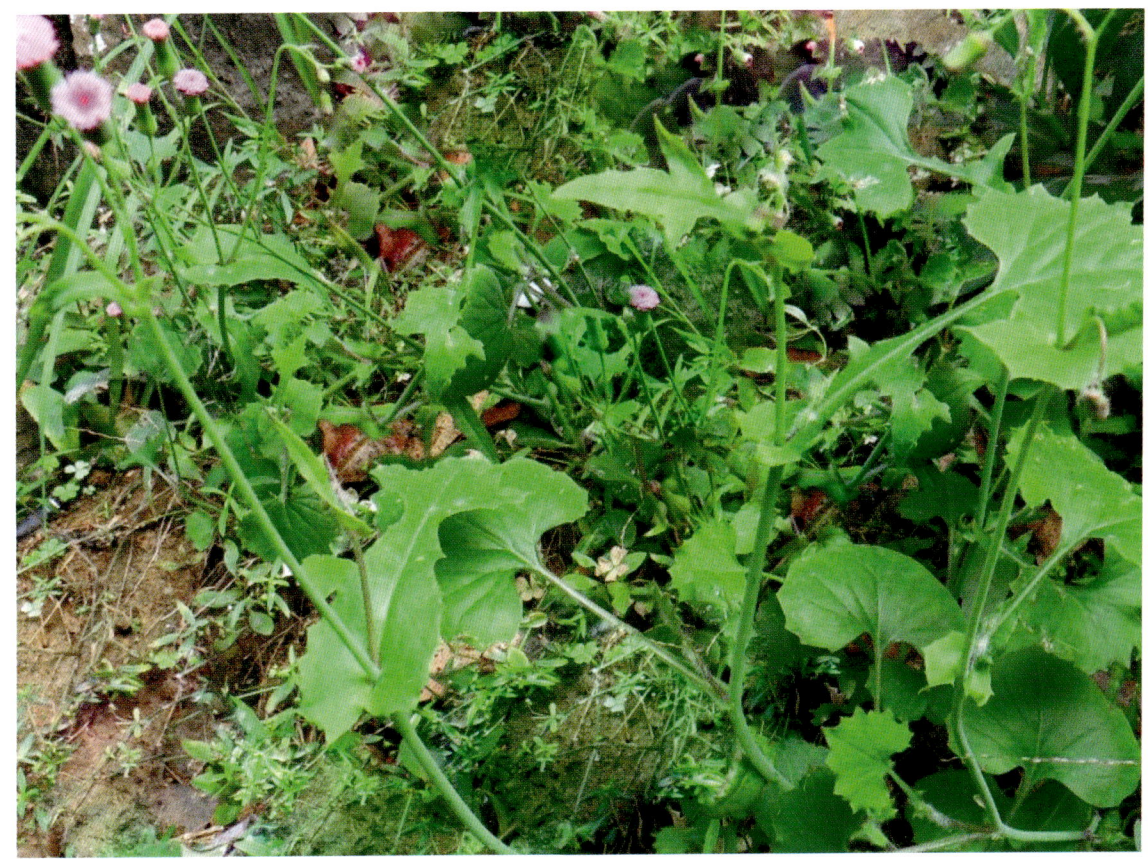

一点红

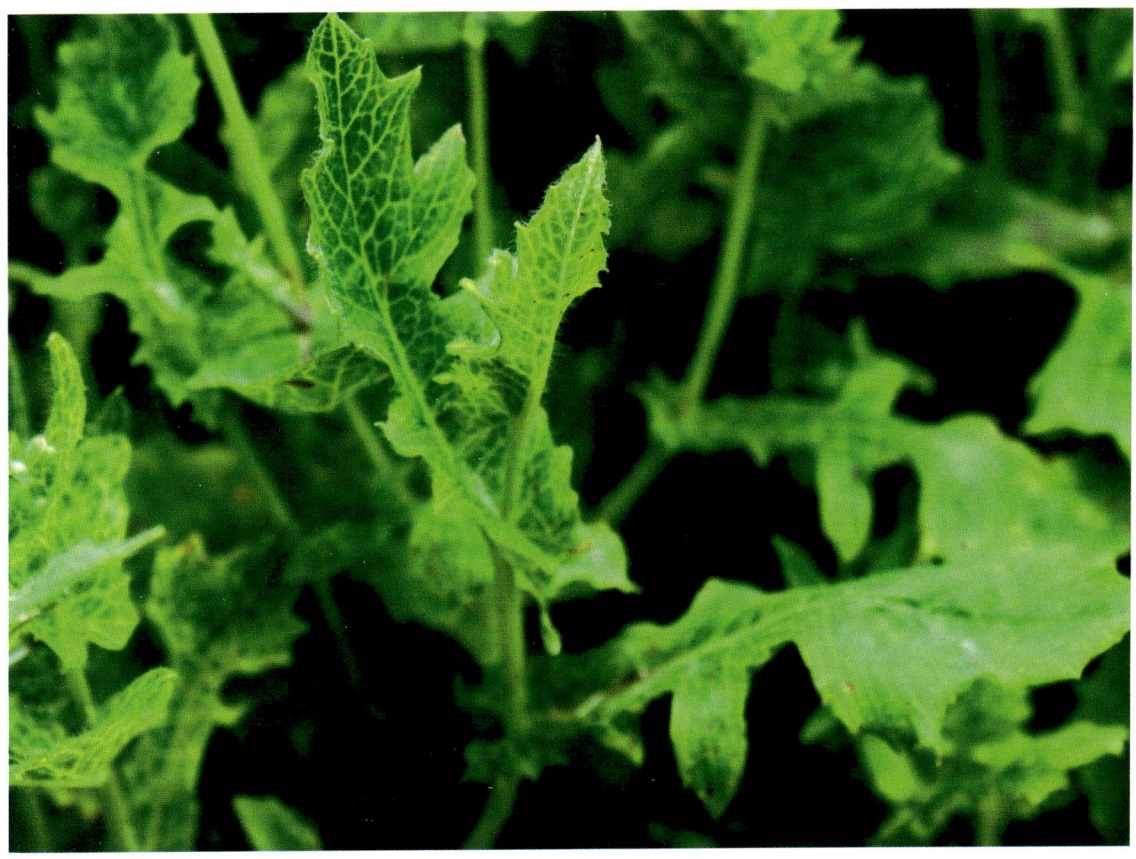

一点红

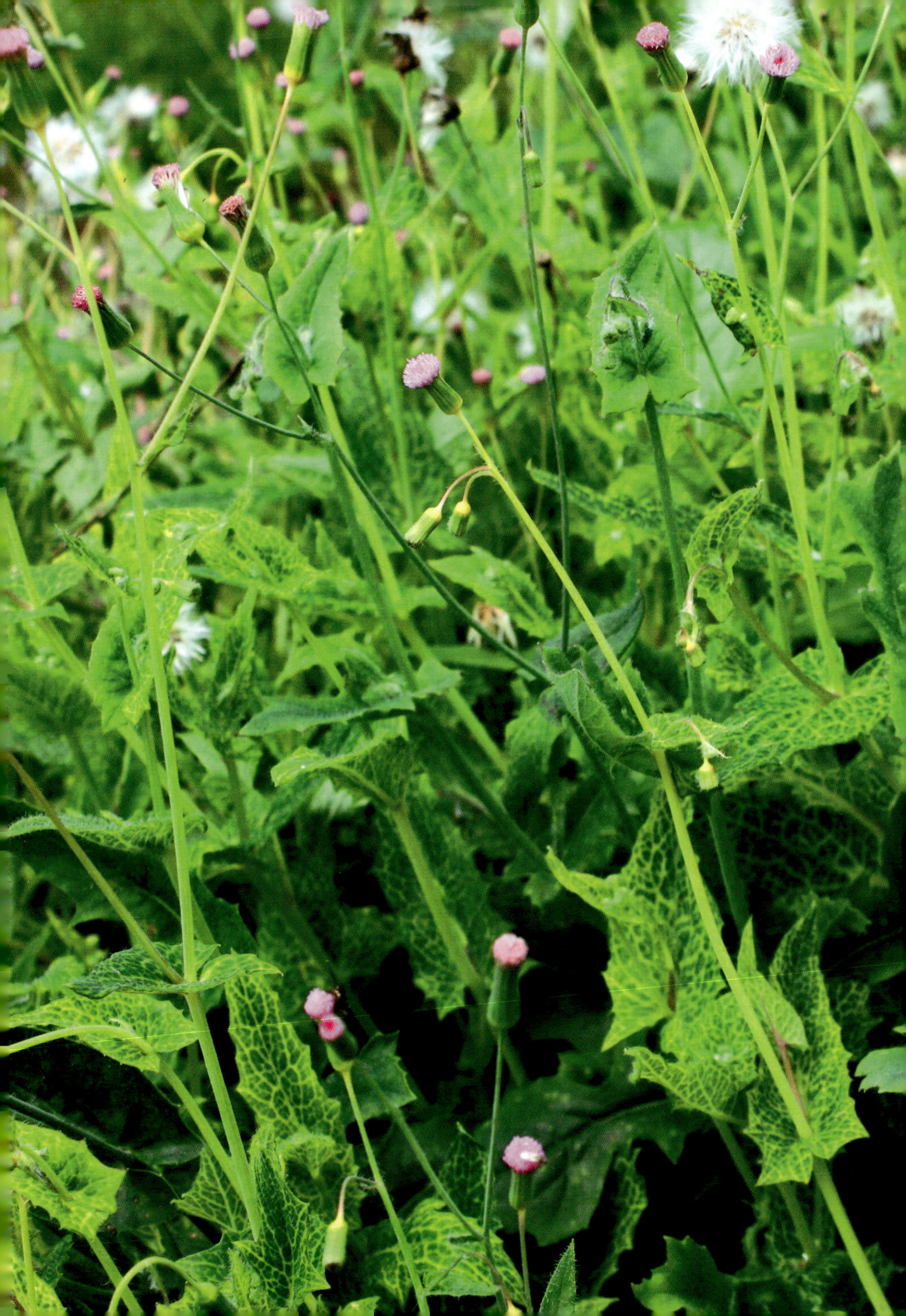

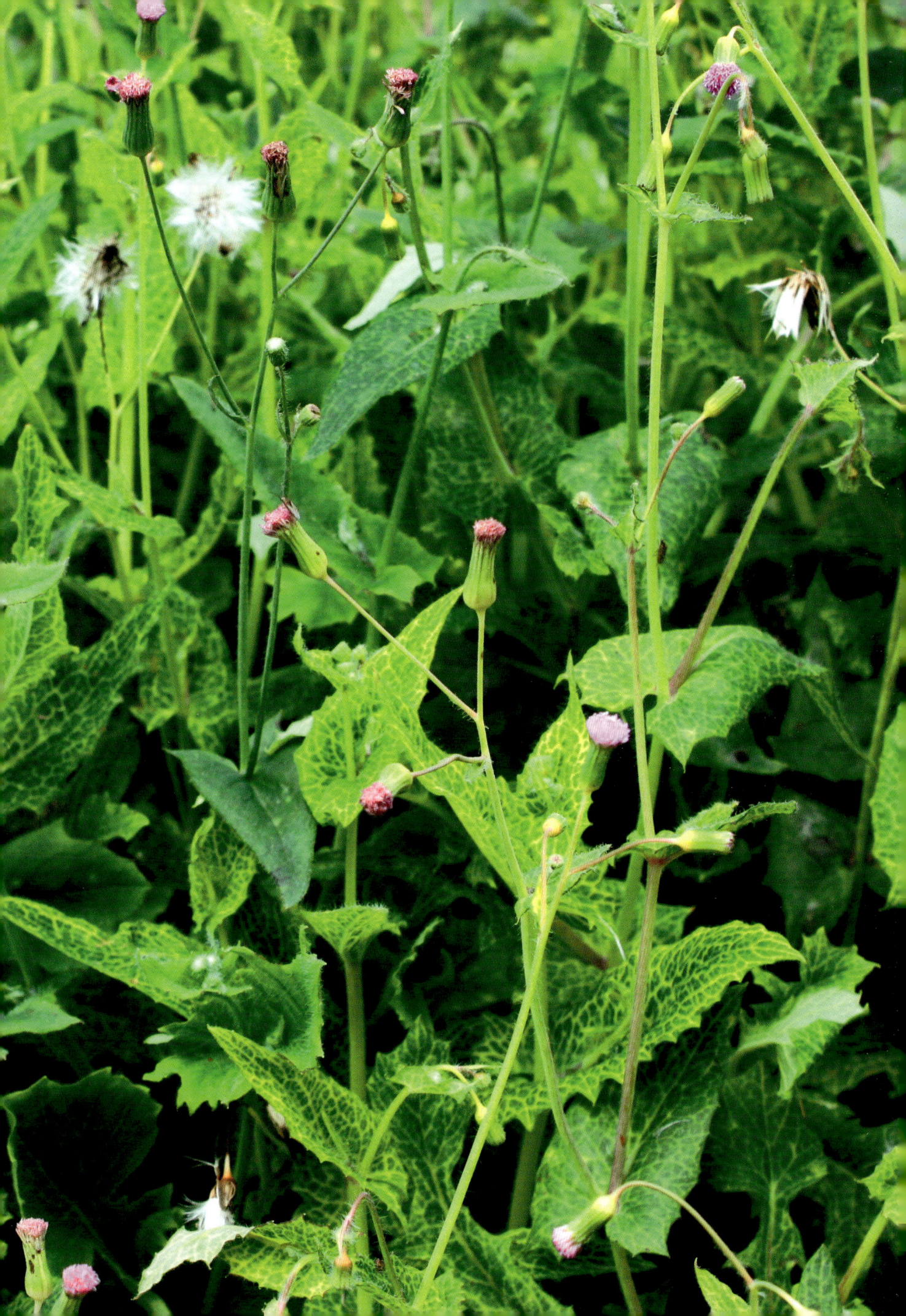

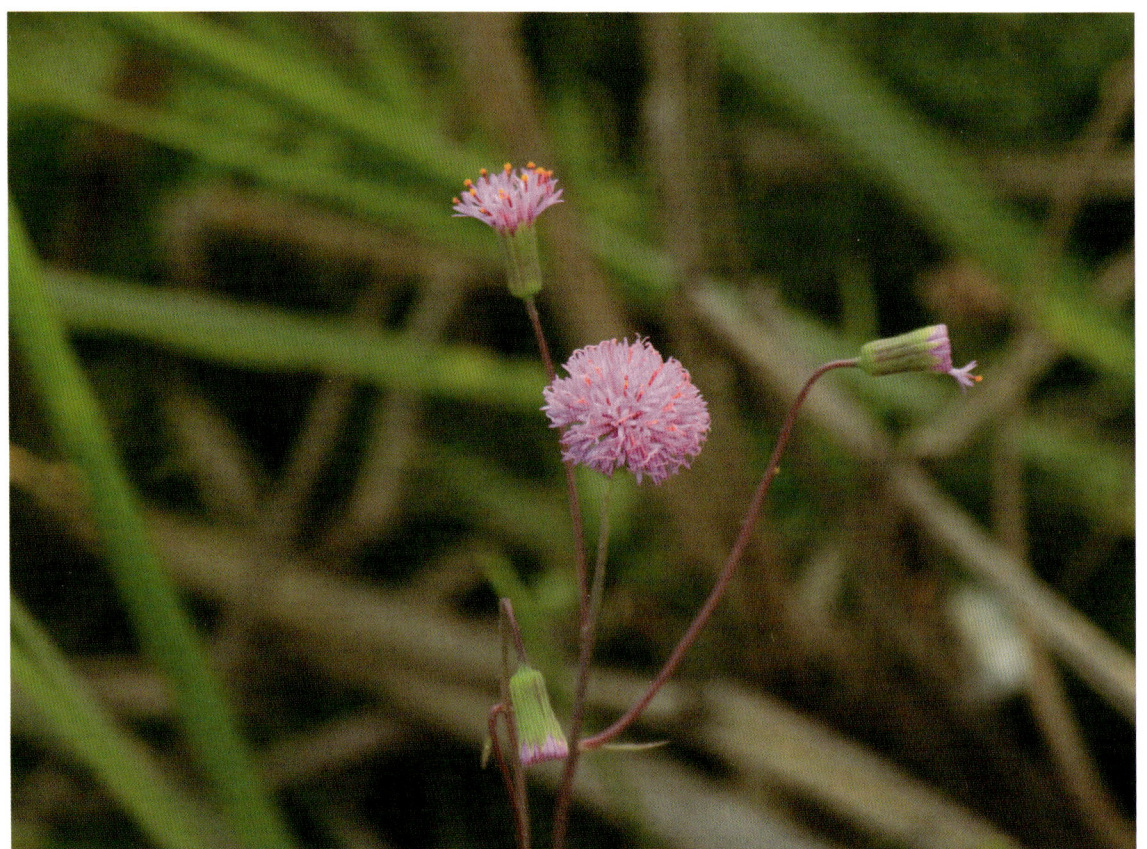

一点红

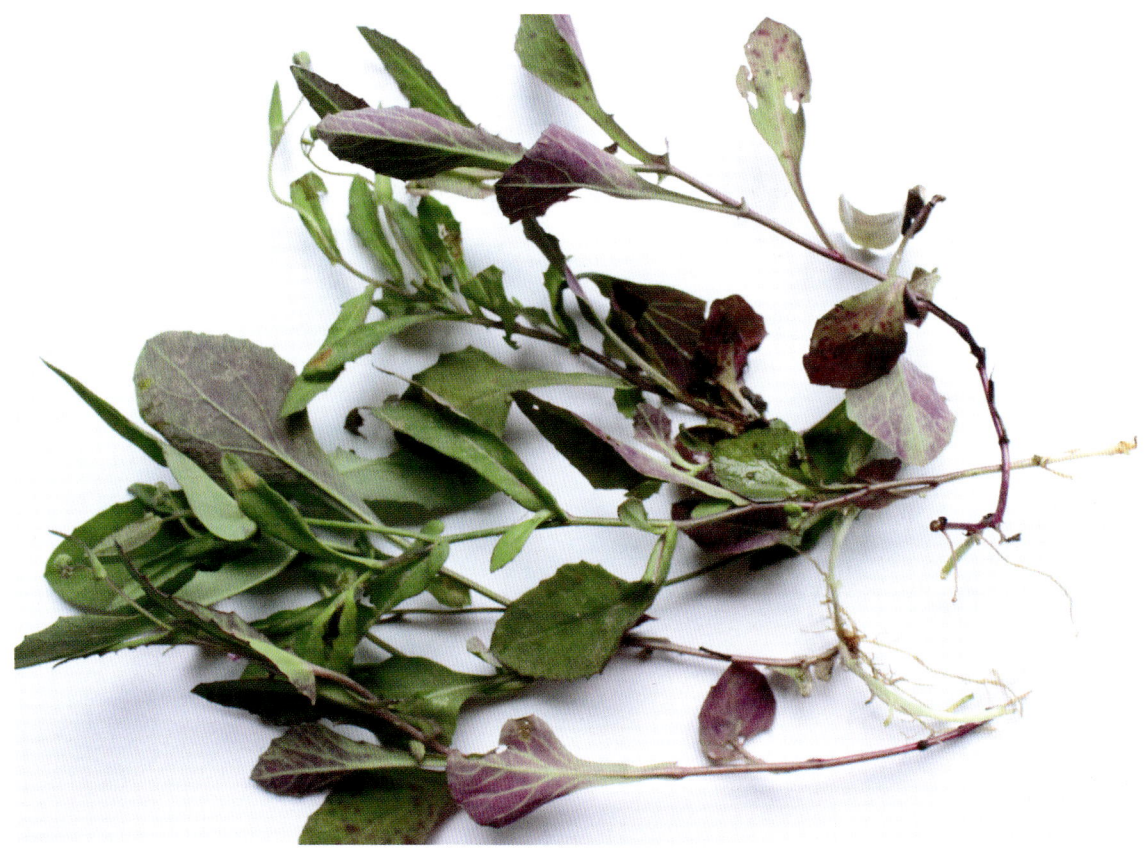

一点红药材

功效主治

清热，解表，利水，凉血，解毒。主治痢疾，腹泻，便血，水肿，肠痈，目赤，喉蛾，疔疮，肿毒。

药理作用

1. 抑菌作用 本品醇提液和水提物对大肠埃希菌、铜绿假单胞菌，福氏志贺氏菌、伤寒沙门菌、金黄色葡萄球菌、乙型溶血性链球菌、肺炎链球菌等均具有抑菌作用。

2. 抗炎镇痛作用 本品水提物和醇提物灌胃给药，均能抑制小鼠腹腔毛细血管通透性，减少乙酸所致小鼠扭体次数；水提物能减轻巴豆油致小鼠耳廓肿胀。

3. 免疫增强作用 本品水提物和醇提物灌胃给药，能增加免疫功能低下小鼠腹腔巨噬细胞吞噬百分率和吞噬指数。

4. 保肝作用 本品水提物和醇提物灌胃给药，对四氯化碳（CCL_4）所致急性肝损伤小鼠血清中谷丙转氨酶（ALT）、谷草转氨酶（AST）活性升高有抑制作用。

用法用量

内服：15 ~ 30 g，煎汤。外用：煎水洗或捣敷。

民族药方

1. 风热感冒 一点红15 g，一枝黄花15 g，金银花15 g，菊花15 g，薄荷15 g，鱼腥草15 g，甘草10 g。水煎服。

2. 避暑凉茶 苦丁茶10 g，一点红10 g，薄荷10 g，葫芦茶10 g，菊花10 g，甘草10 g。开水2.5 ~ 4 L浸泡，代茶饮。

3. 疖，蜂窝织炎，脓肿，乳腺炎，甲沟炎 一点红50 g，穿心莲50 g，白花蛇舌草50 g，鸡骨香50 g，两面针50 g。共研细末，高压消毒后加凡士林至1000 g，即成25%的药膏，敷患处，每日1次。

4. 大叶性肺炎 一点红30 g，岗梅30 g，十大功劳15 ~ 30 g。水煎服，分2次服，每日1剂。

5. 泌尿系感染，睾丸炎 一点红500 g，狗肝菜500 g，车前草250 g。加水1500 mL，煎成500 mL，每次2mL，每日3次。

6. 睑腺炎 一点红15 g，千里光15 g，野菊花15 g。水煎服，分2次服，每日1剂。

7. 小儿上呼吸道感染，急性扁桃体炎 一点红、古羊藤各等份。每500 g煎取浓液500 mL，3个月至3岁每次20 ~ 40 mL，3岁以上酌增。

使用注意

过量使用易导致氢氰酸中毒。

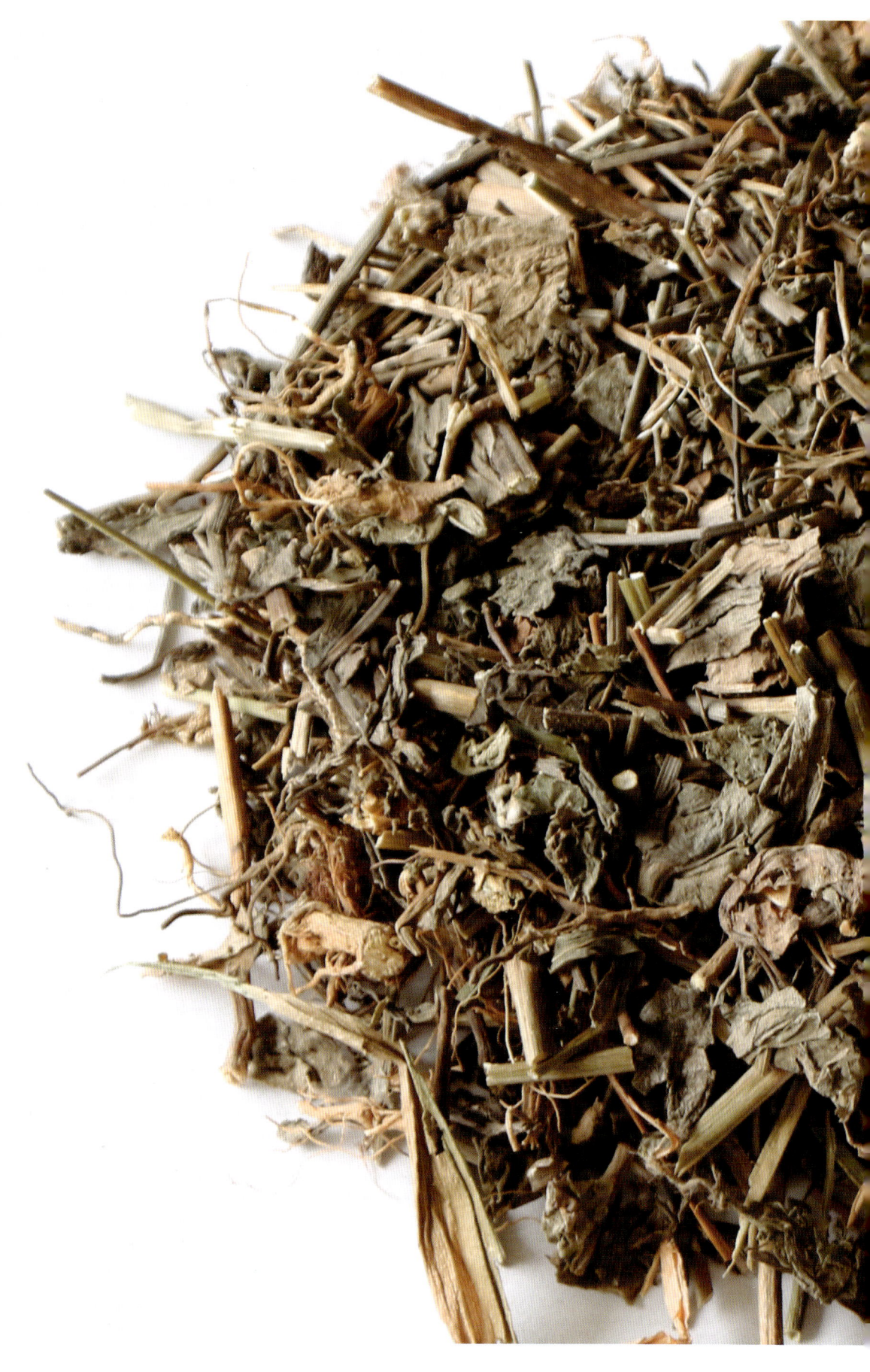

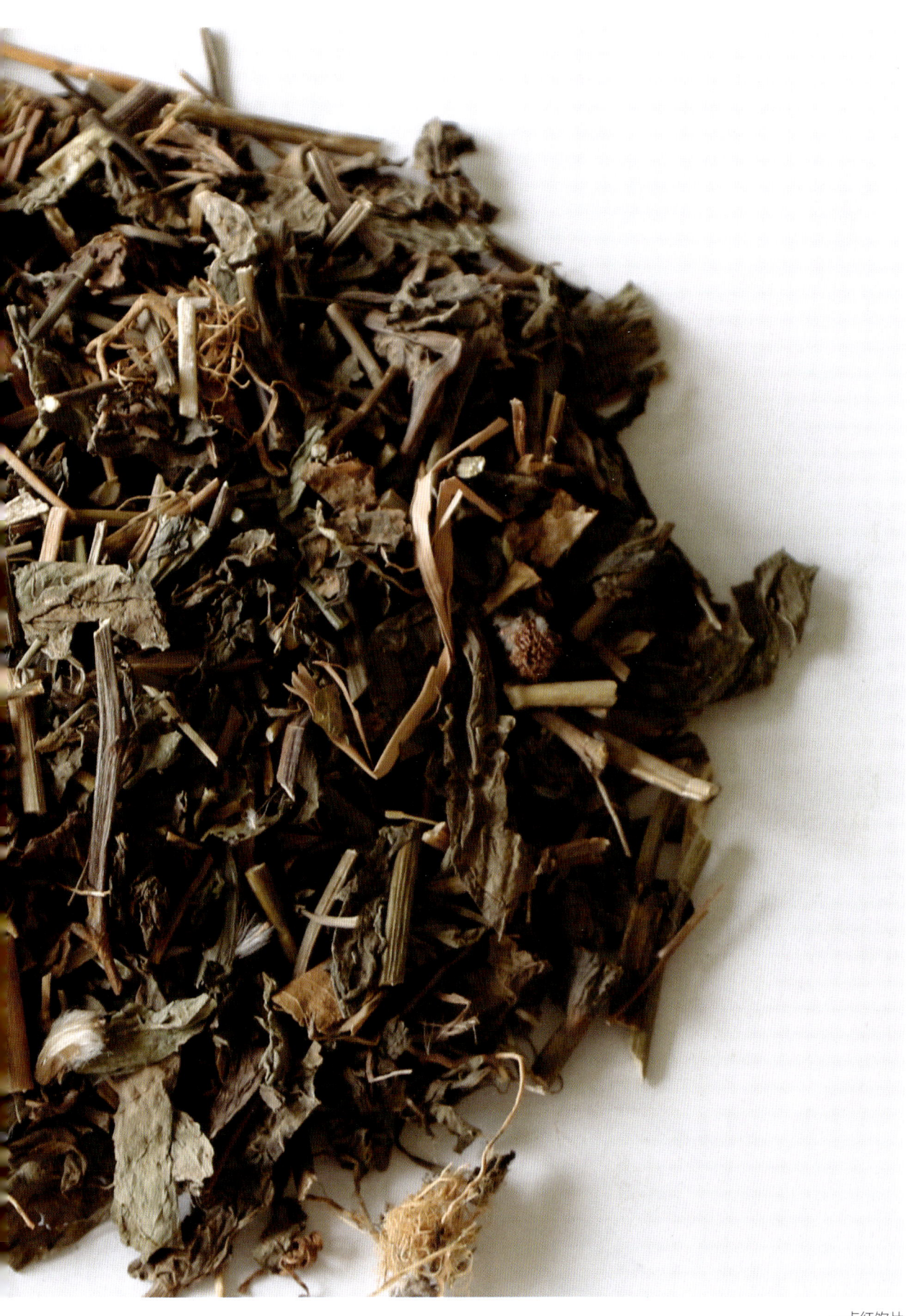

一点红饮片

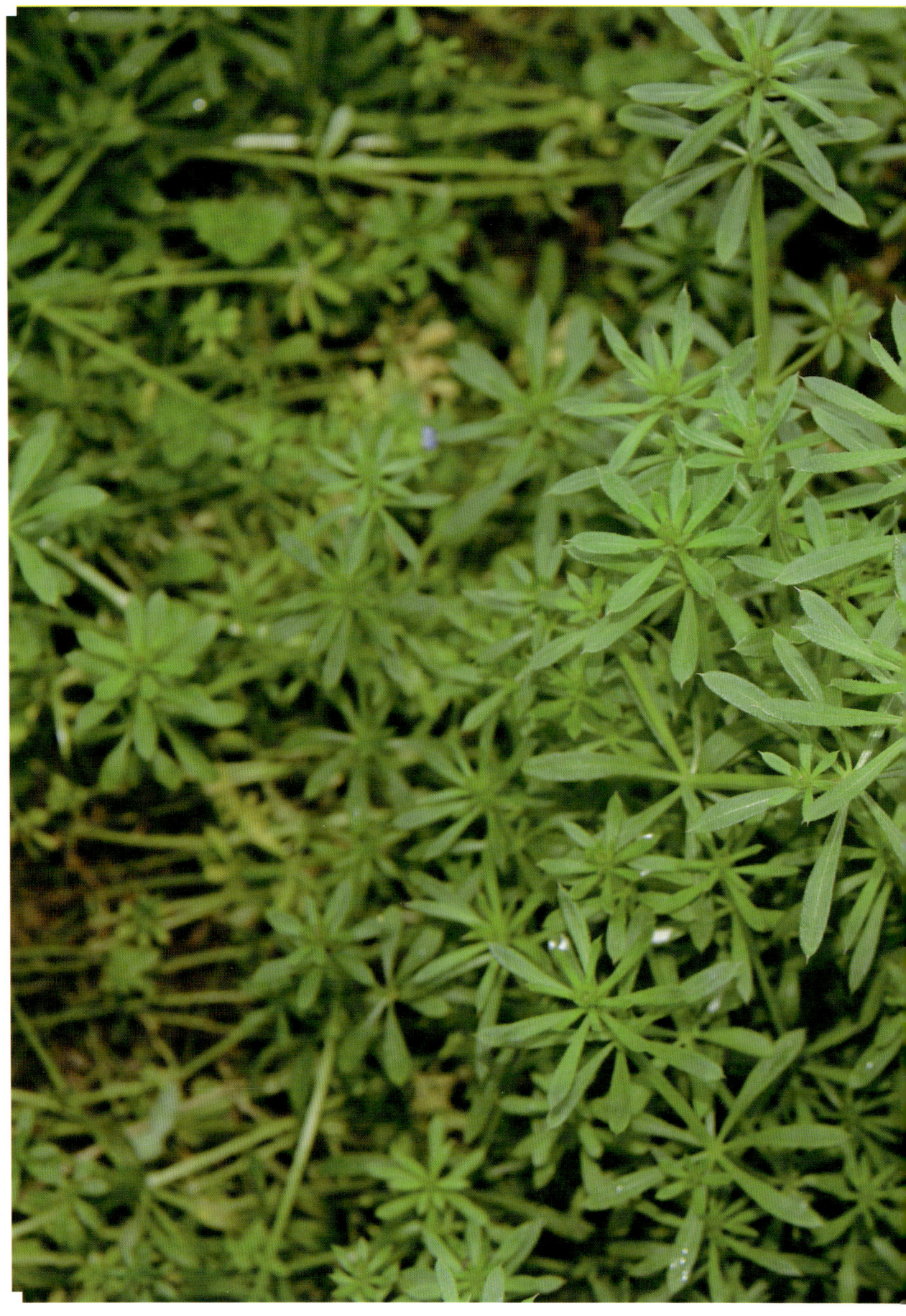

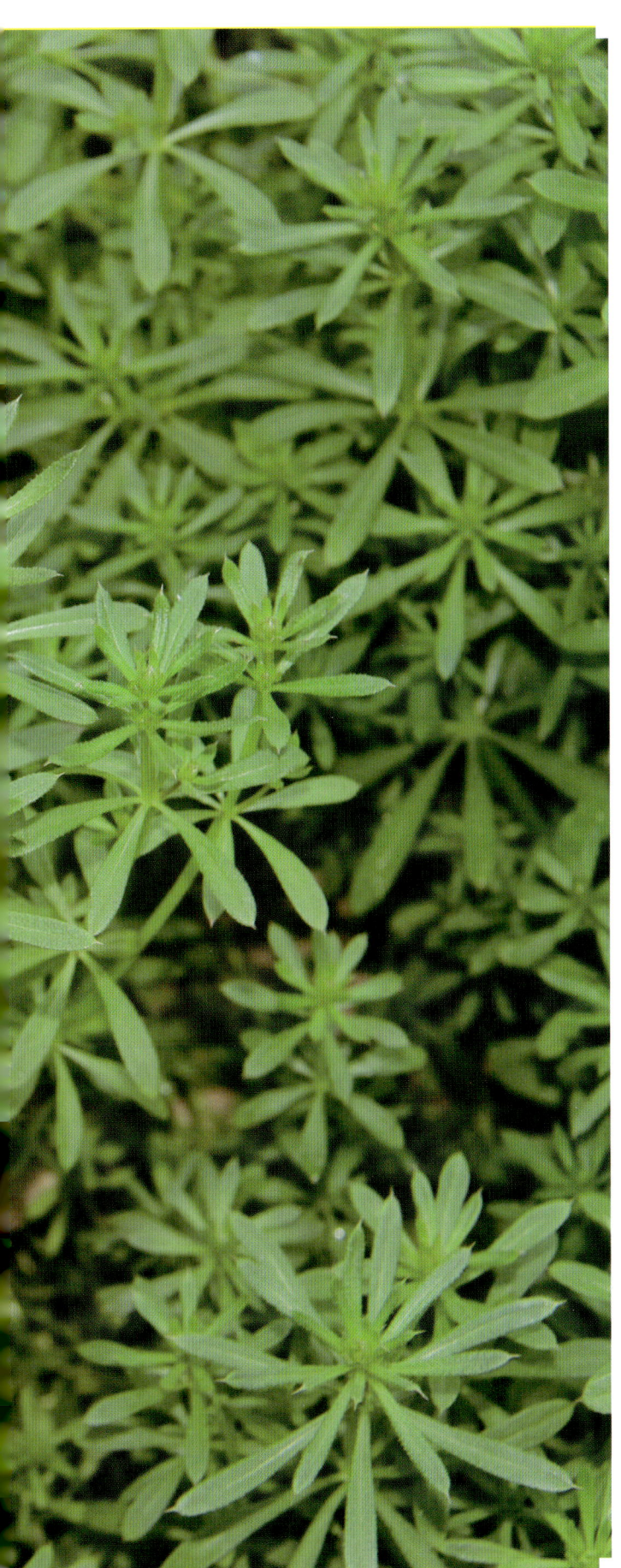

八仙草

【水药名】骂冷解。

【别　名】小锯藤、锯子草、小茜草、拉拉藤。

【来　源】本品为茜草科植物拉拉藤 *Galium spaurium* L. 的全草。

【性味归经】味苦、辛，性寒。归少阴、太阴经。

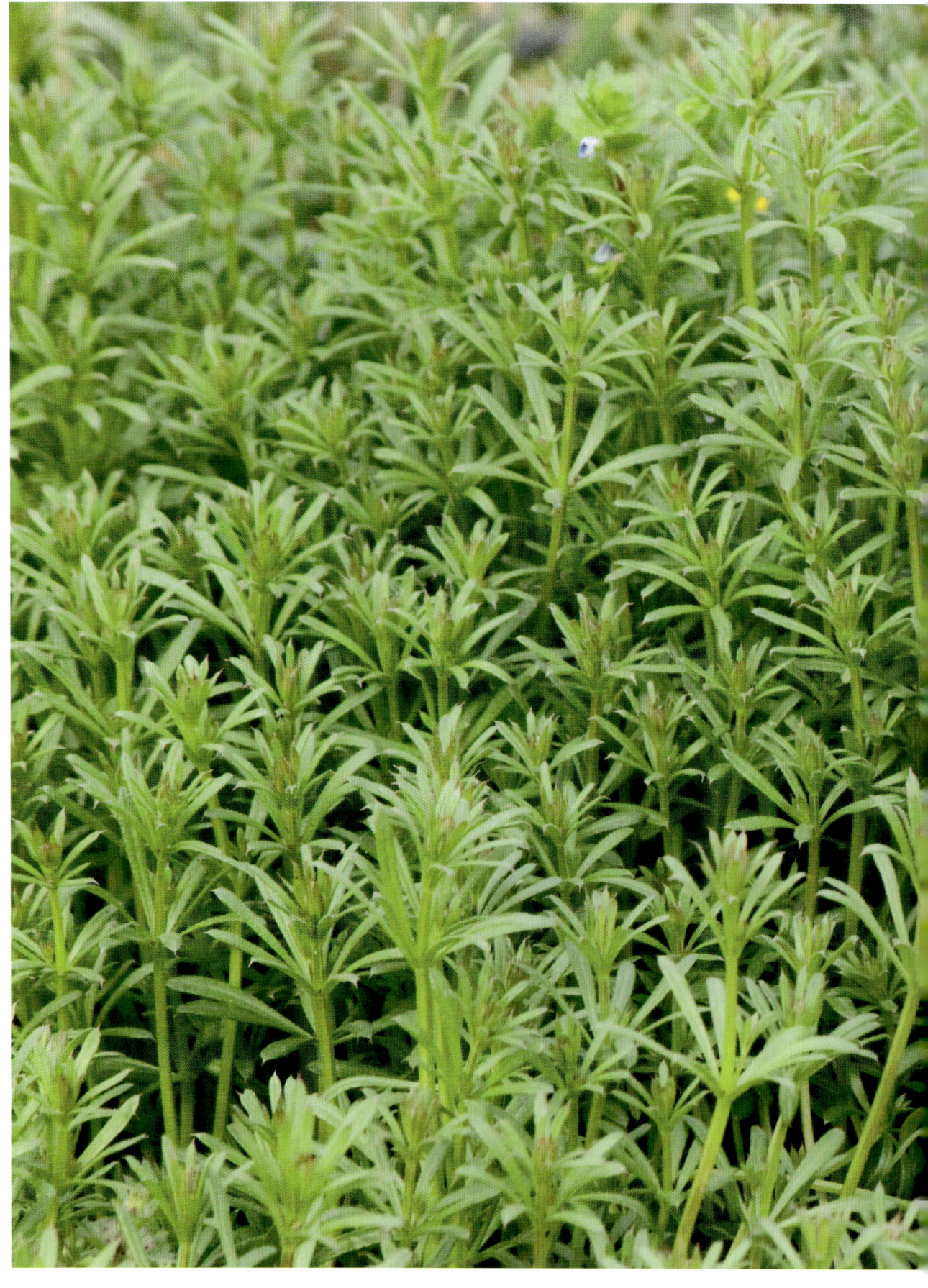

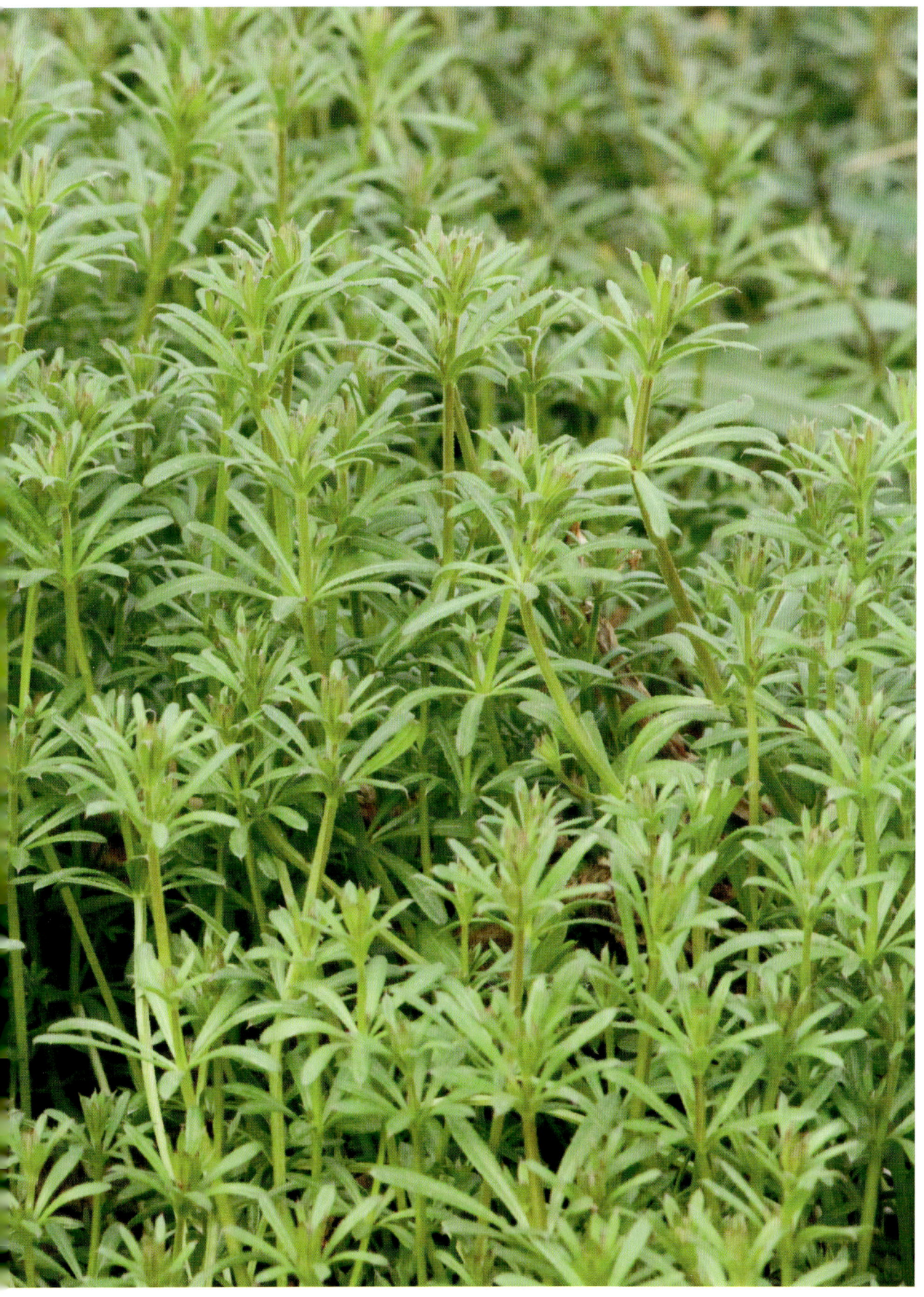

拉拉藤

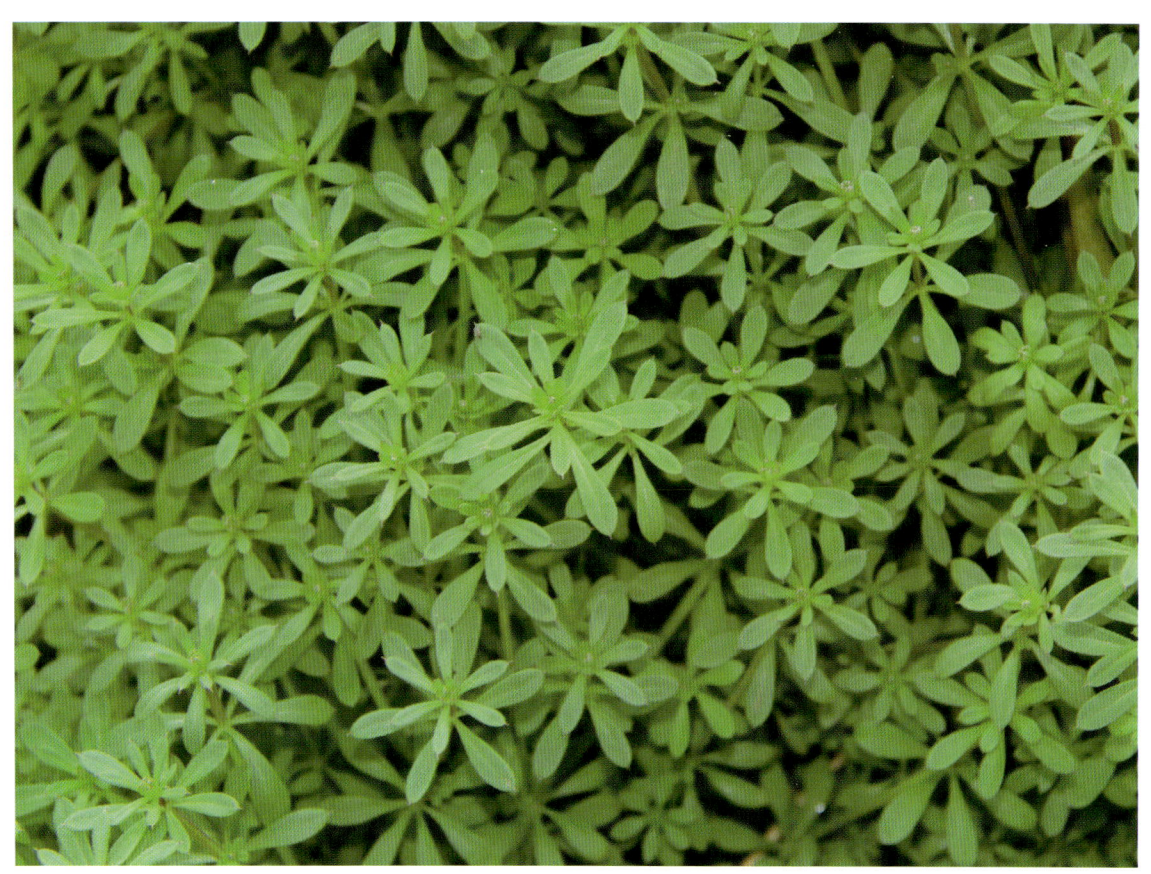

拉拉藤

▌识别特征

　　一年生草本，蔓状或攀缘状。茎绿色，纤弱，四方形，分枝，棱上有倒生小刺。叶6～8枚轮生，无柄，膜质，线状披针形至椭圆状披针形，先端具针锋尖头，上面绿色，被倒生白色刺毛，下面淡绿色，除沿中脉及边缘被毛外，其余光滑无毛，侧脉不明显。疏散聚伞花序，腋生，花细小，淡绿白色。果稍肉质，孪生，表面密生白色钩毛。花期5—6月，果期7—9月。

▌生境分布

　　生长于荒地、山脚、沟边。全国大部分地区有分布。

▌采收加工

　　8—10月收获，选晴天，收割地上部分，除去杂质，晒干。

▌药材鉴别

　　本品干全草黄绿色或枯黄色，全体具有棘手的倒刺，蜷缩成团。茎坚韧，纤维性，叶脆，易破碎。果多脱落，留有伞形的果柄。

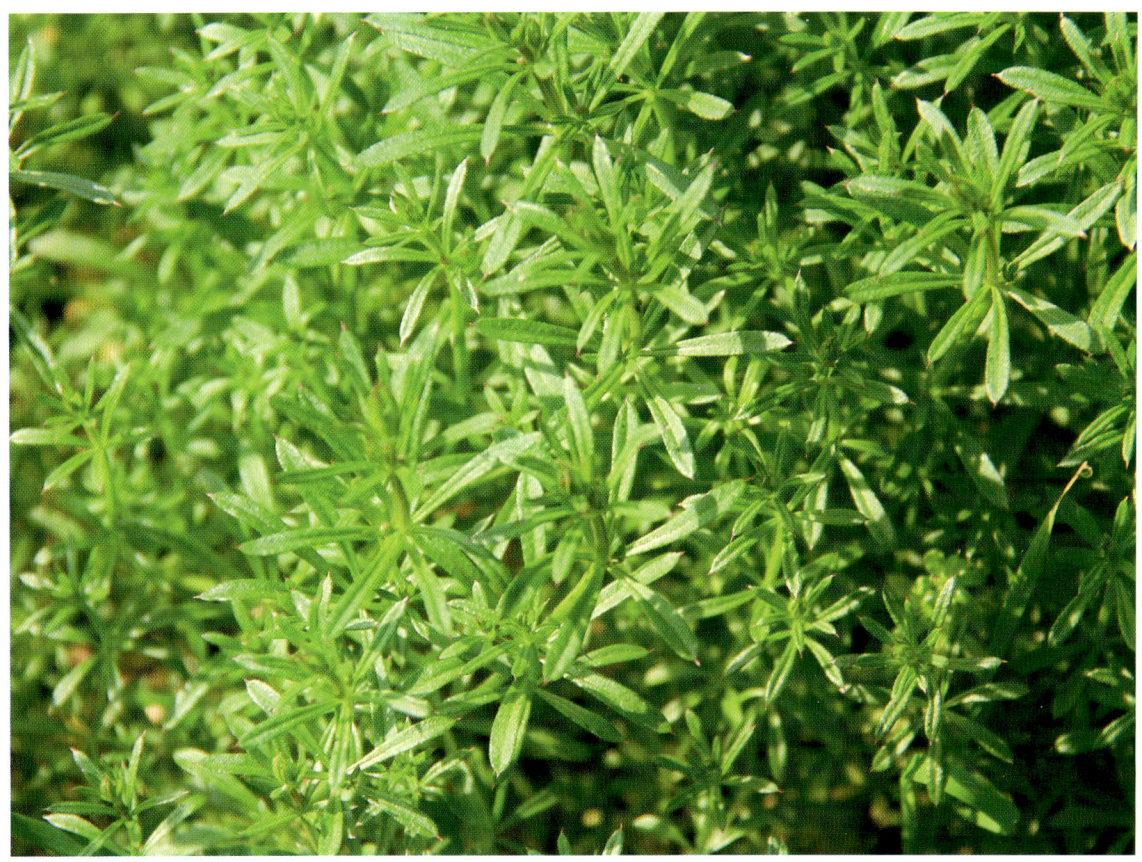

拉拉藤

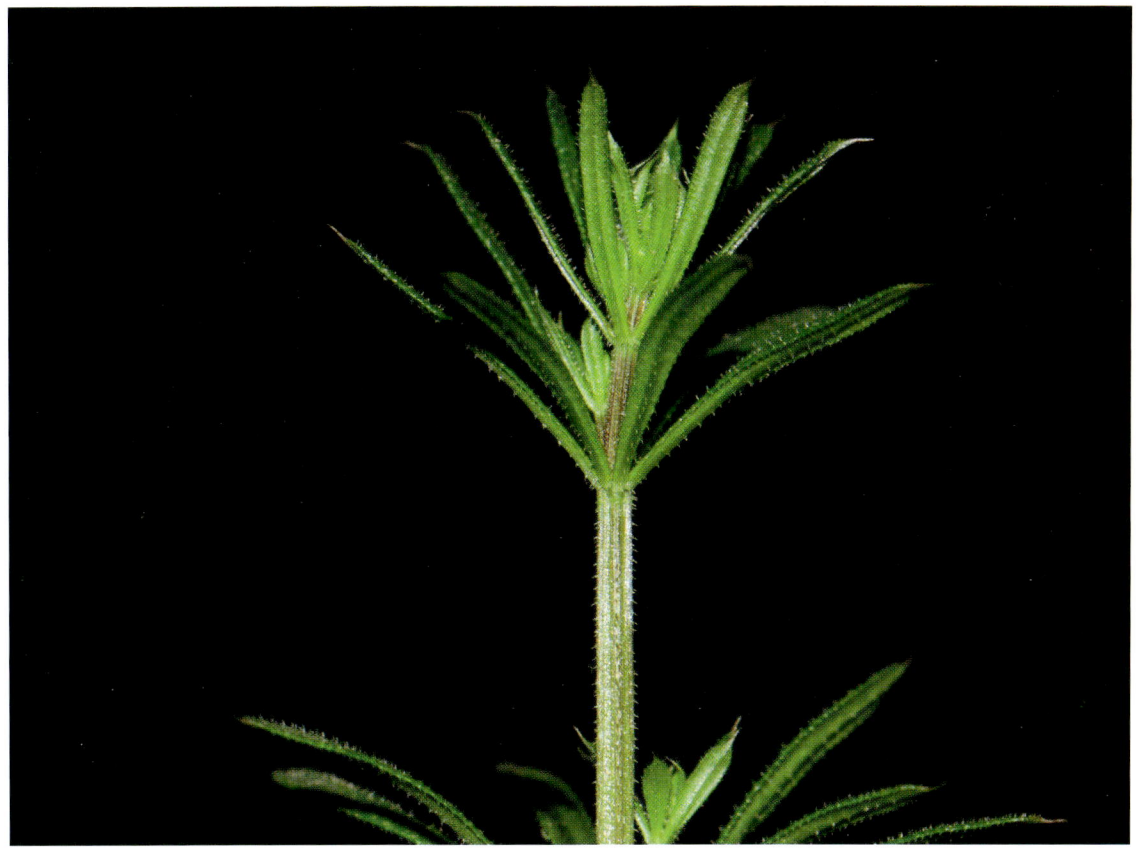

拉拉藤

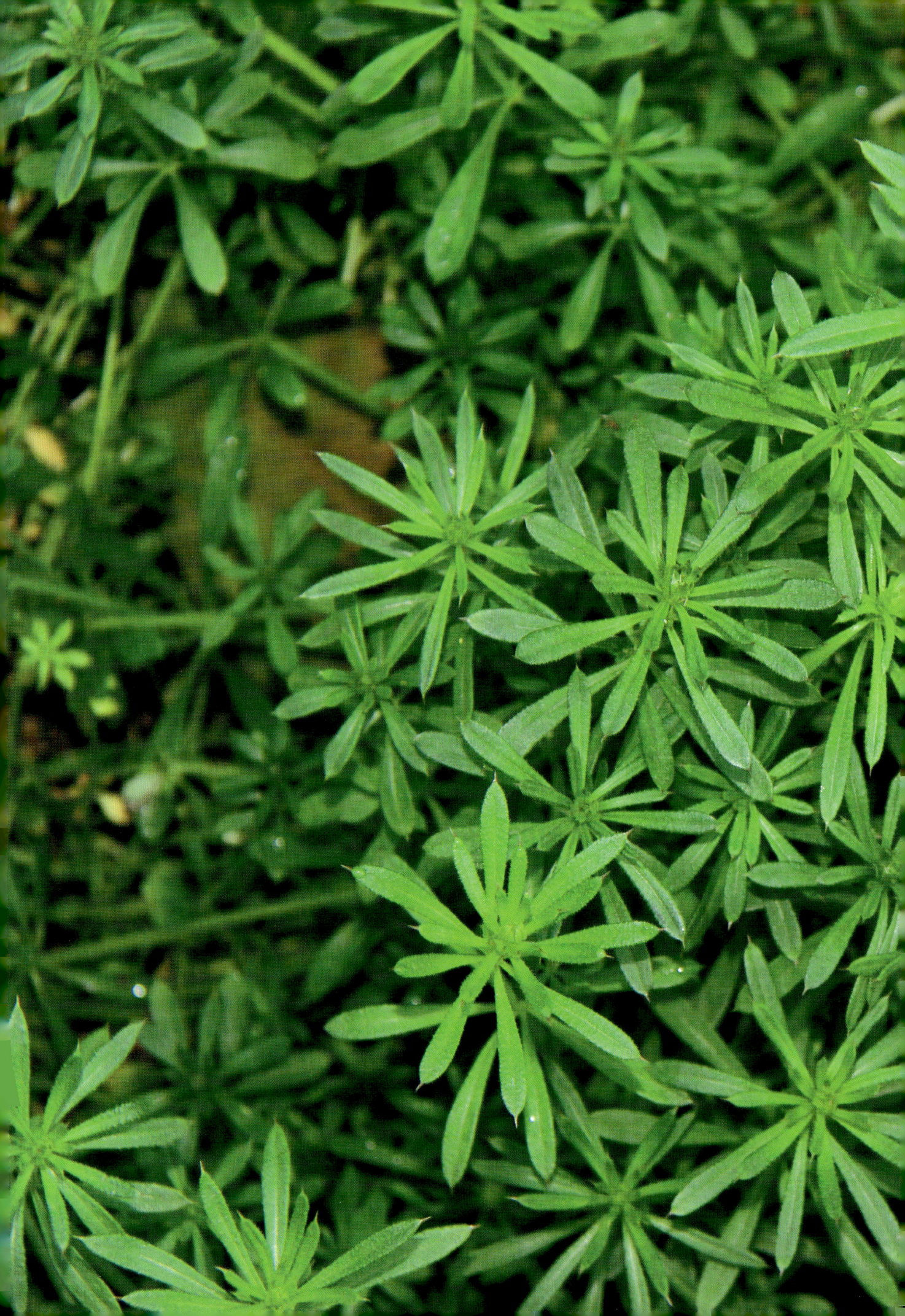

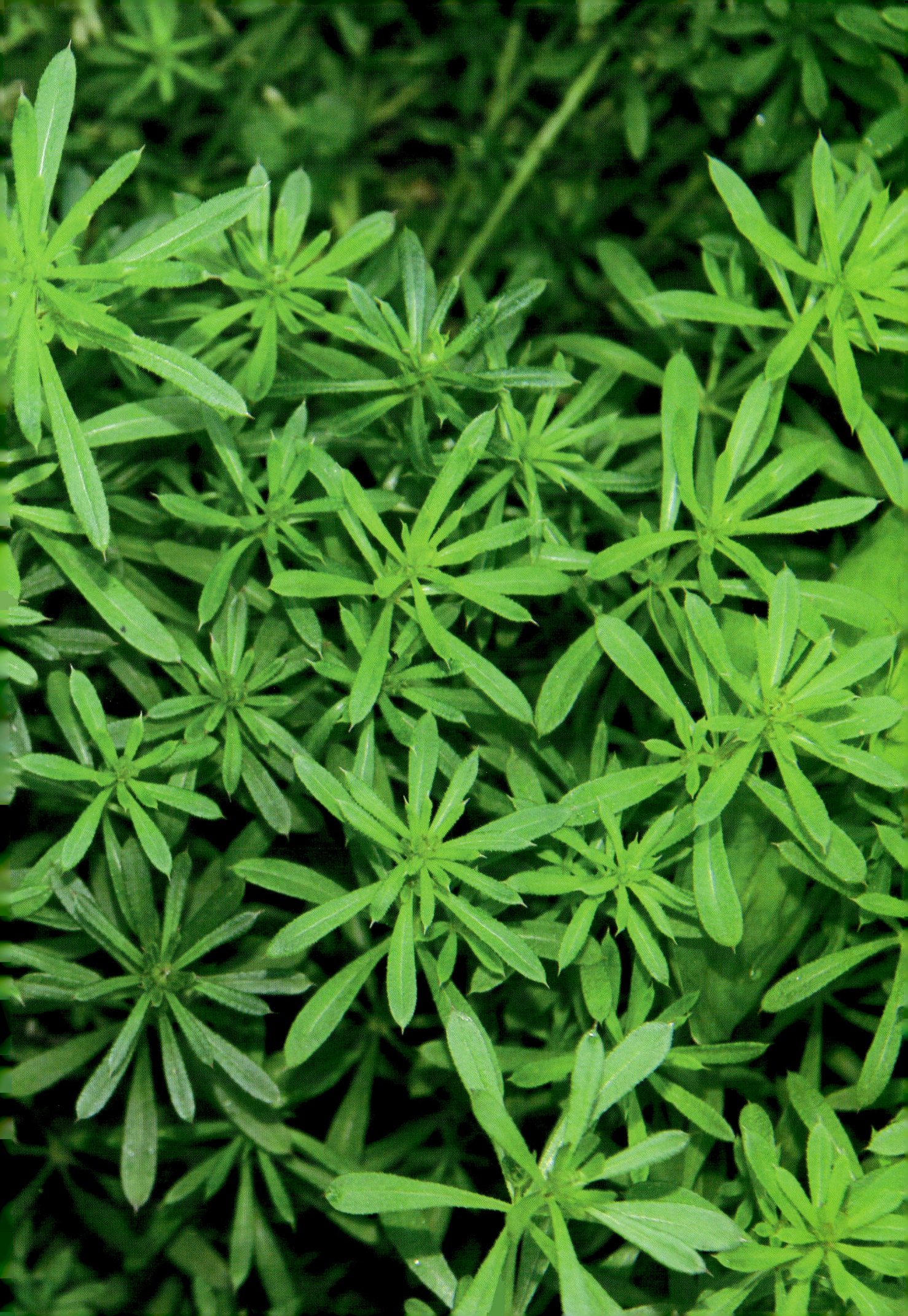

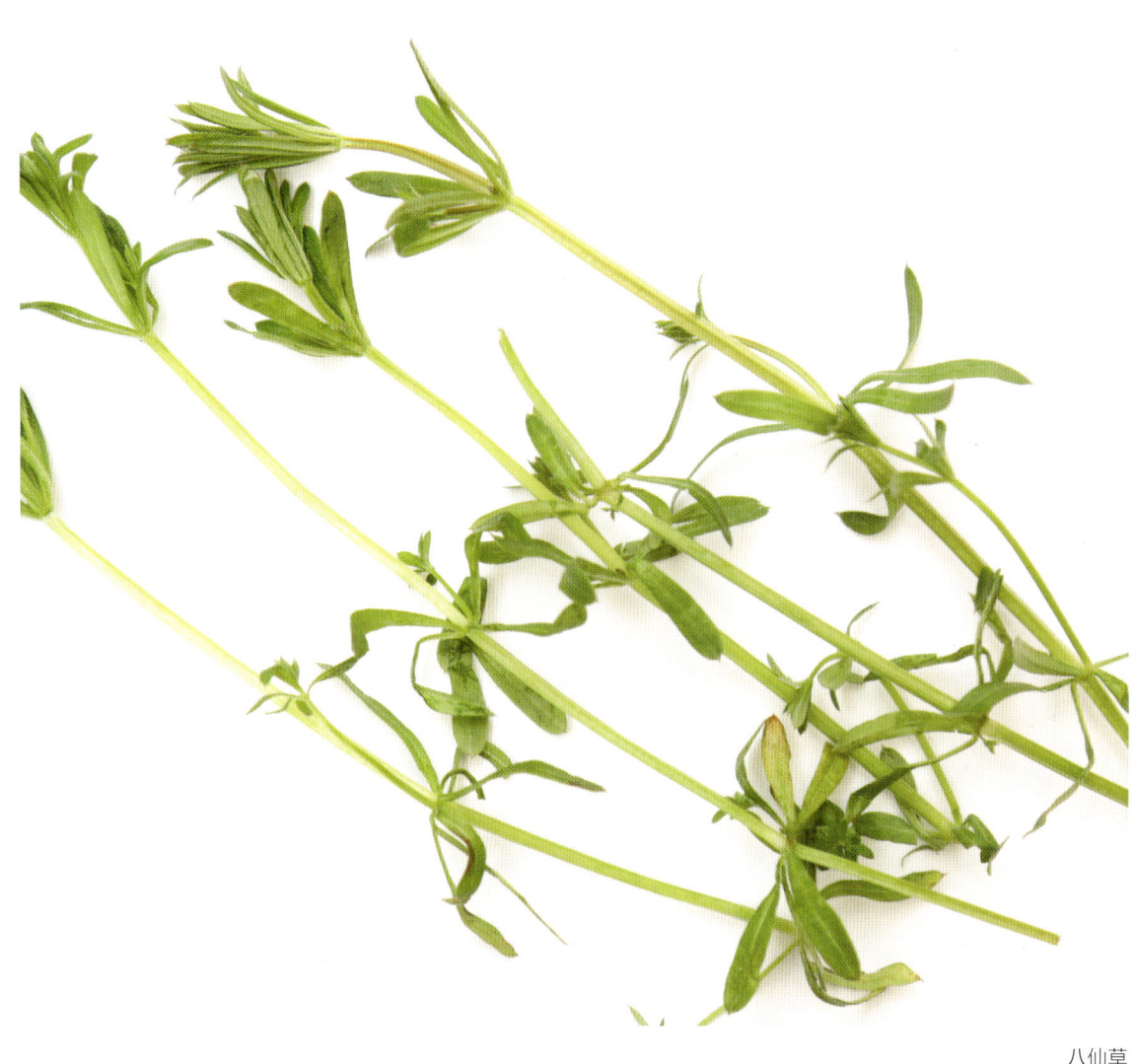

八仙草

功效主治

清湿热，散瘀，消肿，解毒。主治淋浊，尿血，跌打损伤，肠痈，疔肿，中耳炎。

药理作用

1. 降血压　本品醇提液可减少血压，不缓减心跳，对狗静脉注射 1 ~ 1.5 g（生药），可让狗血压降低，未见有毒副作用。本品所含车叶草苷有降低兔血压的功效。

2. 抑菌功效　100% 本品煎剂对金黄色葡萄球菌、大肠埃希菌、痢疾志贺菌等有抑制效果。

用法用量

内服：10 ~ 30 g，煎汤；或捣汁饮。外用：捣敷或捣汁滴耳。

民族药方

1. 尿道结石，小便黄赤　八仙草 15 g，海金沙 15 g，石韦 15 g，黄柏 10 g，滑石（布包）30 g，玉米须 10 g。水煎服。

2. 幼儿腹泻　八仙草幼苗 7 棵。洗净，加入 3 碗水煮沸，晾至适当温度，喂 5 ~ 6 口，约 10 mL；其余的水用来给幼儿洗脚，洗脚时不要让水溢出脚踝。

3. 肺热咳嗽，气管炎　八仙草、鱼腥草、忍冬藤各适量。水煎服，每日 1 剂。

4. 尿血，尿急，尿频　八仙草适量。水煎服。

5. 皮肤炎症，湿疹　八仙草适量。加适量清水煎煮后清洗患处。或八仙草、苍耳子各适量。煎汤外洗患处。

6. 毒蛇咬伤引发肿痛　八仙草适量。捣碎后外敷患处。

使用注意

凡脾胃虚寒者慎食。

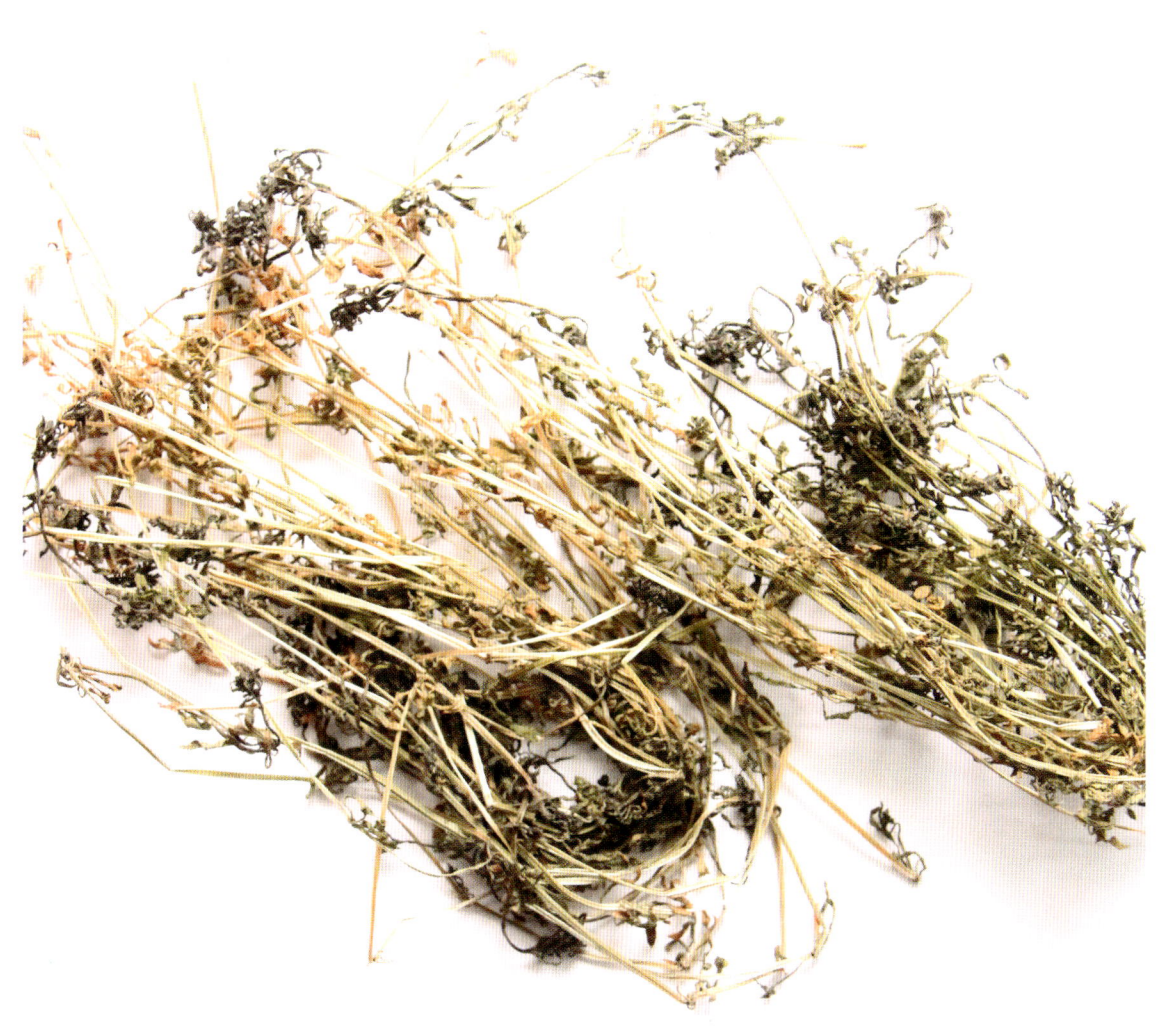

八仙草药材

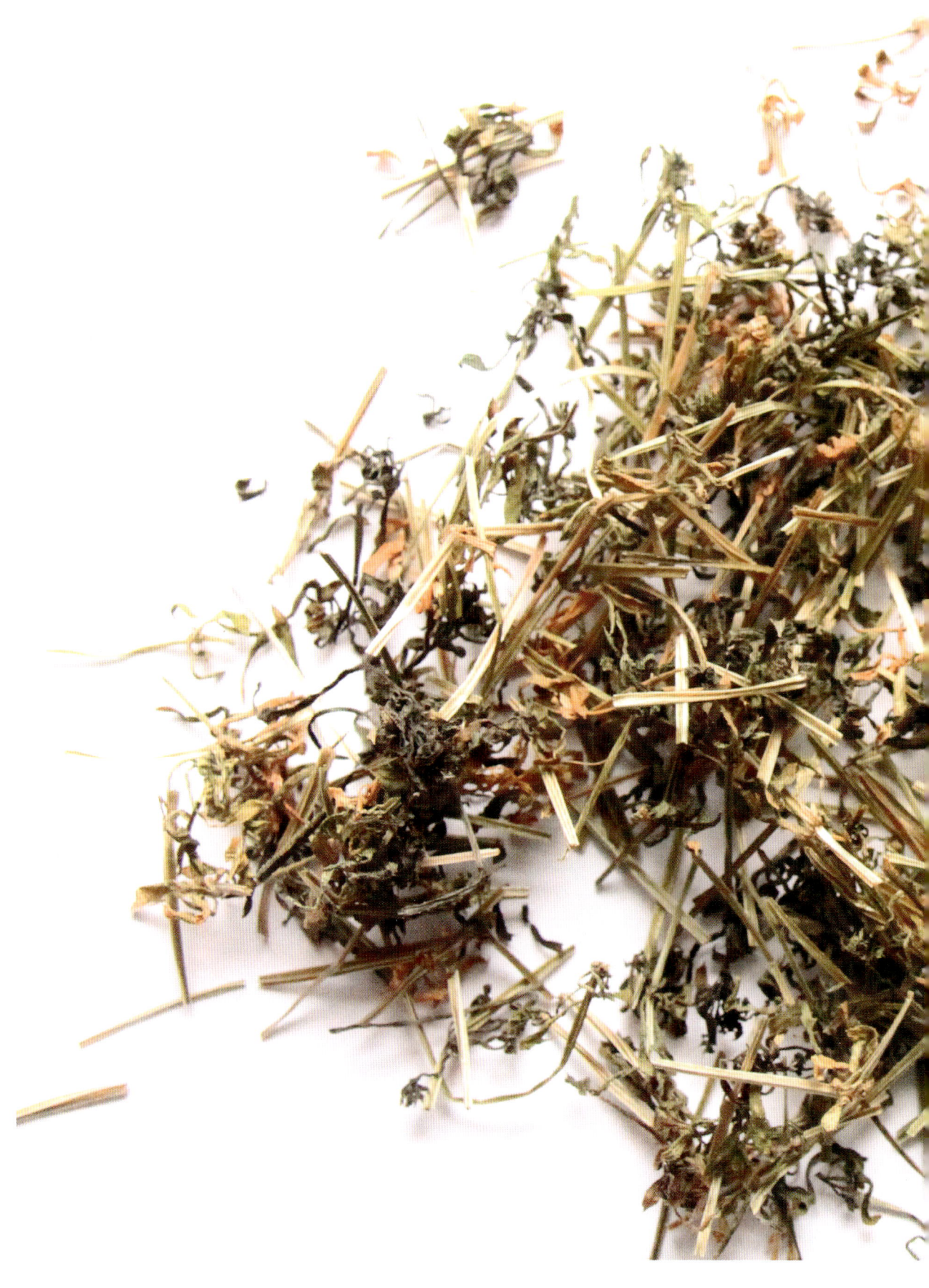

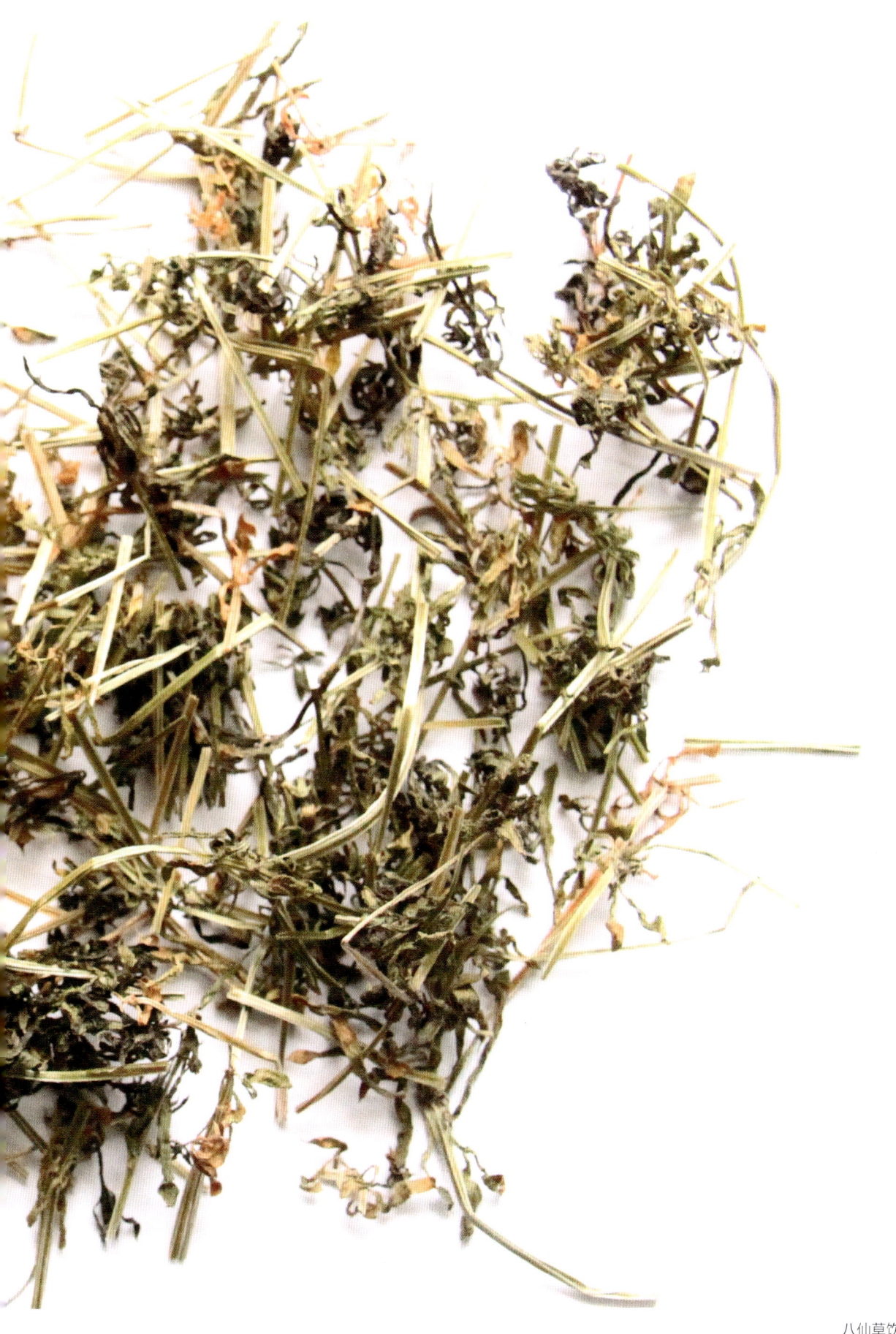

八仙草饮片

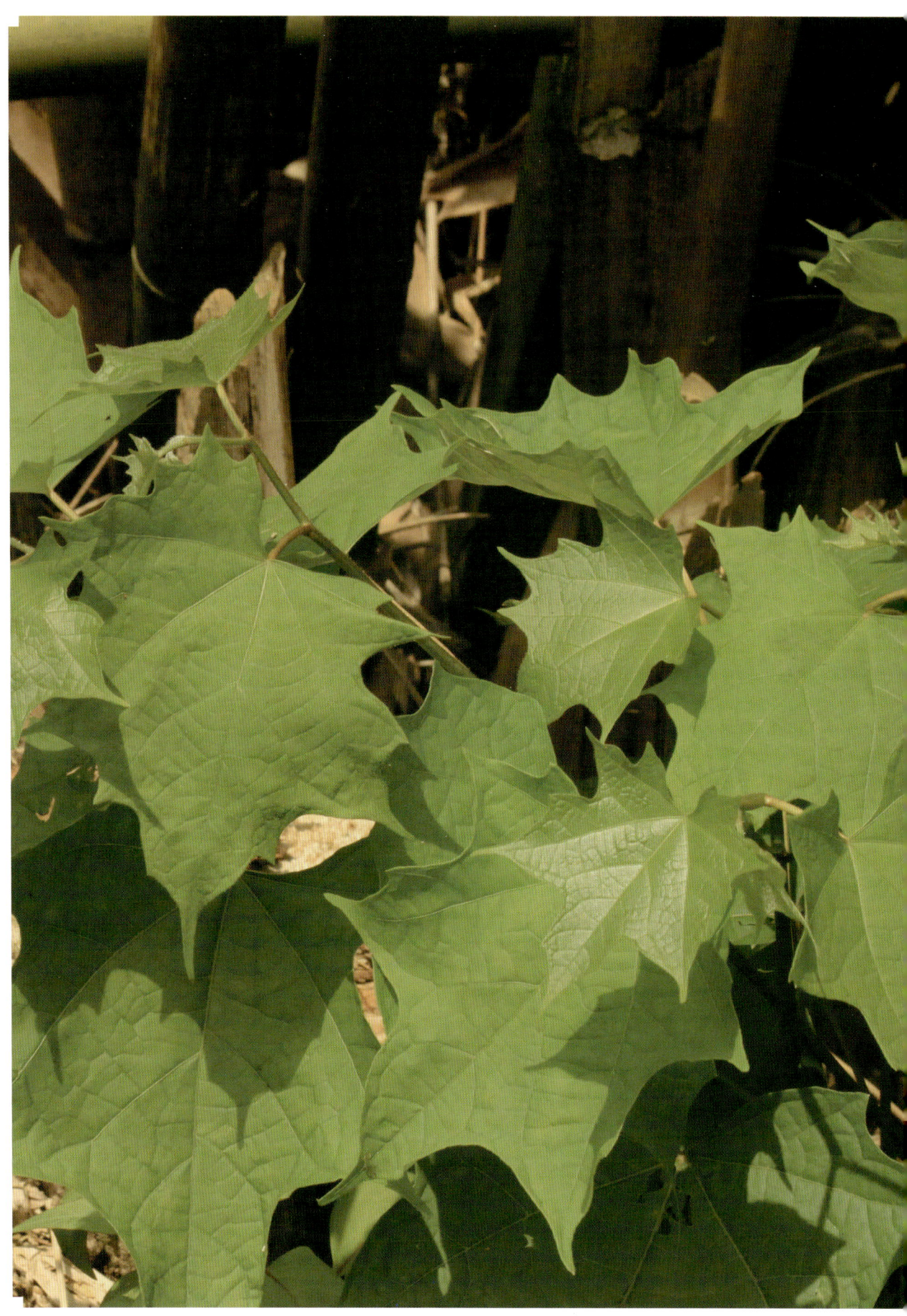

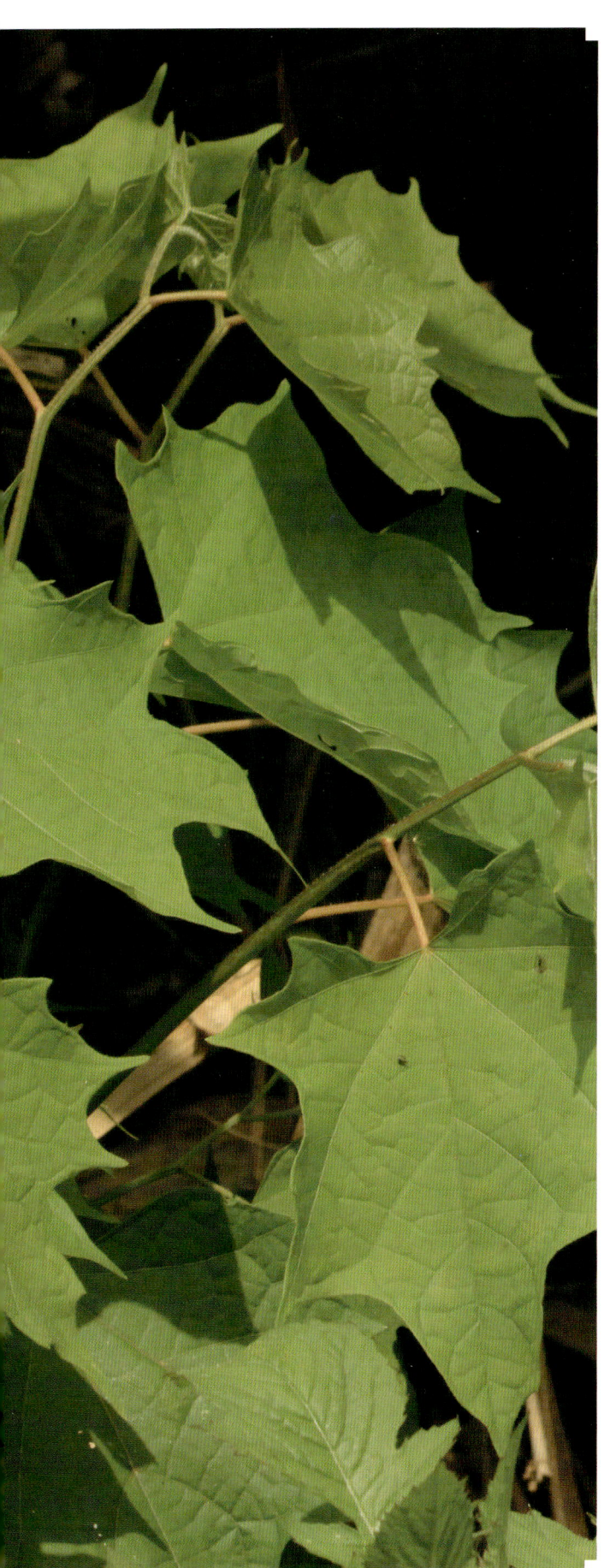

八角枫

【水药名】梅暗。

【别　名】白龙须、白金条、木八角。

【来　源】本品为八角枫科植物八角枫 *Alangium chinense* (Lour.) Harms. 的根、须根和叶。

【性味归经】味淡，微辛，性温，有毒。归肝、肾、心经。

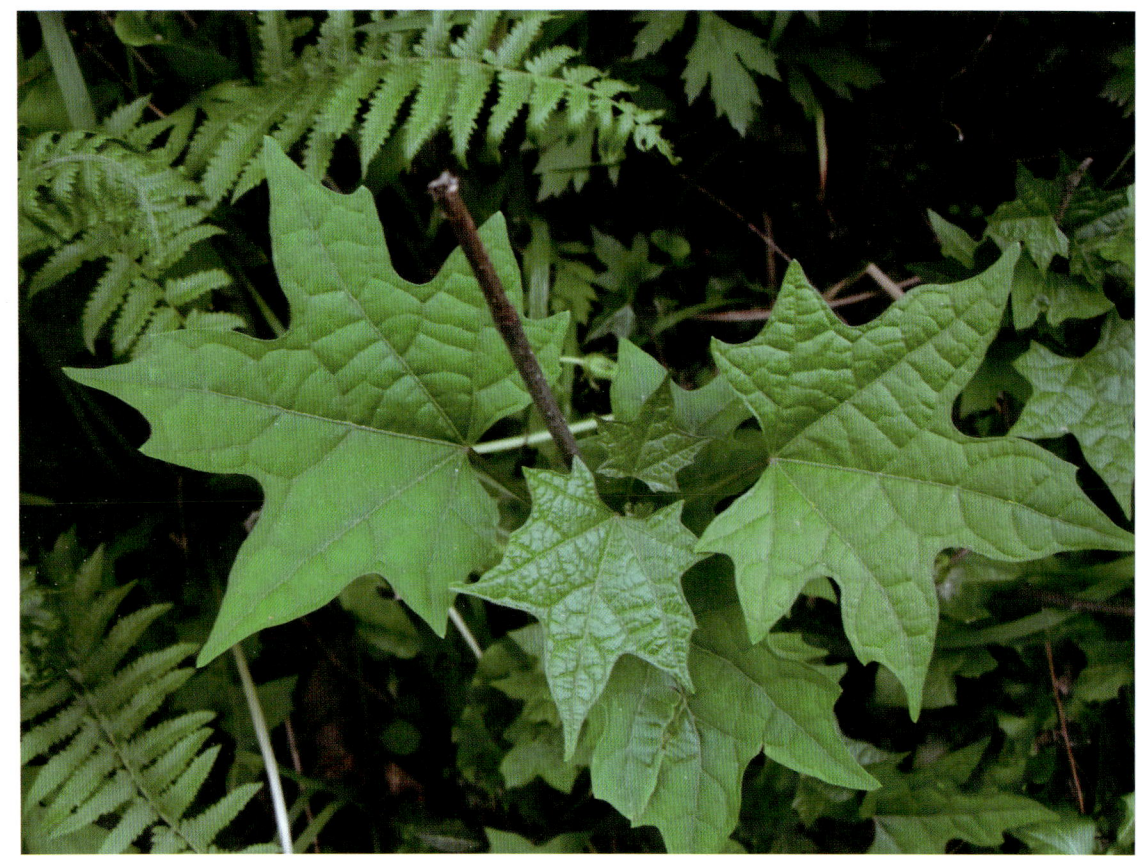

八角枫

识别特征

落叶小乔木或灌木。树皮平滑，灰褐色。单叶互生，形状不一，常呈掌形至椭圆形，先端长尖，全缘或有 7～8 裂，裂片大小不一，基部偏斜，幼时两面均有毛，后仅脉腋处有丛毛和沿叶脉有短柔毛。聚伞花序腋生。核果黑色，卵形。花期 5—7 月和 9—10 月，果期 7—11 月。

生境分布

生长于山野或林中。分布于陕西、甘肃、江苏、安徽、浙江、江西、福建、河南、湖北、湖南、广东、四川、贵州、云南等省。

采收加工

根全年可采，挖出后，除去泥沙，斩切取侧根和须状根，晒干即可。夏、秋二季采叶及花，晒干备用或鲜用。

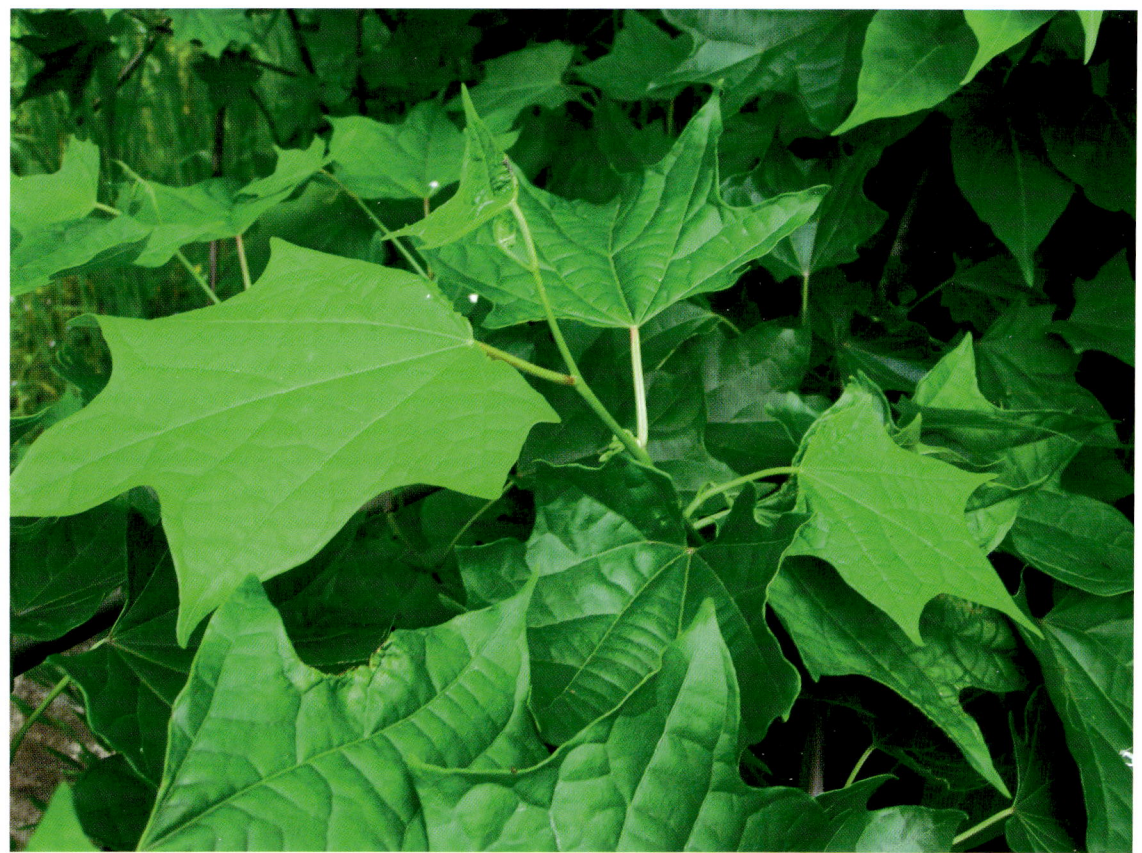

八角枫

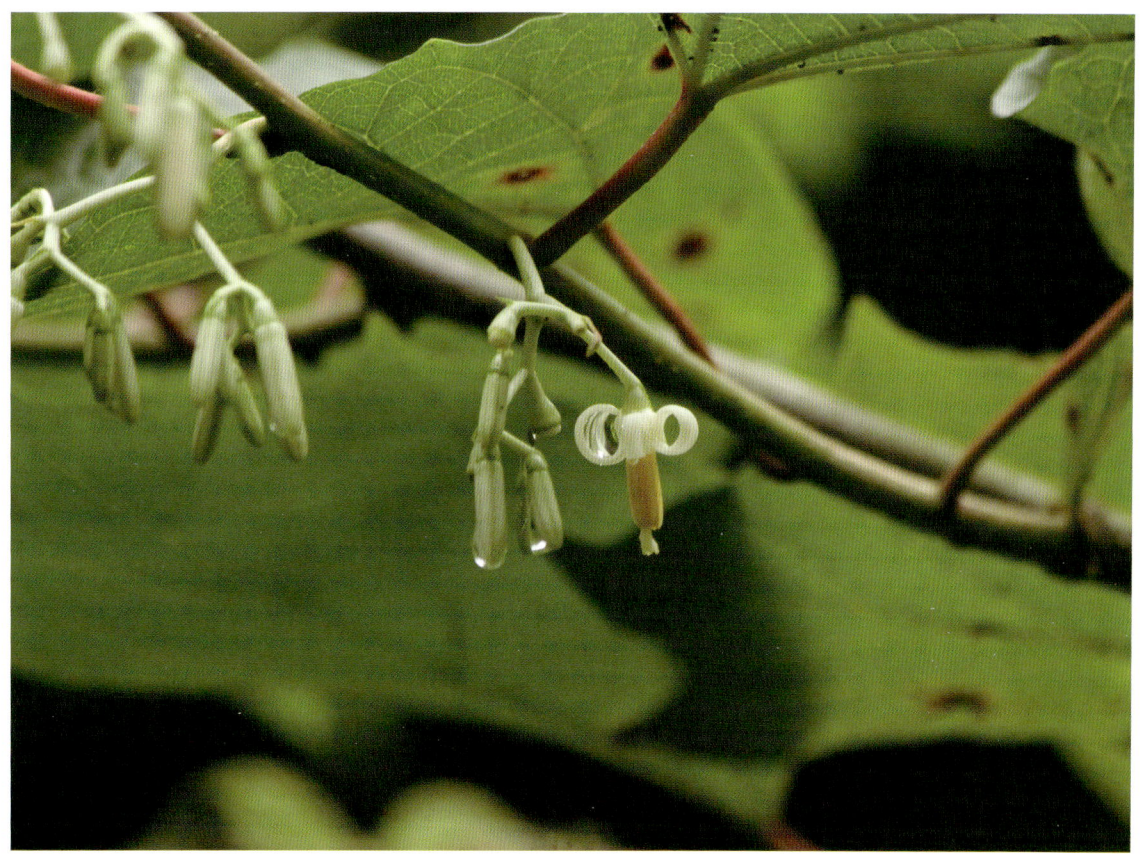

八角枫

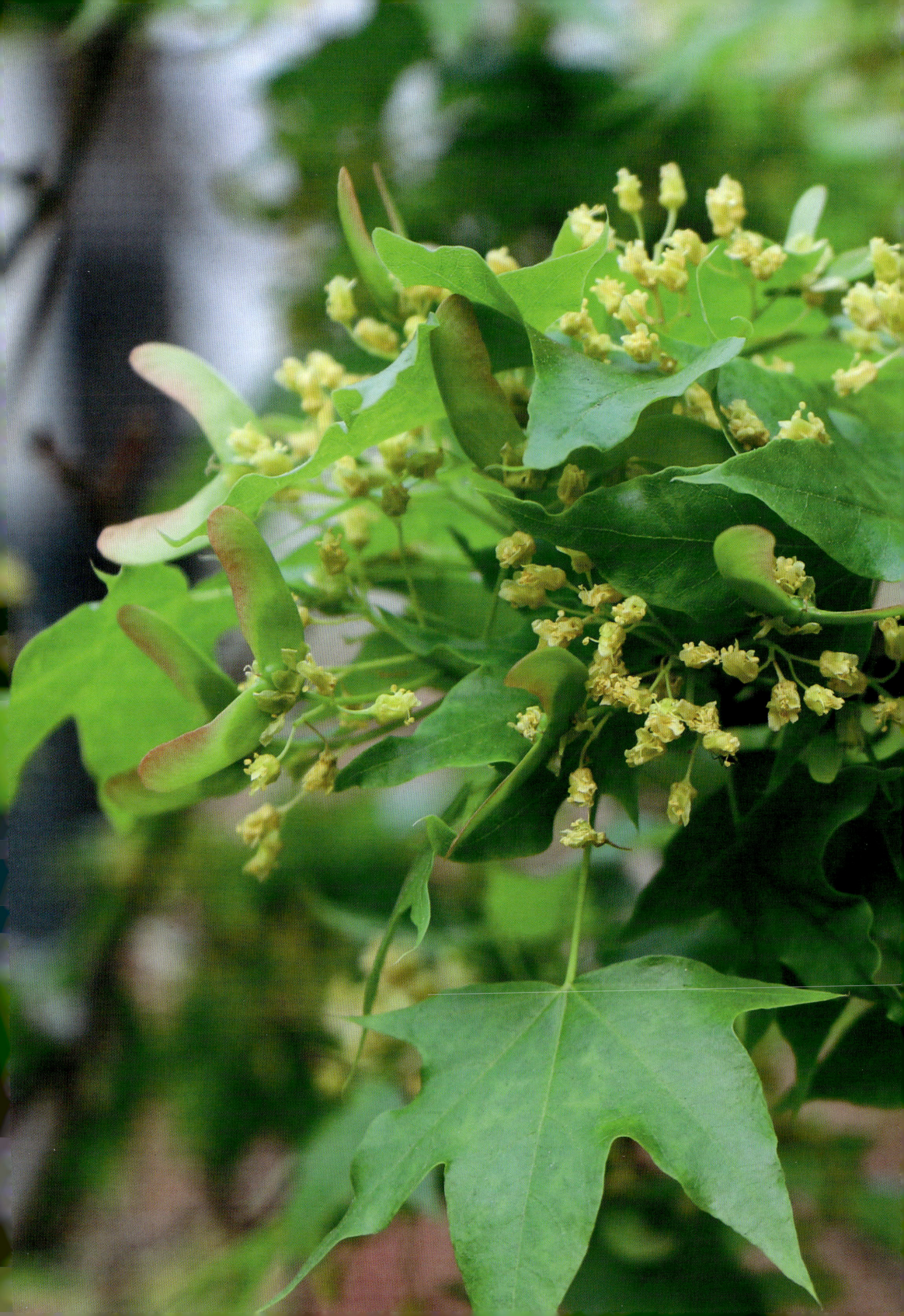

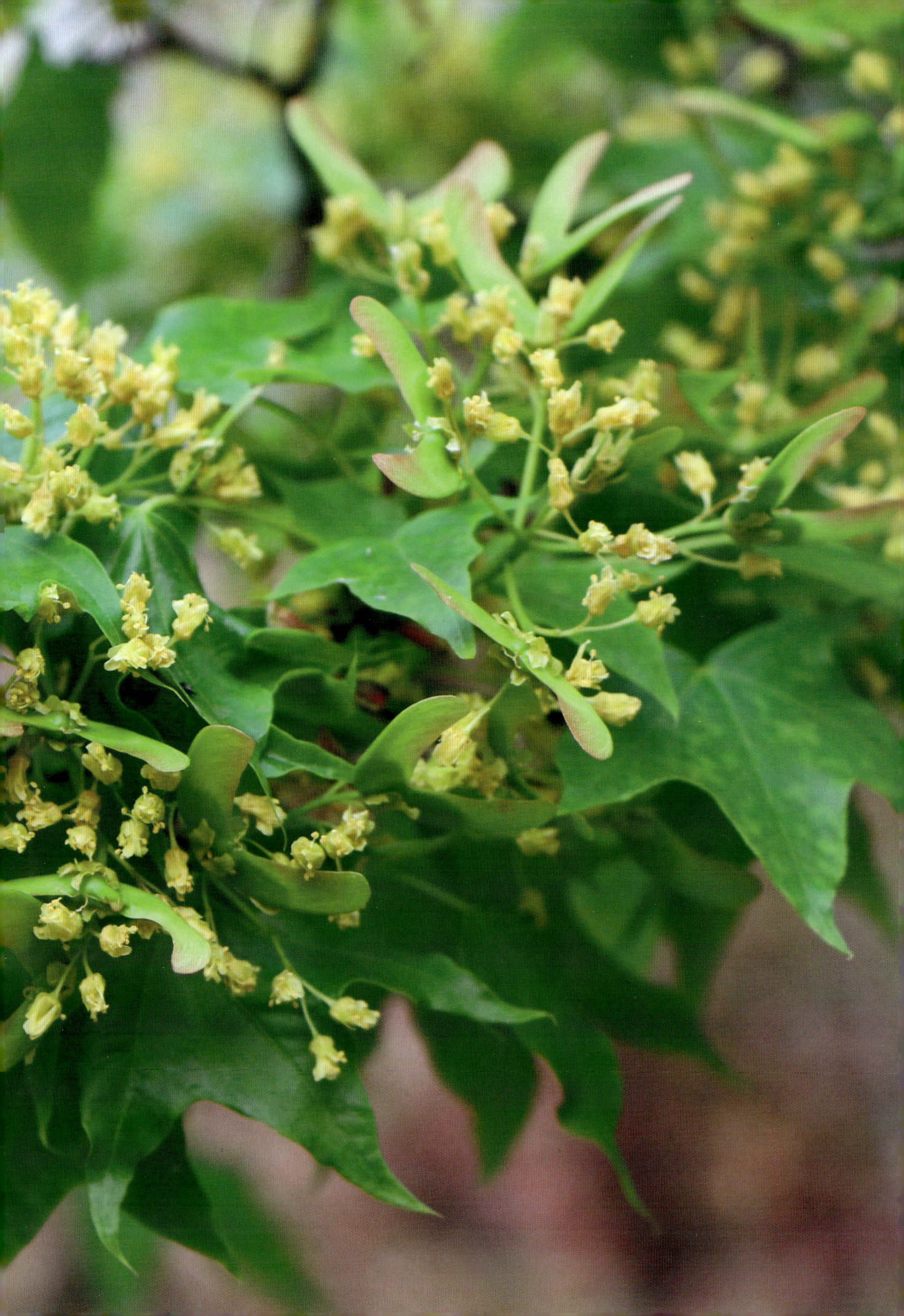

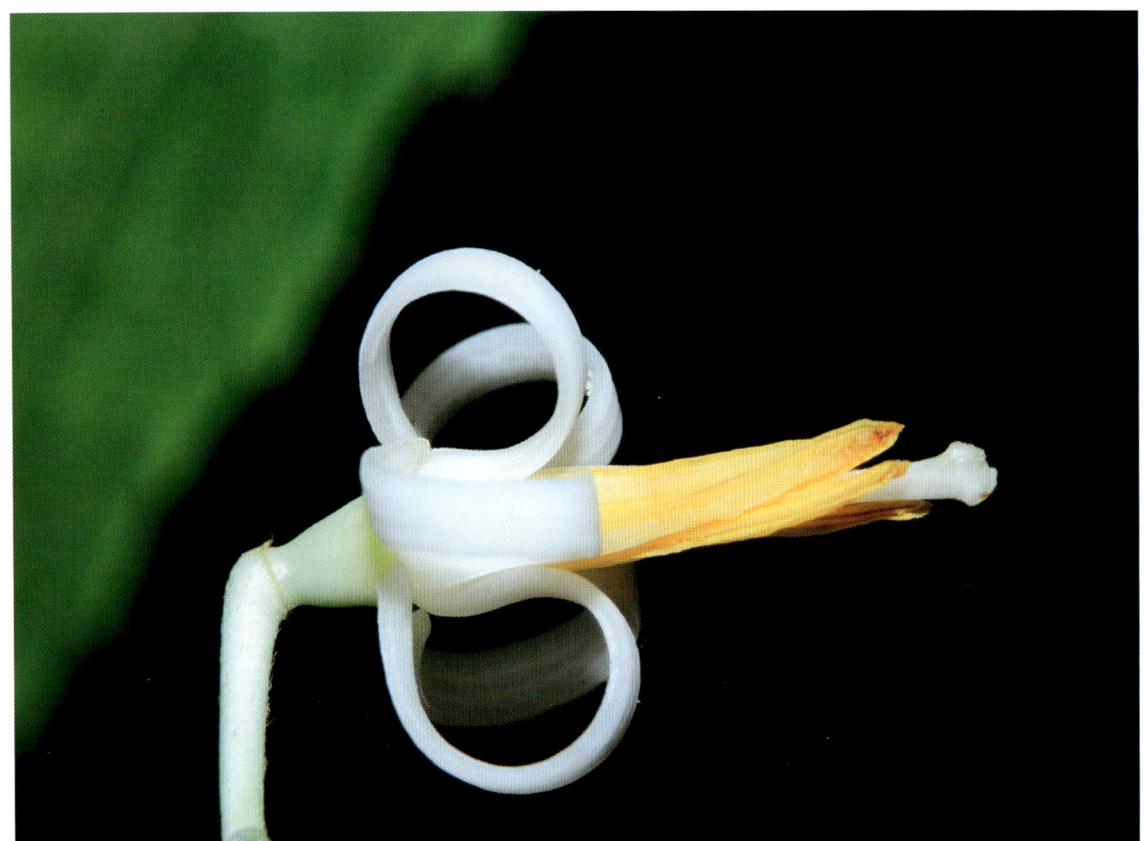

八角枫

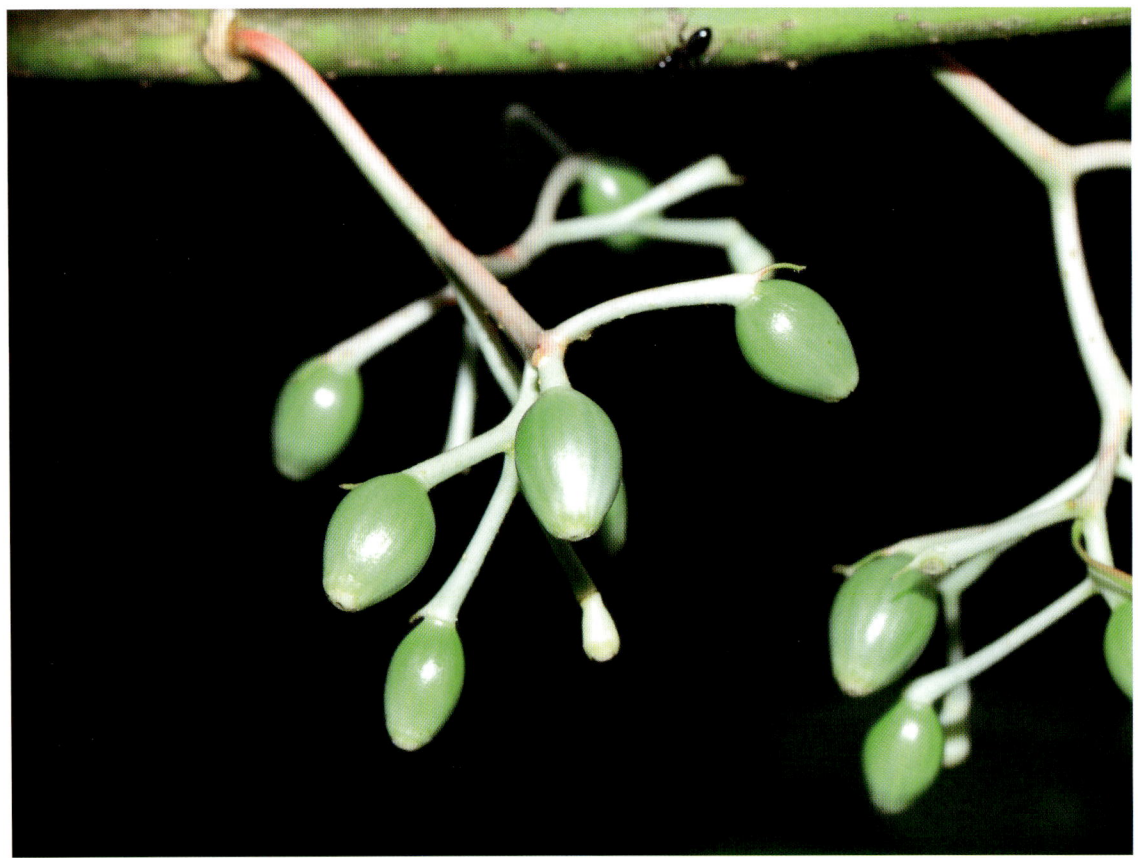

八角枫

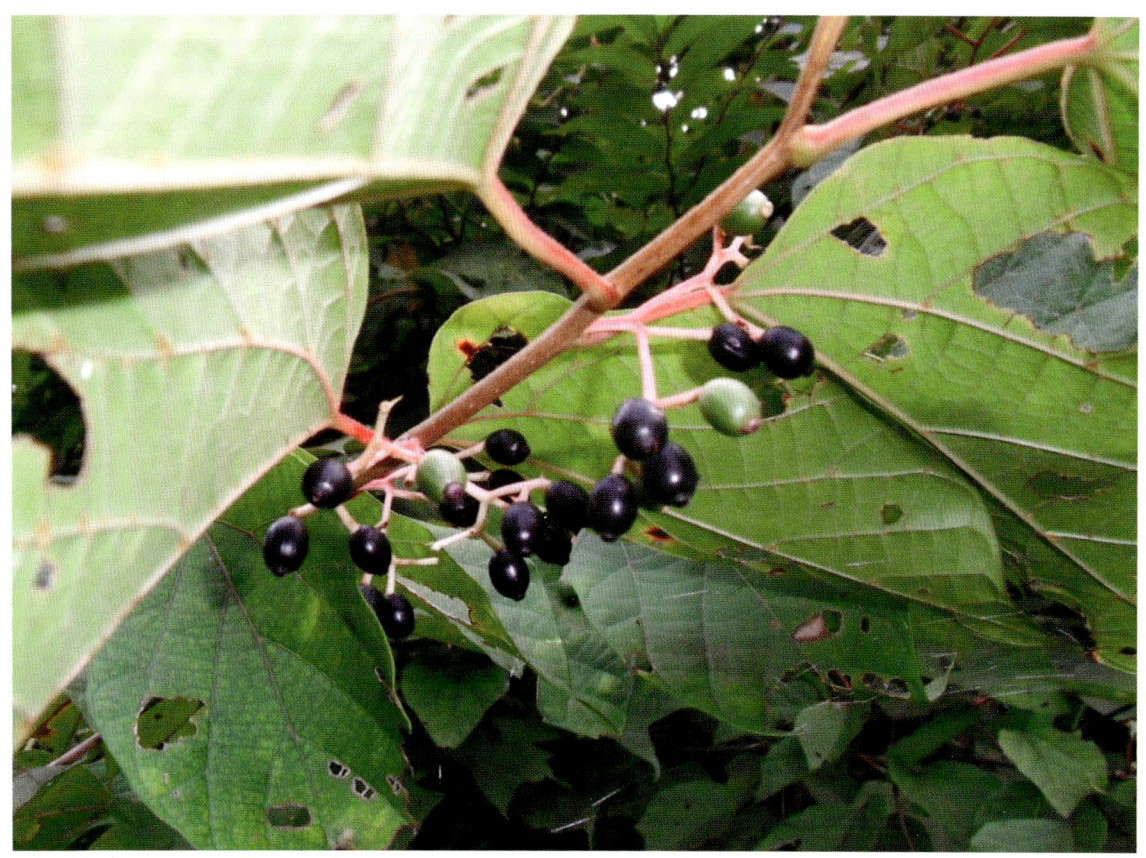

八角枫

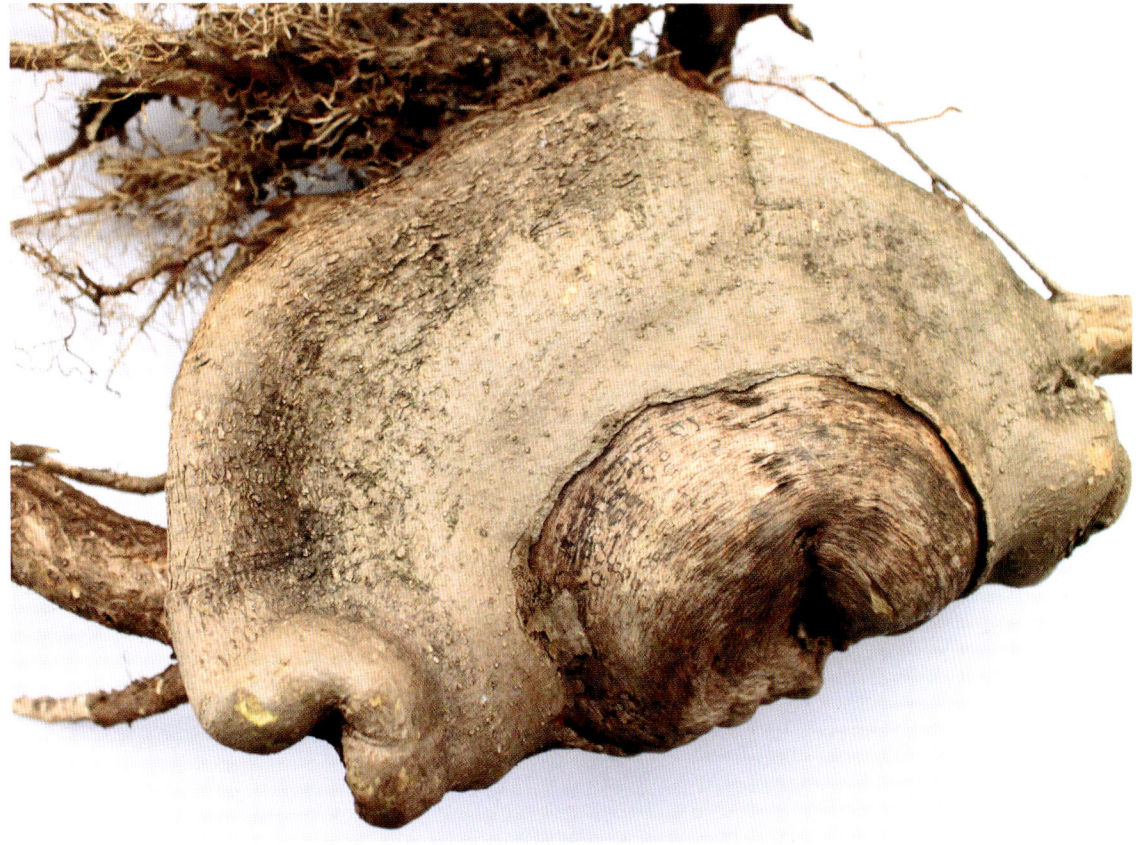

八角枫根

药材鉴别

1. 八角枫根　干燥支根，粗约0.5 cm，略弯曲，根皮浅黄棕色，尚平滑，栓皮常有纵纹或剥脱。须根众多，径约0.1 cm，黄白色。质坚脆，断面纤维性，淡黄色。气微，味微甘而辛。以干燥、无杂质、须根多者佳。

2. 八角枫叶　叶近圆形或卵形，长7~20 cm，宽5~14 cm。八角枫叶：先端长尖，全缘或有2~3裂，裂片不等，基部偏斜，幼时两面有毛，后仅叶脉、叶腋处有丛毛和短柔毛，主脉4~6条；瓜木叶先端渐尖，基部近心形或宽楔形，幼时两面有柔毛，后仅下面叶脉、叶腋有柔毛，主脉3~5条。八角枫花：花萼钟状，有纤毛，萼齿6~8，花瓣白色，线形，反卷，长约0.12 cm，花瓣与萼齿同数；瓜木的花萼6~7裂，花瓣线形，白色或黄白色，长2.5~3.5 cm。

功效主治

祛风，通络，散瘀，镇痛，并有麻醉及松弛肌肉作用。主治风湿疼痛，麻木瘫痪，心力衰竭，劳伤腰痛，跌打损伤。

药理作用

本品具有肌肉松弛、先兴奋后持久抑制中枢神经系统、降血压、收缩平滑肌、镇痛、抗菌、抗炎等作用。

用法用量

内服：须根1.5~3.5 g，根3~6 g，煎汤；或浸酒服。外用：煎水洗。

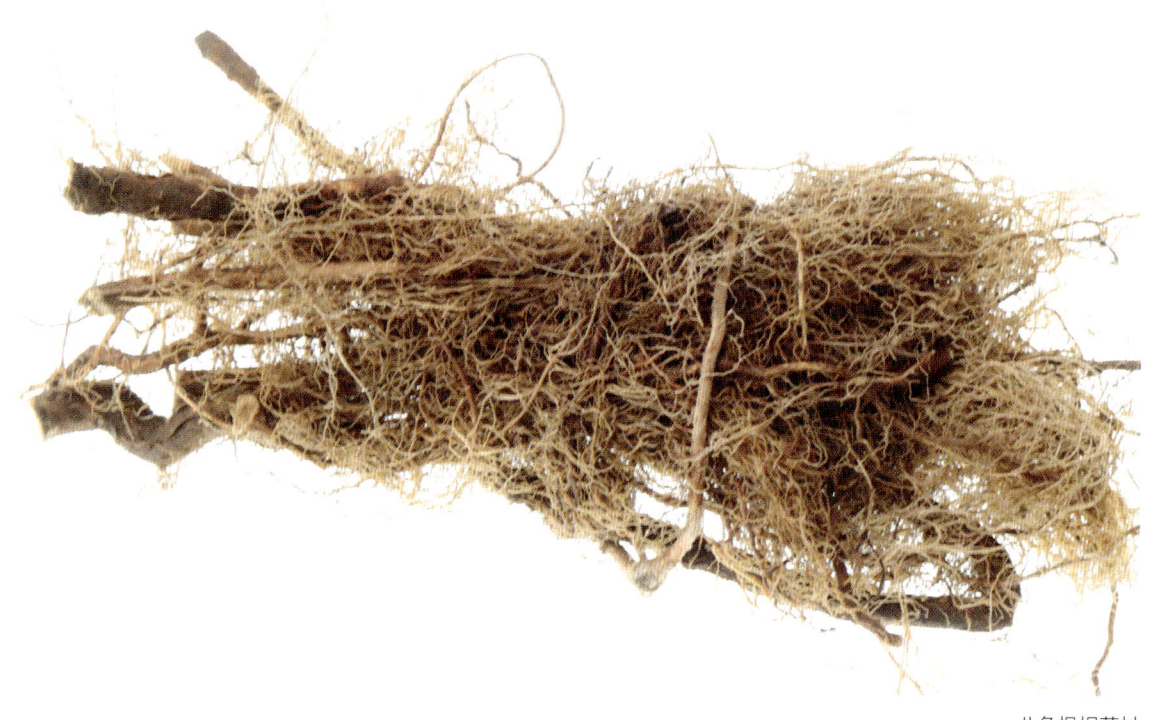

八角枫根药材

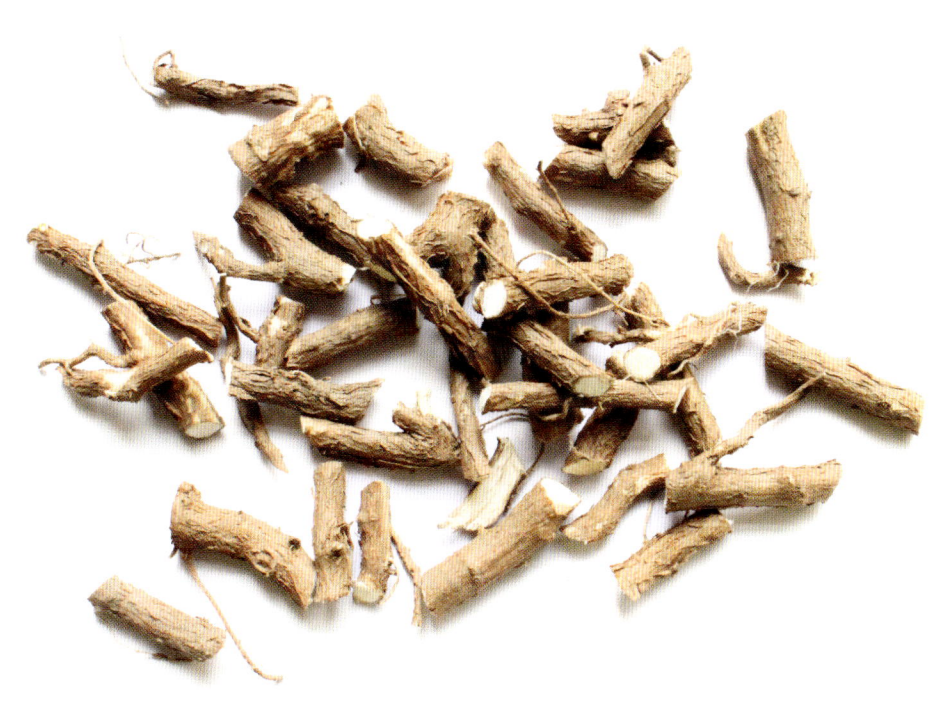

八角枫根饮片

▌民族药方

1. 风湿疼痛，肩凝症，坐骨神经痛　八角枫 5 g，桂枝 15 g，排风藤 15 g，石南藤 15 g，威灵仙 15 g，炙草乌 6 g，当归 10 g，川芎 15 g。以水 1500 mL，煎取 500 mL，分 3 次，每晚 1 次。或泡酒服。每晚 15 mL。

2. 面神经麻痹，口眼㖞斜　八角枫 5 g，排风藤 15 g，马兰 15 g，猪蹄 1 只。文火炖至皮烂，睡前服，每次服汤 200 mL。

3. 精神分裂症　八角枫须状根粉适量。每次 0.25 ~ 0.4 g（切勿过量），每日 3 次。

4. 风湿性关节炎　八角枫 100 g，白酒 300 mL。将八角枫切碎，放入酒内浸泡 20 日（经常摇动），每次饮用 10 mL，每日 2 ~ 3 次。

5. 心力衰竭　八角枫干根 6 ~ 10 g。加水煎 1 小时，去渣，加入蜂蜜少许，分 3 次服，每日 1 剂。

6. 腰肌劳损，劳伤腰痛　八角枫 6 g，杜仲 30 g，牛膝（醋炒）30 g。酒、水各半煎，分 2 ~ 3 次服。

7. 跌打损伤　八角枫干根 6 g，算盘子根皮 15 g，五加皮 30 g。煎水去渣，加酒适量，分 2 ~ 3 次服。

8. 喘咳　八角枫根 3 g，猪瘦肉适量。加水炖，去渣服。

▌使用注意

心力衰竭、高血压患者忌用。

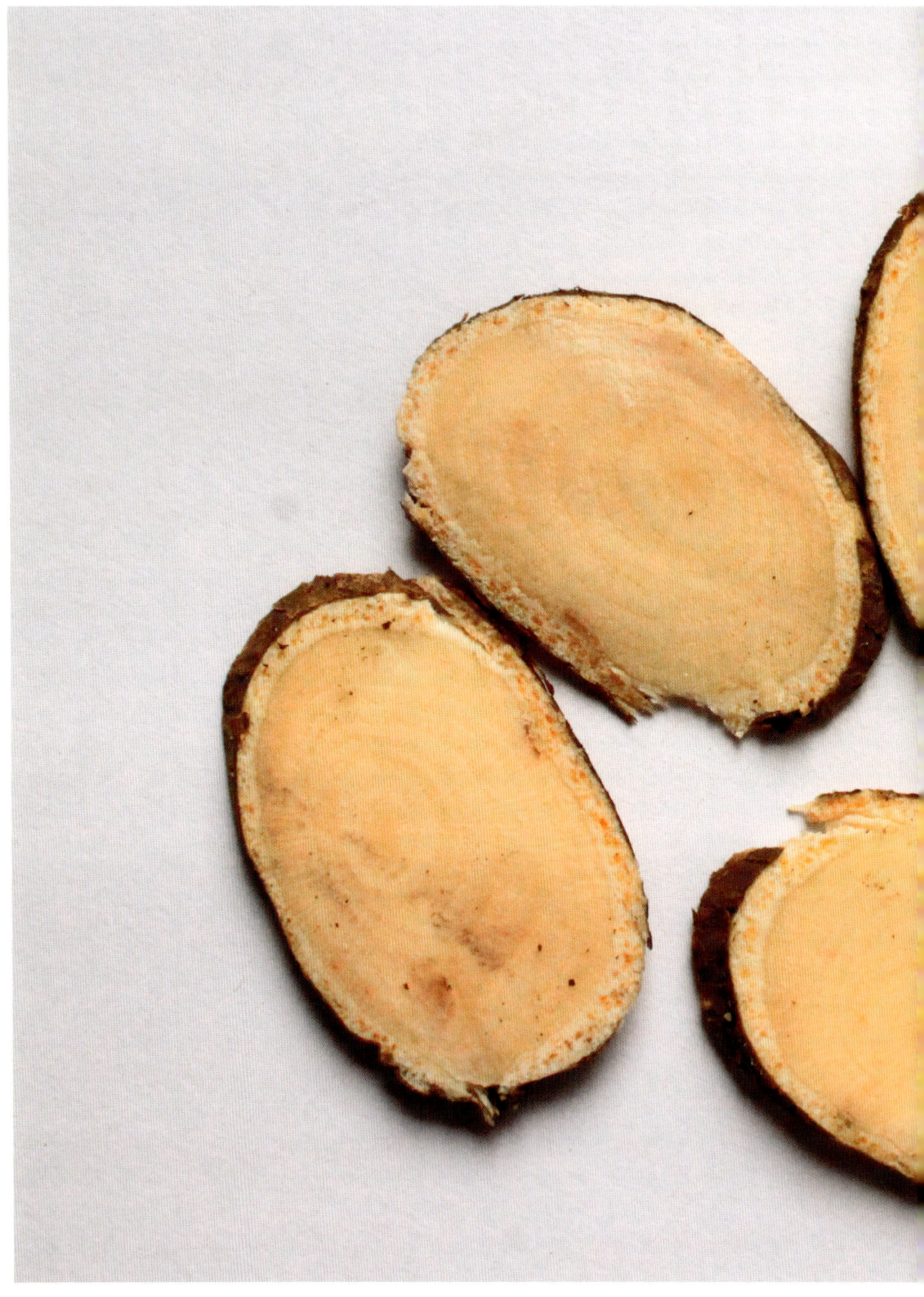

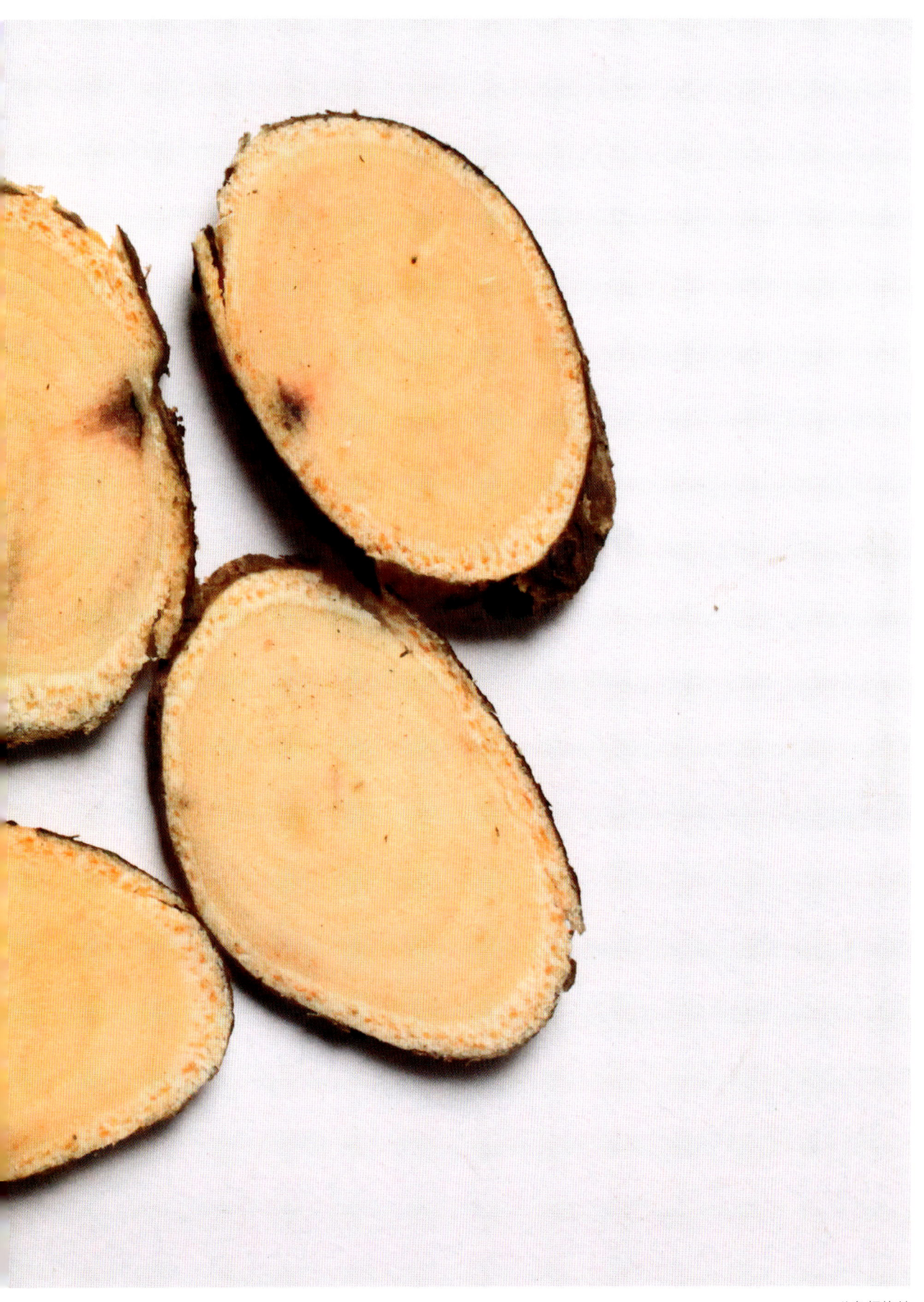

八角枫饮片

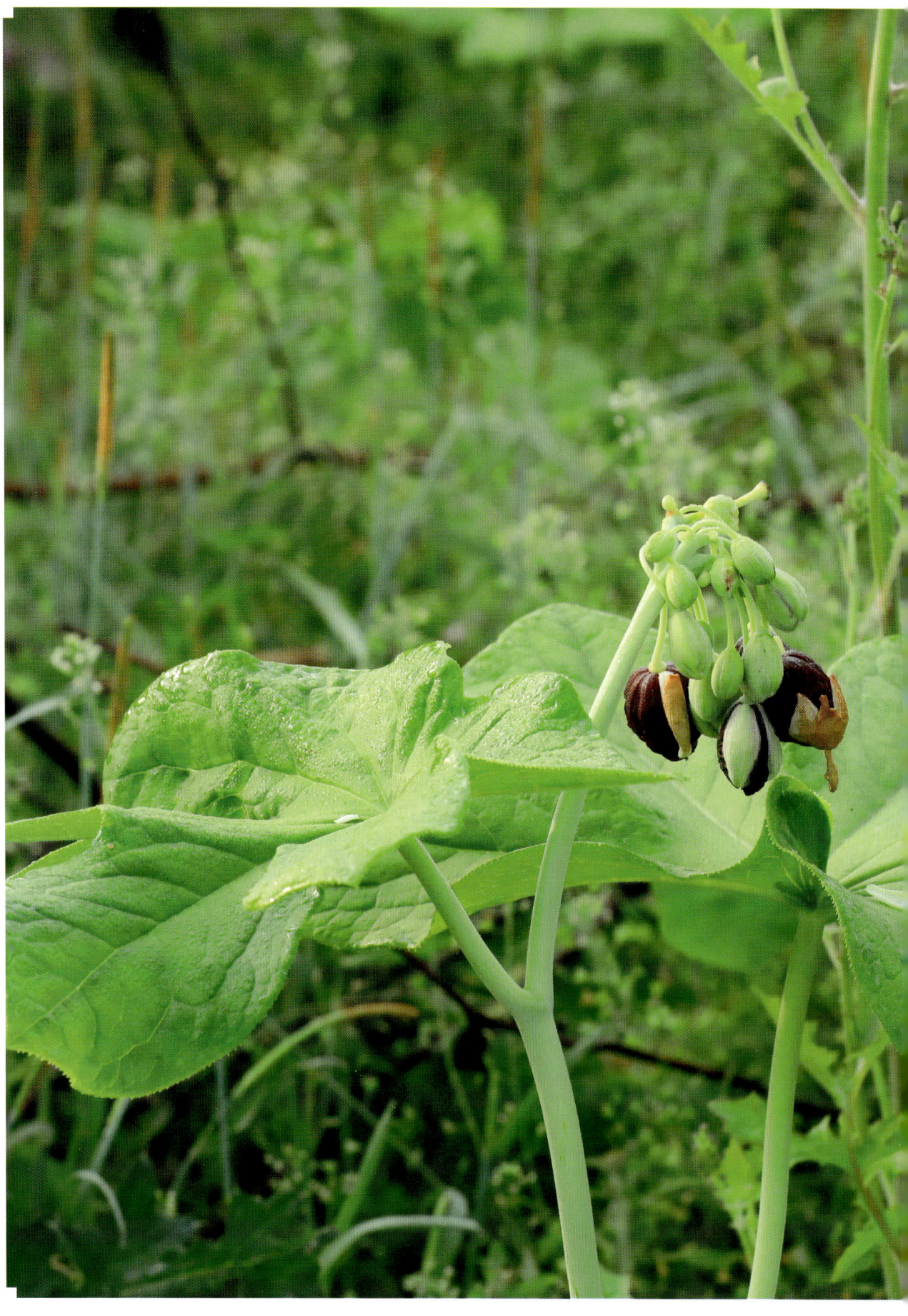

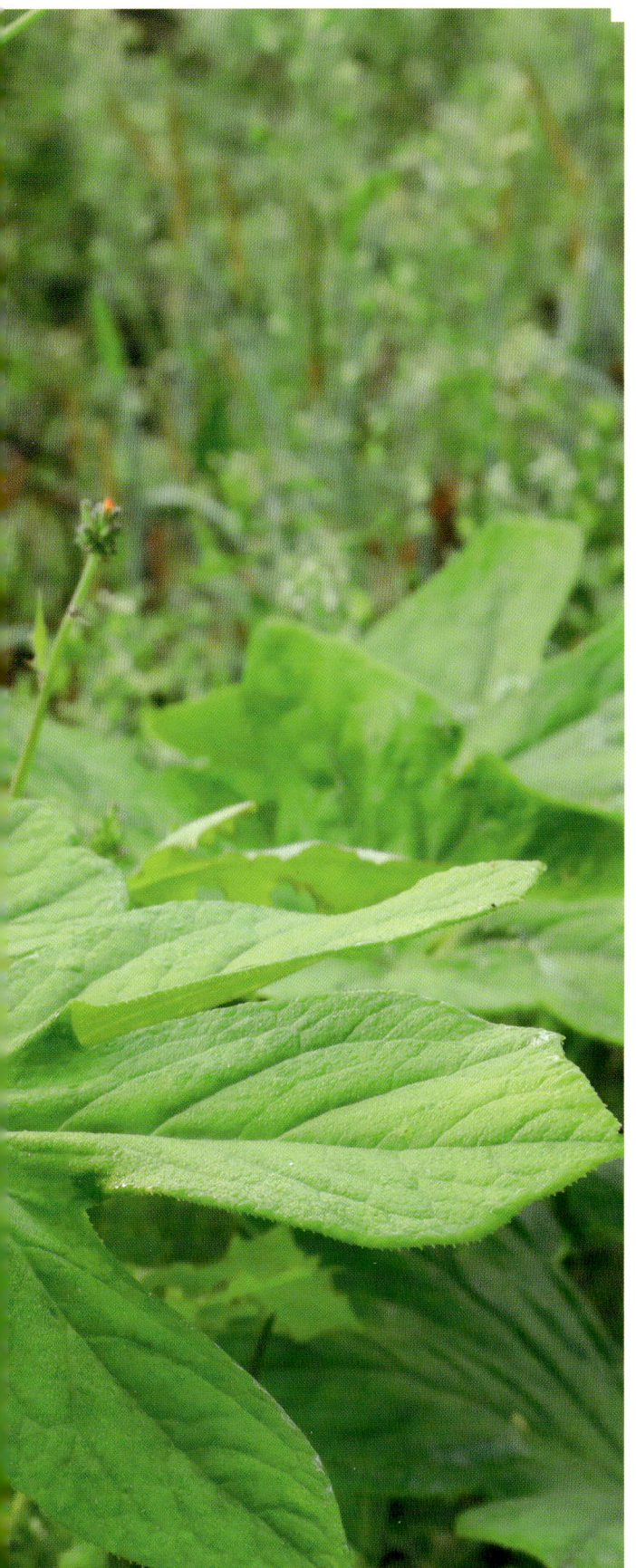

八角莲

【水药名】梅娃半。

【别　名】金魁莲、旱八角、叶下花、八角金盘。

【来　源】本品为小檗科植物八角莲 *Dysosma versipellis* (Hance) M. Cheng ex T. S. Ying、六角莲 *Dysosma pleiantha* (Hance) Woods.、川八角莲（血丝金盆）*Dysosma veitchii* (Hemsl. et Wils) Fu ex Ying 的根或根茎。

【性味归经】味苦、辛，味凉，有小毒。归肺、肝经。

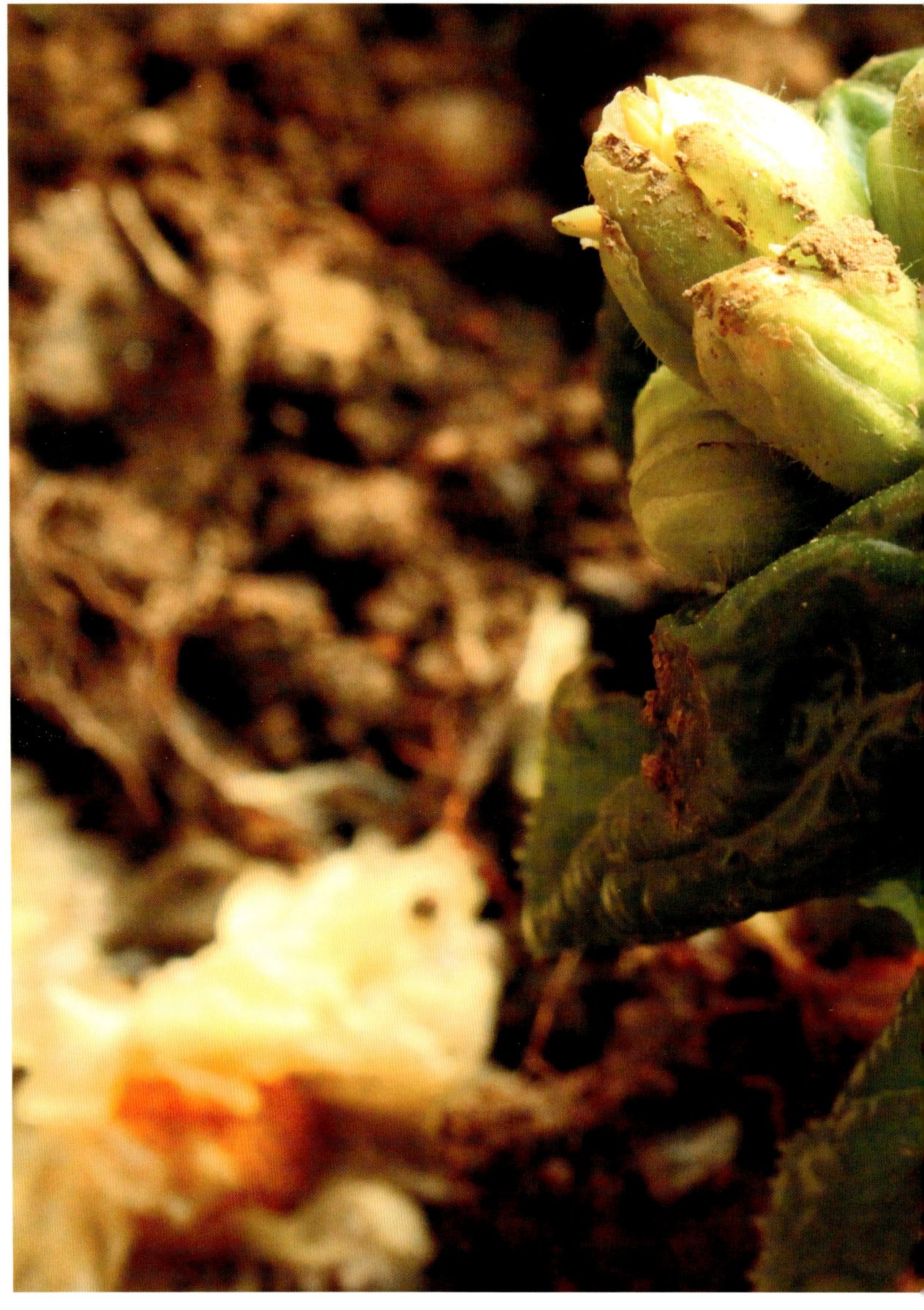

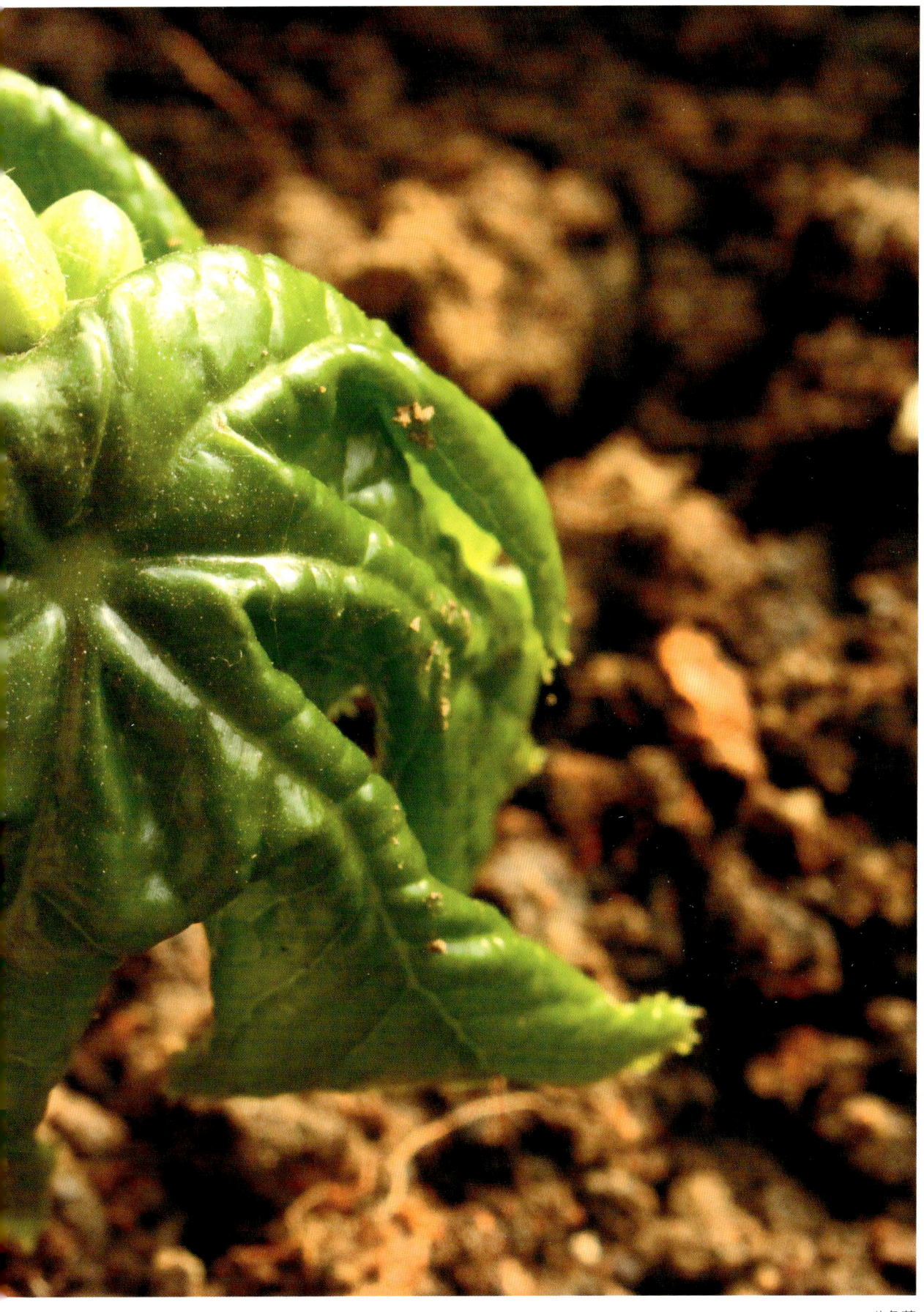

八角莲

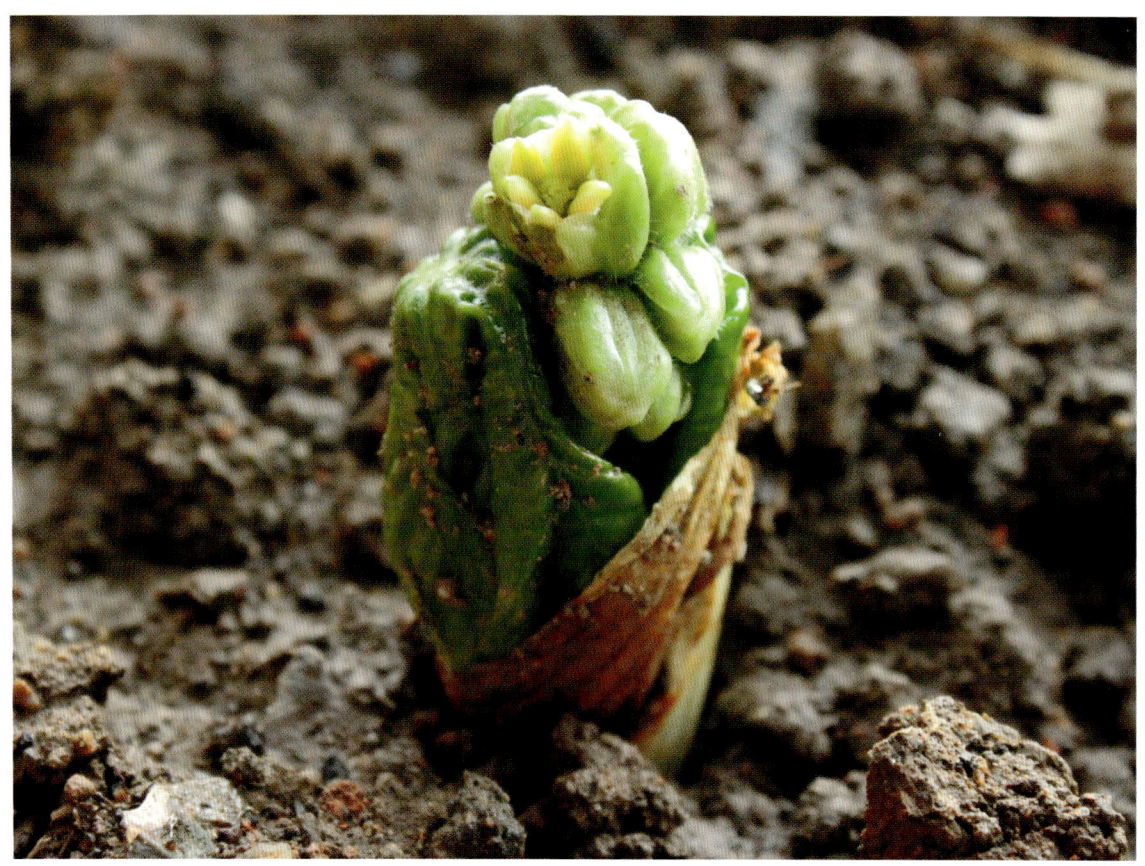

八角莲

识别特征

多年生草本。根茎横卧，具粗壮的须状根。茎直立。茎生叶2片，在近茎顶处相接而生；叶片盾状亚圆形，直径15~20 cm，大者可达30 cm；裂片呈广三角状卵形，呈八角状，故名；叶缘有细齿。伞形花序，生长于茎顶两叶交叉处，花瓣暗红色。浆果圆形。花期初夏。

生境分布

生长于深山密林阴湿处。野生面临濒危。分布于浙江、江西、河南、湖北、湖南、广东、广西、四川、贵州、云南等省区。

采收加工

秋季采挖，洗净晒干或鲜用。

药材鉴别

本品根茎结节状，常弯曲，上下两侧呈扁平状，长5~10 cm，直径1~2 cm；表面棕褐色或灰褐色；结节类圆形，上侧有略凹陷的茎痕，直径约1 cm，茎痕周围具数个隆起的环纹，茎基的一侧常附有1~2个锥状突起的小茎痕，下侧有残存的根痕；根直径1~2 mm；质坚，不易折断，断面黄白色，质略疏松，有裂痕。

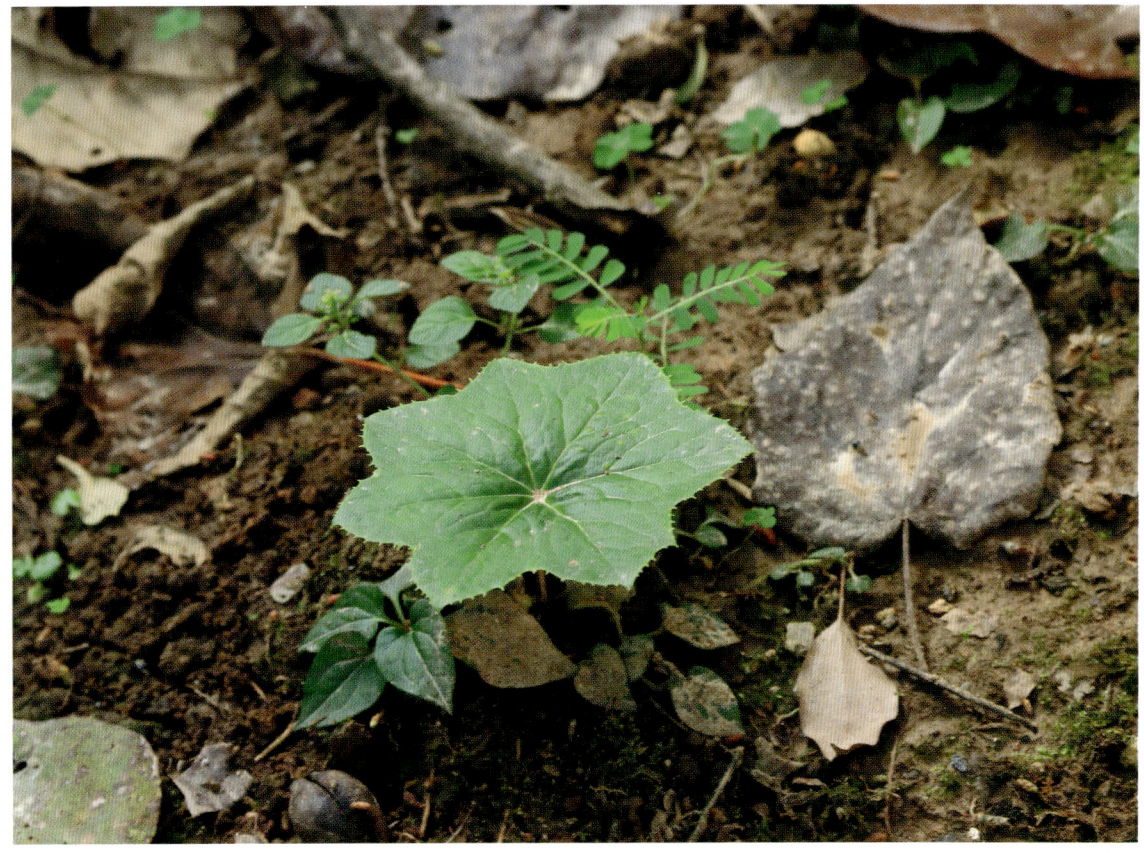

八角莲

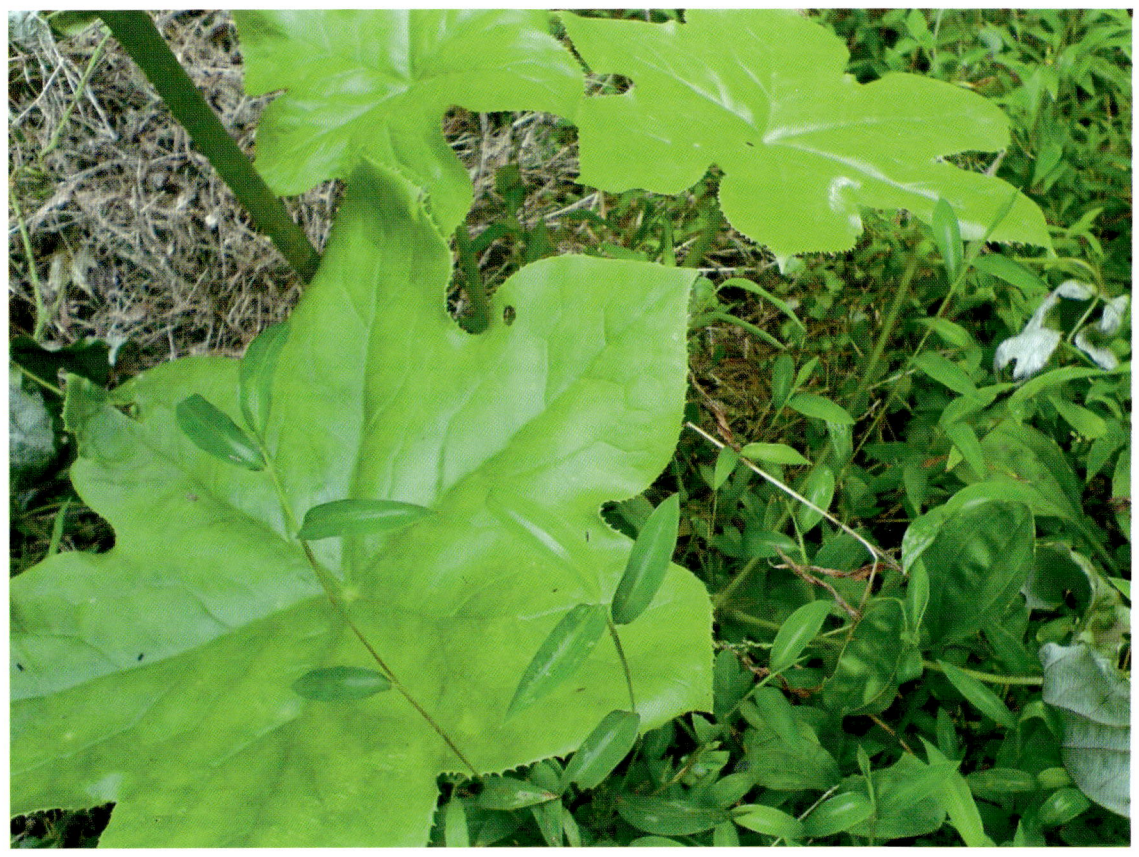

六角莲

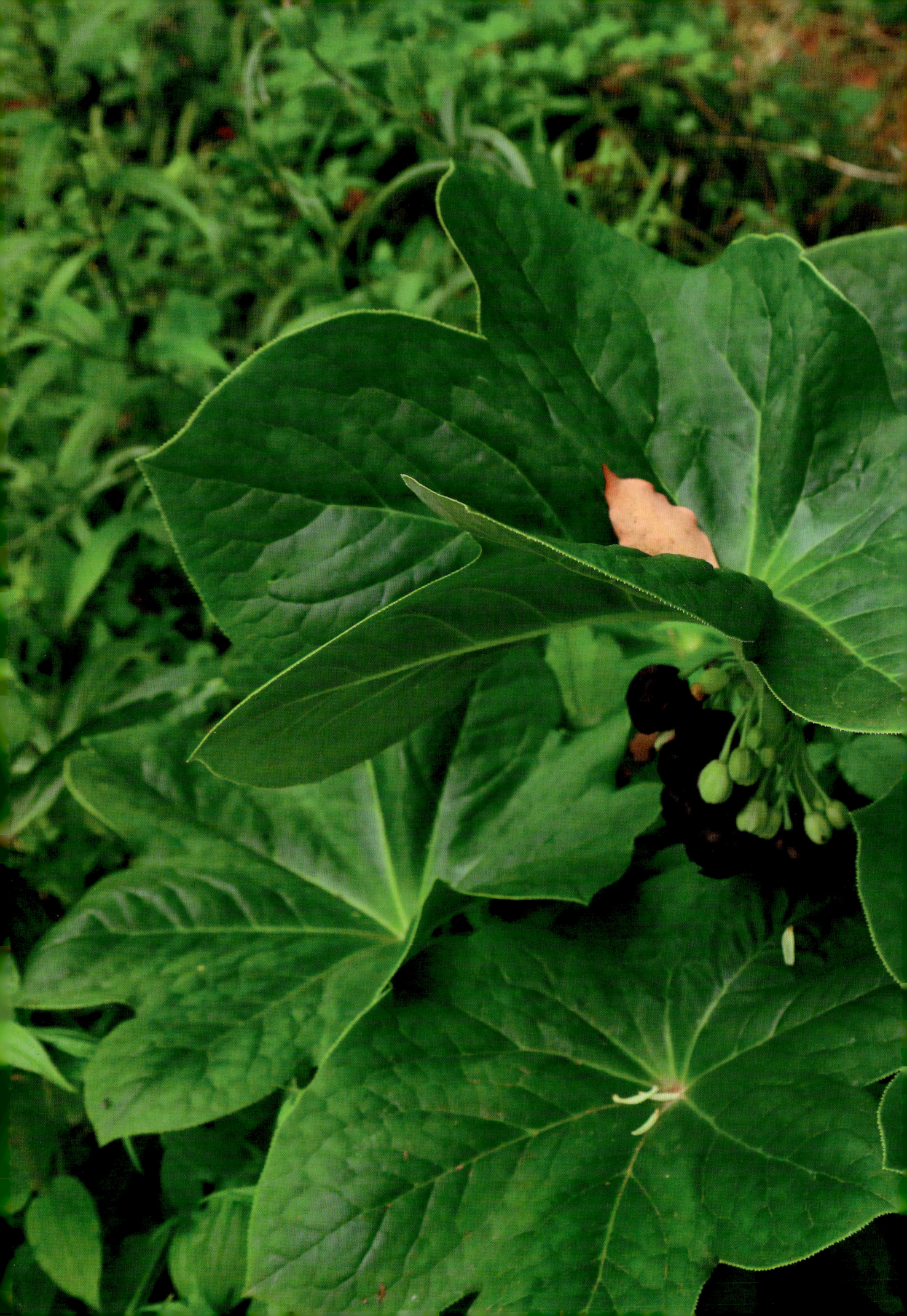

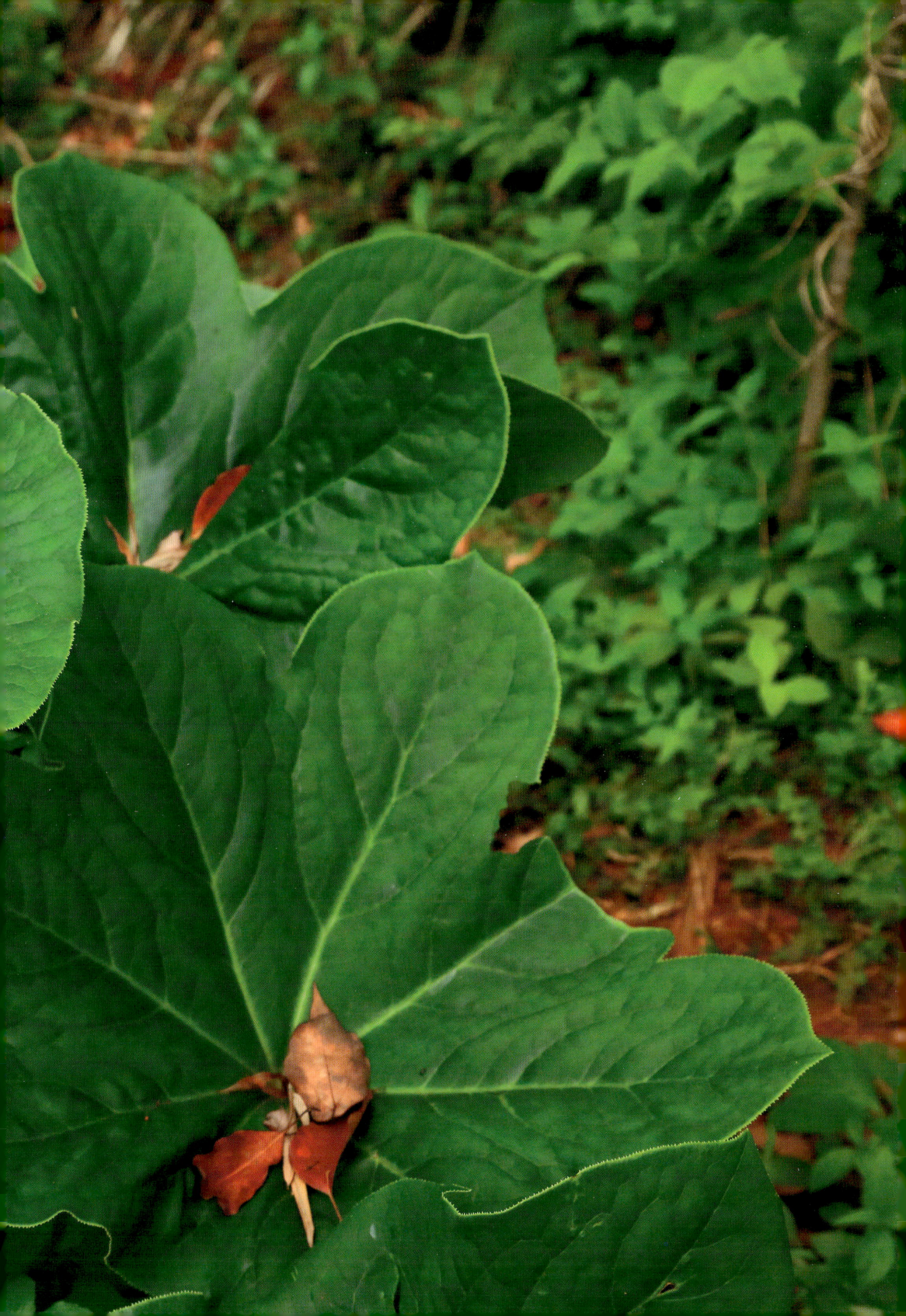

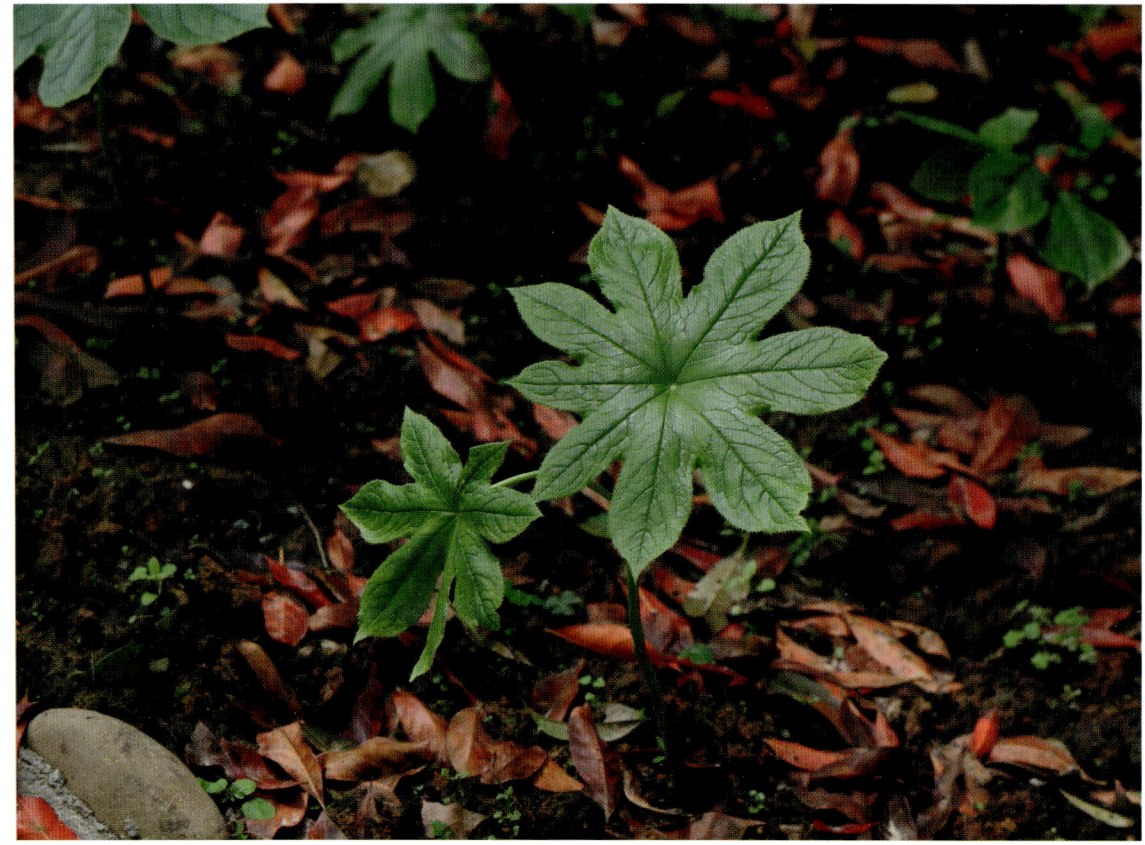

八角莲

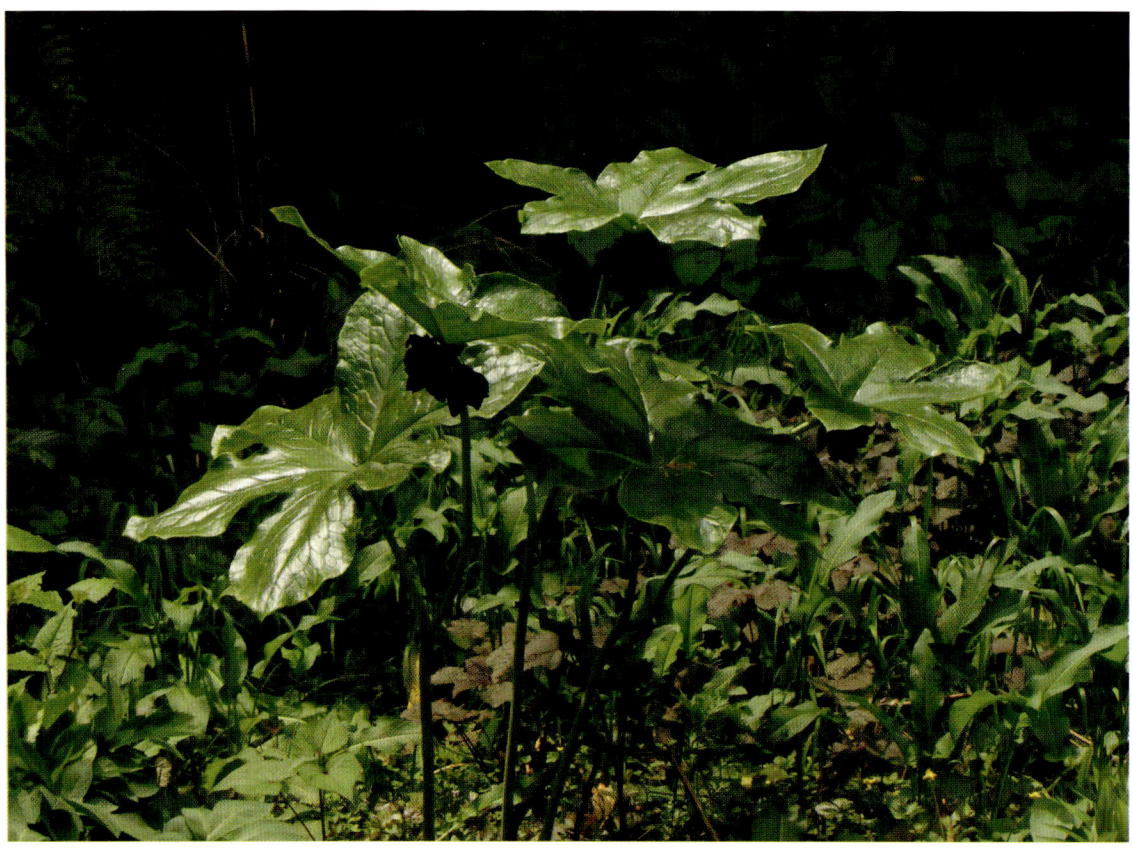

六角莲

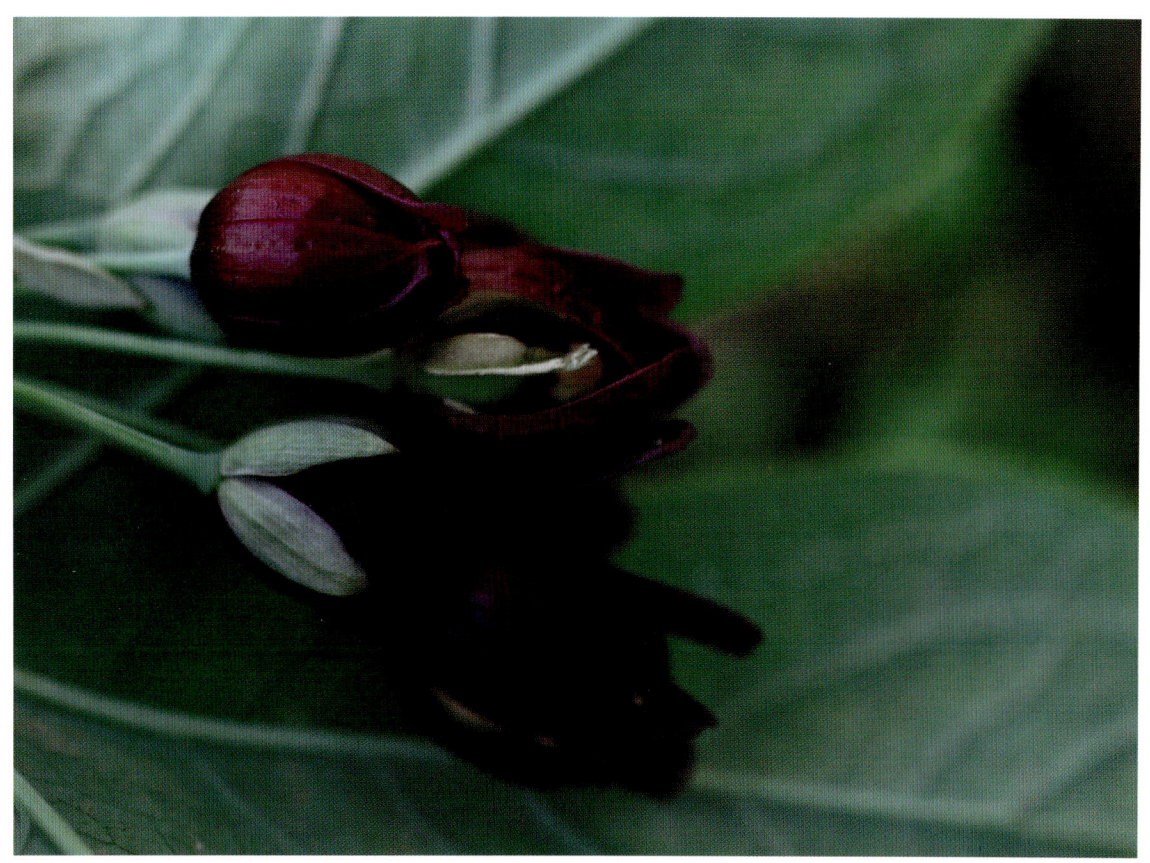

八角莲

功效主治

清热解毒，化痰散结，祛瘀消肿。主治痈肿，疔疮，瘰疬，喉蛾，蛇咬伤，性病。

药理作用

本品所含鬼臼毒素能抑制细胞中期的有丝分裂，对动物肿瘤有明显的抑制作用。但由于毒性太大，临床上未能进一步使用。本品有兴奋心肌和扩张血管作用。本品全草中含树脂，可能引起猫的吐、泻甚至死亡。

用法用量

内服：6 ~ 12 g，煎剂；或研末，做丸、散，每次 1 ~ 3 g。外用：研末调敷或浸酒搽。

民族药方

1. 毒蛇咬伤　八角莲 15 g。水、酒各半煎服。服用时间越早越好。同时鲜葡地锦、

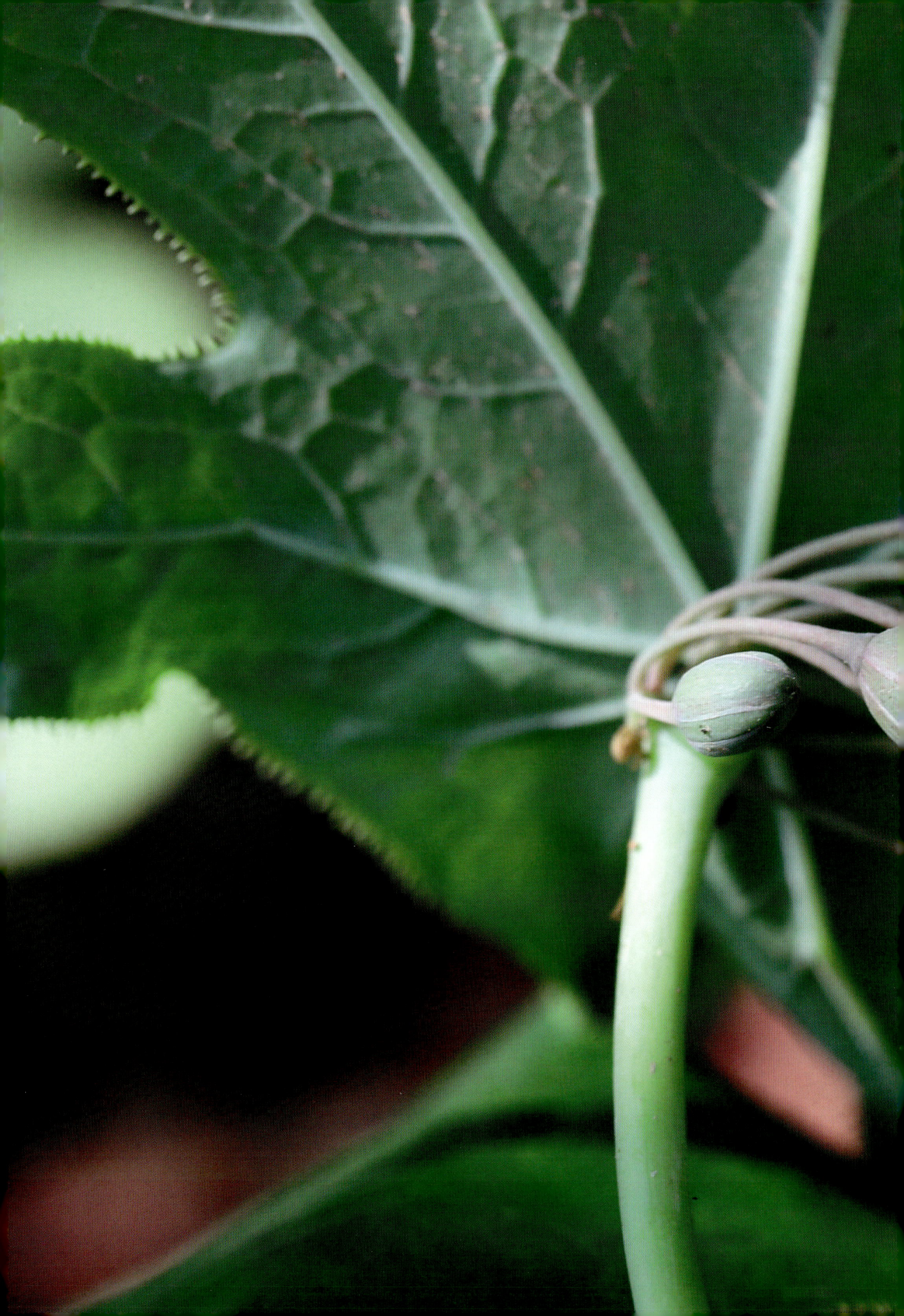

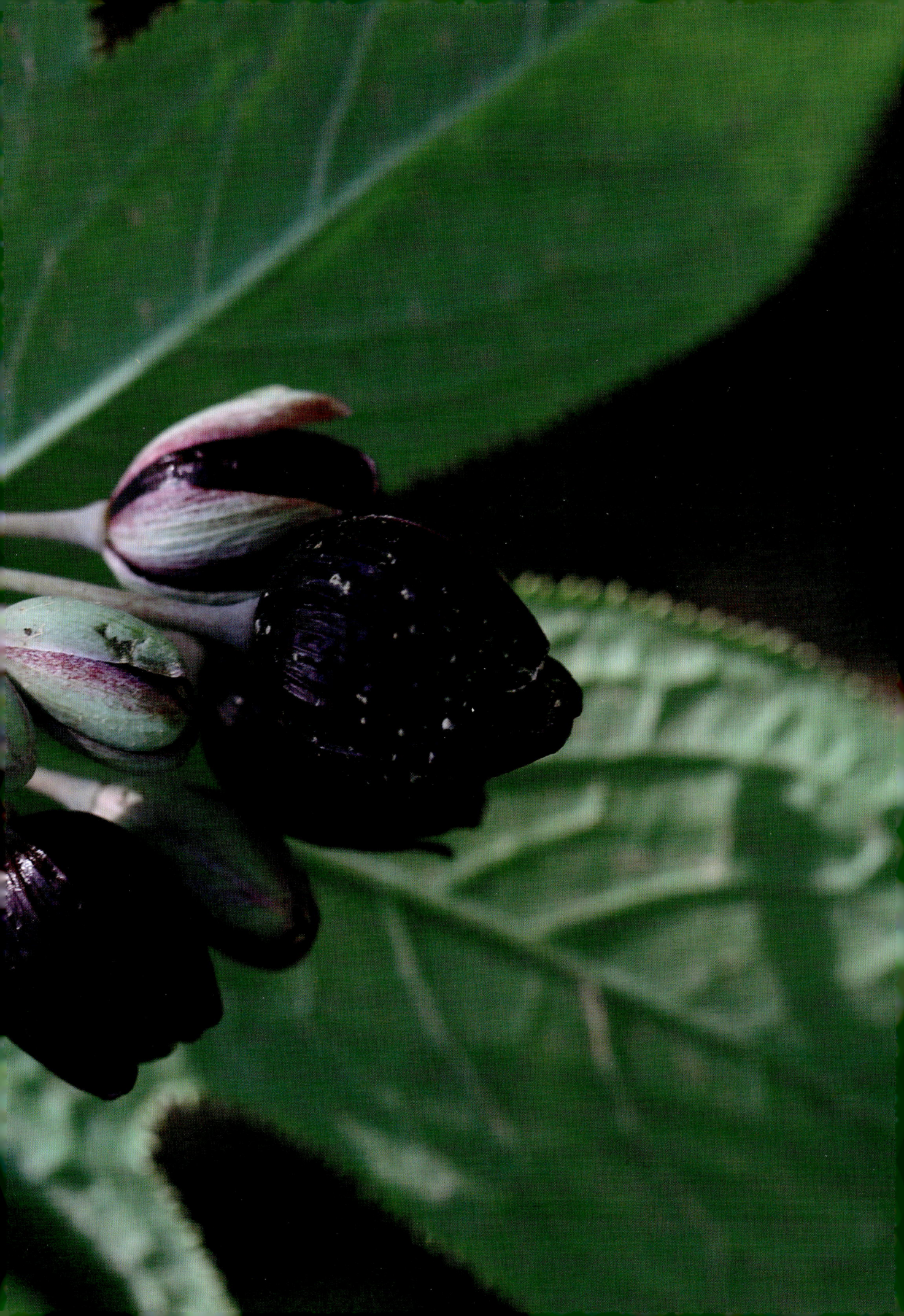

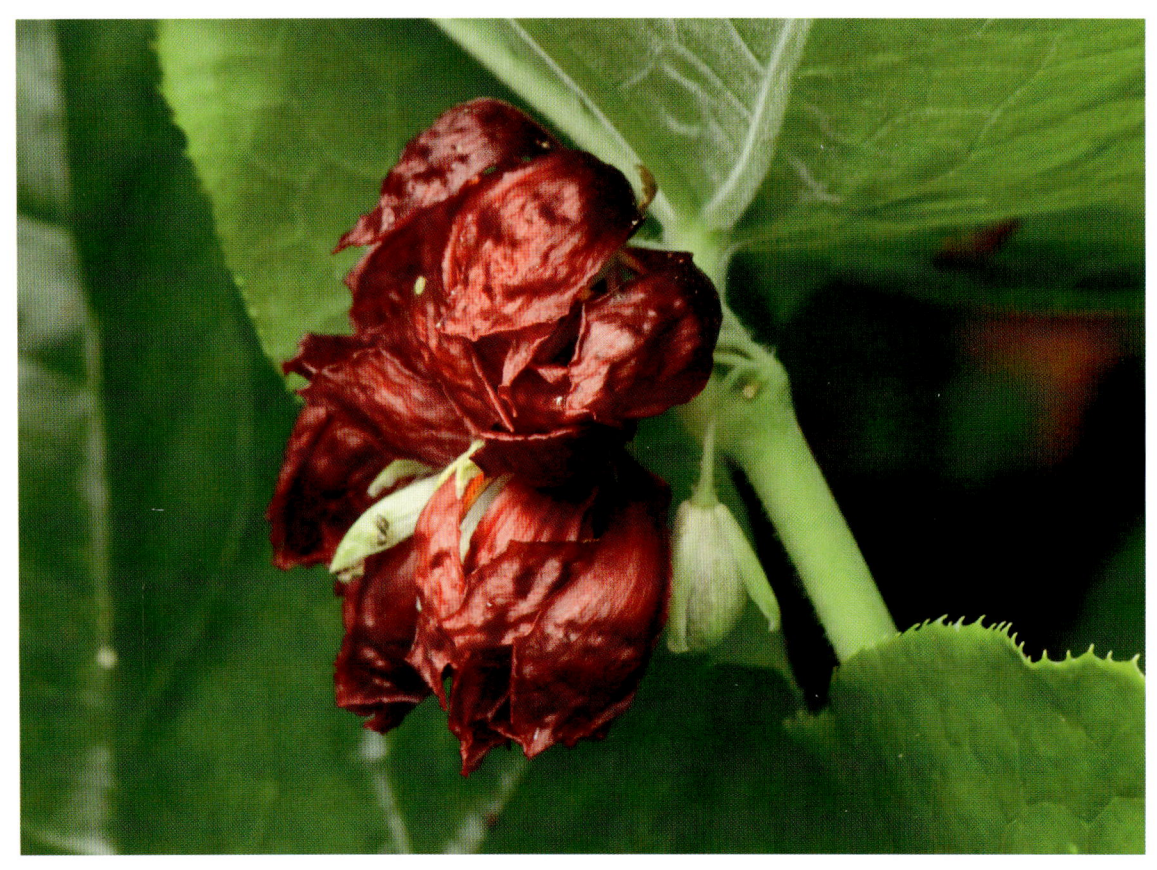

八角莲

鲜山梗菜各适量。捣烂外敷。

2. 梅毒，淋病 八角莲 100 g，槐花 50 g，轻粉 50 g，大枣 100 g，半边莲 50 g。共研为细末，米糊为丸，如豌豆大，每次 5 丸，温酒送服；或装胶囊。每次 5 g。

3. 跌打损伤，风湿痹痛 八角莲根 3 ~ 9 g。煎水，兑酒送服。

4. 无名肿毒，疔疮 鲜八角莲 10 g。加水、酒各适量，煎服。另鲜八角莲适量。捣烂敷患处。或八角莲、野葵、蒲公英各等份。捣烂敷患处。

5. 咳痰 八角莲 12 g，猪肺 60 ~ 120 g。糖适量，煲汤服。

6. 跌打损伤 八角莲 10 g。研成细粉末，用甜酒 1 杯送服。

7. 带状疱疹 八角莲根适量。研细末，醋调涂患处。

8. 乳腺癌 八角莲 15 g，黄杜鹃 15 g，紫背天葵 30 g。加白酒 500 mL，浸泡 7 日后内服外搽，每次 9 g，每日 2 ~ 3 次。

9. 瘰疬 八角莲 30 ~ 60 g，黄酒 60 mL。加水适量煎服。

10. 蛾喉 八角莲 0.6 g，薄荷 0.3 g。共研为细粉，吹入喉中。

11. 脱肛 八角莲根 10 g。将药切细，用甜酒煎熬，1 次服完。

▌使用注意

孕妇禁服，体质虚弱者慎服。

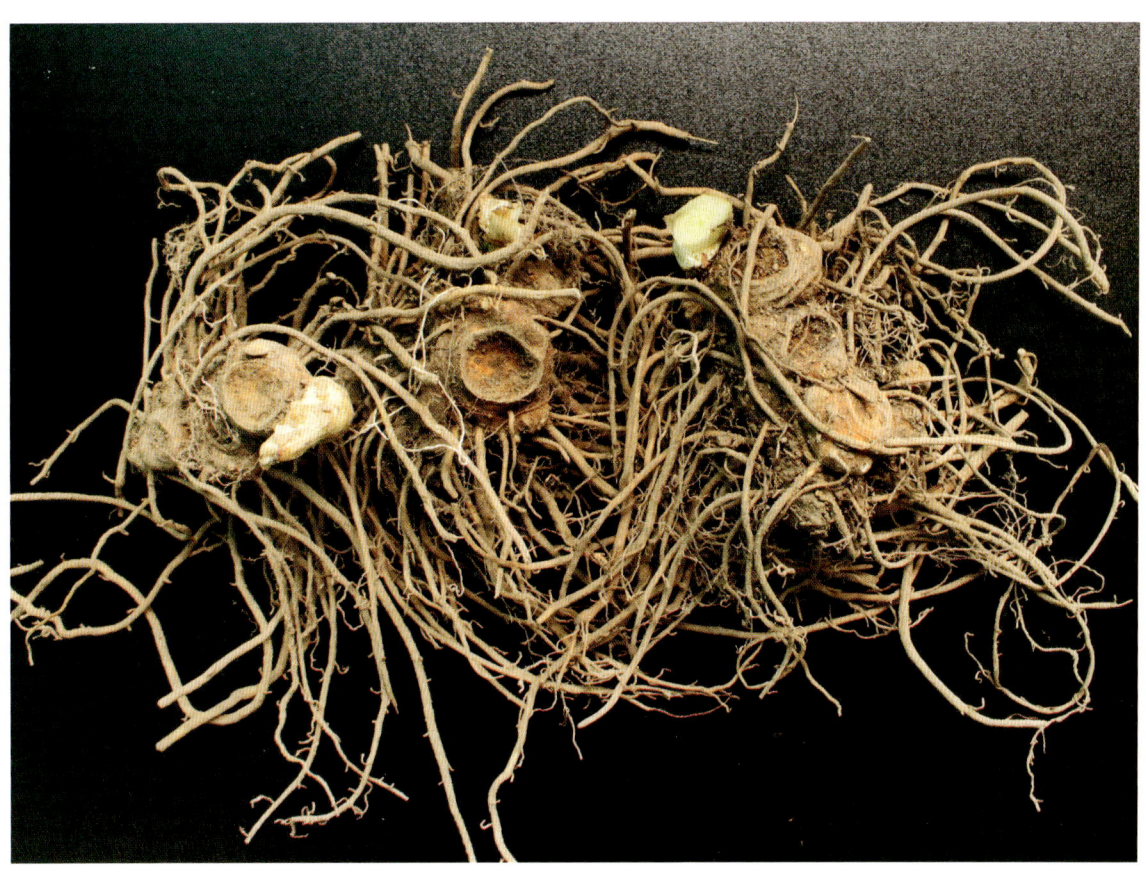

八角莲药材

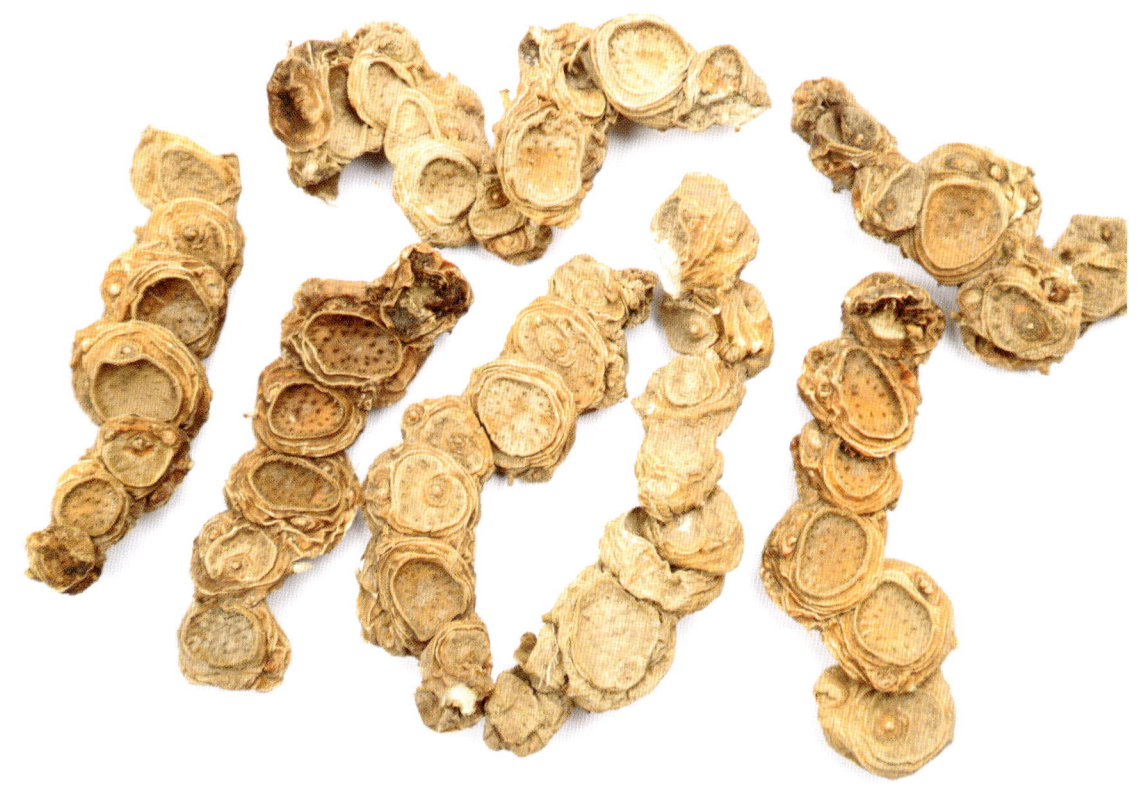

八角莲药材

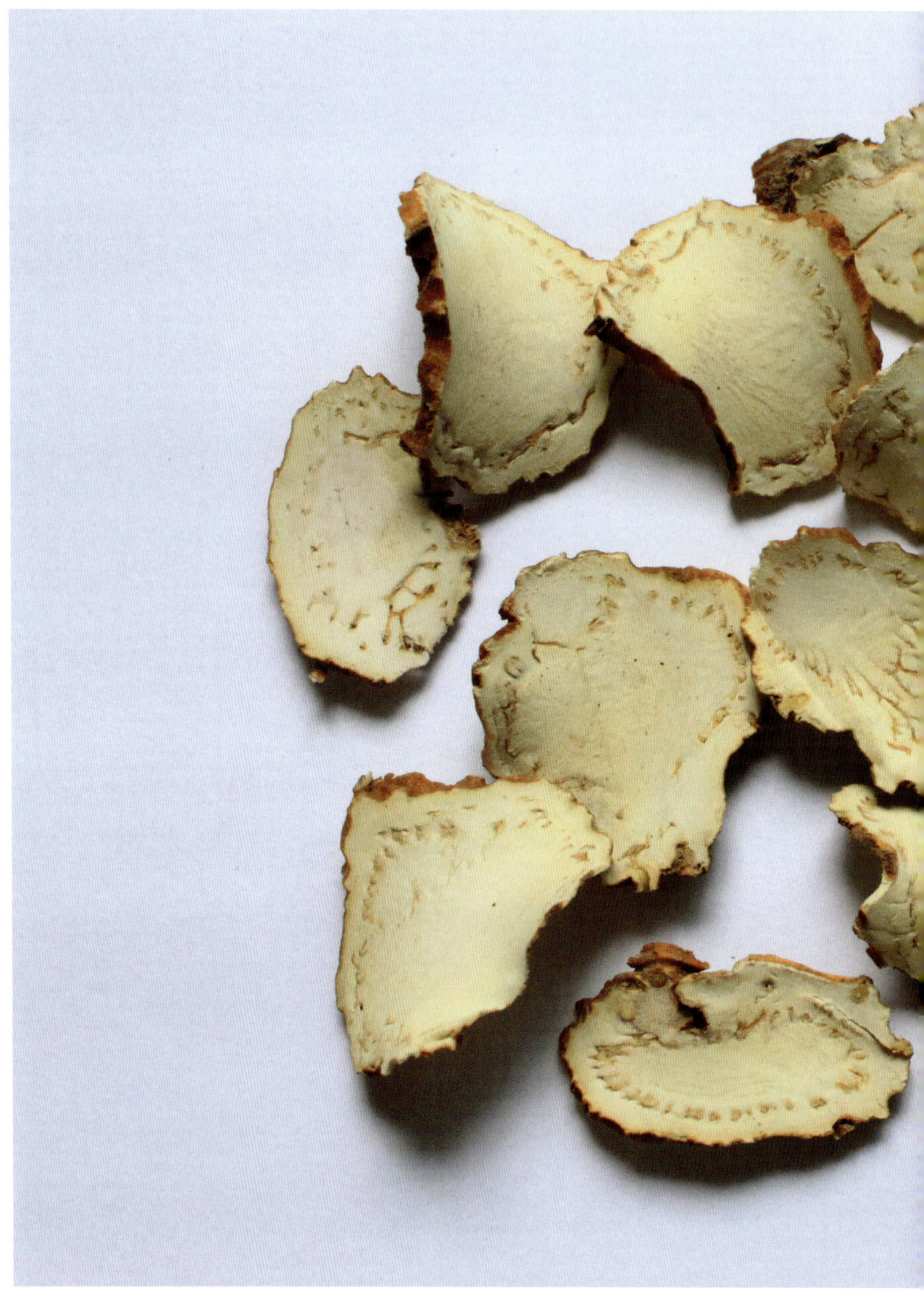

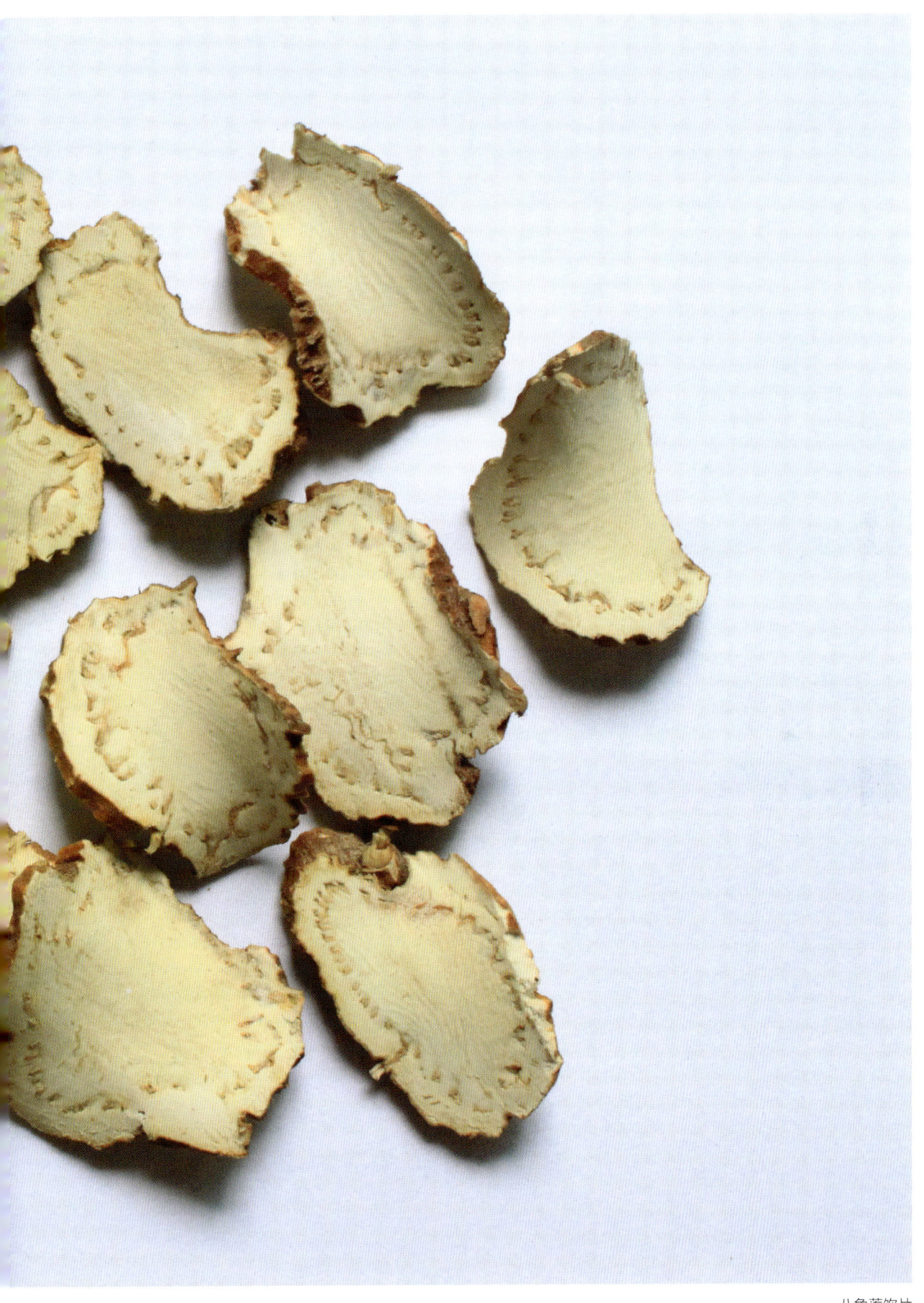

八角莲饮片

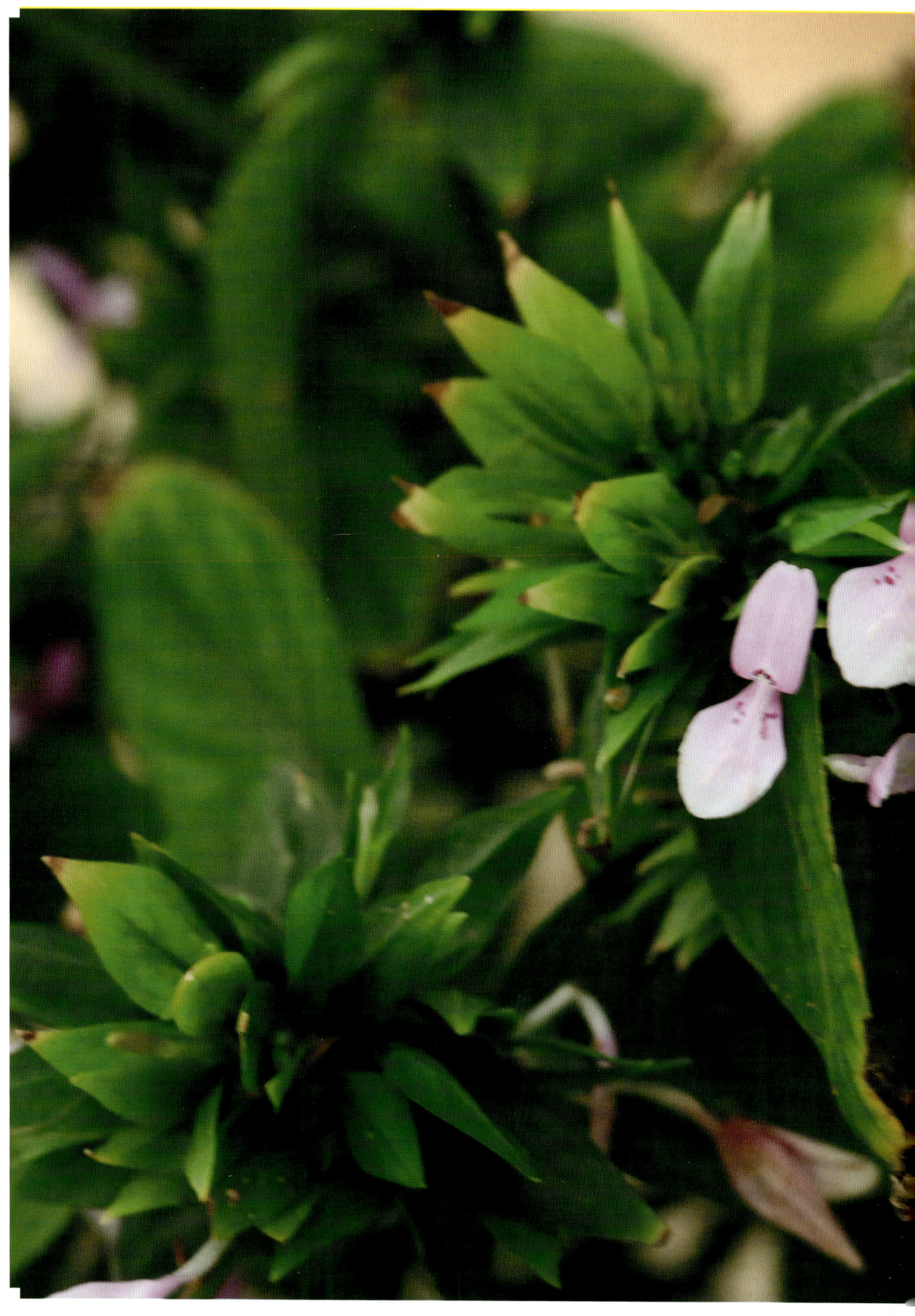

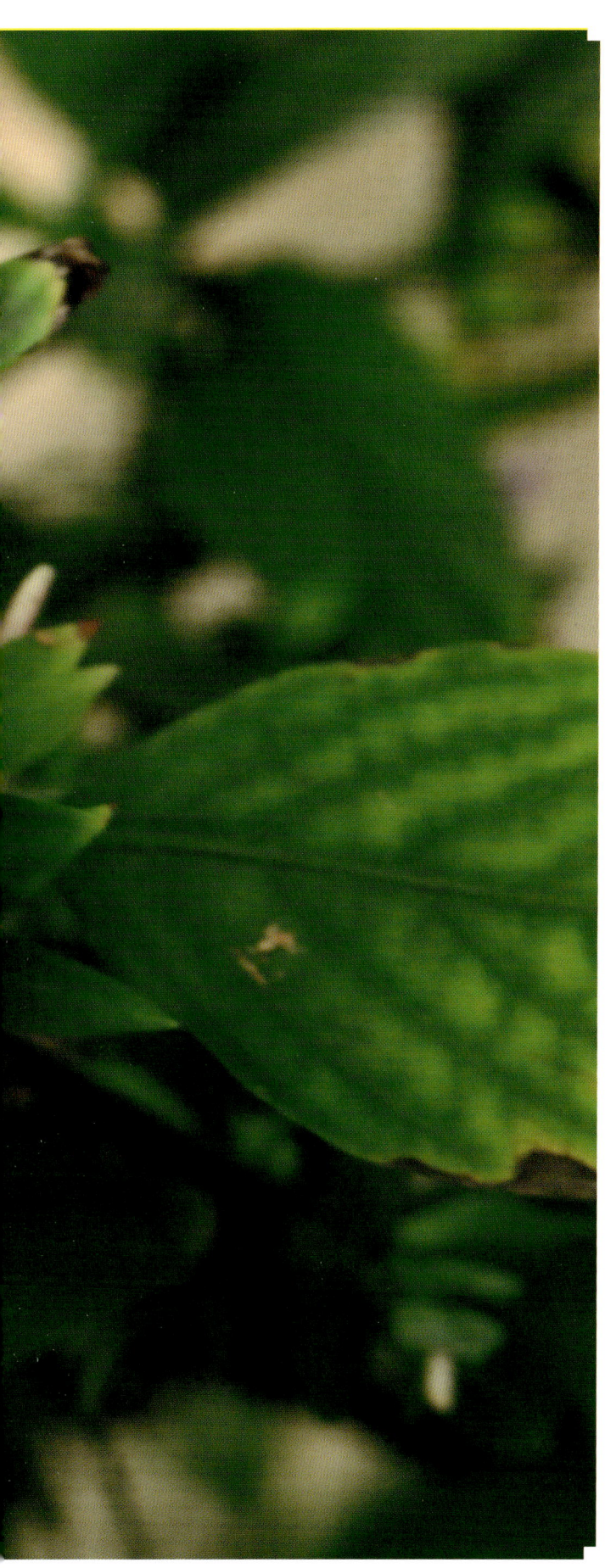

九头狮子草

【水 药 名】骂娃懒。

【别 名】青药、绿豆青、辣叶青药、尖惊药、晕病药。

【来 源】本品为爵床科植物九头狮子草 Peristrophe japonica (Thunb.) Bremek. 的全草。

【性味归经】味辛，性凉。归肺、肝经。

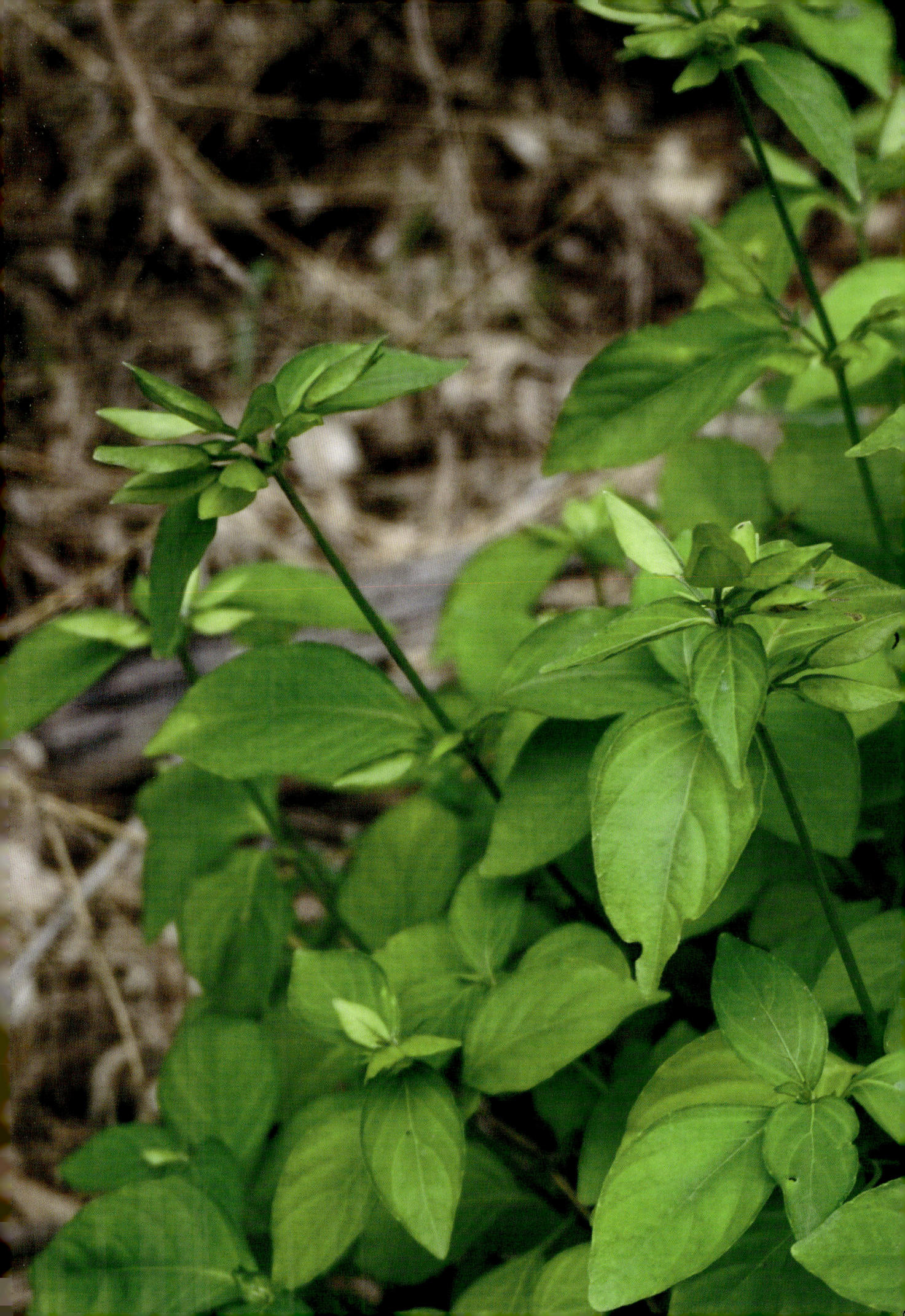

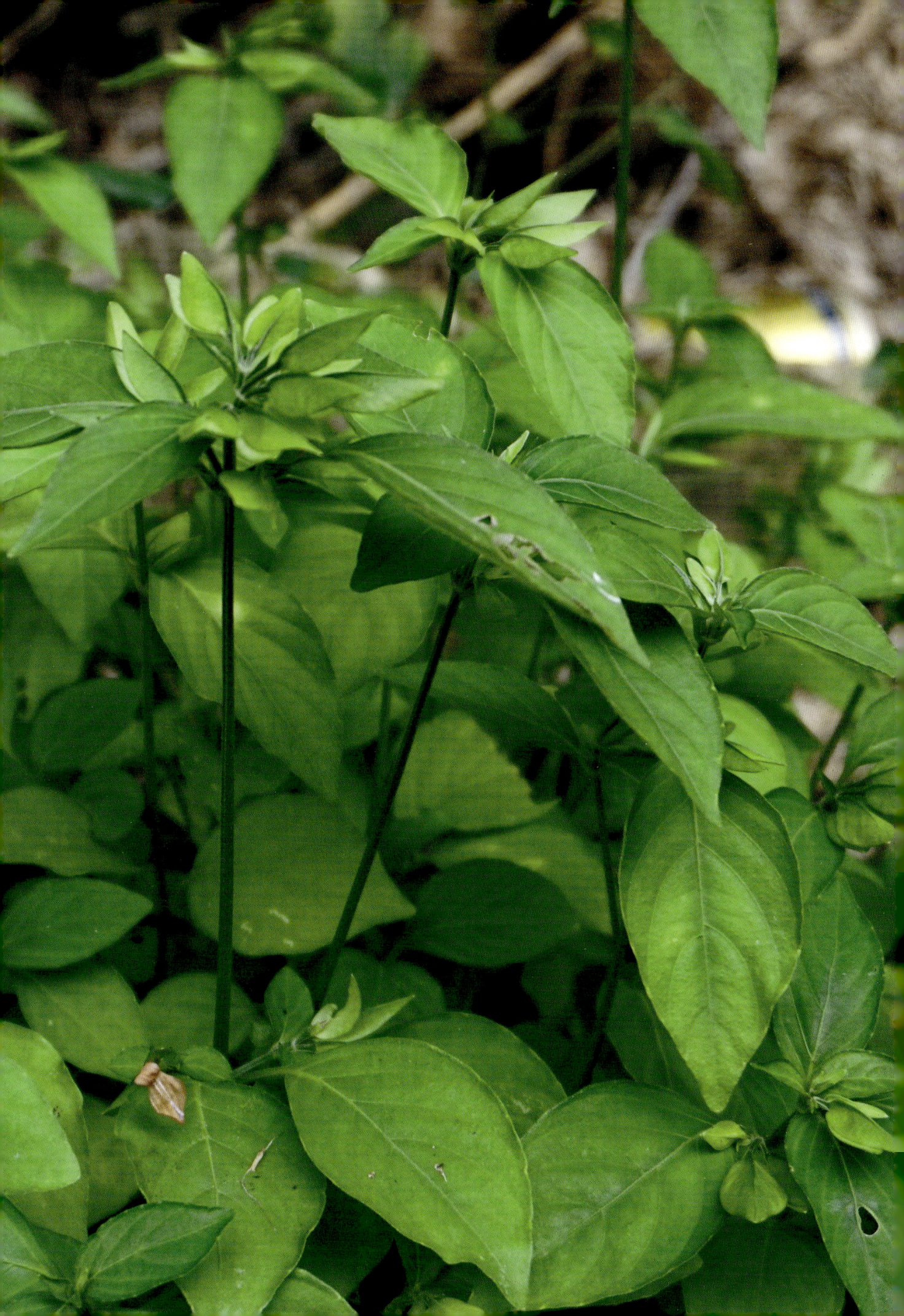

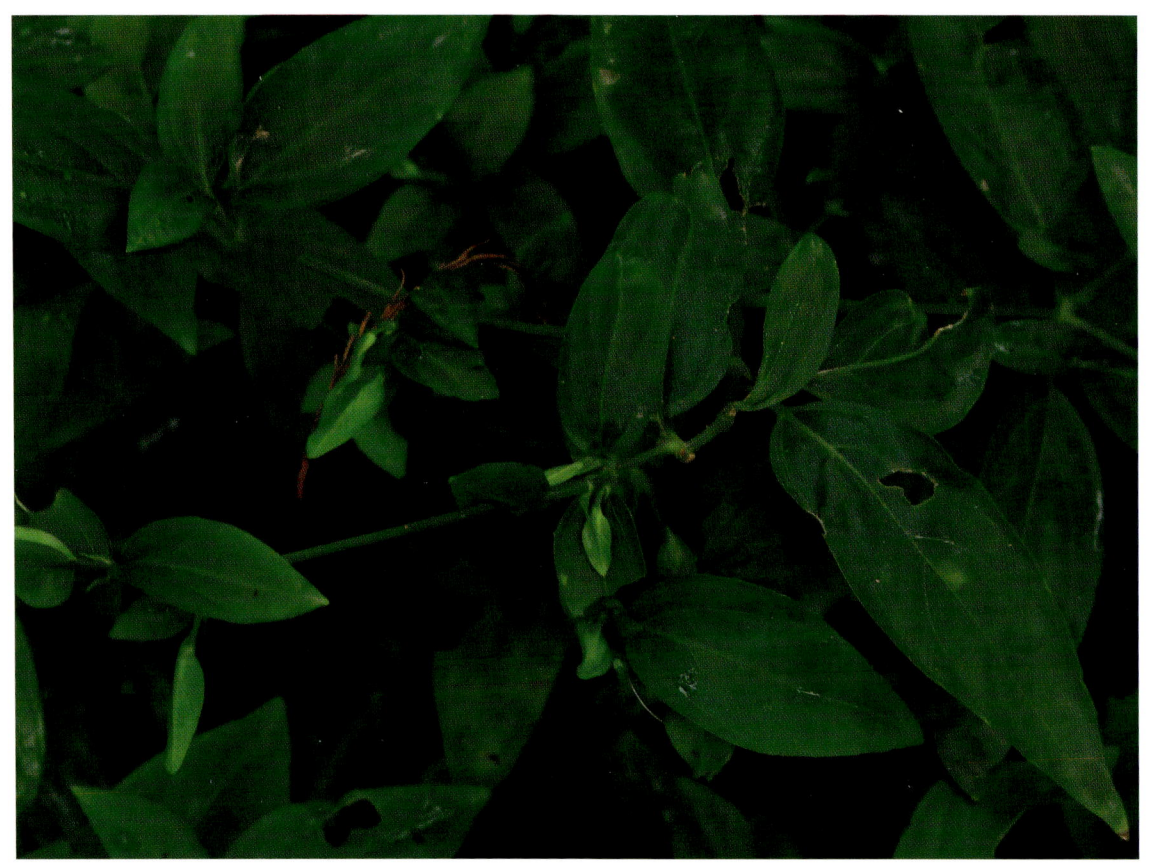

九头狮子草

识别特征

多年生草本。根细长须状。茎深绿色，四棱形，有膨起的节。叶对生，披针形，有柄，长 3.5 ~ 5.5 cm，宽 1.5 ~ 3 cm，先端渐尖，基部楔形，全缘。花开于枝梢的叶腋，两性，多数聚集成聚伞花序，每一花下有大小 2 片叶状苞相托；萼 5 裂；花冠呈淡红紫色，下部细长筒状，上部分裂为 2 唇。蒴果，成熟时室裂 2 瓣片，将种子弹出。种子坚硬，褐色，扁圆。花期夏、秋间。

生境分布

生长于林下或浅沟边，亦有栽培。分布于江苏、浙江、福建、湖南、江西、贵州、四川等地。

采收加工

夏、秋二季采收，鲜用或晒干。

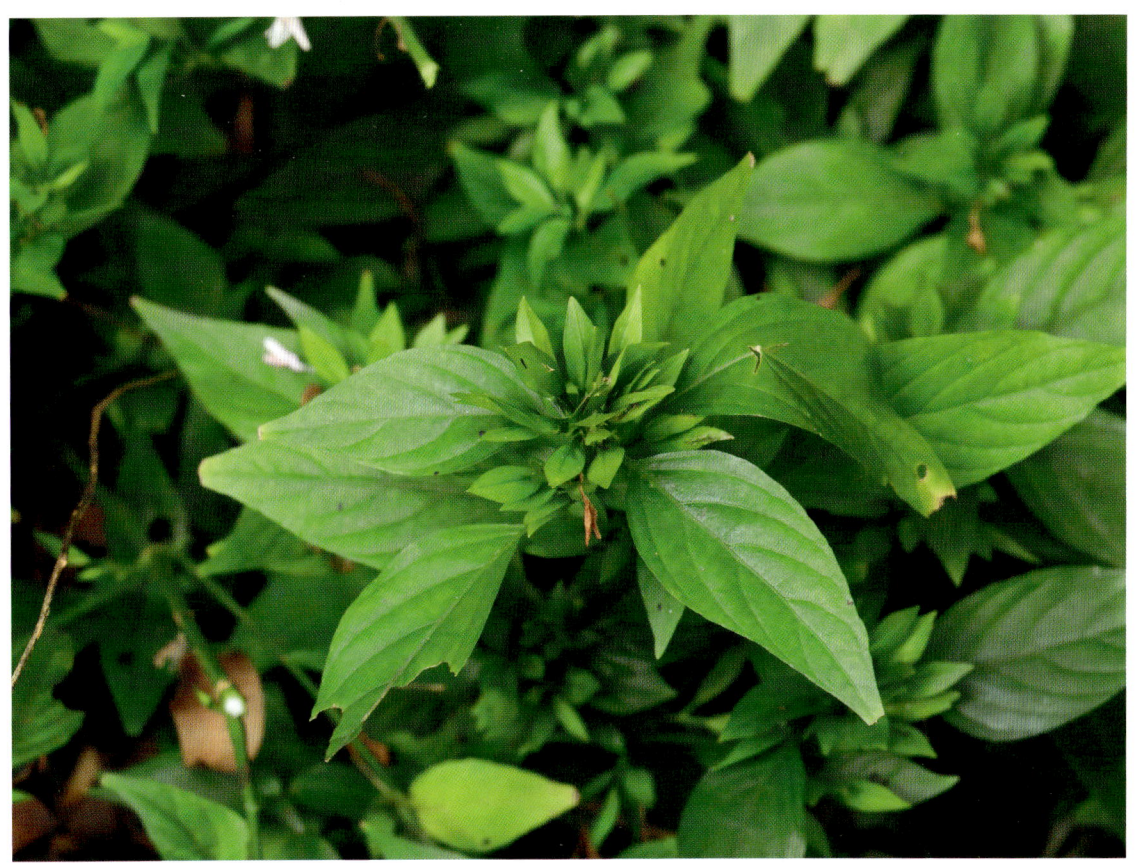

九头狮子草

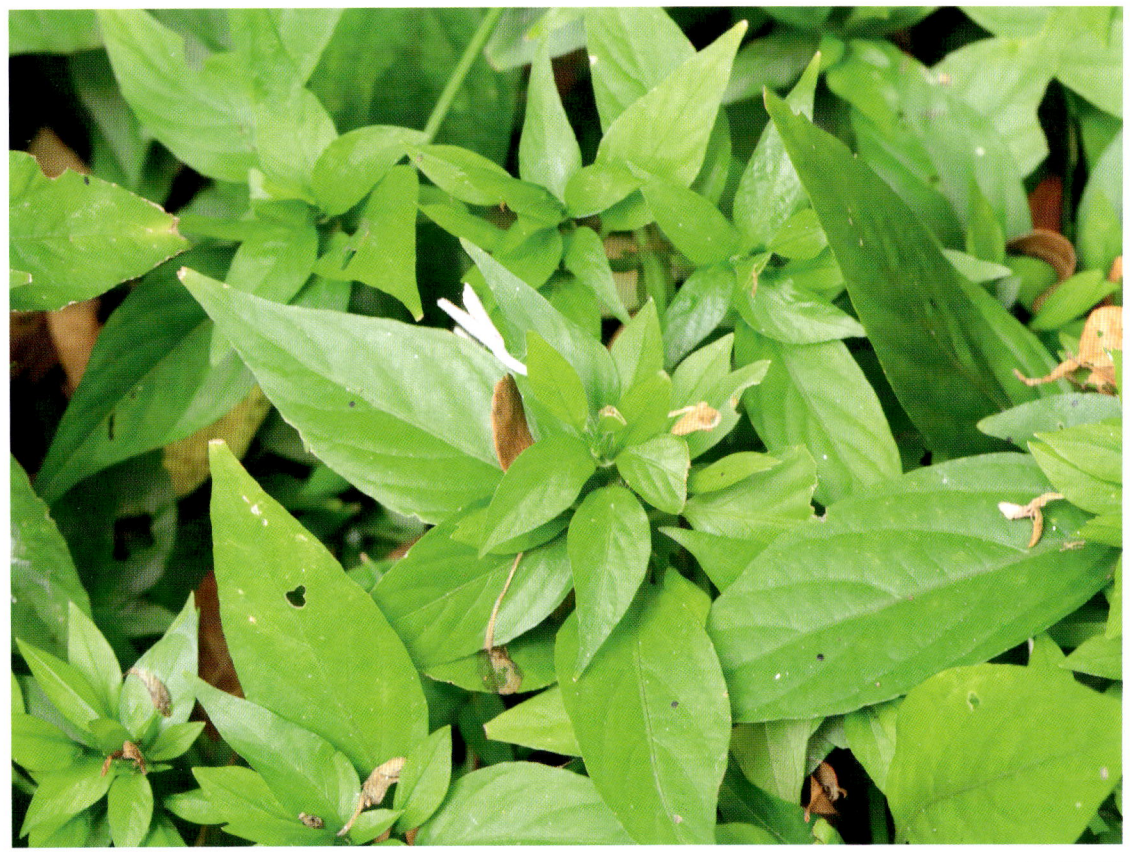

九头狮子草

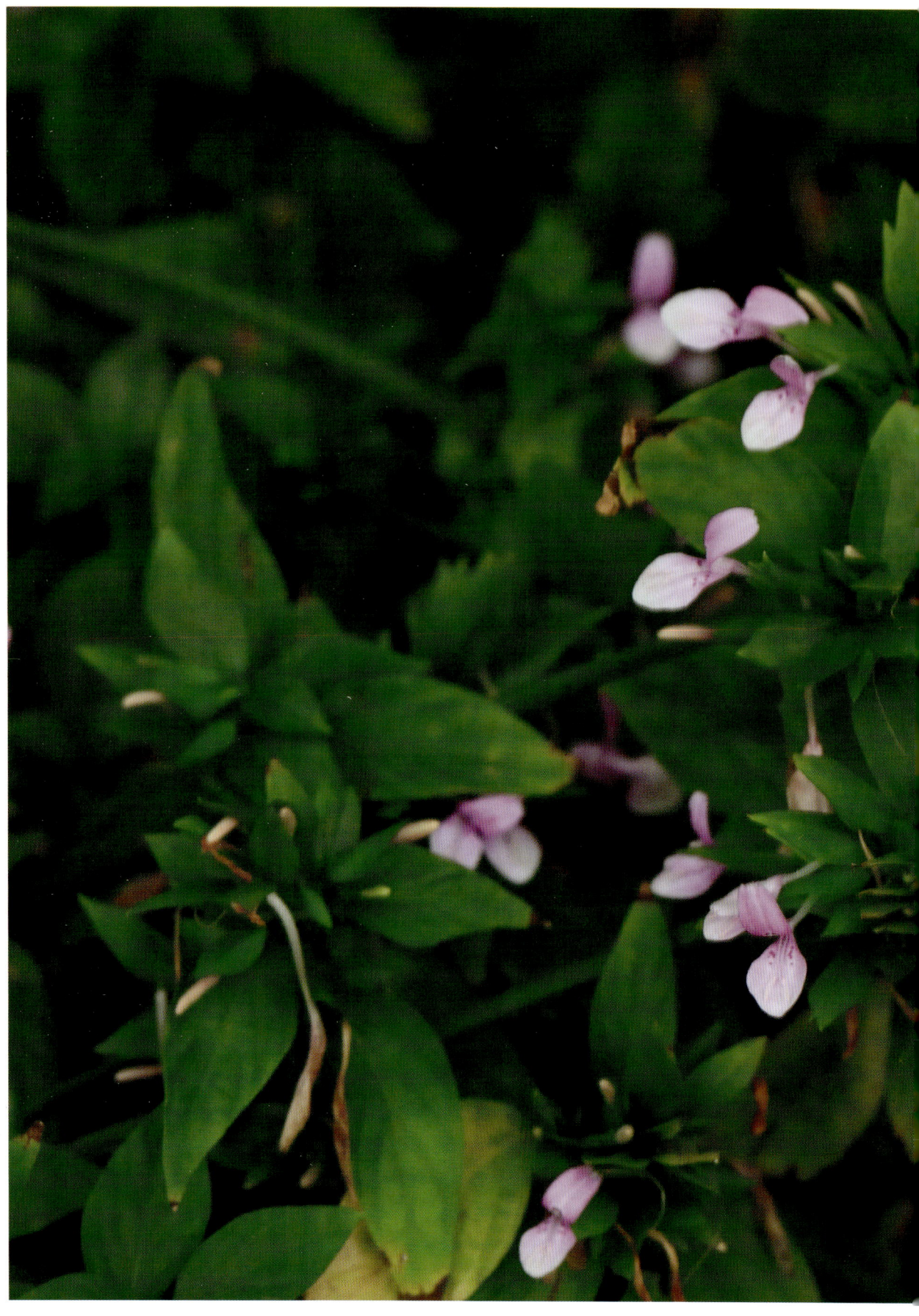

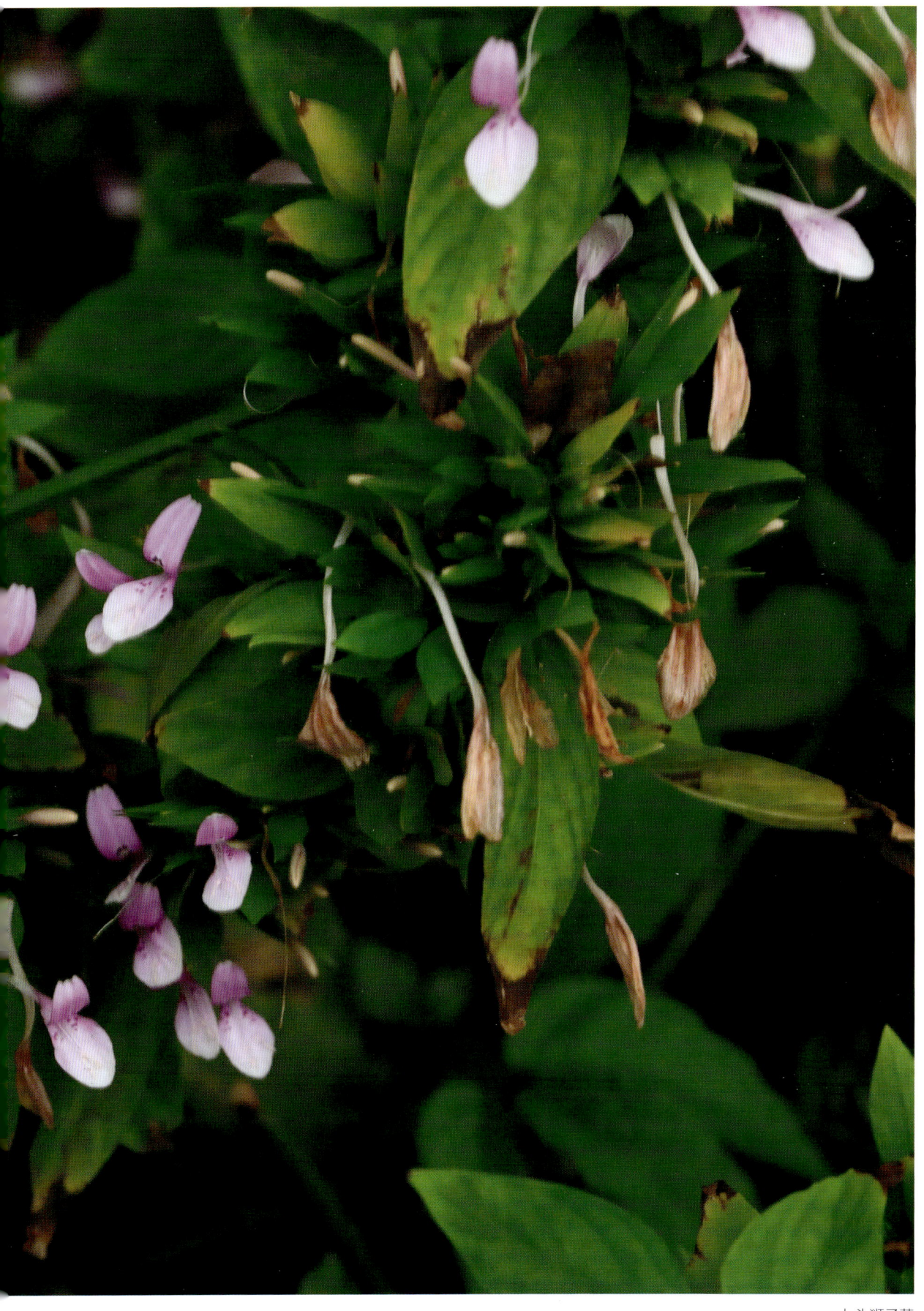

九头狮子草

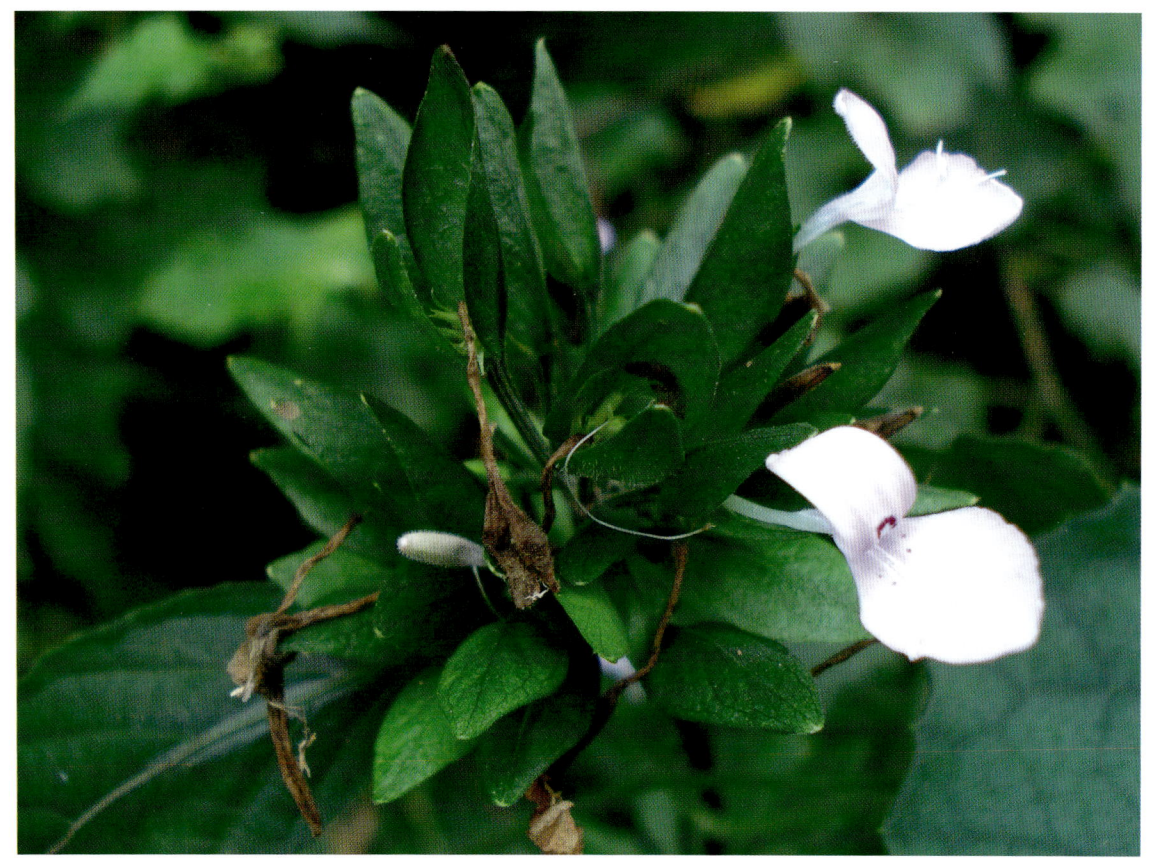

九头狮子草

药材鉴别

本品长 30 ~ 50 cm。根须状，浅棕褐色。地上部分暗绿色，被毛。茎有棱，节膨大。叶对生，有柄，叶片多皱缩，展平后呈卵形、卵状长圆形或披针形，长 5 ~ 10 cm，宽 3 ~ 4 cm，先端渐尖，基部楔形，全缘。聚伞花序顶生或腋生于上部，总梗短，叶状苞片 2 枚，大小不一。气微，味微苦、涩。

功效主治

祛风，清热，化痰，解毒。主治风热咳嗽，小儿惊风，喉痛，疔毒，乳痈。

药理作用

本品煎剂在试管内对金黄色葡萄球菌、乙型链球菌、白喉棒状杆菌、炭疽杆菌、志贺菌属和伤寒沙门菌等有不同程度的抗感染作用。

用法用量

内服：10 ~ 30 g，煎汤。外用：捣敷。

▌民族药方

1. 小儿高热惊风　九头狮子草 15 g，黄荆花 15 g。水煎频服。

2. 肺炎，肺热咳嗽　九头狮子草 30 g，冰糖 6 g。水煎服。

3. 肺炎　鲜九头狮子草 100 ~ 150 g。捣烂绞汁，调少许食盐服。

4. 虚弱咳嗽　九头狮子草嫩尖 7 个。蒸适量麦芽糖服。

5. 痔疮　九头狮子草 100 g，槐树根 100 g，鱼腥草 100 g。炖猪大肠吃，连吃 5 次。

6. 蛇咬伤　鲜九头狮子草、半支莲、紫花地丁各适量。3 种药草加盐卤捣烂，涂敷于咬伤部位。

7. 咽喉肿痛　鲜九头狮子草 100 g。水煎服。或鲜九头狮子草 100 ~ 150 g。捣烂绞汁，调蜂蜜服。

8. 白带，经漏　九头狮子草 200 g。炖猪肉吃。

▌使用注意

用药适量。

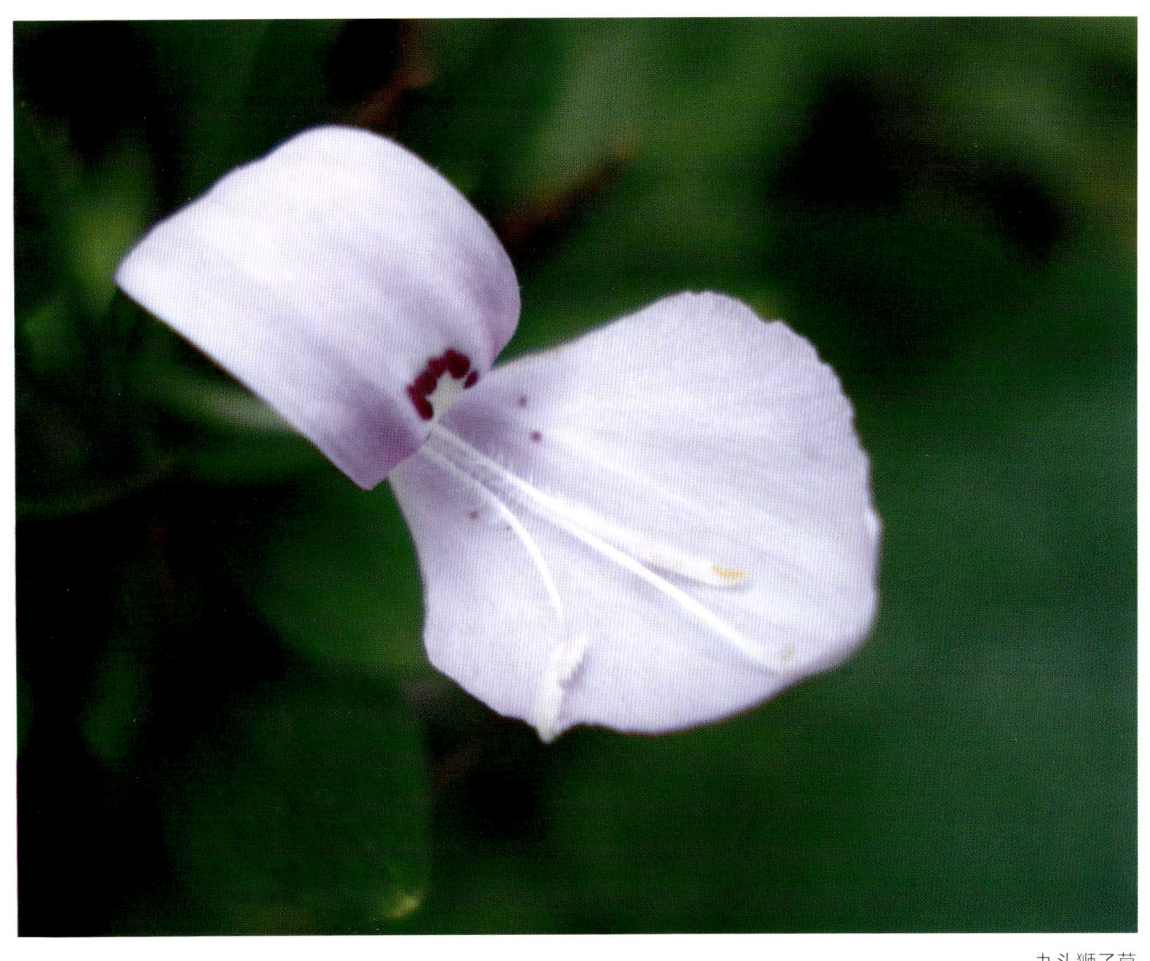

九头狮子草

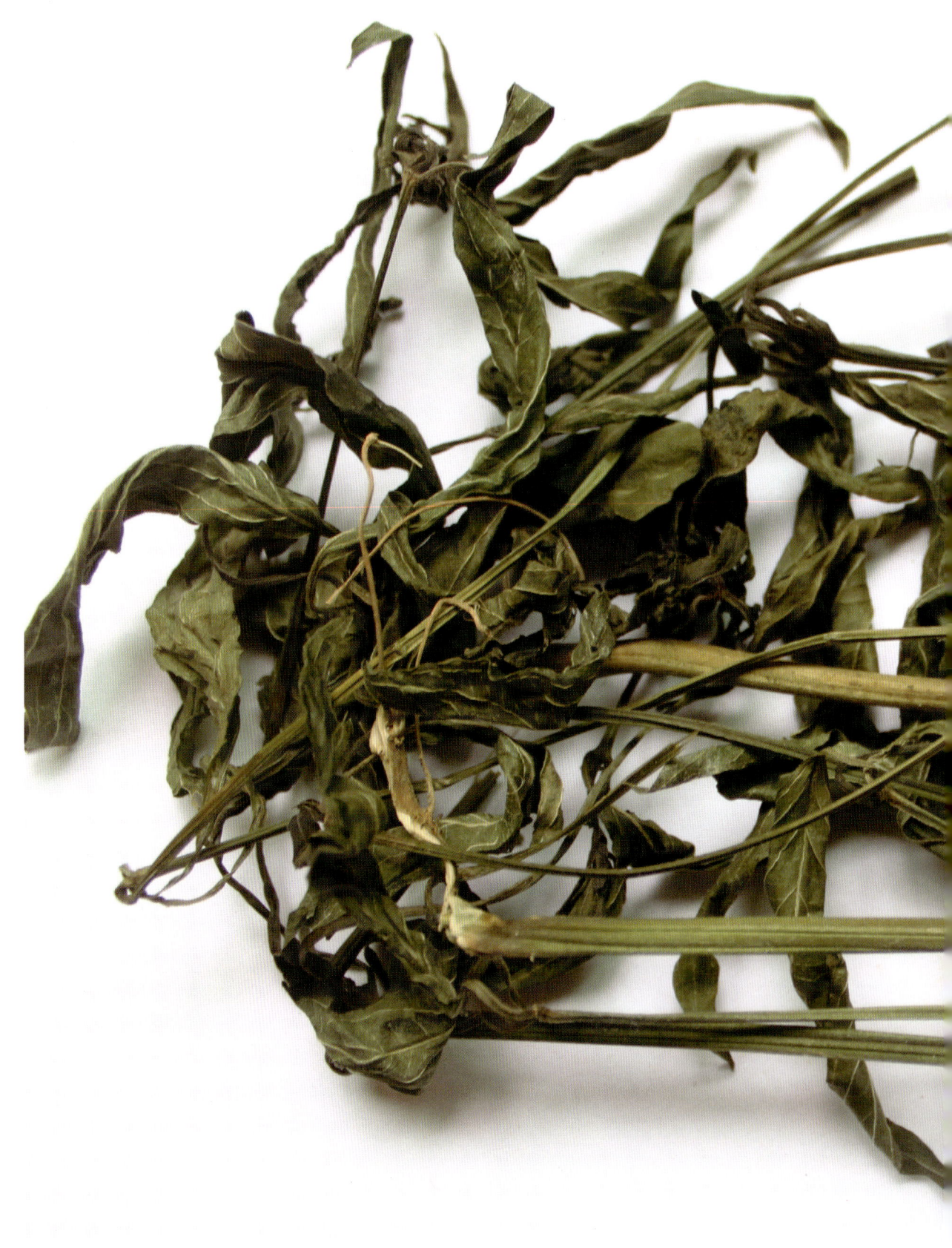

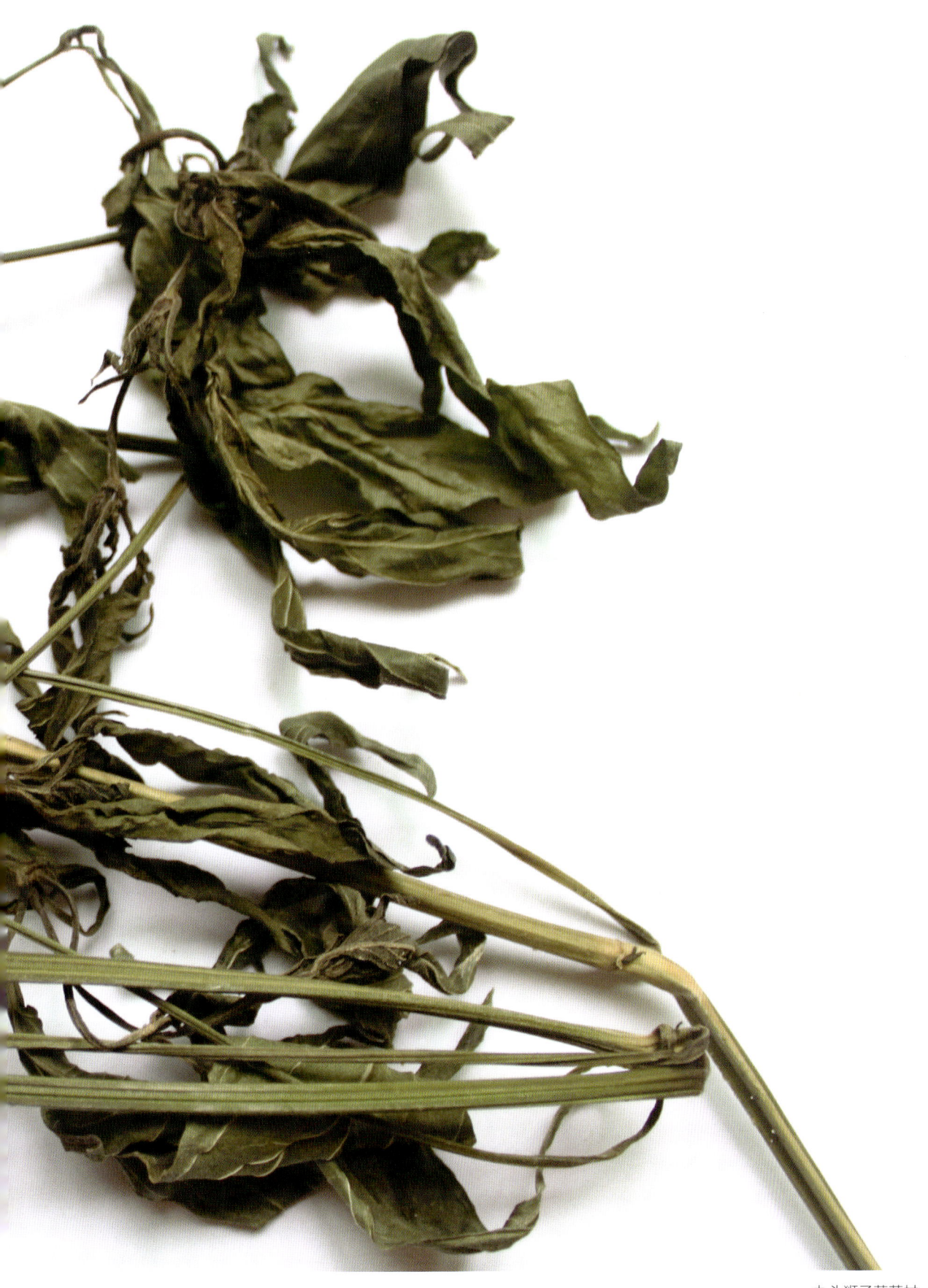

九头狮子草药材

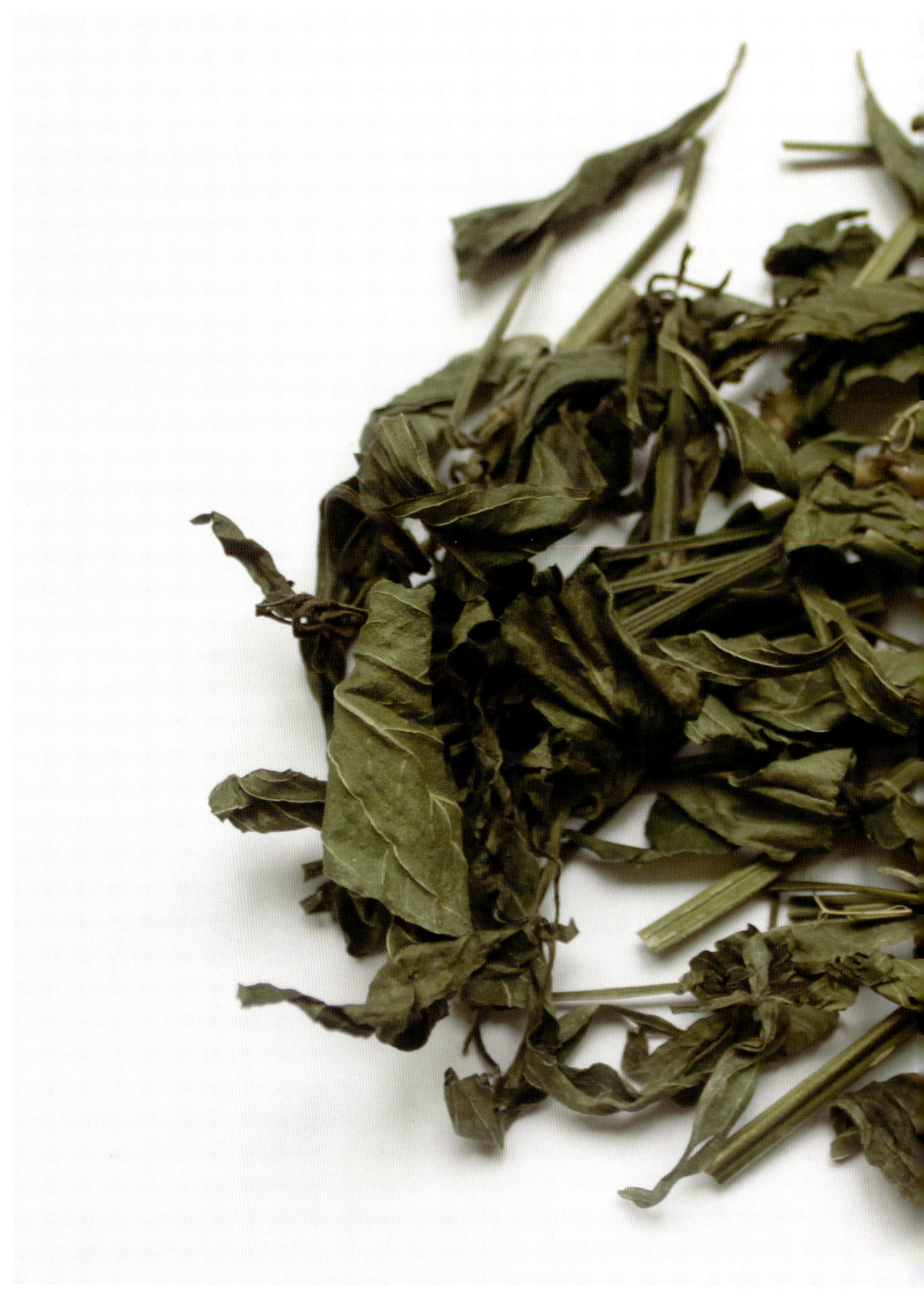

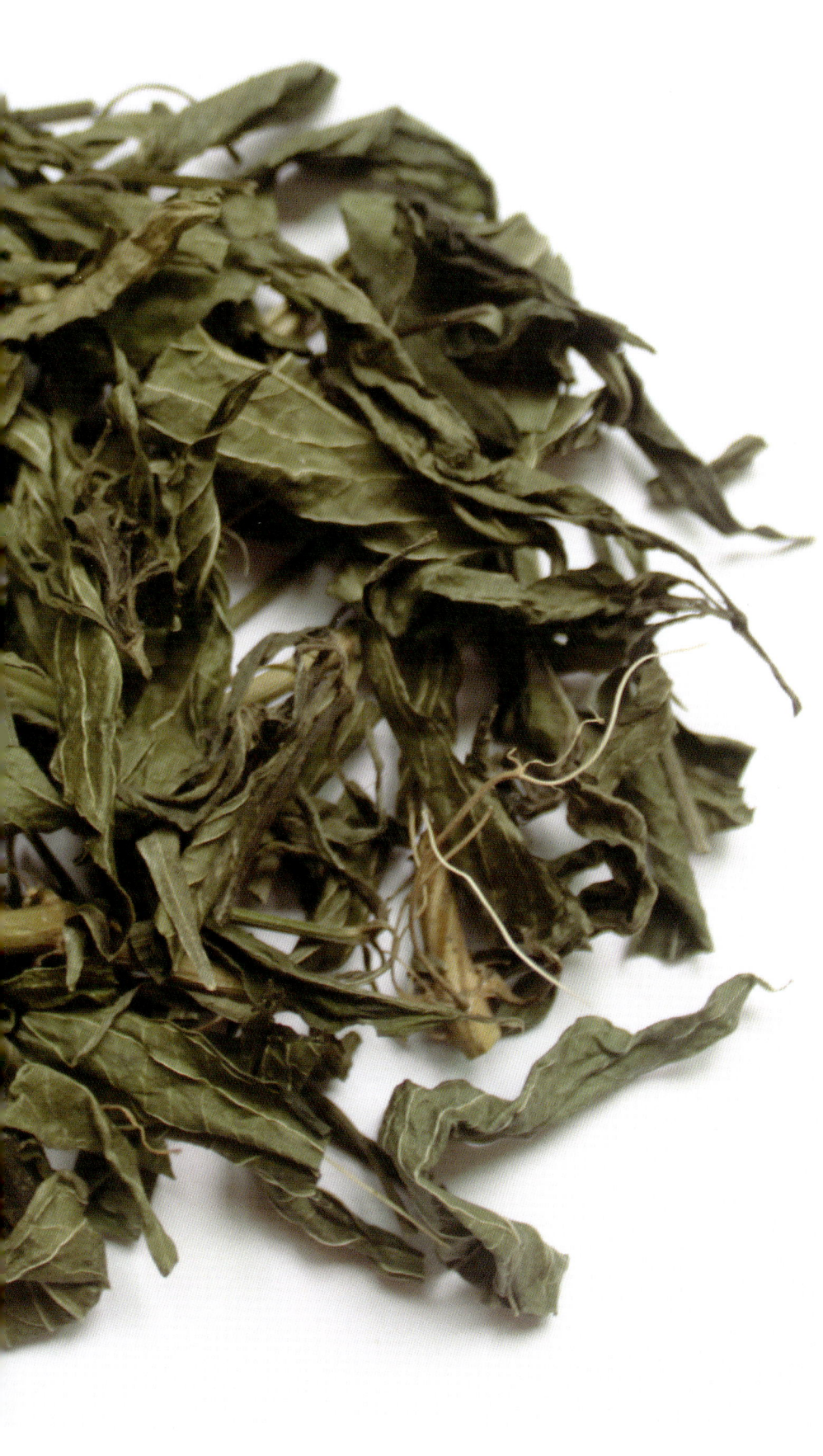

九头狮子草饮片

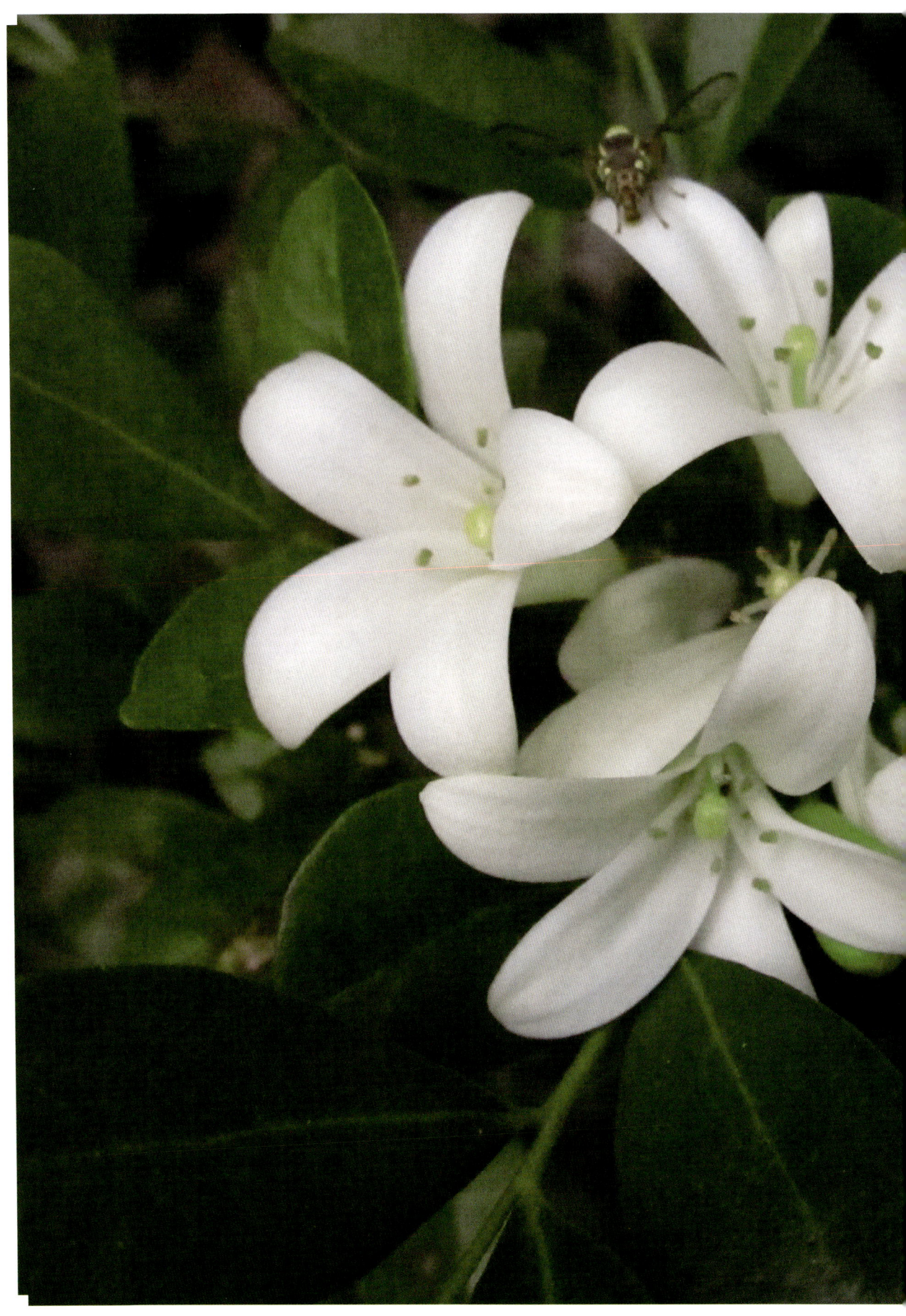

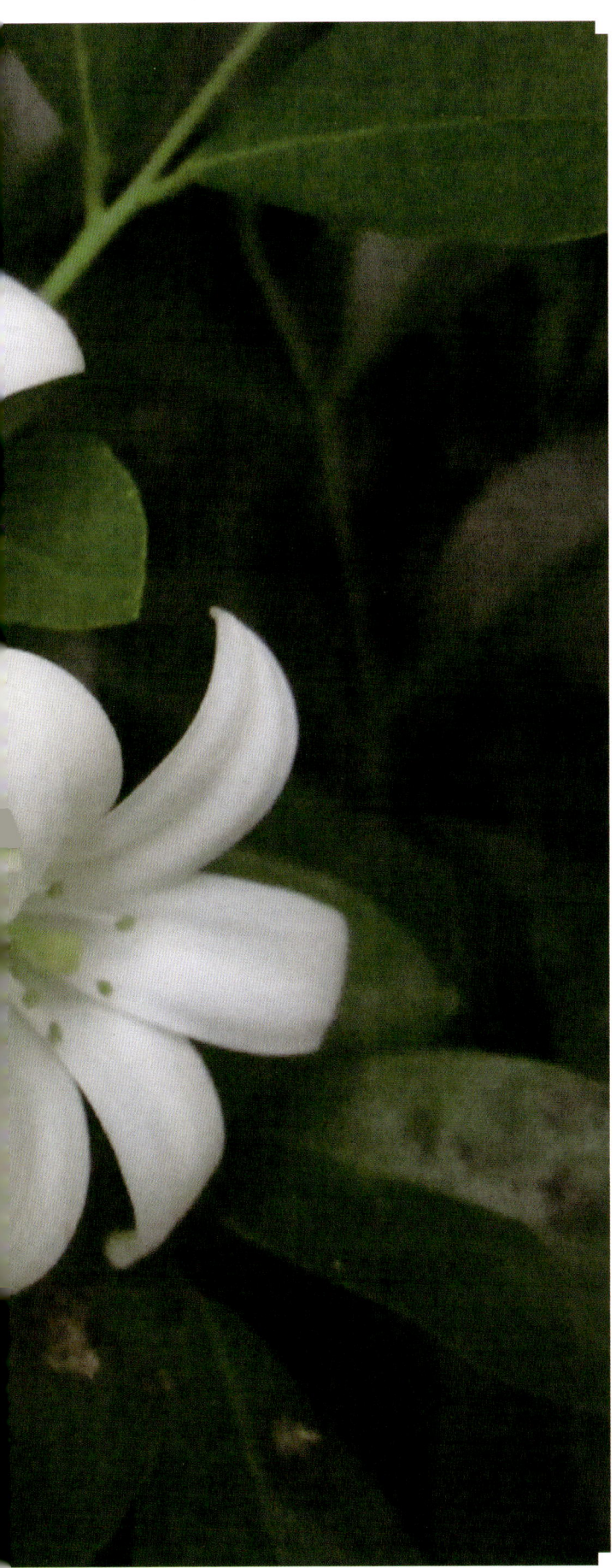

九里香

【水药名】骂秀梅。

【别　名】石辣椒、九秋香、九树香、过山香、黄金桂、山黄皮、千只眼、月橘。

【来　源】本品为芸香科植物九里香 *Murraya exotica* L. 的根或叶。

【性味归经】味辛、苦，微温。归肝、胃经。

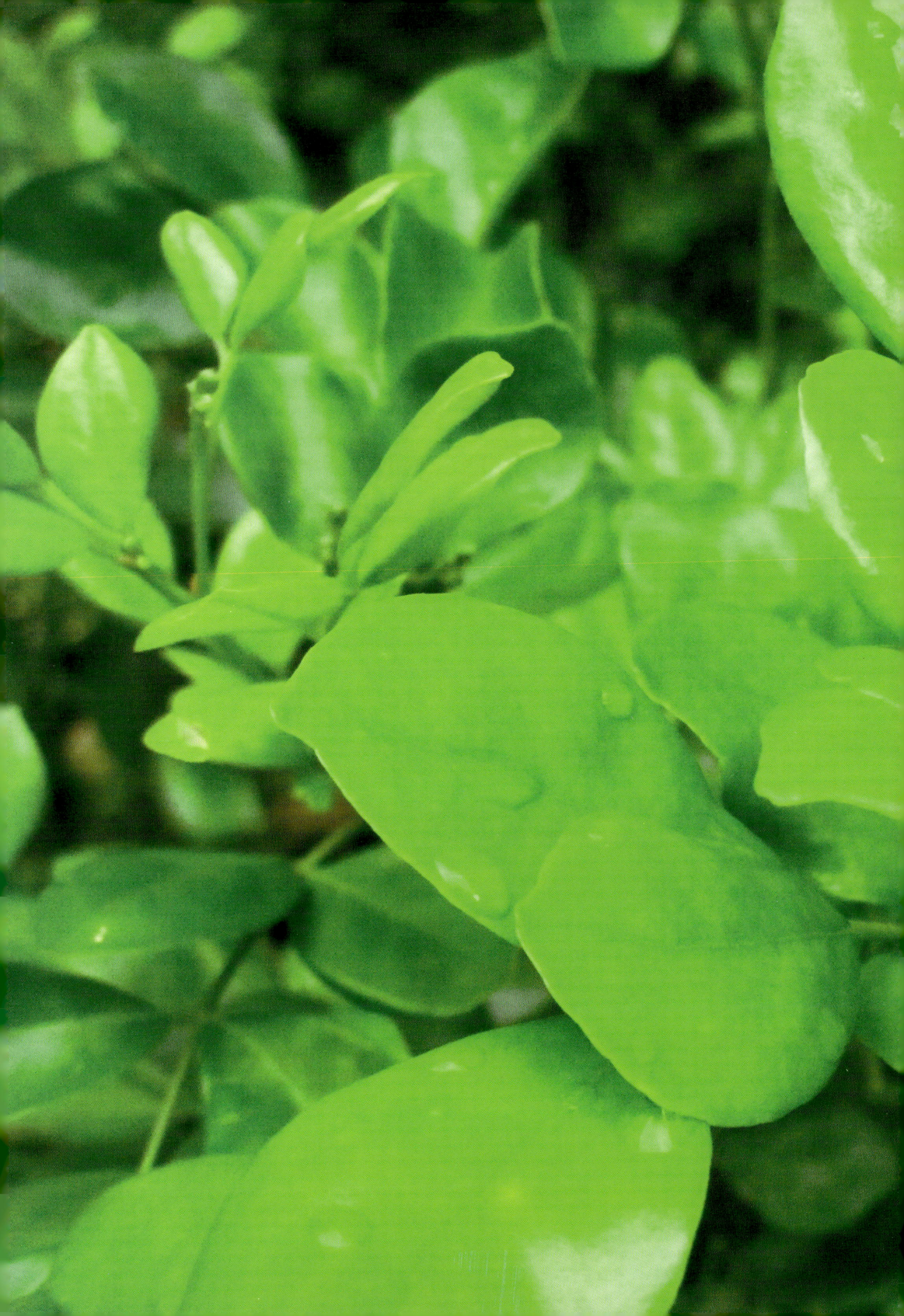

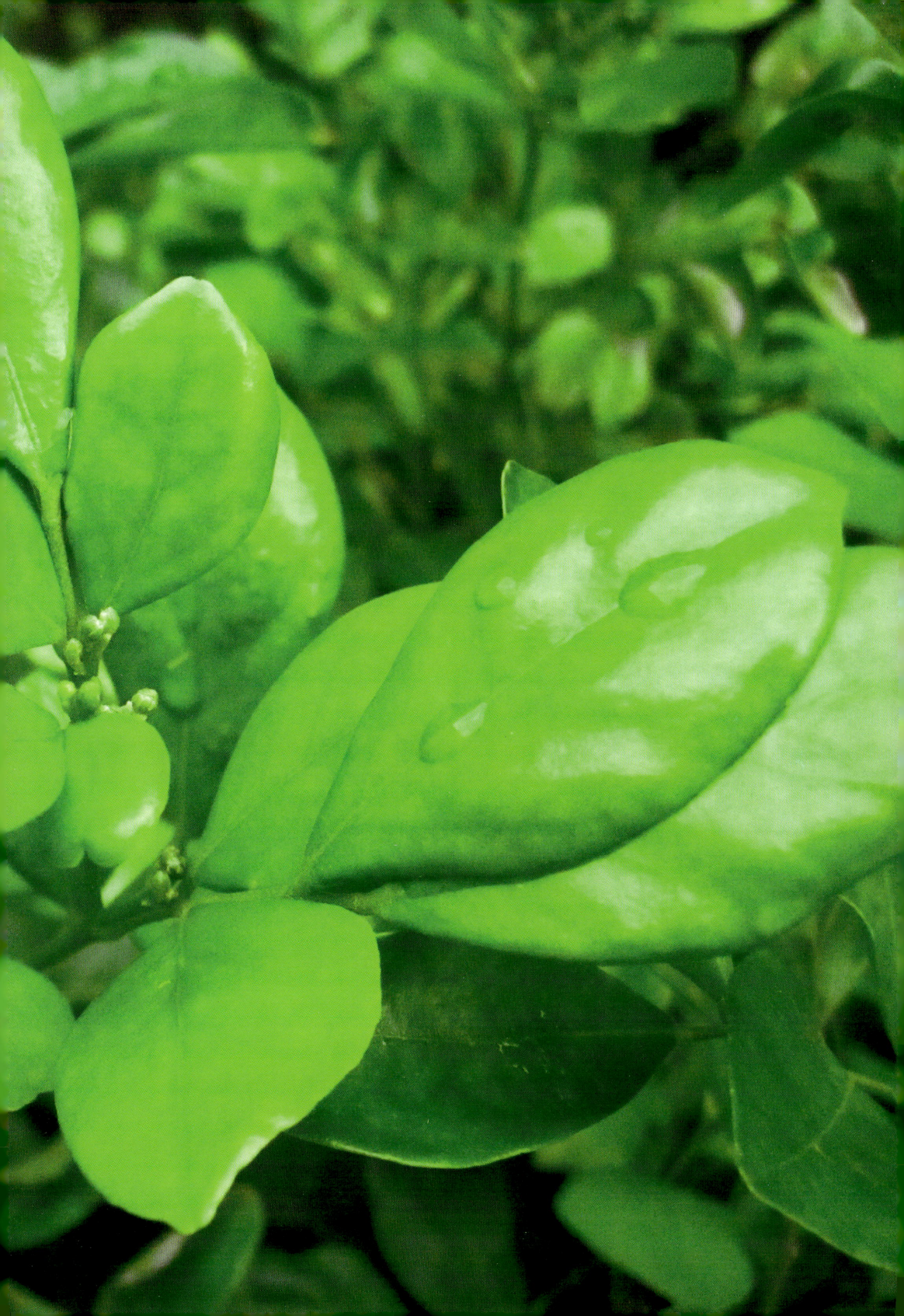

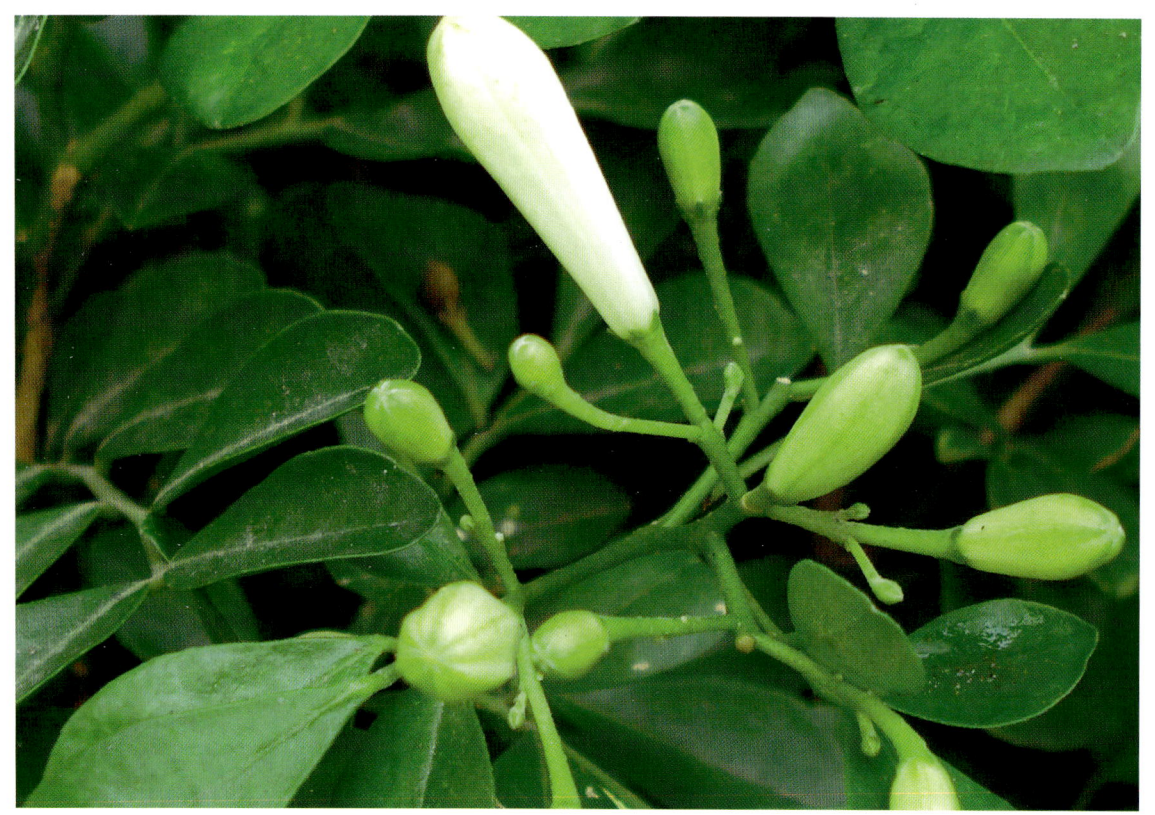

九里香

识别特征

常绿灌木或小乔木，高 1 ~ 3 m。树皮灰褐色，木材坚硬。多分枝，小枝圆柱形，无毛。单数羽状复叶互生，叶轴不具翅，小叶 3 ~ 9 片，互生，大小和形状变异均极大，由卵形、匙状倒卵形、椭圆形至近菱形，长 2 ~ 6 cm，宽 1 ~ 2.5 cm，先端渐尖或稍凹入，基部宽楔形，常偏斜，全缘，一般野生种的小叶较大，栽培种的小叶远较野生种小，叶面深绿色有光泽。秋季开花，聚伞花序顶生或腋生。花大且少，极芳香，直径可达 4 cm，萼片 5，三角形，长约 2 mm，宿存；花瓣 5，白色，倒披针形或长圆形，长 2 ~ 2.5 cm，宽 7 ~ 9 mm；雄蕊 10，长短相间，花丝细条形，扁平；花柱棒状，柱头膨大，常较子房宽，子房圆筒形，2 室。浆果卵形或球形，大小变化很大，熟时朱红色。具种子 1 ~ 2 粒。种子有棉质毛。果熟期 10 月至翌年 2 月，果实气香，味苦、辛，有麻舌感。

生境分布

生长于山坡较旱的疏林中，常作盆景及绿化树栽培。分布于福建、台湾、湖南、广东、广西、贵州、云南等省区。部分区域有野生。

采收加工

四季可采，根晒干，叶阴干。

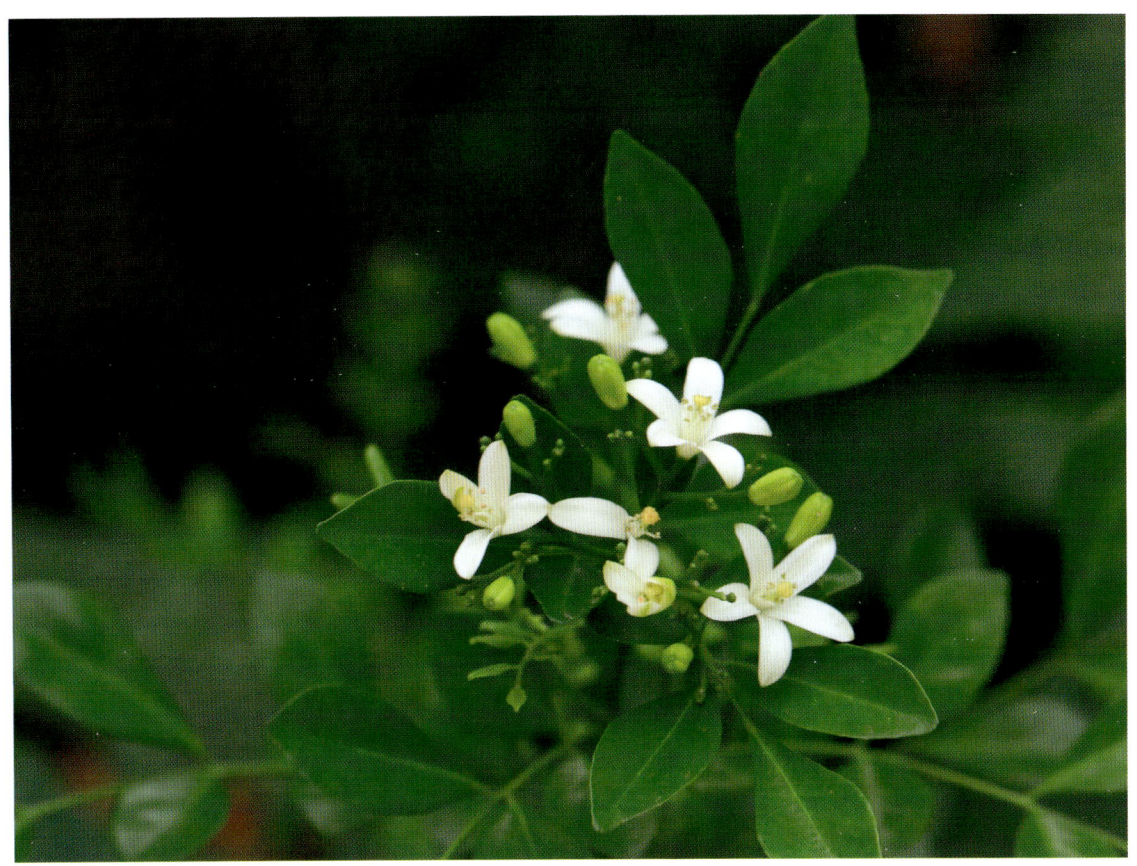

九里香

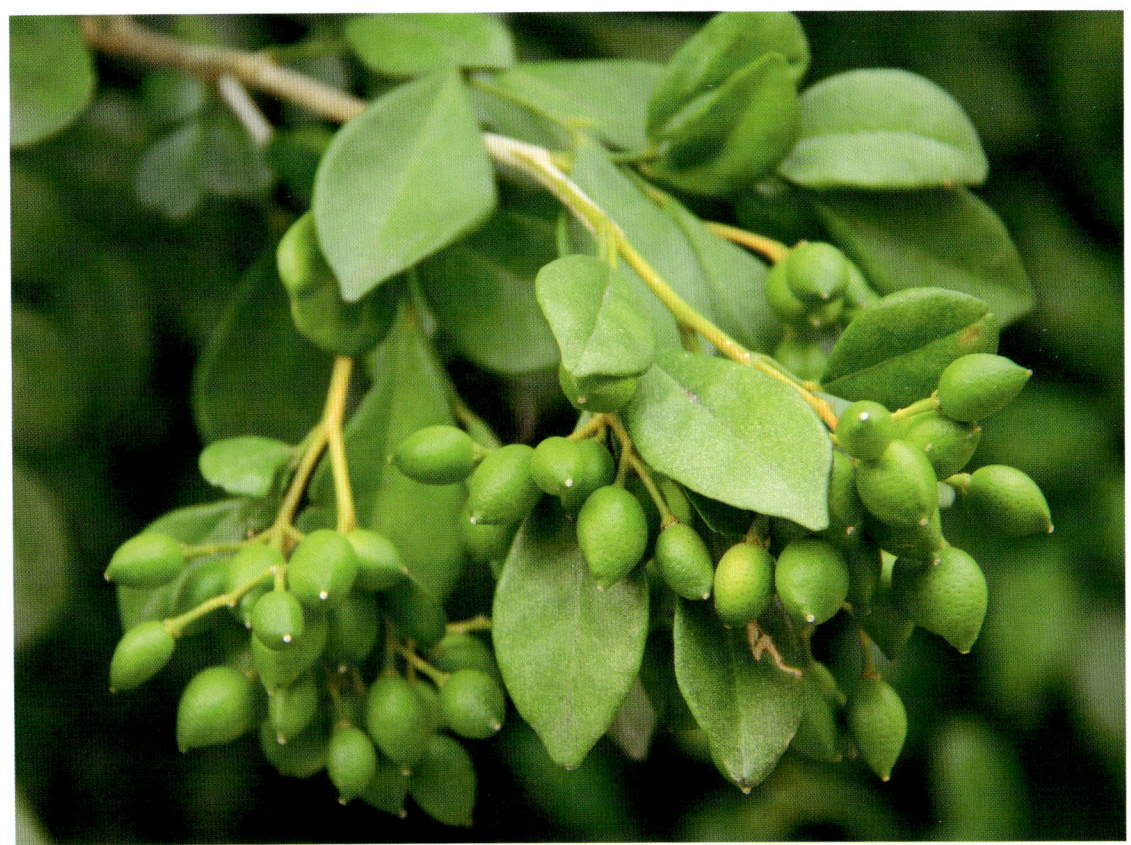

九里香

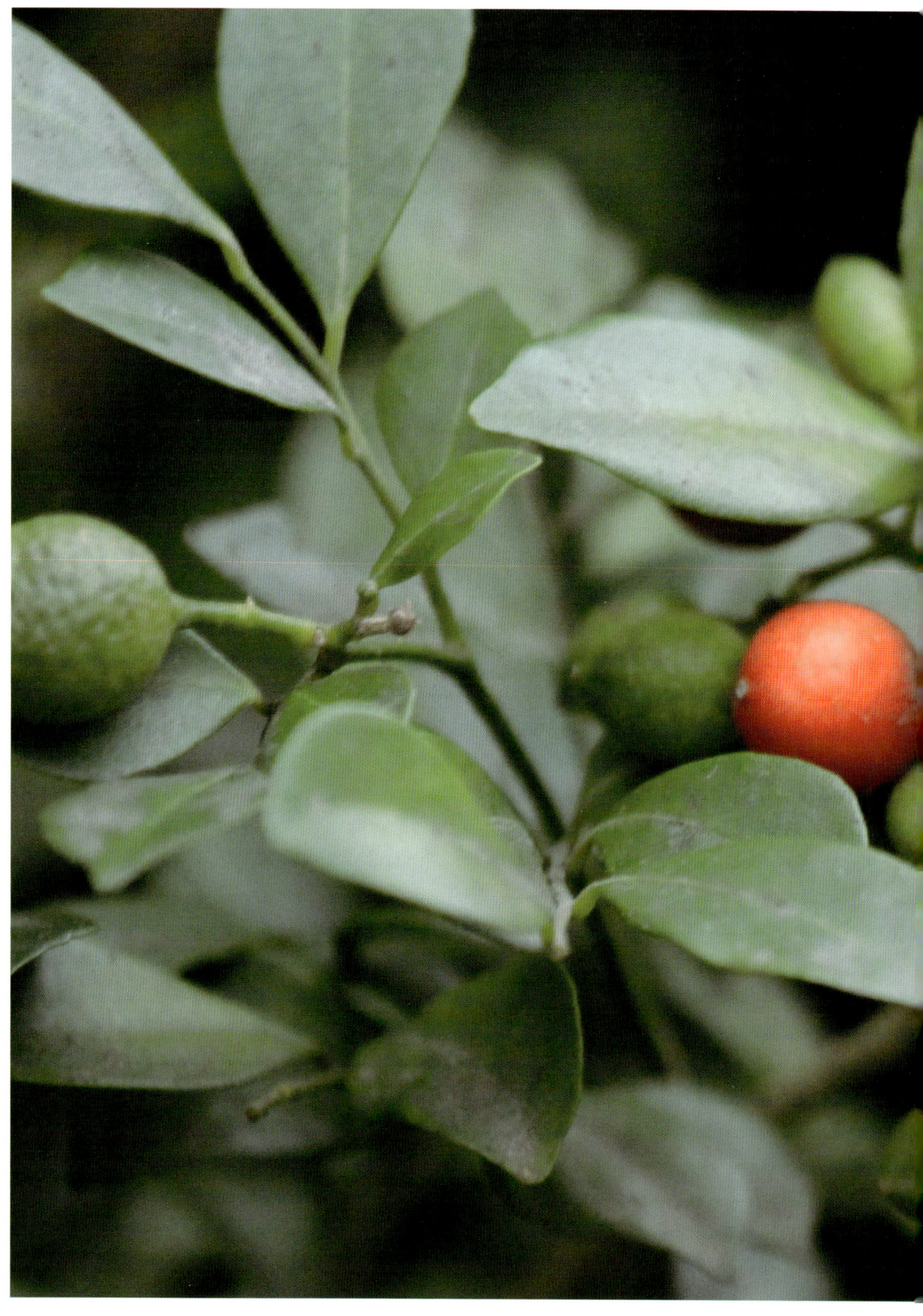

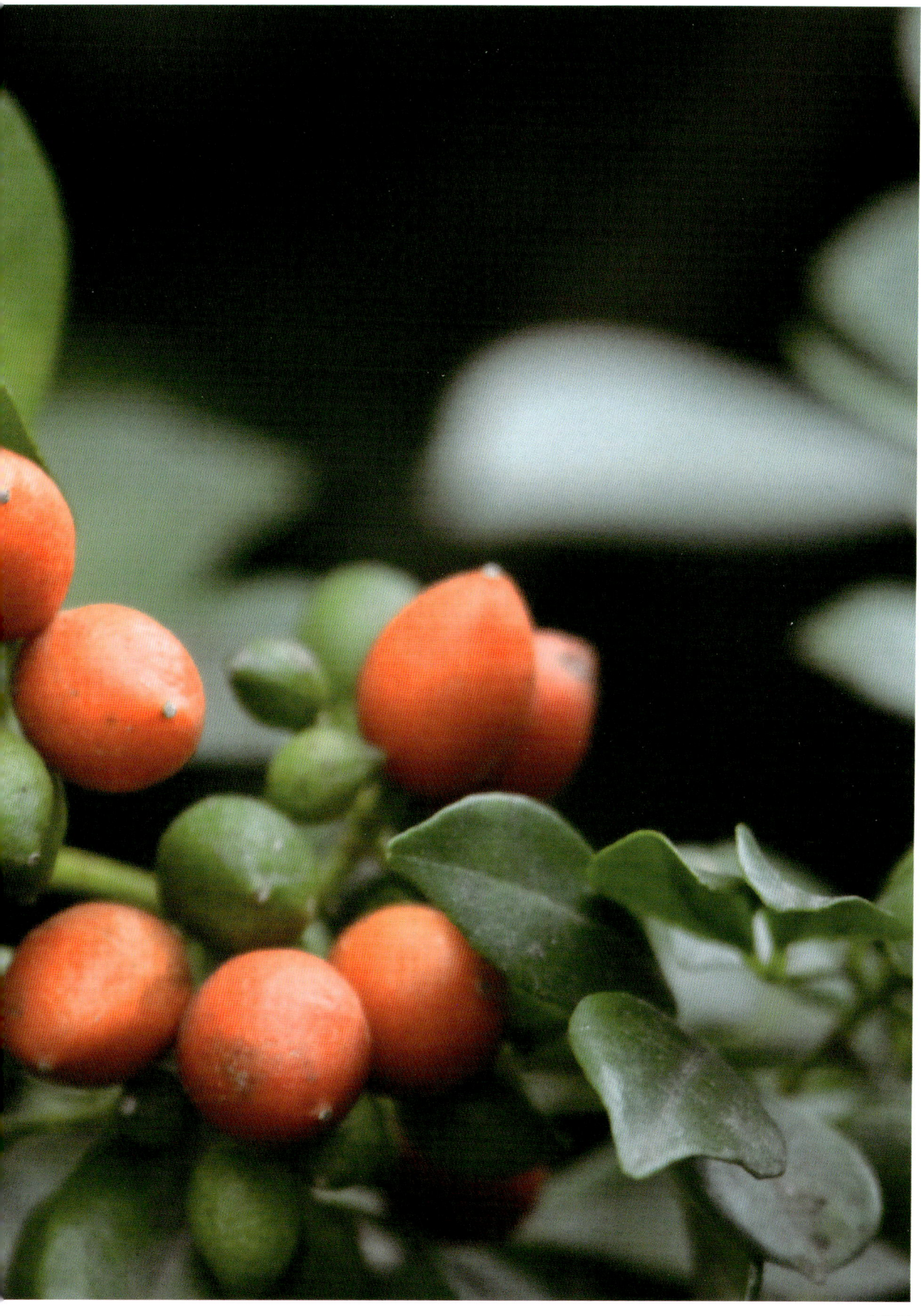

九里香

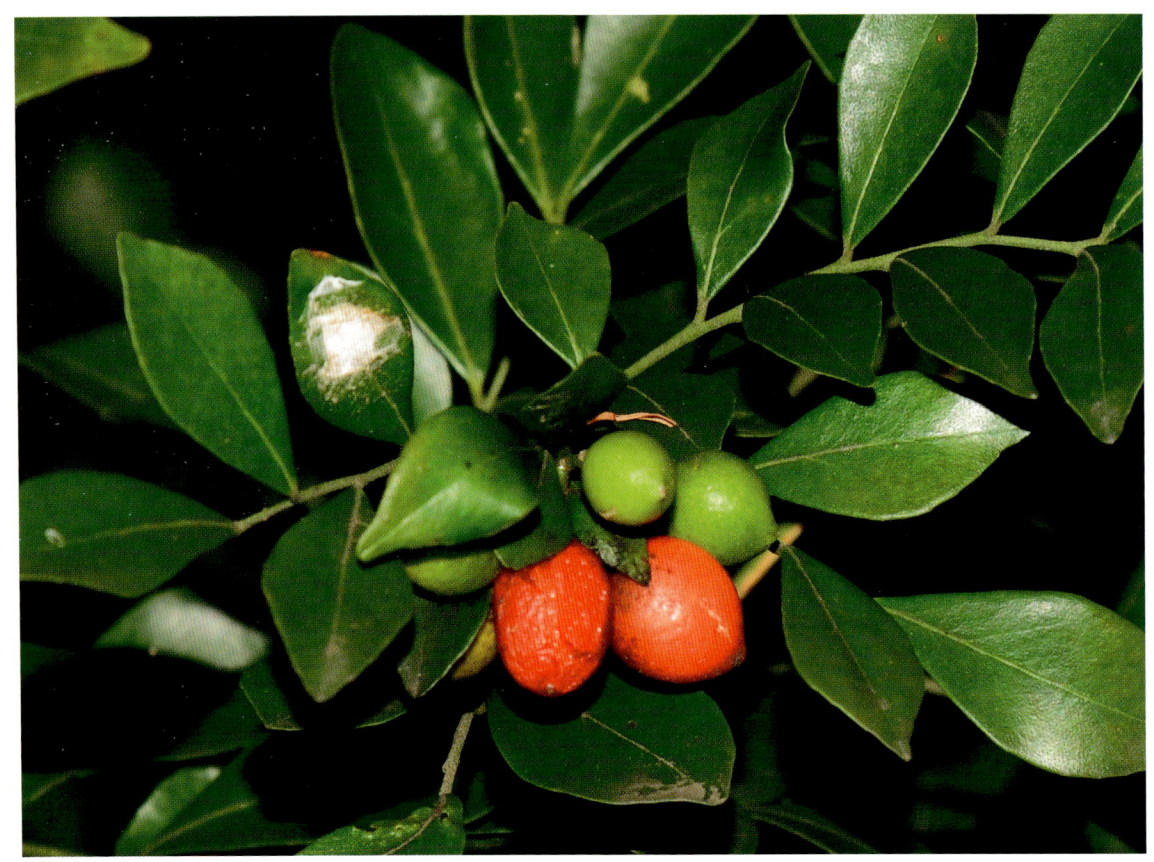

九里香

药材鉴别

本品干燥茎呈细圆形，一般截成长 3 ~ 6 cm 的段，直径最大不超过 7 mm；外表灰黄色，有细纵纹，栓皮剥落，露出肉色木质部；横切面中心颜色较淡，质坚硬。干燥叶带革质，卵形或椭圆形，长 2 ~ 7 cm，宽 1 ~ 3 cm，呈黄绿色，基部楔形，全缘，主脉在背面明显突出。叶柄极短。气香。

功效主治

麻醉止痛，镇惊，解毒消肿，祛风活络。主治跌打肿痛，风湿骨痛，胃痛，牙痛，破伤风，流行性乙型脑炎，虫、蛇咬伤，局部麻醉。

药理作用

本品石油醚提取物对离体白鼠小肠和大肠均有松弛作用；对乙酰胆碱引起的痉挛不能阻断，对组胺和氯化钡引起的痉挛有对抗作用；对离体蛙心有明显抑制作用。本品乙醇浸液对金黄色葡萄球菌和溶血性链球菌均有抑制作用。

用法用量

内服：根、叶 10 ~ 15 g，鲜品 15 ~ 30 g。外用：适量，鲜叶捣烂敷患处。

民族药方

1. 跌打肿痛 鲜九里香叶、鲜地耳草、鲜水茴香、鲜山栀叶各等份。共捣烂，酒炒敷患处。

2. 风湿骨痛 九里香、五色梅根、龙须藤各 25 g。炖猪骨或浸酒服。

3. 胃痛 九里香叶 9 g，煅瓦楞 30 g。共研末，每次服 3 g，每日 3 次。

4. 流行性乙型脑炎 鲜九里香叶 25 ~ 50 g，鲜刺针草 50 ~ 150 g。煎水，分 2 ~ 3 次服（或用鼻饲）。高热者加大青叶 50 g，同上药煎服；抽搐频繁痰多者，另取九里香叶 25 ~ 50 g，捣烂用冷开水冲服。

5. 骨折肿痛 九里香鲜叶或根适量。捣烂，加鸡蛋清调敷患处。

6. 风湿痹痛 九里香干根 15 g。水煎服。

7. 多年痛风 九里香 15 g。水煎服。

使用注意

阴虚火亢者忌用。

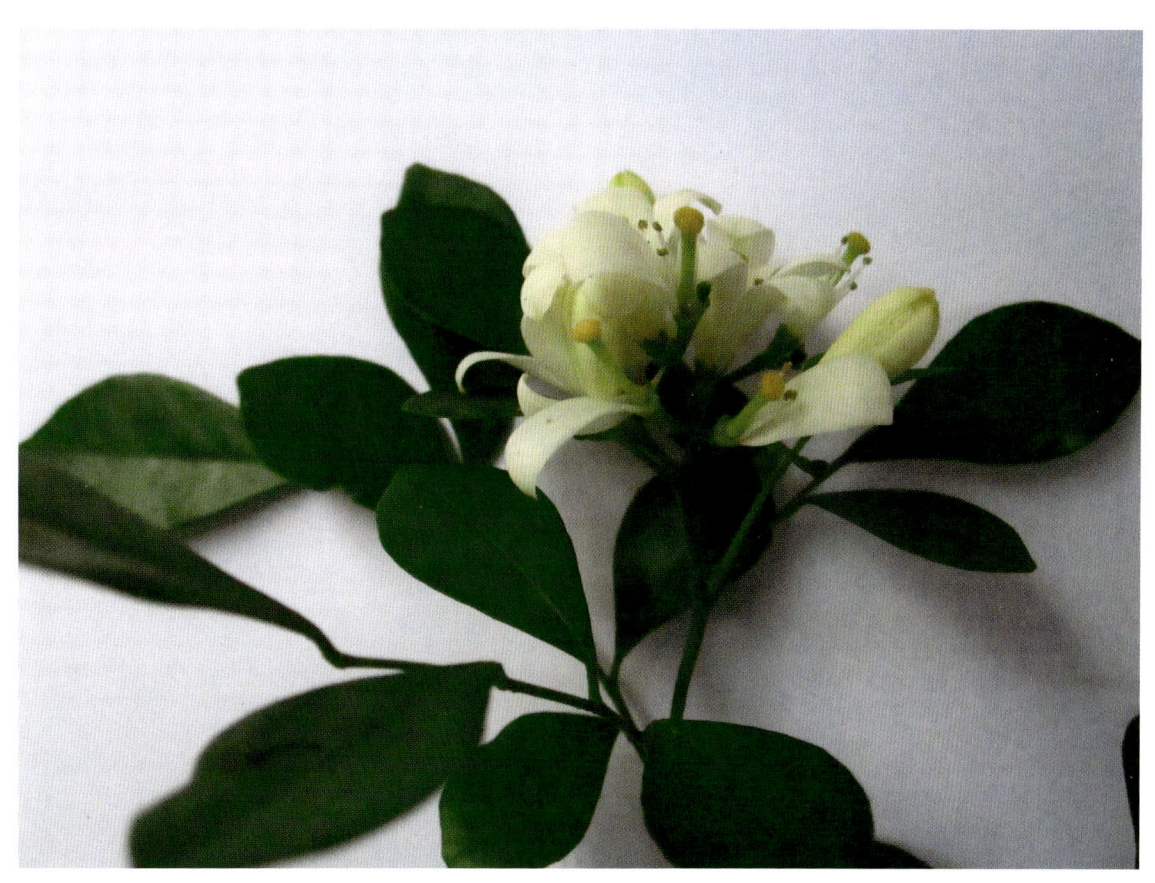

九里香

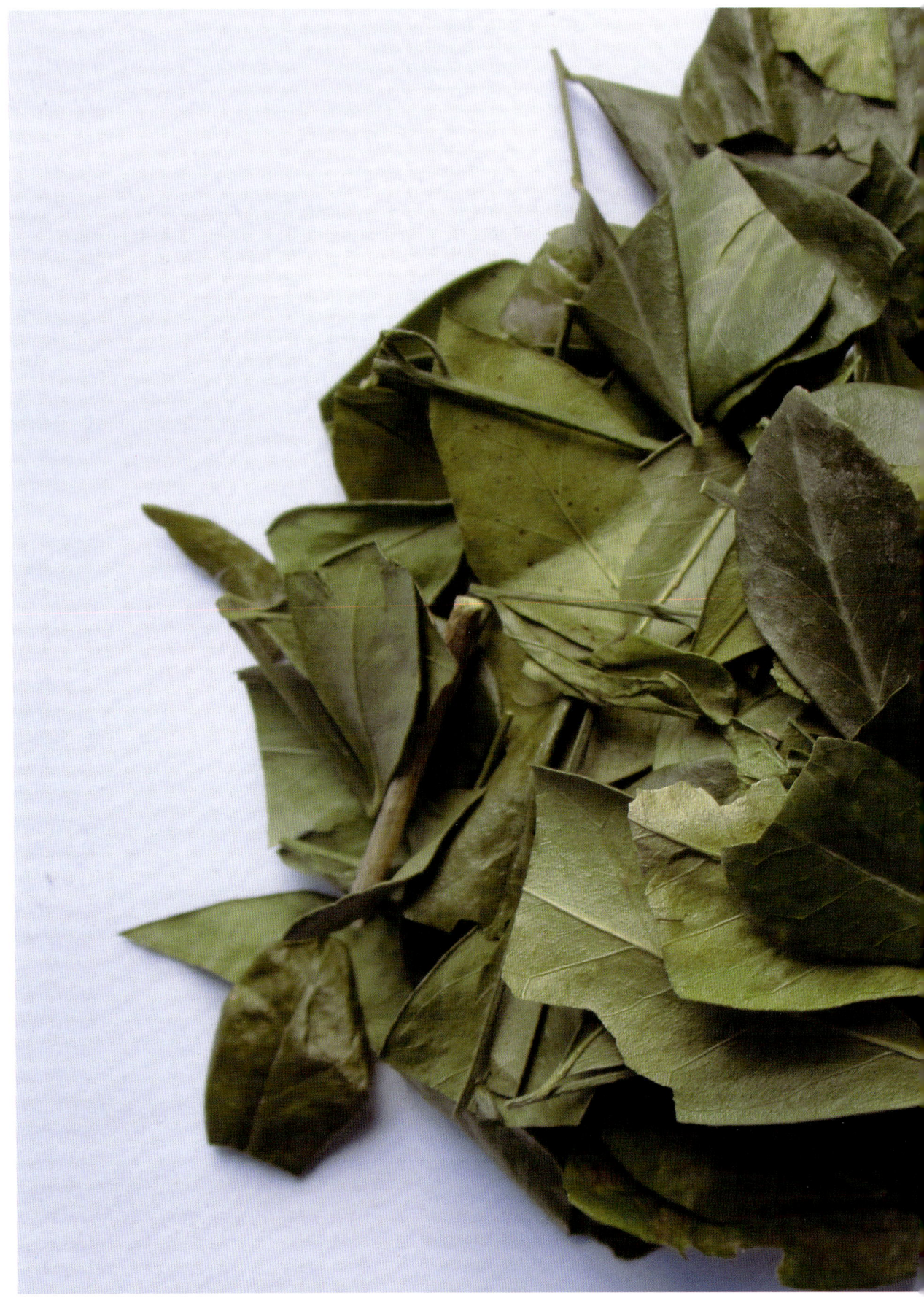

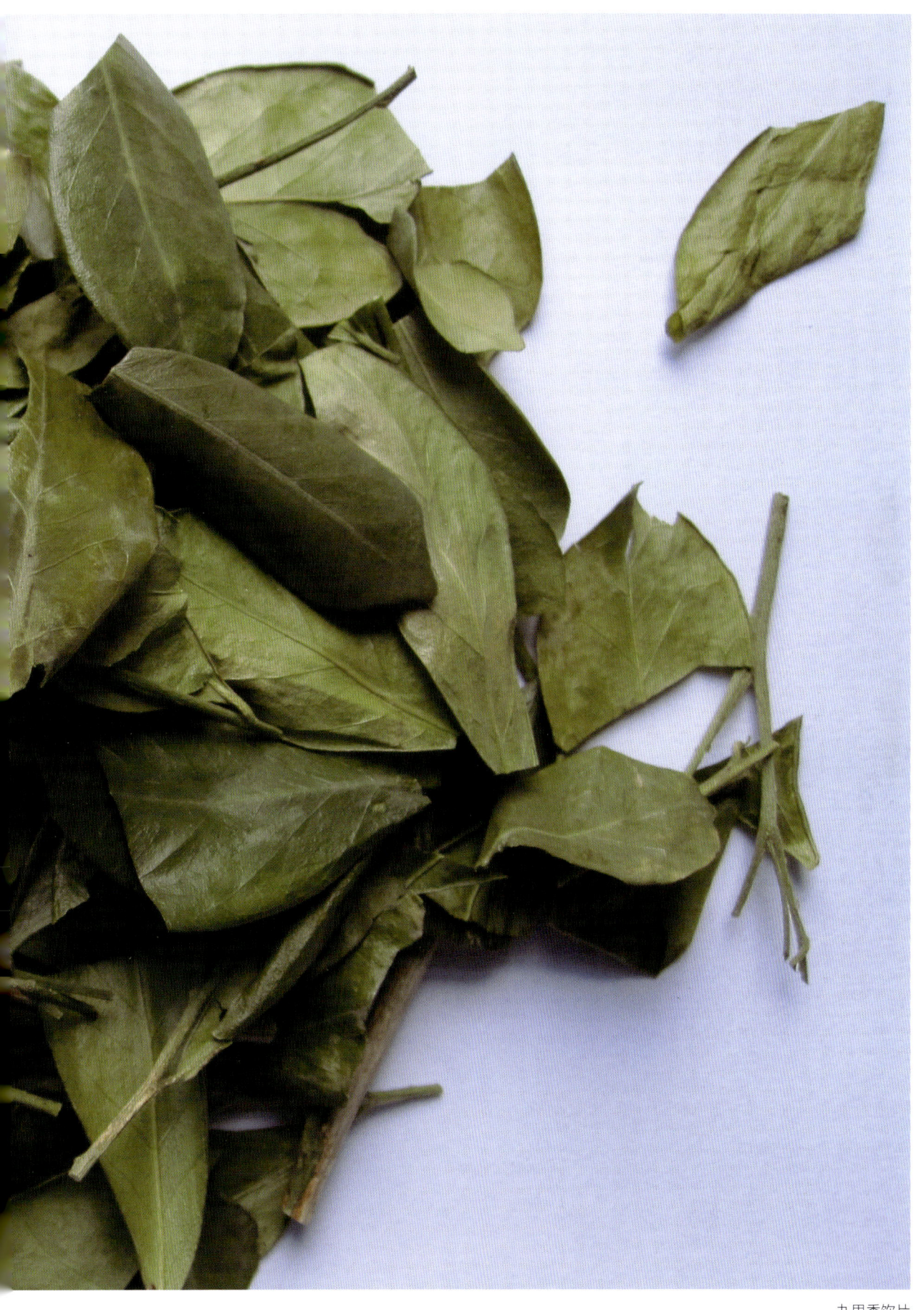

九里香饮片

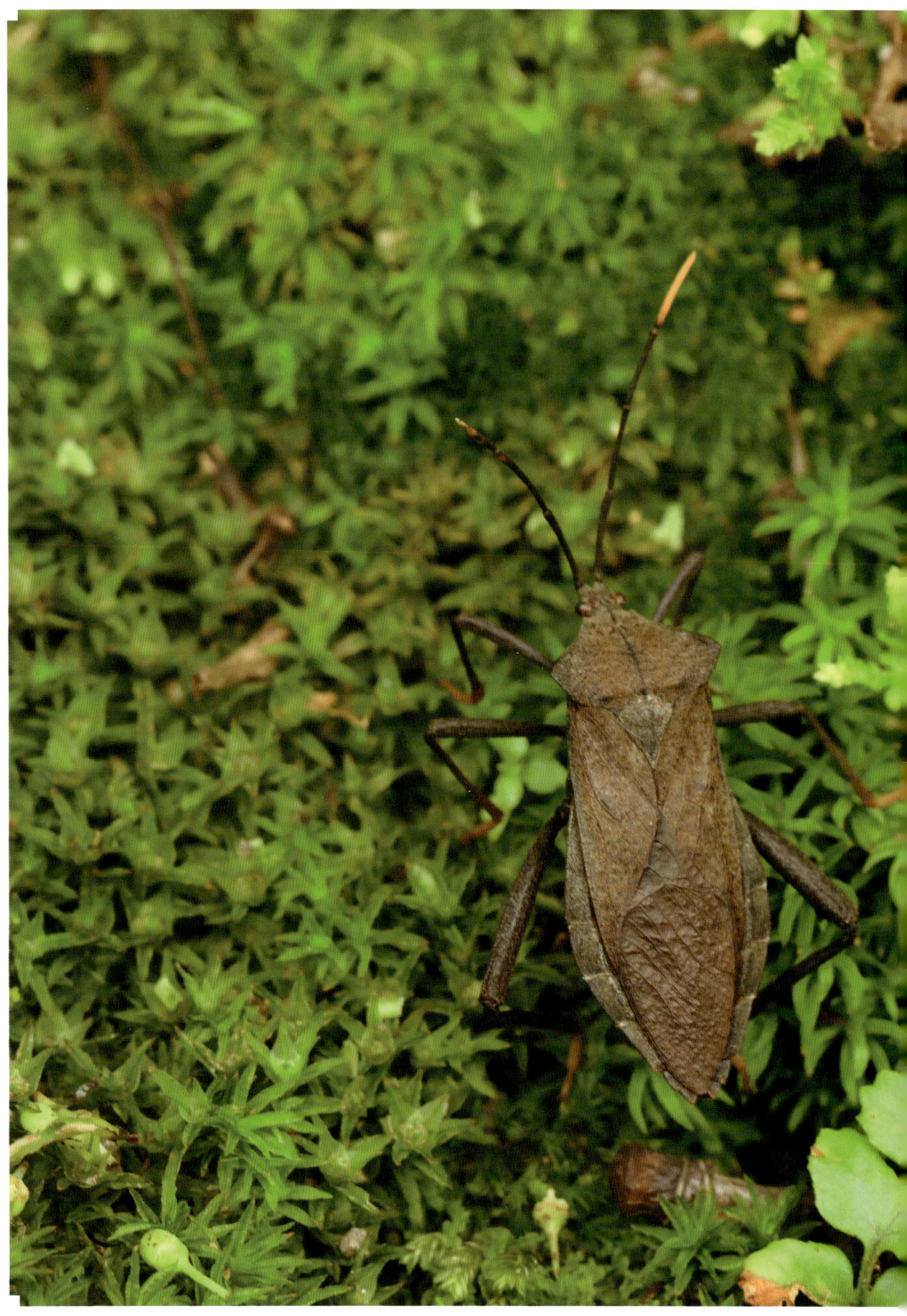

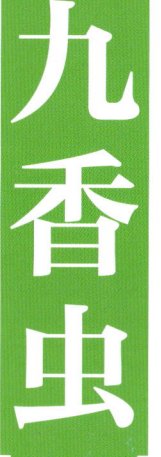

九香虫

【水 药 名】古娘。

【别　　名】黑兜虫、屁板虫、蜣螂虫、打屁虫。

【来　　源】本品为蝽科昆虫九香虫 *Aspongopus chinensis* Dallas 的干燥全虫。

【性味归经】味咸，性温。归肝、脾、肾经。

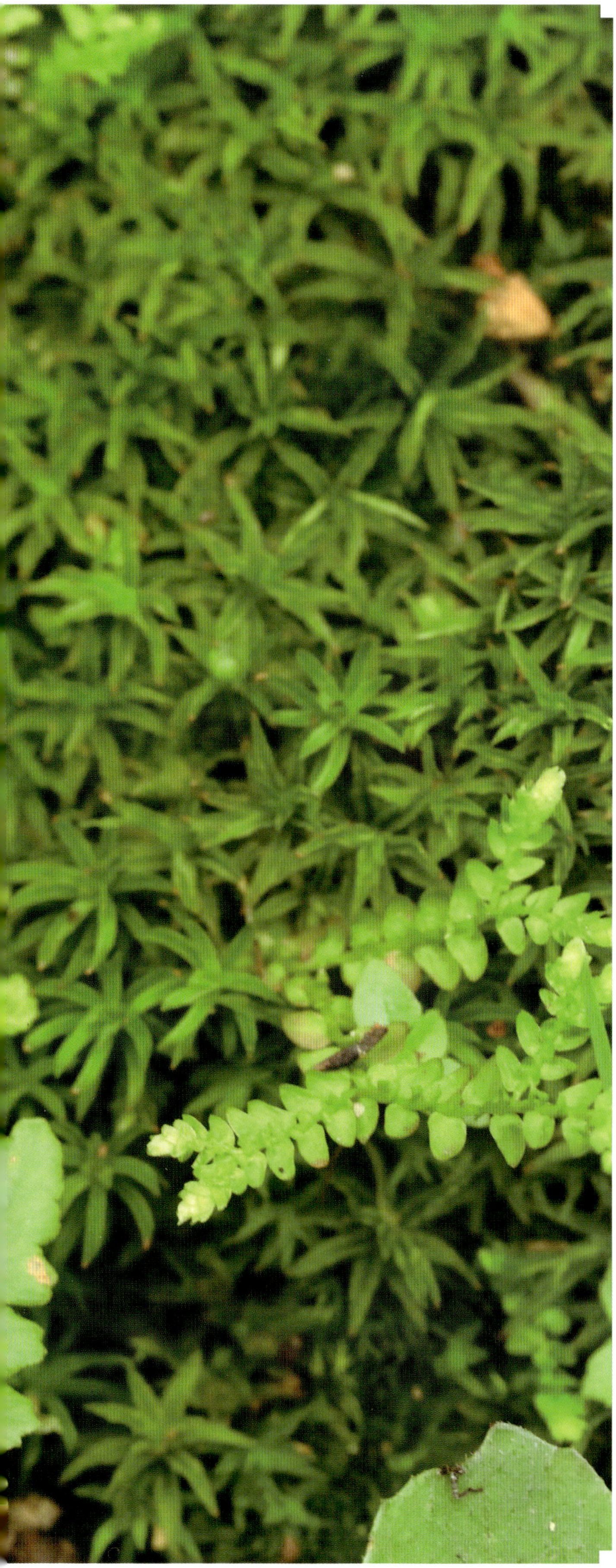

九香虫

识别特征

全体椭圆形，体一般紫黑色，带铜色光泽，头部、前胸，背板及小盾片较黑。头小，略呈三角形；复眼突出，呈卵圆形，位于近基部两侧；单眼1对，橙黄色；喙较短，触角5节，第1节较粗，圆筒形，其余4节较细长且扁。前胸背板前狭后阔，前缘凹进，后缘略拱出，中部横直，侧角显着；表面密布细刻点，并杂有黑皱纹，前方两侧各有一相当大的"眉形区"，色泽幽暗，仅中部具刻点。翅2对，前翅为半鞘翅，棕红色，纵脉很密。足3对，后足最长，跗节3节。腹面密布细刻及皱纹，后胸腹板近前缘区有2个臭孔，位于后足基前外侧，能由此放出臭气。

生境分布

生活于林中叶下或岩崖避雨处。分布于安徽、江苏、浙江、江西、福建、台湾、湖北、湖南、广西、广东、四川、云南、贵州等省区。

采收加工

冬、春二季捕捉，捕得后放入罐内，加酒盖紧，将其闷死；或放入沸水中烫死，取出晒干或烘干。

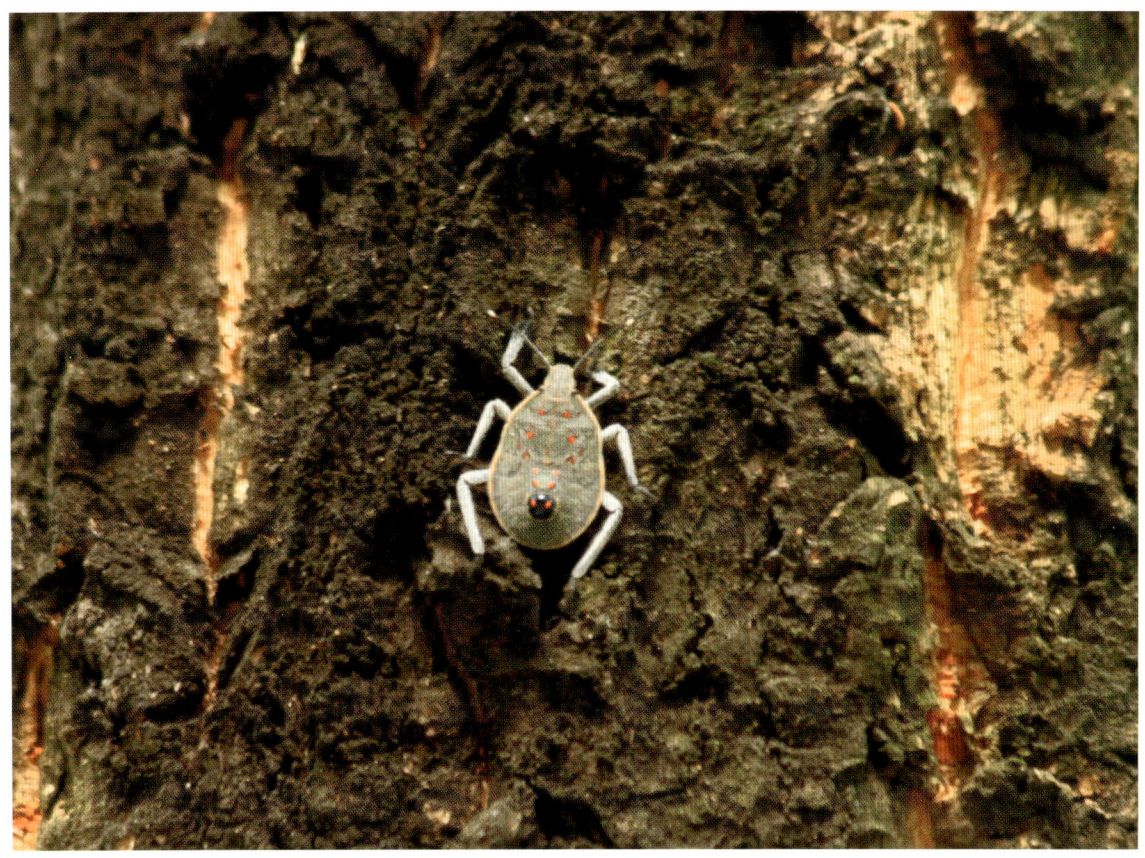

九香虫

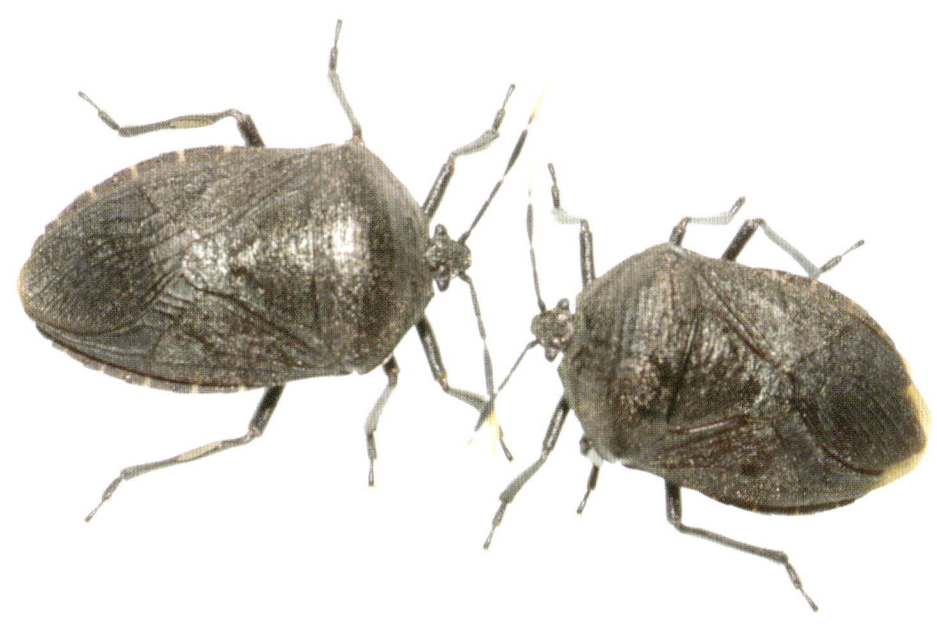

九香虫

药材鉴别

本品略呈六角状扁椭圆形，长 1.6 ~ 2 cm，宽约 1 cm。表面棕褐色或棕黑色，略有光泽。头部小，与胸部略呈三角形，复眼突出，卵圆状，单眼 1 对，触角 1 对各 5 节，多已脱落。腹部棕红色至棕黑色，每节近边缘外有突起的小点。质脆，折断后腹面有浅棕色的内含物。气特异，味微咸。以个均匀、棕褐色、油性大、无虫蛀者为佳。

功效主治

理气止痛，温中壮阳。主治胸膈气滞，脘痛痞闷，脾肾亏损，腰膝酸楚，阳痿。

药理作用

本品对金黄色葡萄球菌、伤寒沙门菌、副伤寒沙门菌、福氏志贺氏菌有较强的抗菌作用；并有促进机体新陈代谢作用。

用法用量

内服：3 ~ 6 g，煎汤；或研末。入丸、散服。

民族药方

1. 胃脘痞闷，肝气不疏 九香虫 40 g，蓝布正根 30 g，土橘皮 20 g，吴茱萸 10 g。炒脆，共研粉，温开水送下，每次 3 ~ 6 g，或装胶囊，水吞服。

2. 胸隔间气滞，脾肾亏损，阳疾 九香虫（半生半熟）30 g，车前子（微炒）12 g，陈皮 12 g，白术 15 g，杜仲（酥炙）25 g。共研为细末，炼蜜为丸，空腹服。

3. 肾虚阳痿 九香虫 30 g。油炒熟，放入花椒粉、食盐少许嚼食，用酒或温开水送下。

4. 肝肾虚损，腰膝酸痛 九香虫 30 g，杜仲 25 g，白术 15 g，陈皮 12 g。共研为细末，炼蜜作丸服，淡盐开水送服，每次 5 g，早、晚各服 1 次。

5. 胃脘滞痛，胸膈胀满 九香虫 10 g，佛手片 15 g，厚朴花 15 g，丁香 10 g。水煎服。

6. 气机郁结，血脉瘀阻 九香虫 10 g，五灵脂 10 g，延胡索 10 g，丹参 12 g，香附 10 g，三七粉 3 g，木香 6 g。水煎服，每日 2 次，每日 1 剂。

7. 肾气亏损，腰膝酸痛 九香虫 10 g，杜仲 15 g，牛膝 15 g，益智 15 g。水煎服。

8. 顽固性风湿痛 九香虫、全蝎、蜈蚣、土鳖虫各等份。焙干，共研为末，每次服 6 g，每日 2 次。

9. 神经性皮炎 九香虫 5 个。用乙醇 150 mL 浸泡 7 日，用时以此乙醇涂患处，待患处起水疱后，用针刺破，使水流出，待结痂脱落。

10. 肾虚腰痛　九香虫 45 g。浸泡在 500 mL 白酒中 7 日，早、晚空腹服，每次 20 mL，每日 2 次。

11. 口腔溃疡　九香虫 6 只，芝麻油适量。将芝麻油煮沸，再将九香虫炸至焦黑后捞出弃之，待油凉后装入瓶勺备用；用时取香油涂于溃疡处，每日 2 次。

▌使用注意

阴虚阳亢者慎服。

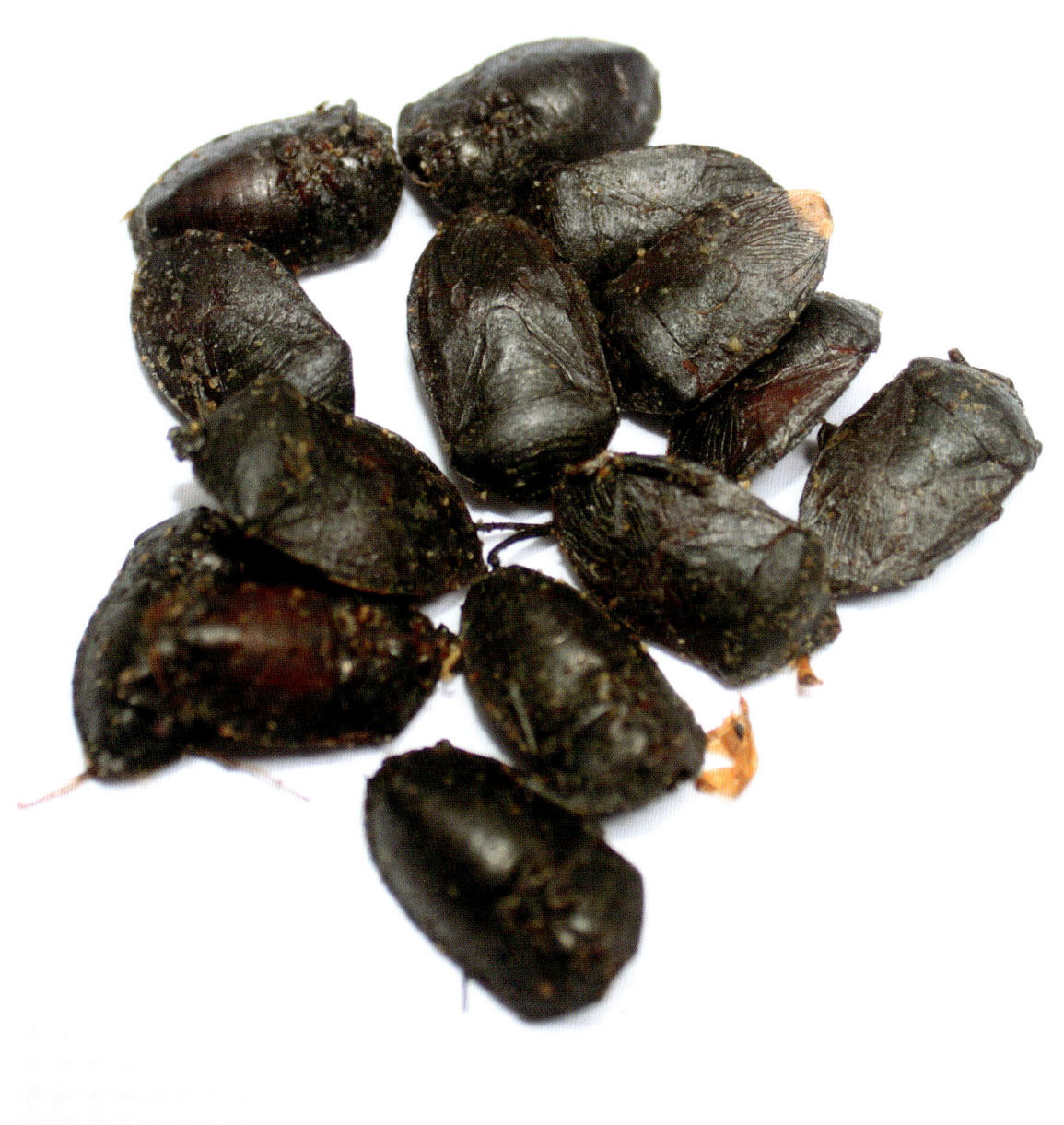

九香虫

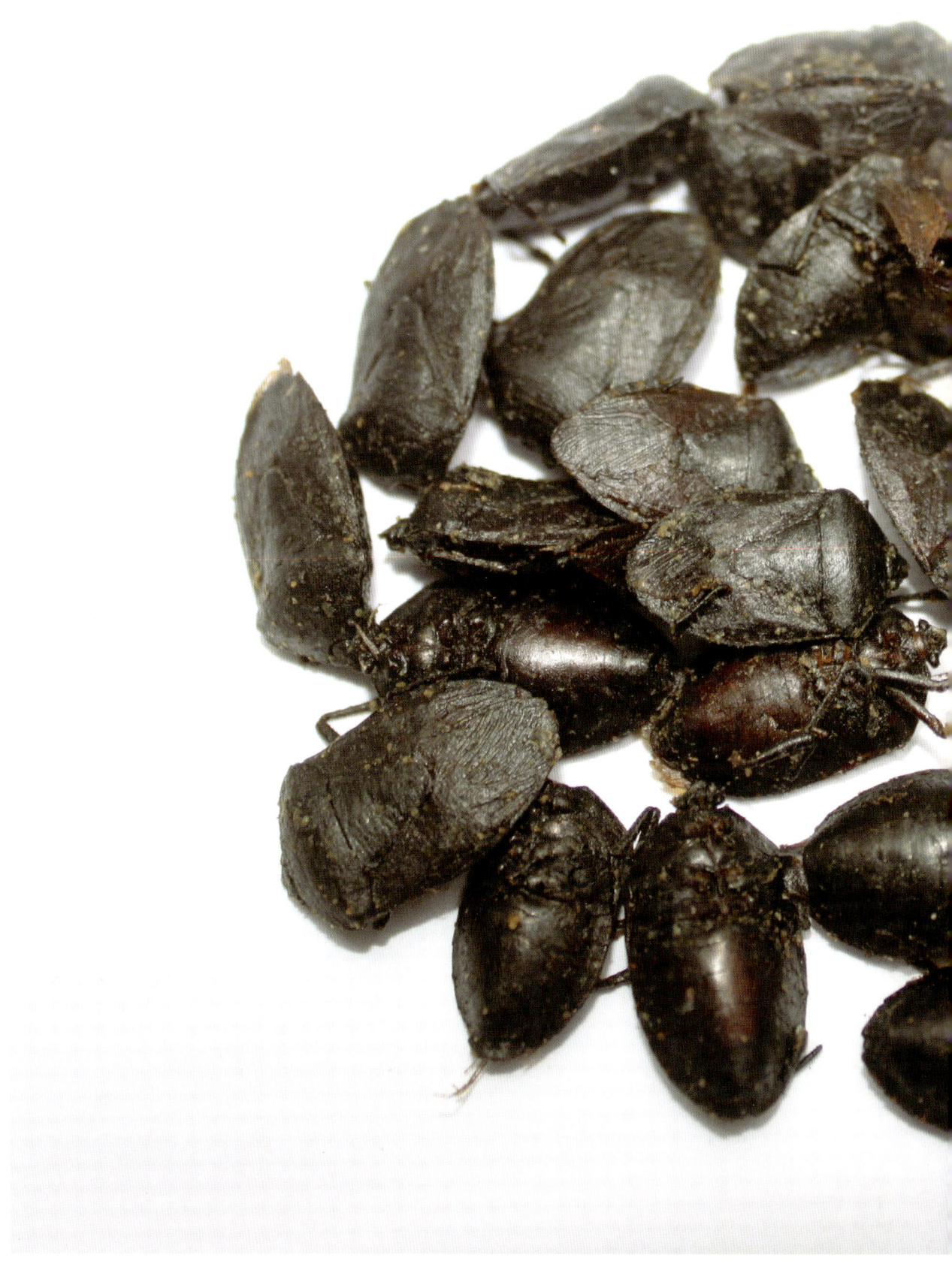

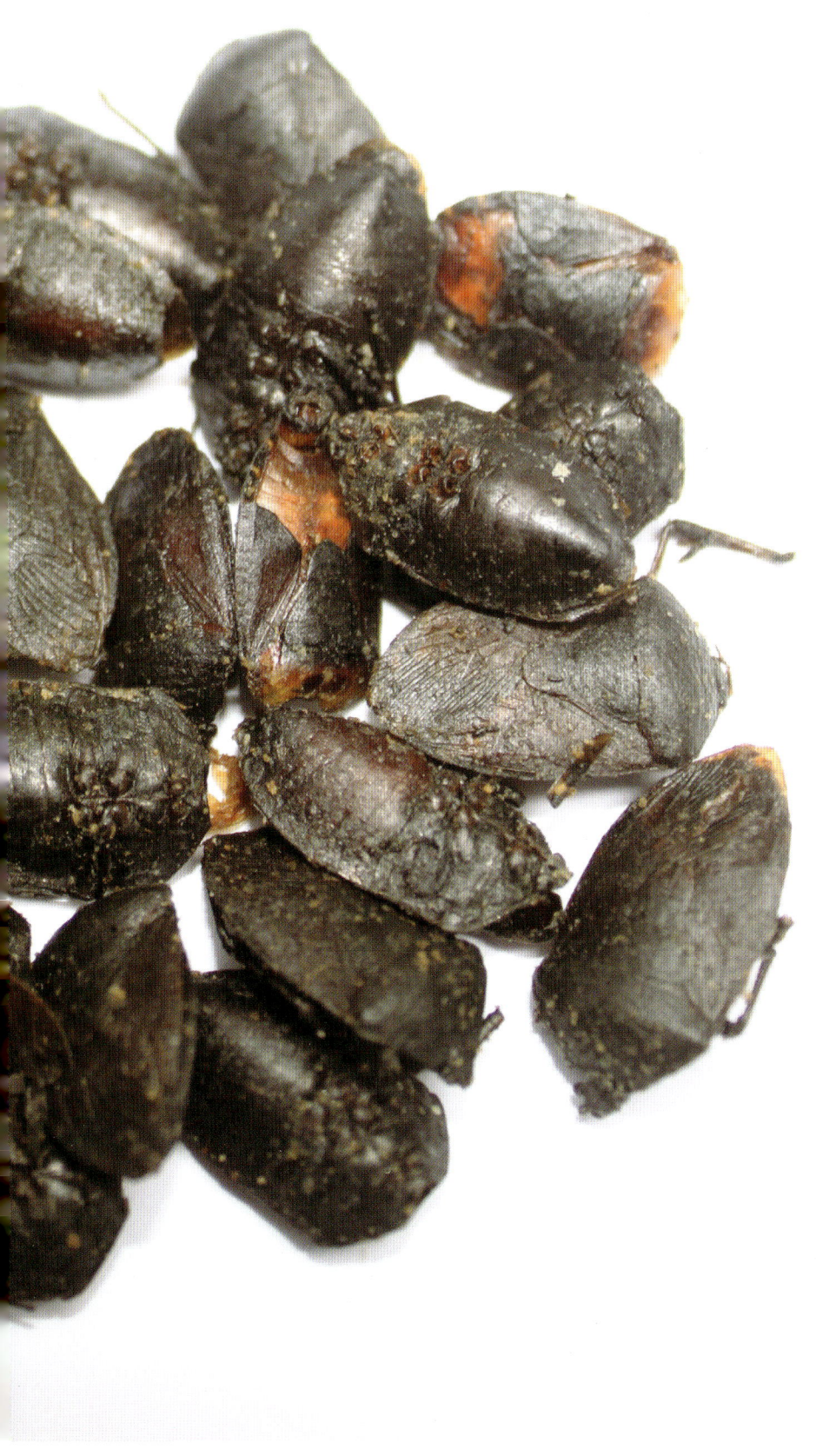

九香虫饮片

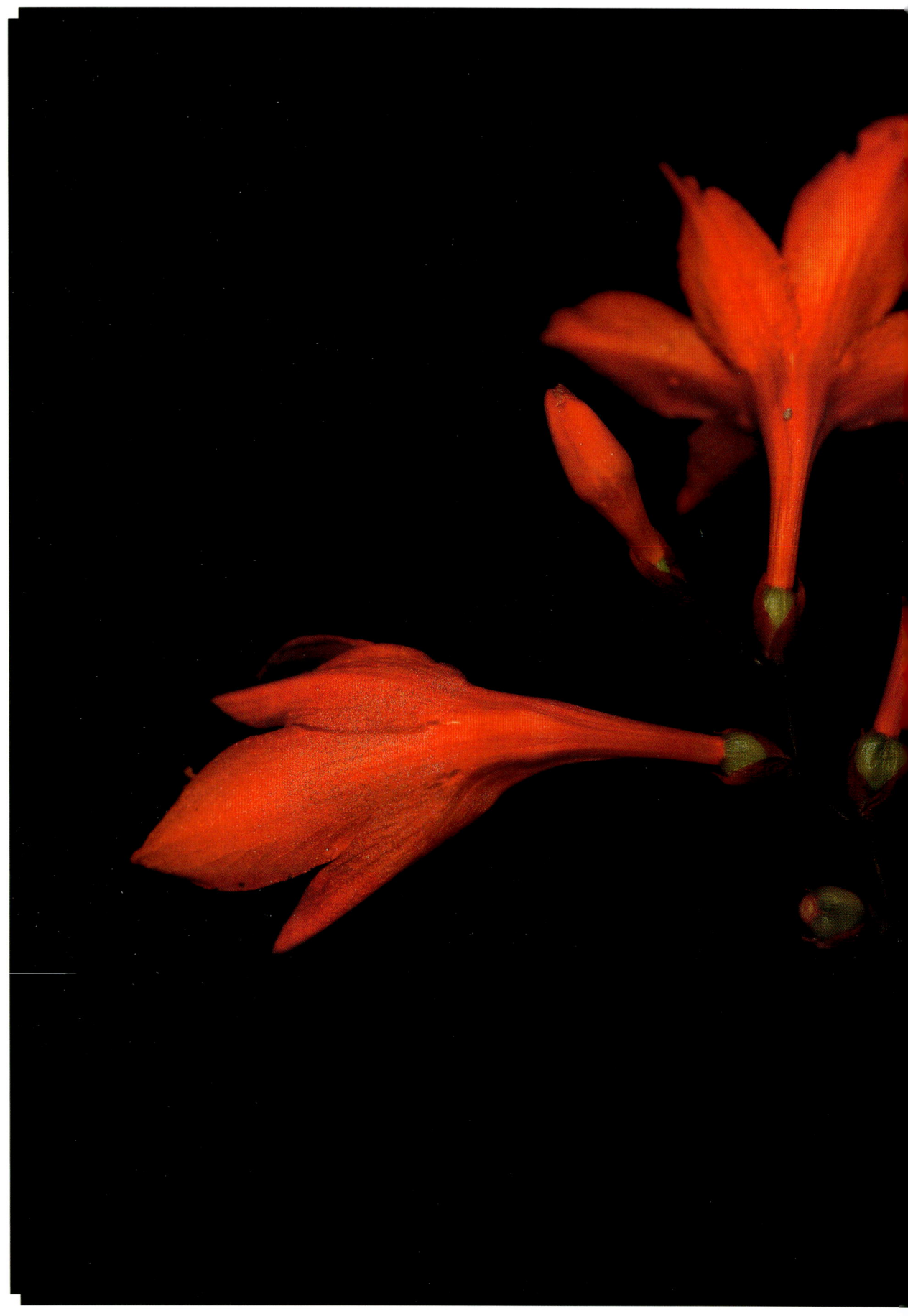

九道箍

【水 药 名】杏福卡。

【别 名】标竹花、搜山虎、下山虎、小花唐菖蒲、红花菖蒲。

【来 源】本品为鸢尾科植物雄黄兰 *Crocosmia crocosmiflora* (Nichols.) N. E. Br. 的根或球茎。

【性味归经】味辛、、涩，性凉。归肝、肾、脾经。

雄黄兰

识别特征

多年生草本。球茎扁圆形，被褐色薄膜，球体白色或淡红色，有 7 ~ 11 道膜基痕，直径 1.5 ~ 3 cm；茎直立，高 30 ~ 50 cm。叶 2 列，剑形，宽 1.5 ~ 2.5 cm，长达 50 cm，脉平行。穗状花序，小花呈之字形两边排列上伸，具唇形焰苞，每苞内有花 1 朵，花筒呈喇叭状，花瓣 6，红色；雄蕊 1，雌蕊 3。蒴果小，长圆形。花期 7—8 月，果期 8—10 月。

生境分布

多为栽培，少有野生。全国各地均有分布。

采收加工

地上部分枯萎后，或早春萌芽前挖取球茎，洗净泥土，晒干或鲜用。

功效主治

消食化气，活血化瘀。主治积食，腹中痞块。

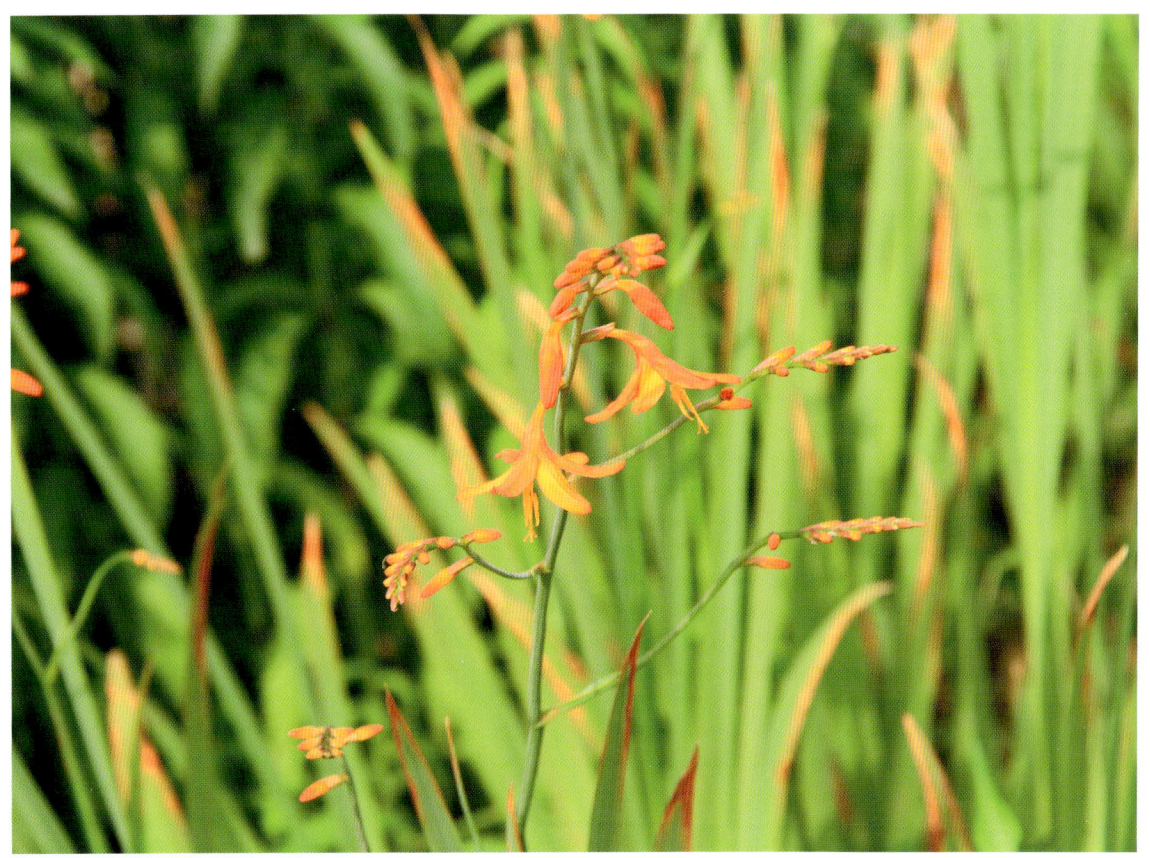

雄黄兰

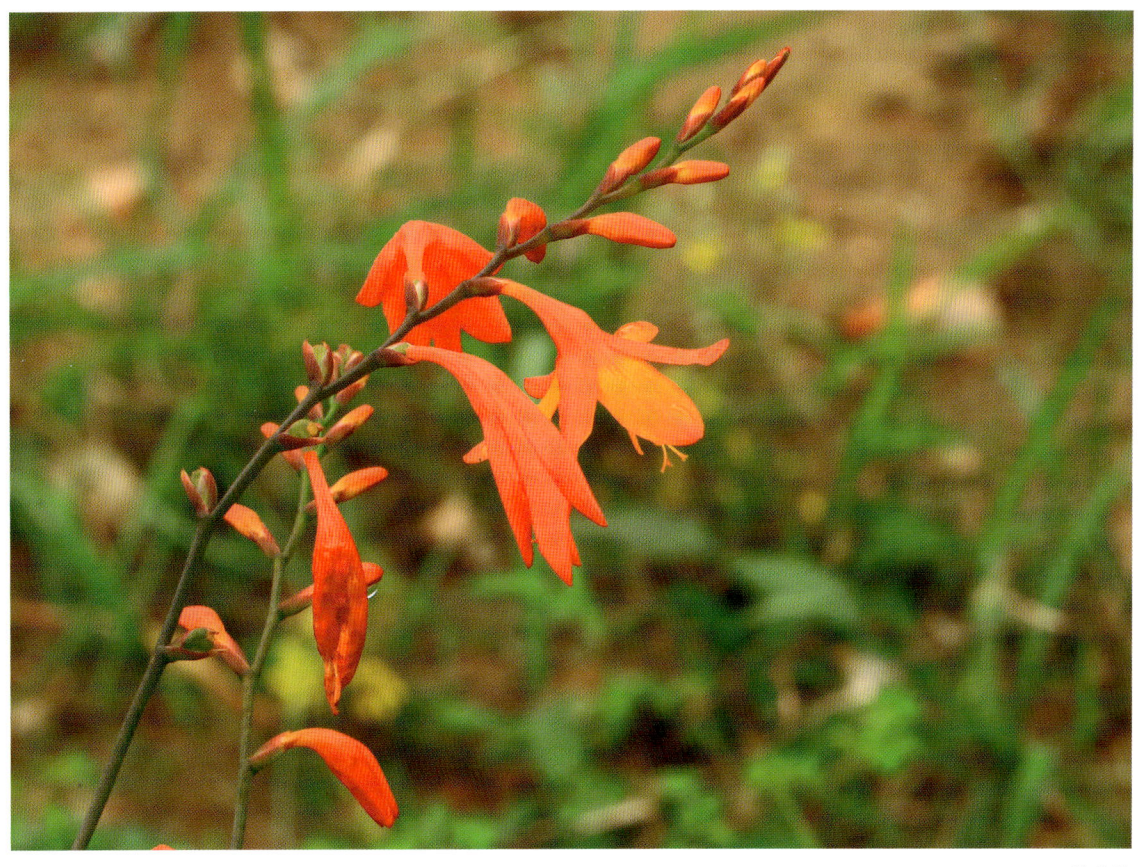

雄黄兰

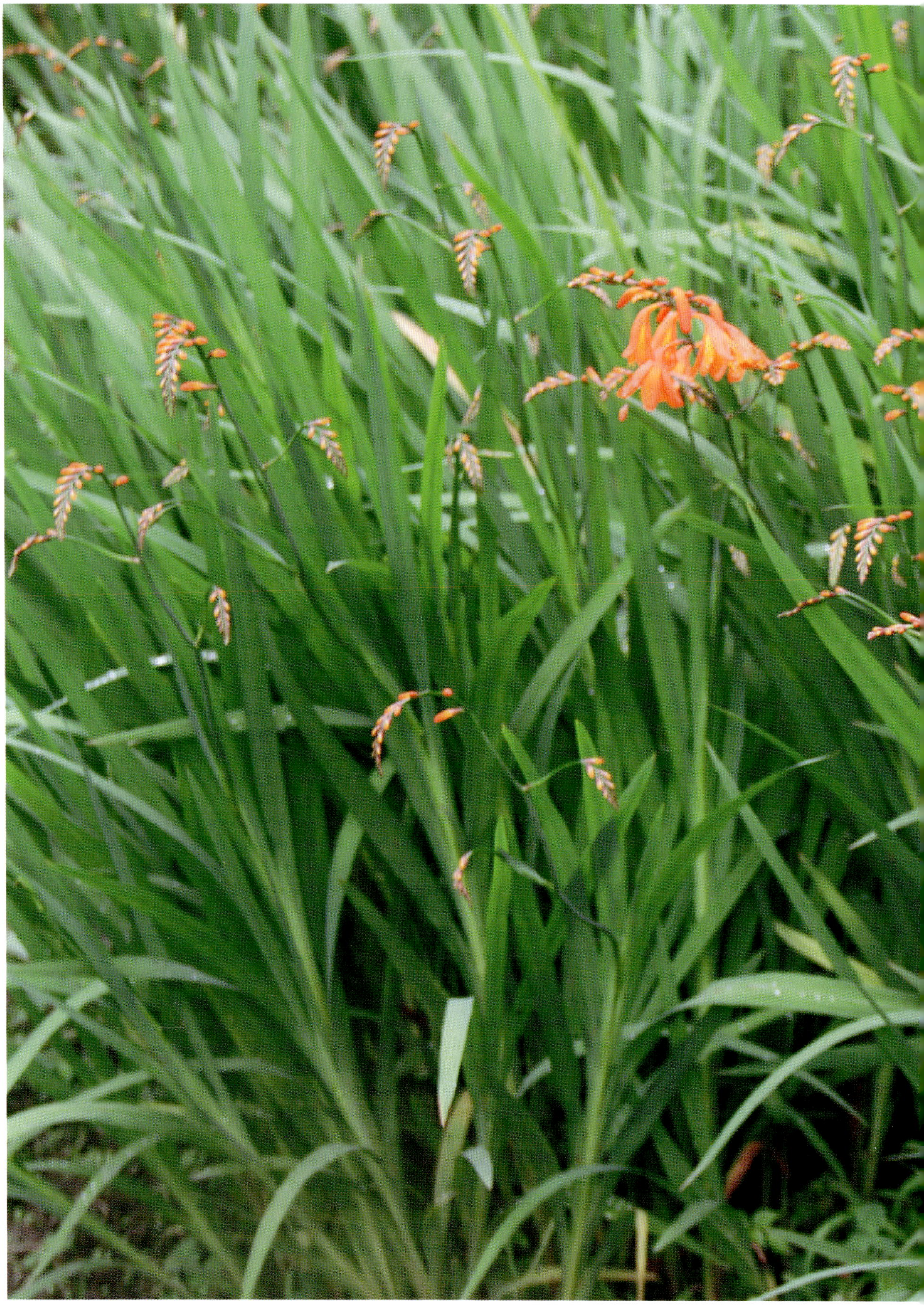

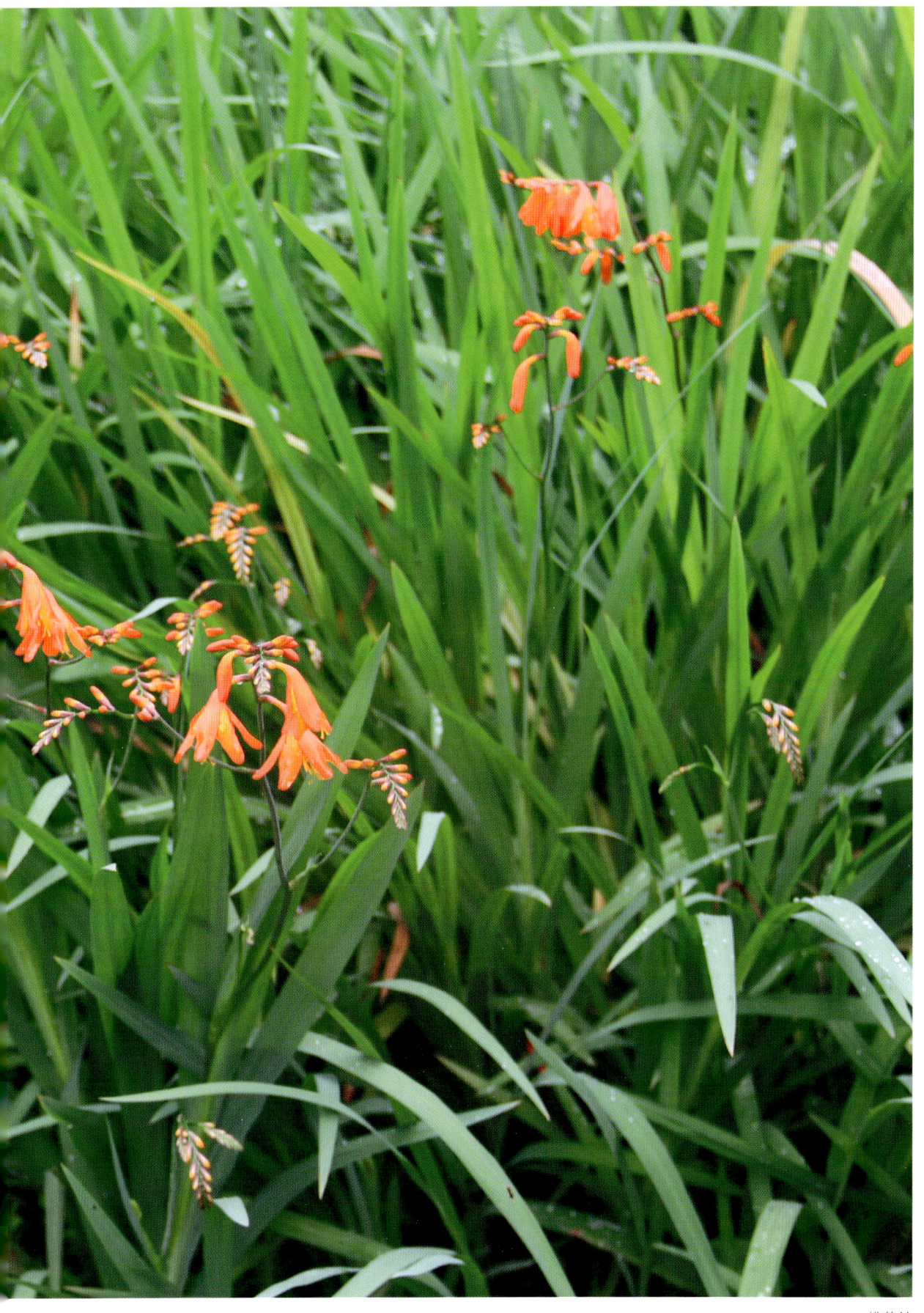

雄黄兰

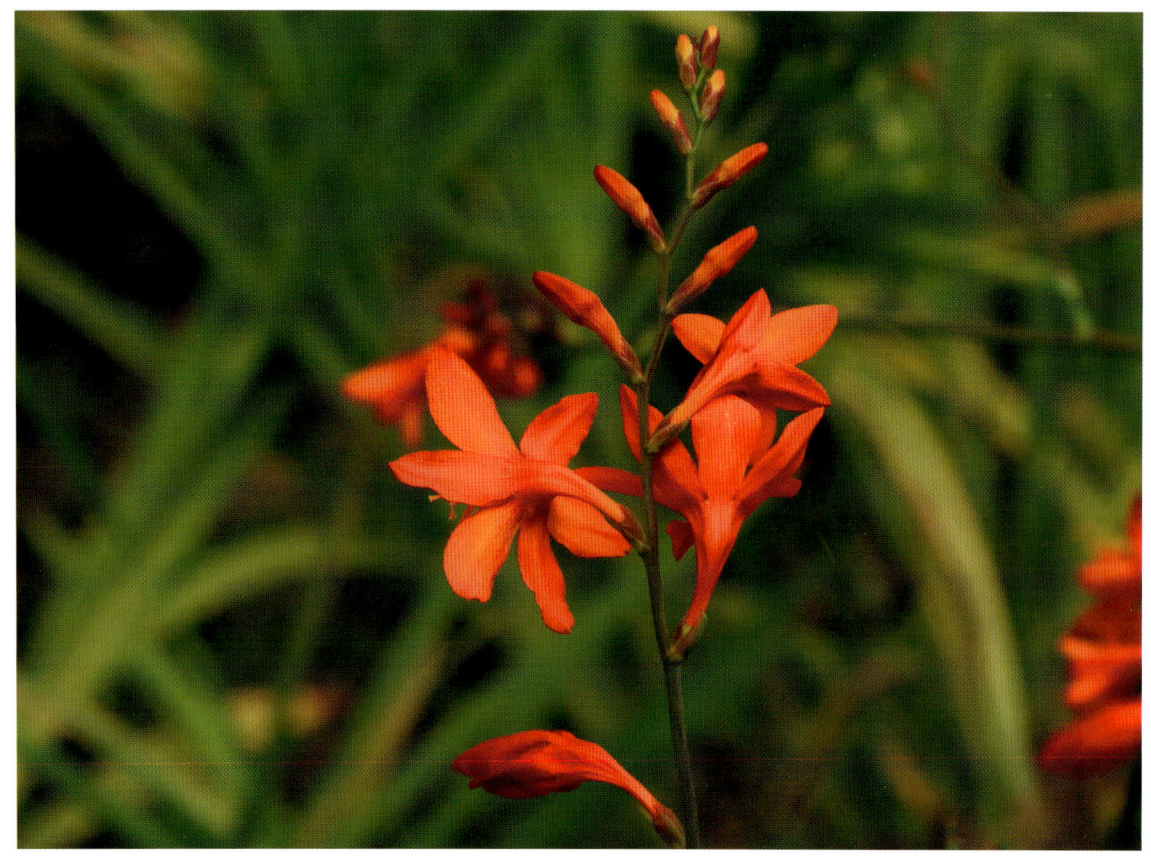

雄黄兰

药理作用

本品有抗肿瘤、强心作用。本品所含雄黄兰 I 毒性高，并有较强的溶血作用。

用法用量

内服：5 ~ 10 g，煎汤；或鲜品切细，每次 3 ~ 6 g。

民族药方

1. 食积腹胀　鲜九道箍球茎 1 ~ 2 粒。切细，米泔水浸泡，调匀，顿服。

2. 蛊毒，胸口痛　九道箍根 1.5 g。切碎，用酒或开水吞服。

3. 全身筋骨疼痛　九道箍根 3 ~ 6 g。泡酒服。

4. 各种烂疮　九道箍根、射干根各等份。捣茸敷患处。

5. 跌打损伤　九道箍适量。用童便浸泡 7 日，晒、露 7 日，研细末，酒送服，每次 3 g，每日 1 次。

使用注意

本品具有毒性，不能过量使用，更不能长期使用。

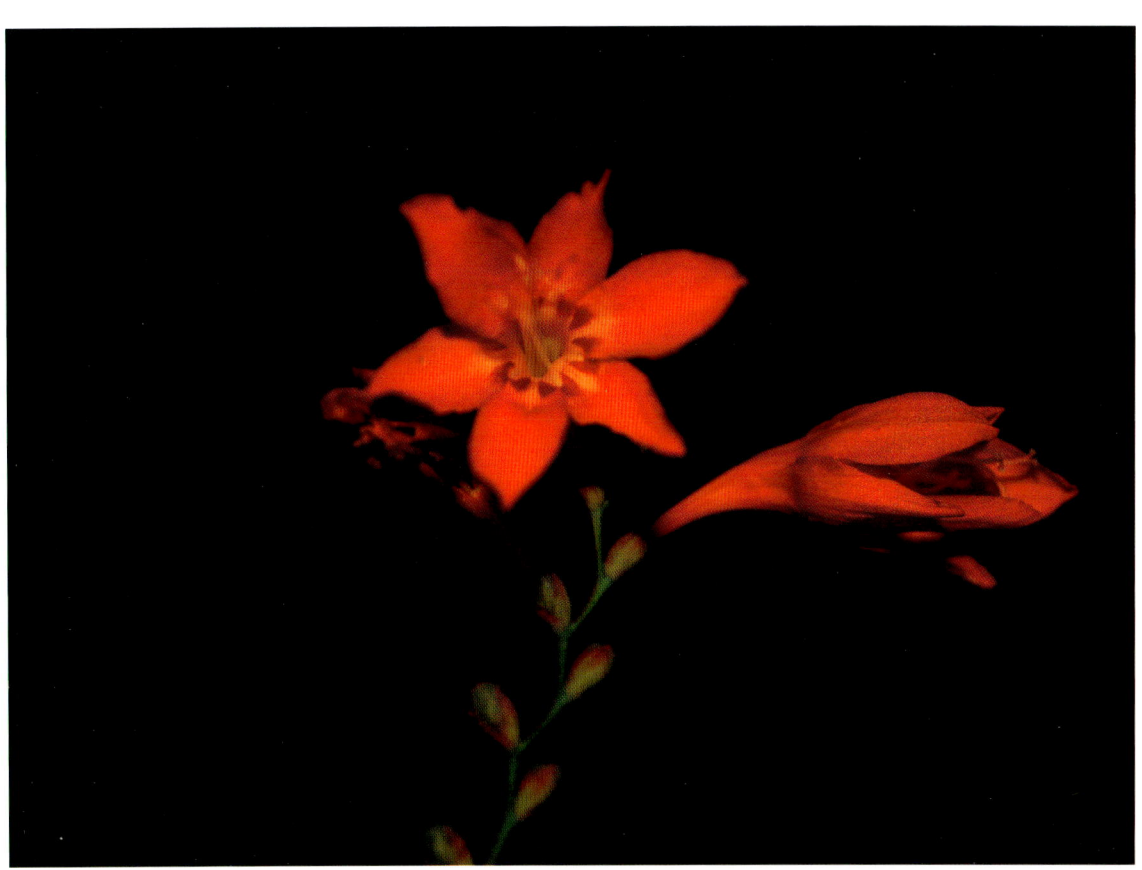

雄黄兰

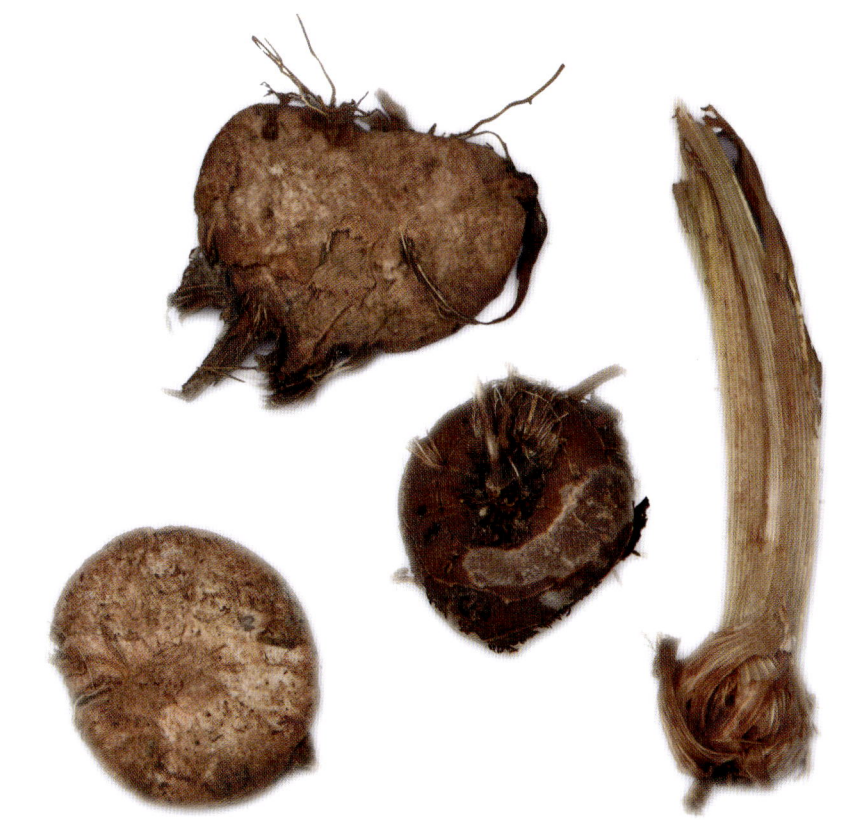

九道箍药材

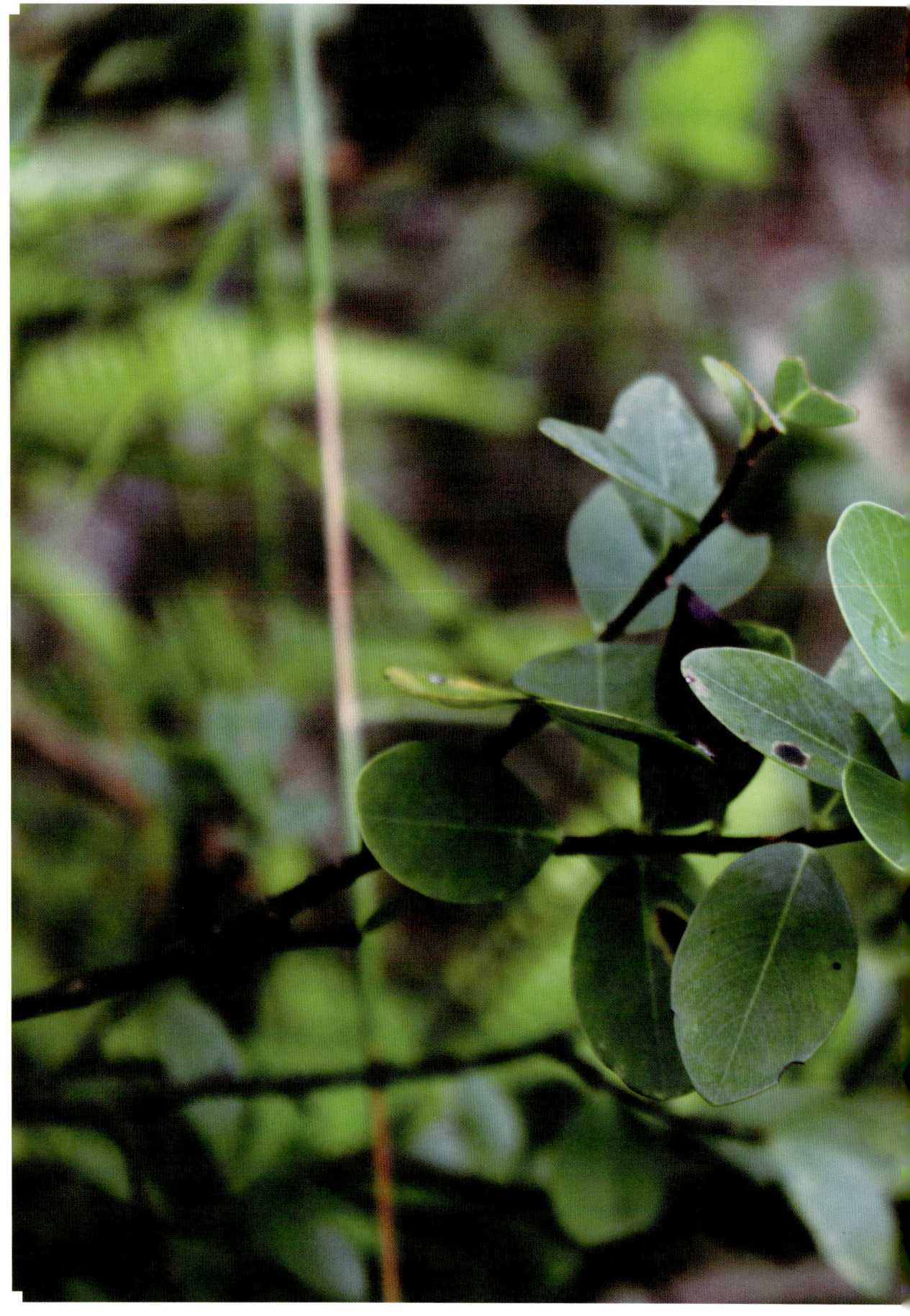

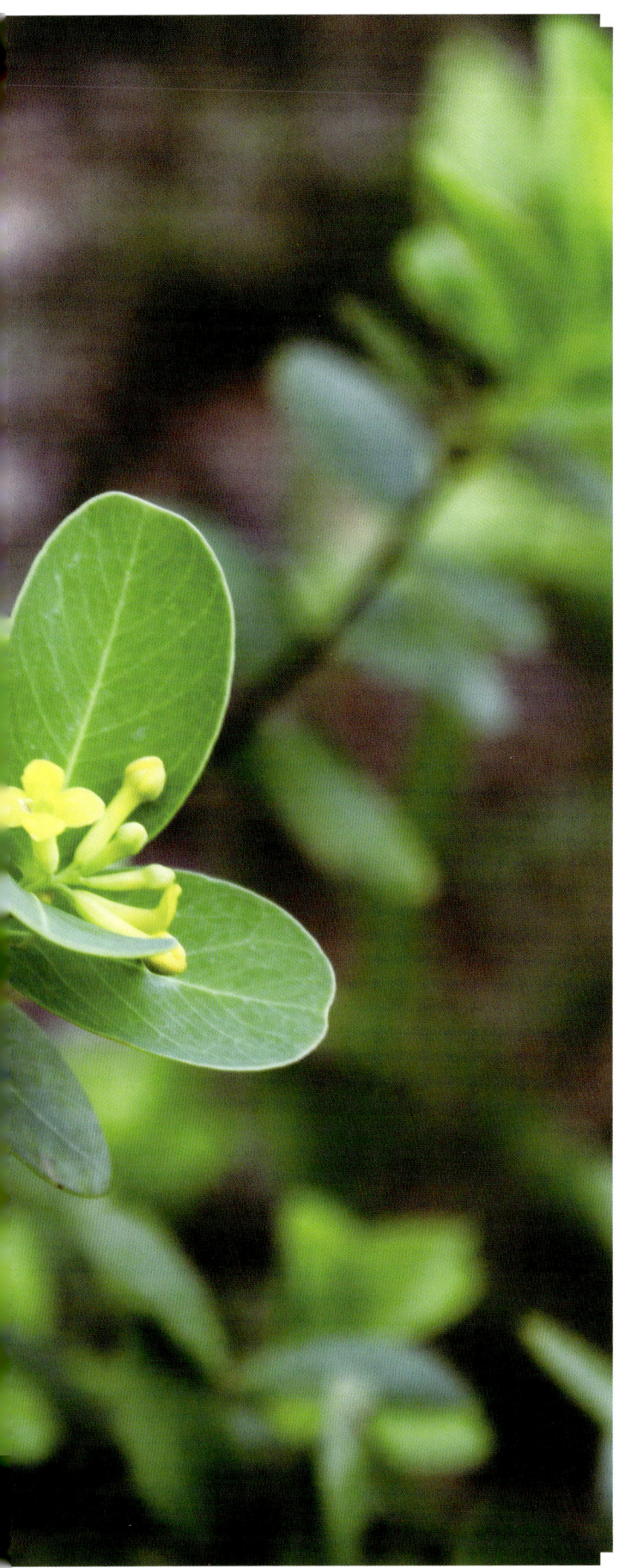

了哥王

【水 药 名】 要裆鸭。

【别 名】 九信菜、蒲仑、地棉麻树、乌子麻、山麻皮、铁骨伞。

【来 源】 本品为瑞香科植物了哥王 *Wikstroemia indica* (L.) C. A. Mey. 的根或茎叶。

【性味归经】 味苦、辛，性温，有毒，用时宜慎。归肺、胃经。

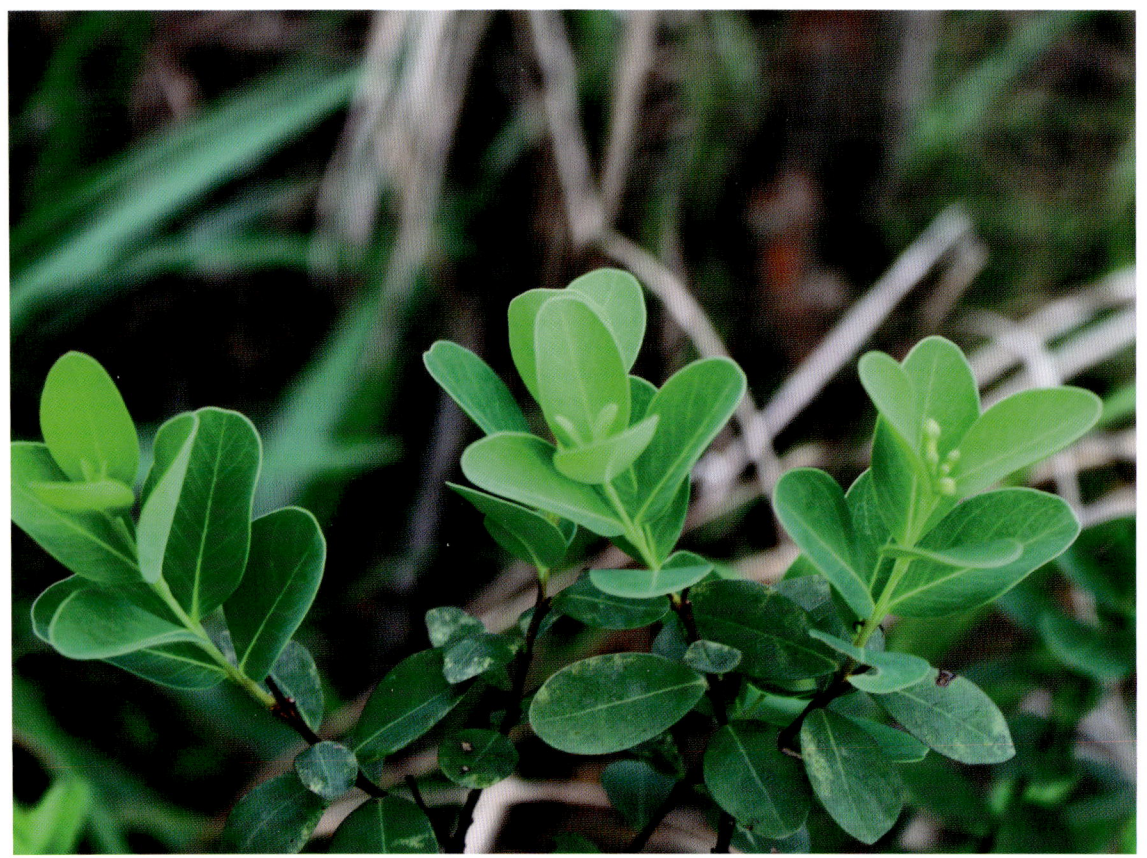

了哥王

▌识别特征

灌木，高 30 ~ 100 cm。枝红褐色，无毛。叶对生，坚纸质至近革质，长椭圆形，长 1.5 ~ 3 cm，宽 0.3 ~ 0.6 cm，先端钝或急尖，基部楔形，全缘，叶柄短或几无。花黄绿色，数朵组成顶生短总状花序；花萼管状，裂片 4，卵形，核果卵形，熟时暗红色至紫黑色。花、果期夏、秋季。

▌生境分布

生长于山脚及山坡潮湿的灌丛中。分布于浙江、江西、福建、台湾、湖南、广东、广西、贵州、云南等省区。

▌采收加工

茎、叶全年可采，洗净，切段，晒干或鲜用。秋季至春初采根，洗净切片或剥取内皮，晒干备用。

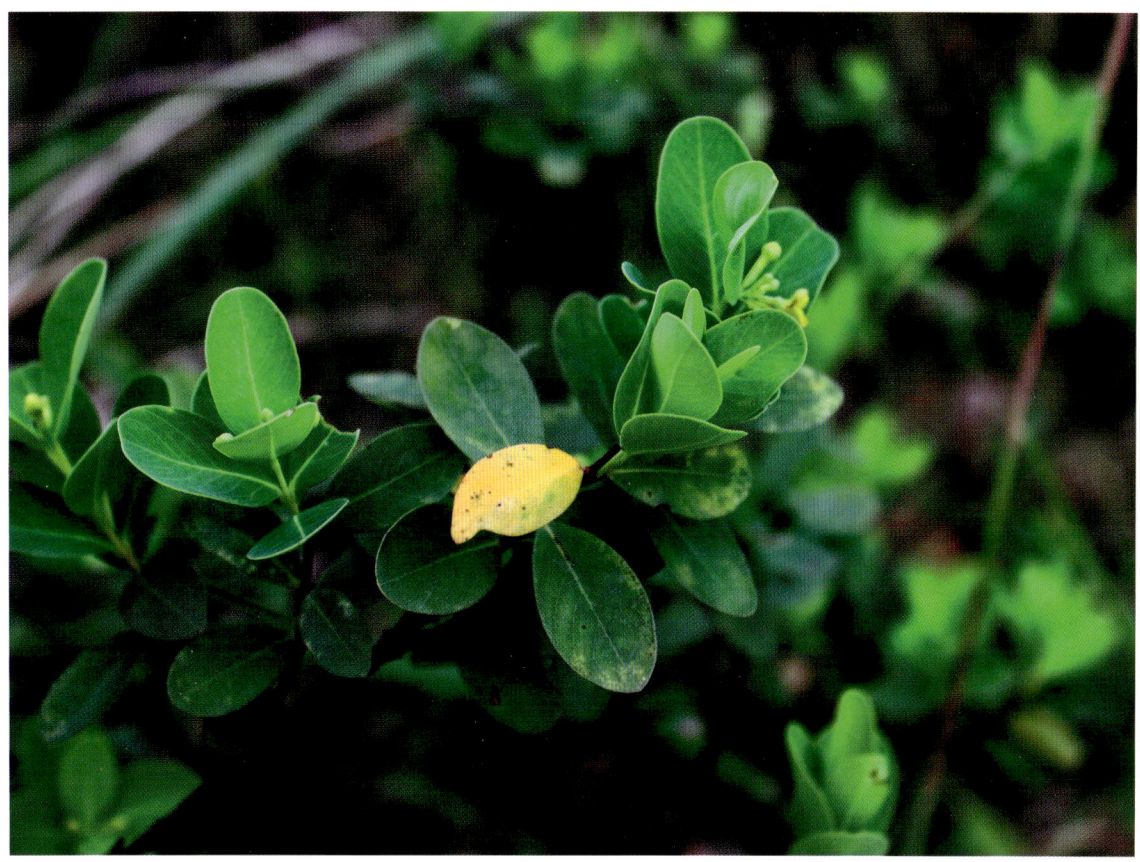

了哥王

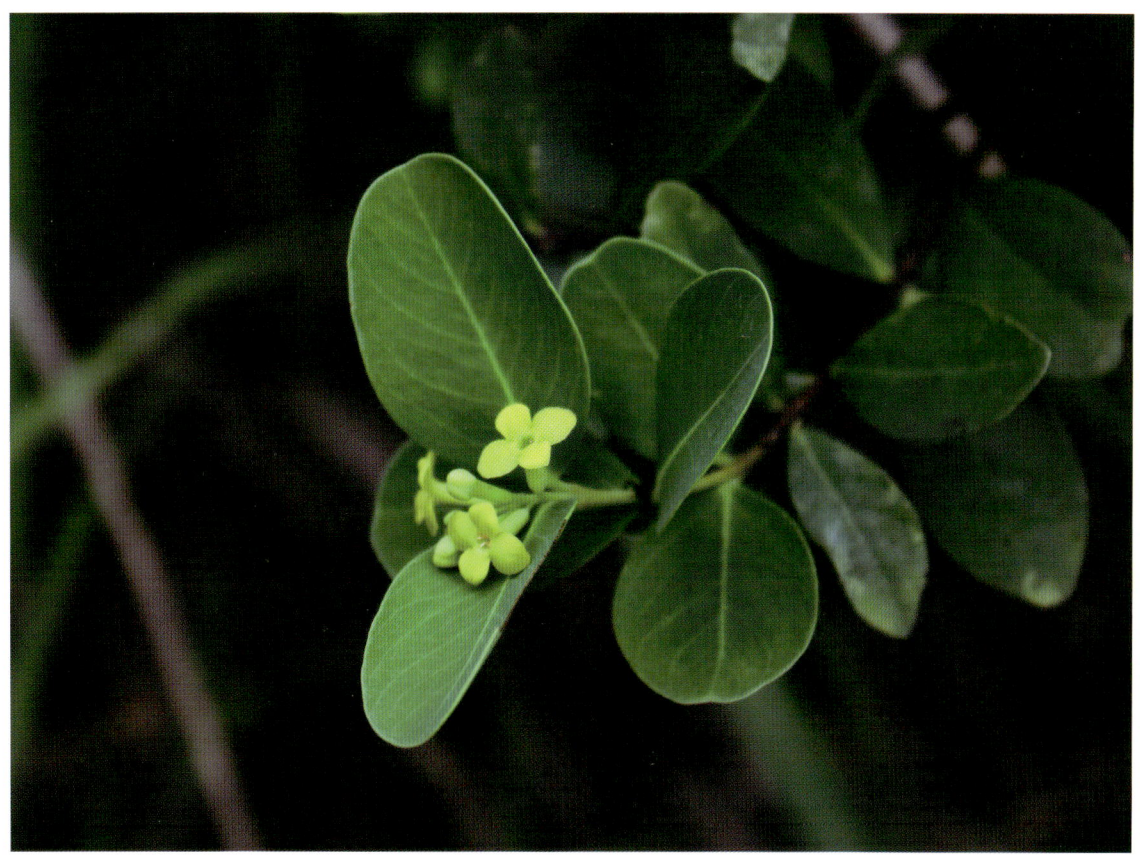

了哥王

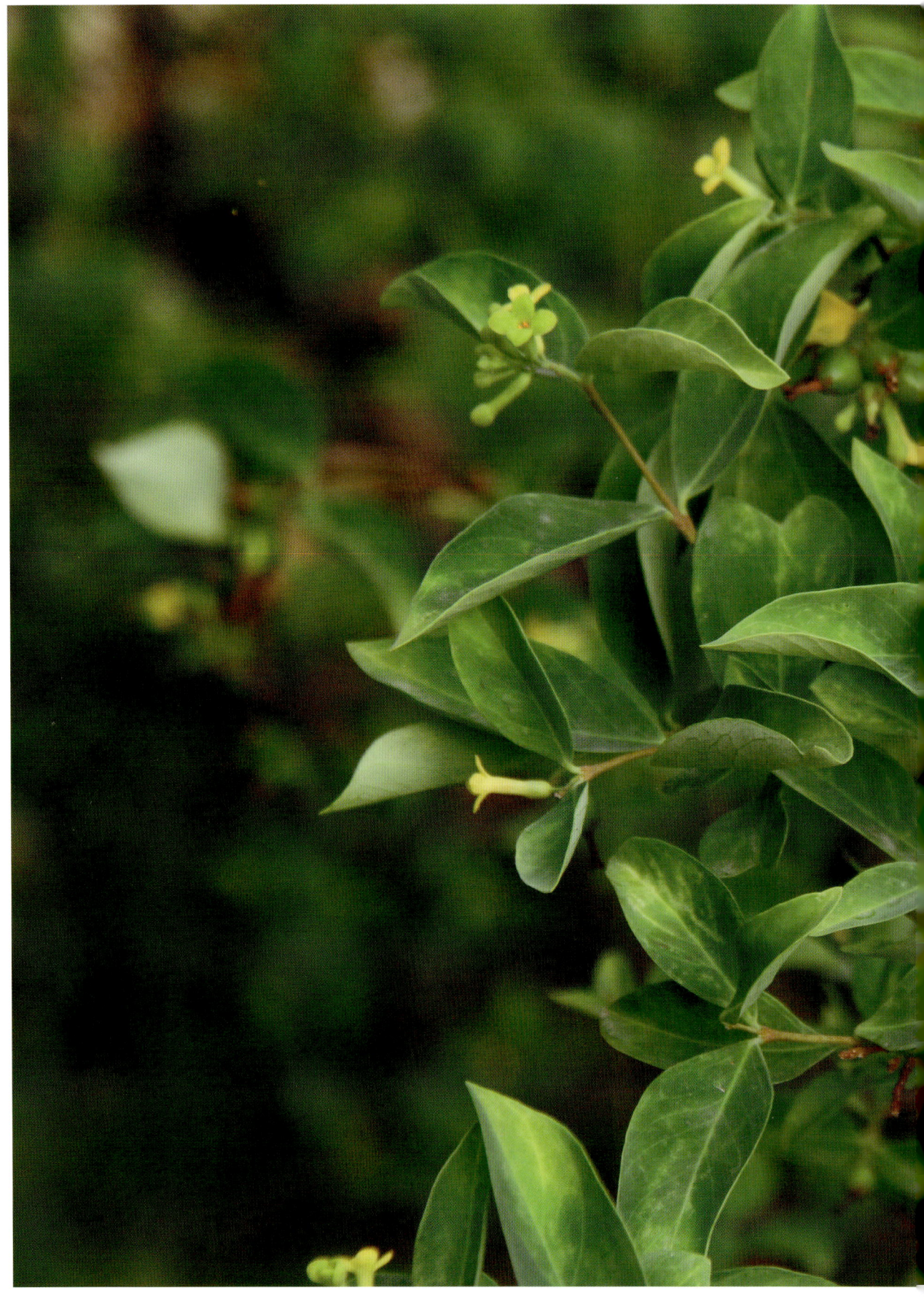

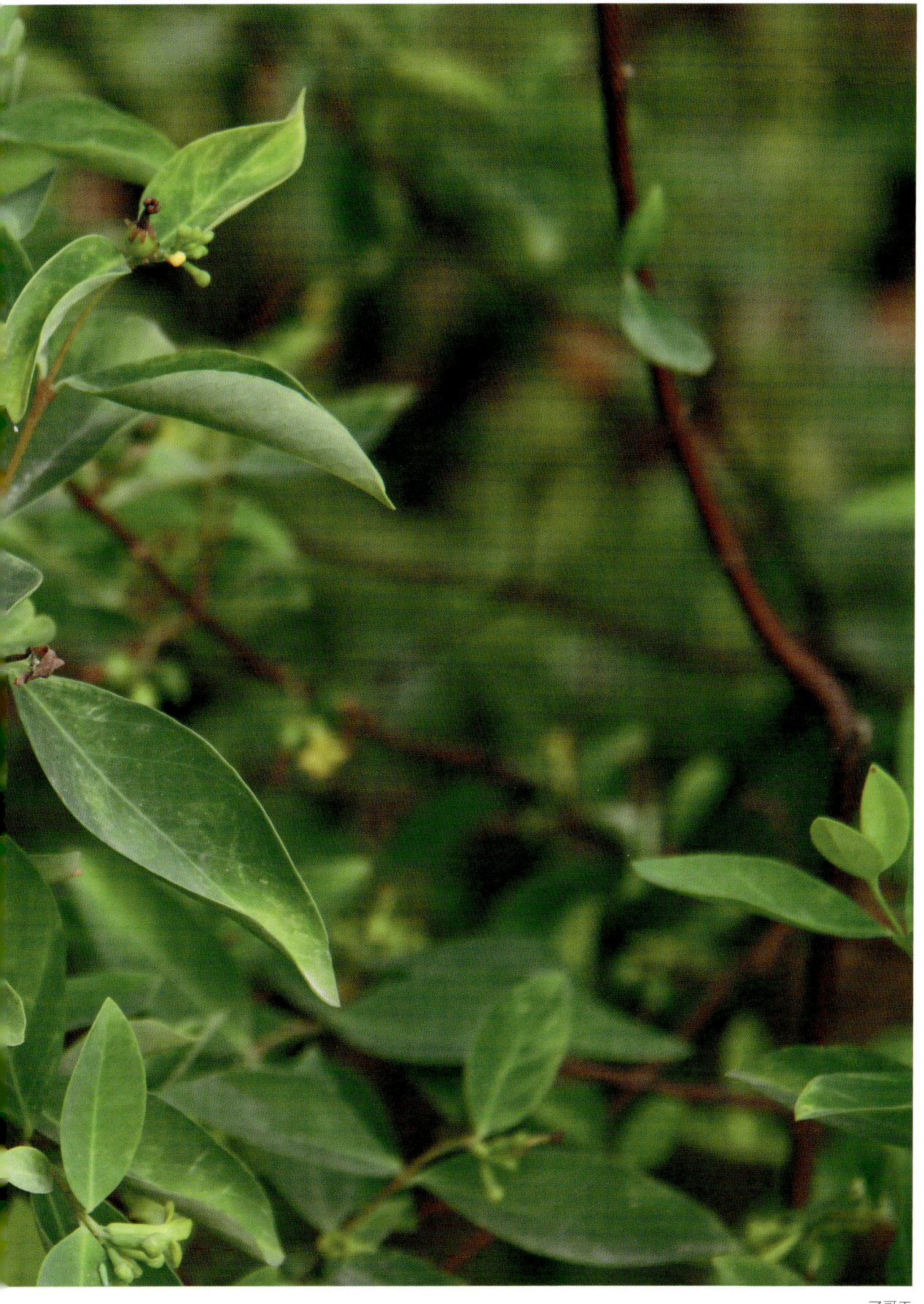

了哥王

了哥王

药材鉴别

本品茎呈圆柱形，有分枝，长短不等，直径 8 ~ 25 mm；粗茎表面淡棕色至棕黑色，有不规则粗纵皱纹，皮孔突起，往往两个横向相连，有的数个连接成环；细茎表面暗棕红色，有细纵皱纹，并有对生的叶柄痕，有时可见突起的小枝残基。质硬，折断面皮部有众多绵毛状纤维。叶不规则卷曲，展平后呈长椭圆形，全缘，淡黄绿色至淡绿色，叶脉下面稍突出；叶柄短，长约 2 mm。质脆，易碎。气微，味微苦。

功效主治

清热解毒，消肿散结，止痛。主治瘰疬，痈肿，风湿痛，百日咳，跌打损伤。

药理作用

本品具有引产、抗肿瘤作用；有利尿，抑菌等作用。本品茎皮水煎剂在试管内对金黄色葡萄球菌、大肠埃希菌、铜绿假单胞菌有抑制作用。

用法用量

内服：5 ~ 10 g，煎汤，宜久煎 4 小时以上；或 15 ~ 30 g，泡酒服；或研末，入丸、散服。外用：煎水洗。

民族药方

1. 颈腋淋巴结结核 了哥王叶 15 g。加入食盐少许，共捣烂敷患处。

2. 鹤膝风 了哥王 10 g，接骨草 15 g。煎水兑酒服。

3. 跌打劳伤，风湿腰腿痛 了哥王 30 g，泡酒 1000 mL。每晚服 25 mL。

4. 跌打损伤，蛇虫咬伤，小儿头疮 鲜了哥王茎叶适量。捣烂外敷或挤汁外涂。

5. 疮疡，乳痈 了哥王叶适量。捣烂敷患处。

6. 无名肿毒 了哥王叶适量。捣烂，加米酒少量，敷患处。

7. 肺炎，支气管炎，扁桃体炎 了哥王根白皮 6 g。水煎服。

8. 疰腮 了哥王根 120 g，金银花 120 g，石蟾蜍 500 g，潺槁木根 500 g（用二皮）。共研为末，临用水调敷患处。

9. 瘰疬初起 了哥王鲜根 10 g，山芝麻 10 g。水煎服。

10. 乳腺炎 了哥王根二层皮、毛茛根、糯米粉各适量。捣烂敷患处，待皮肤有灼热感即取去。

11. 跌打损伤 了哥王根 30 g，乌桕根 6 g，桑根白皮 6 g。切碎，白酒 500 mL，浸泡三昼夜，成人每次 15 ~ 20 mL，并用生姜切片，蘸药酒推擦伤处。

12. 蛇、蜈蚣咬伤 了哥王根适量。晒干用，九蒸九晒，水煎温服，每次 15 ~ 30 g。

使用注意

孕妇忌服。

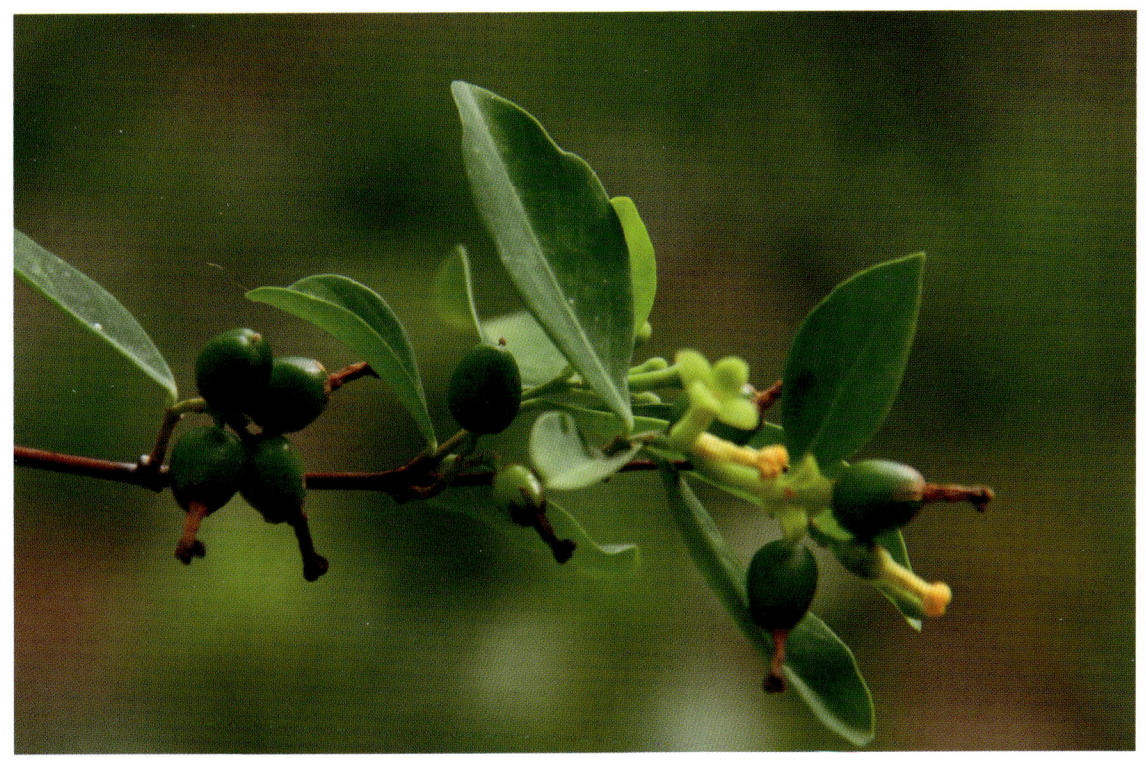

了哥王

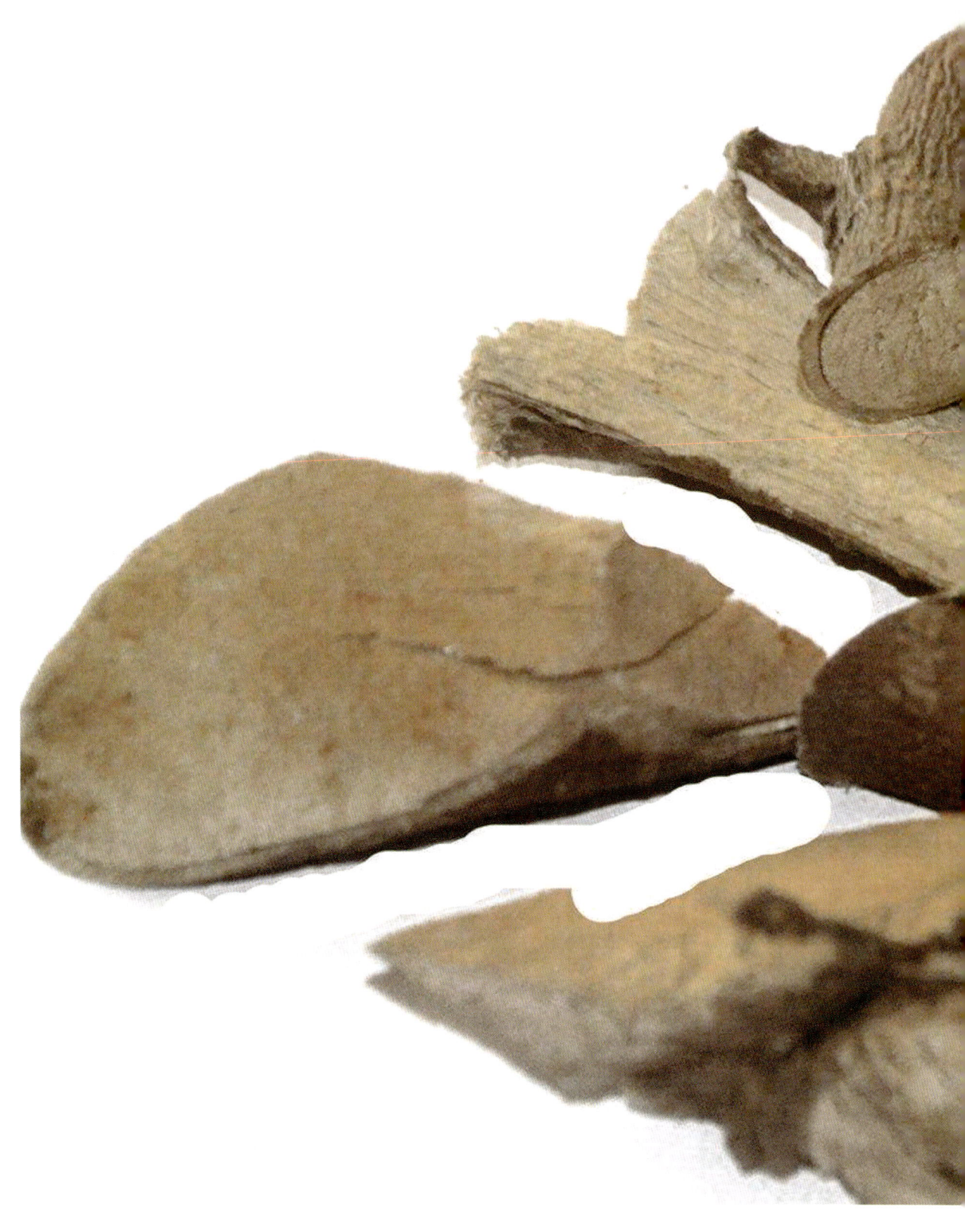

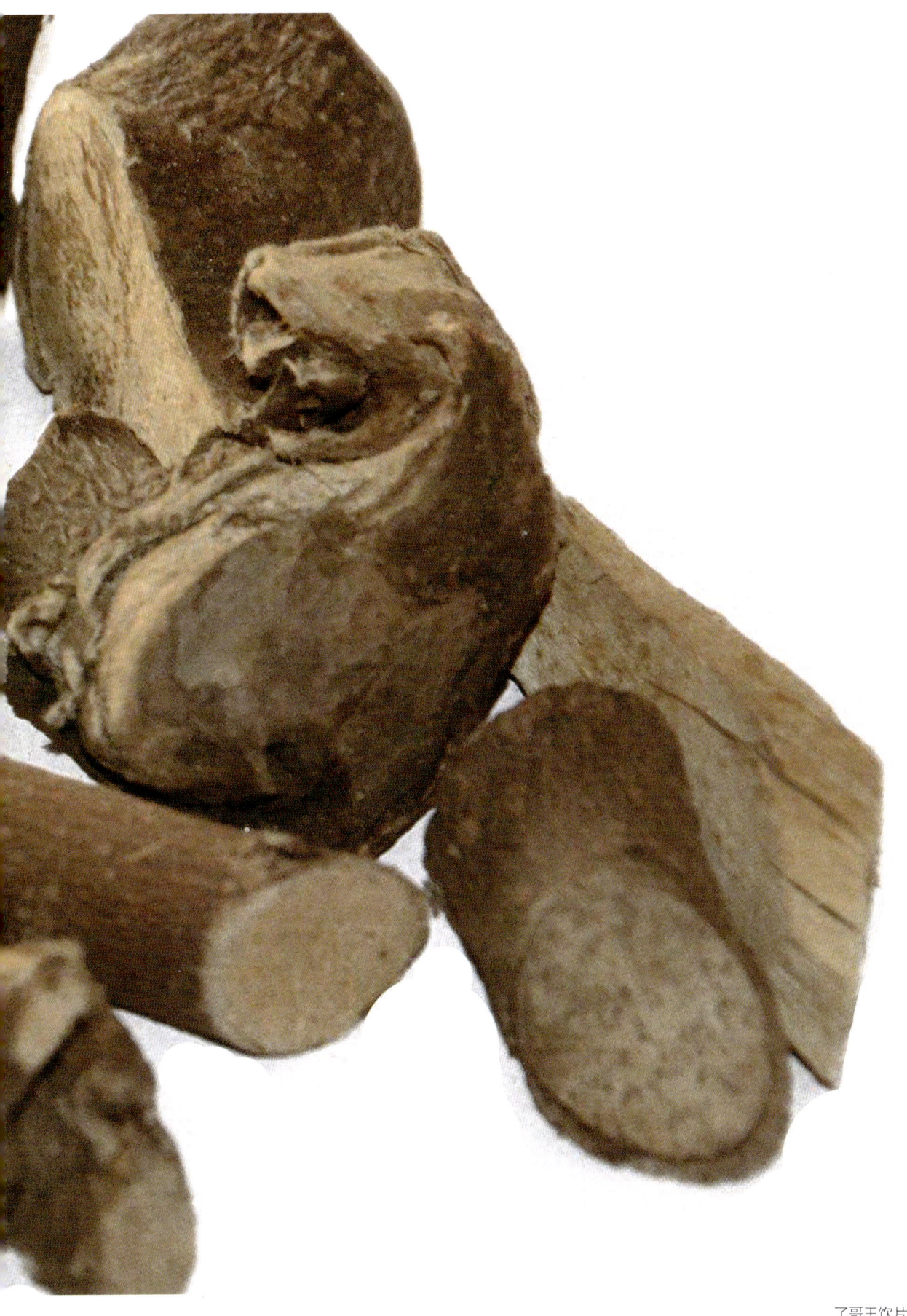

了哥王饮片

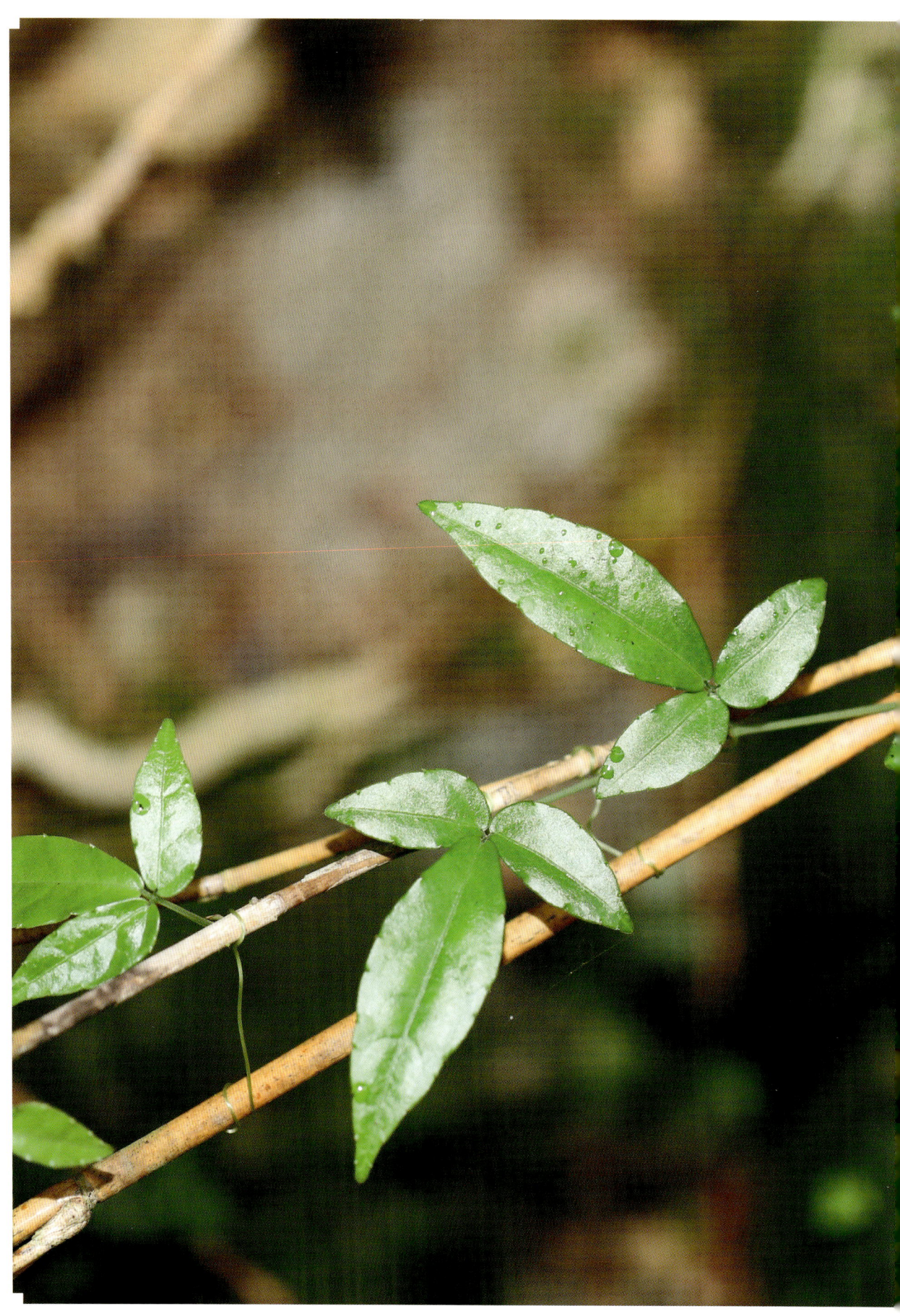

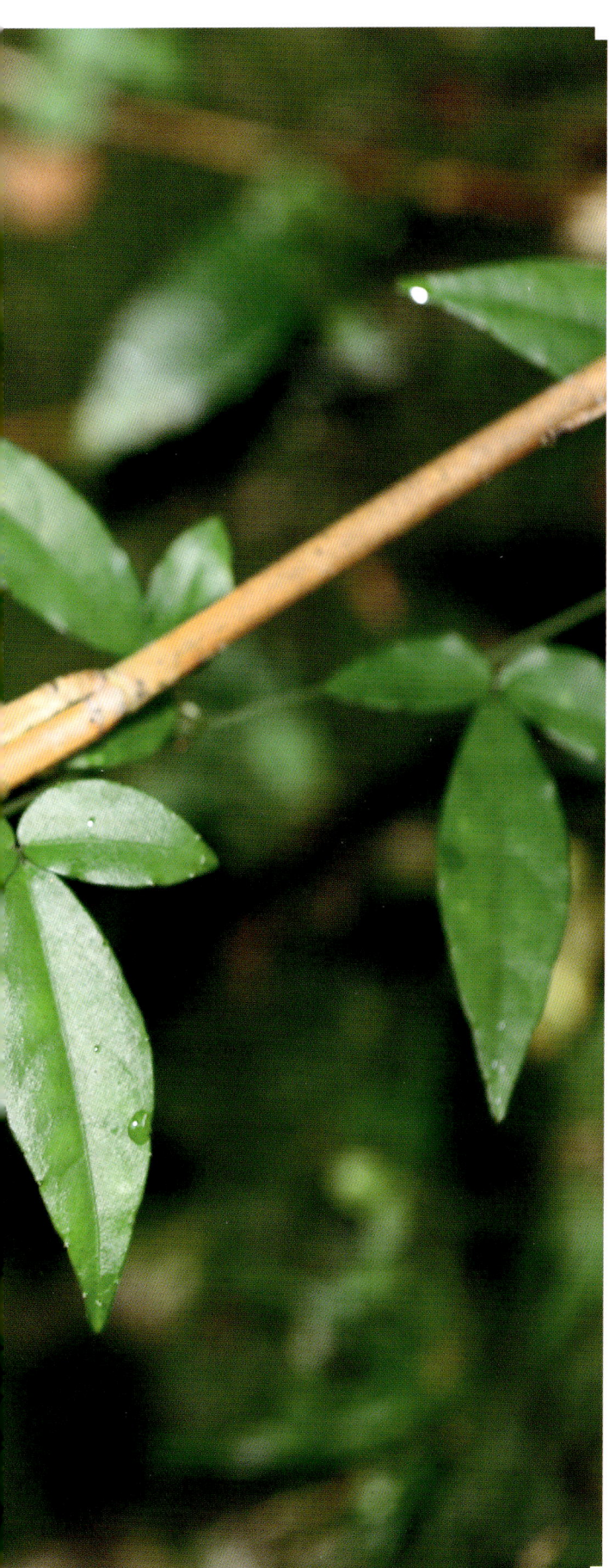

三叶青

【水 药 名】骂构汉洼。

【别　　名】石猴子、石抱子、土经丸、金线吊葫芦、三叶扁藤、雷胆子。

【来　　源】本品为葡萄科植物三叶崖爬藤 *Tetrastigma hemsleyanum Diels et Gilg.* 的块根。

【性味归经】味苦、微辛，性凉。归肝、肺经。

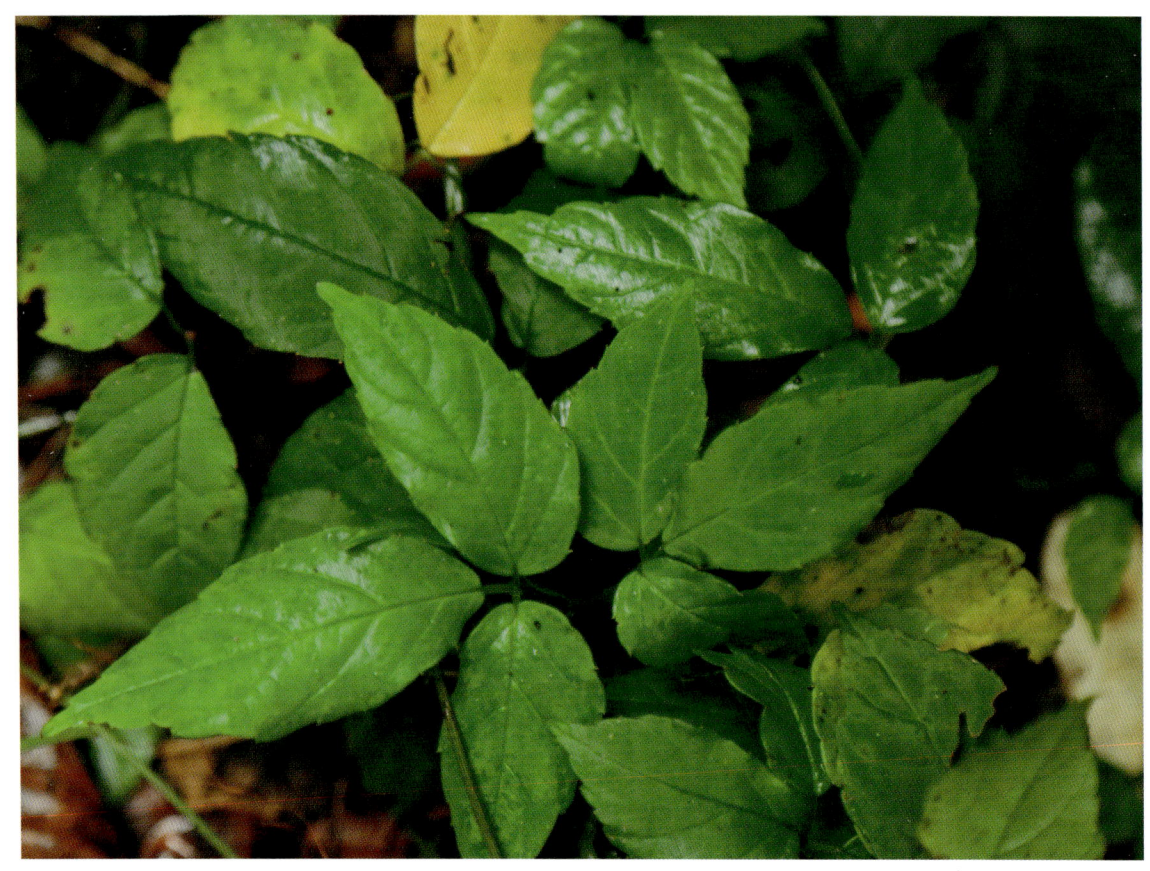

三叶崖爬藤

识别特征

多年生常绿草质藤本。茎枝纤细，无毛，长可达 10 m，着地部分节上生根；块根卵形或椭圆形，表面棕褐色，内面白色。卷须不分枝，与叶对生。掌状复叶互生，小叶 3，草质，中间小叶稍大，卵状披针形，长 3 ~ 7 cm，宽 1.2 ~ 2.4 cm，先端短渐尖或渐尖，基部宽楔形，边缘疏生小锯齿，无毛。花单性，雌雄异株，聚伞花序腋生，花序梗短于叶柄；雌花黄绿色，花梗有短硬毛；花萼杯状，4 裂；花瓣 4，近卵形，顶端有不明显的小角；花盘明显，有齿；子房 2 室，基部与花盘合生，柱头无柄，裂片 4，星状展开。浆果球形，红褐色，成熟时黑色。花期 4—5 月，果期 7—9 月。

生境分布

生长于海拔 600 ~ 1000 m 的阴湿山坡、山沟、溪谷两旁树林下或灌丛中。分布于浙江、江西、福建、湖北、湖南、广东、贵州、四川等省。

采收加工

夏、秋二季采收，鲜用或切片，晒干。

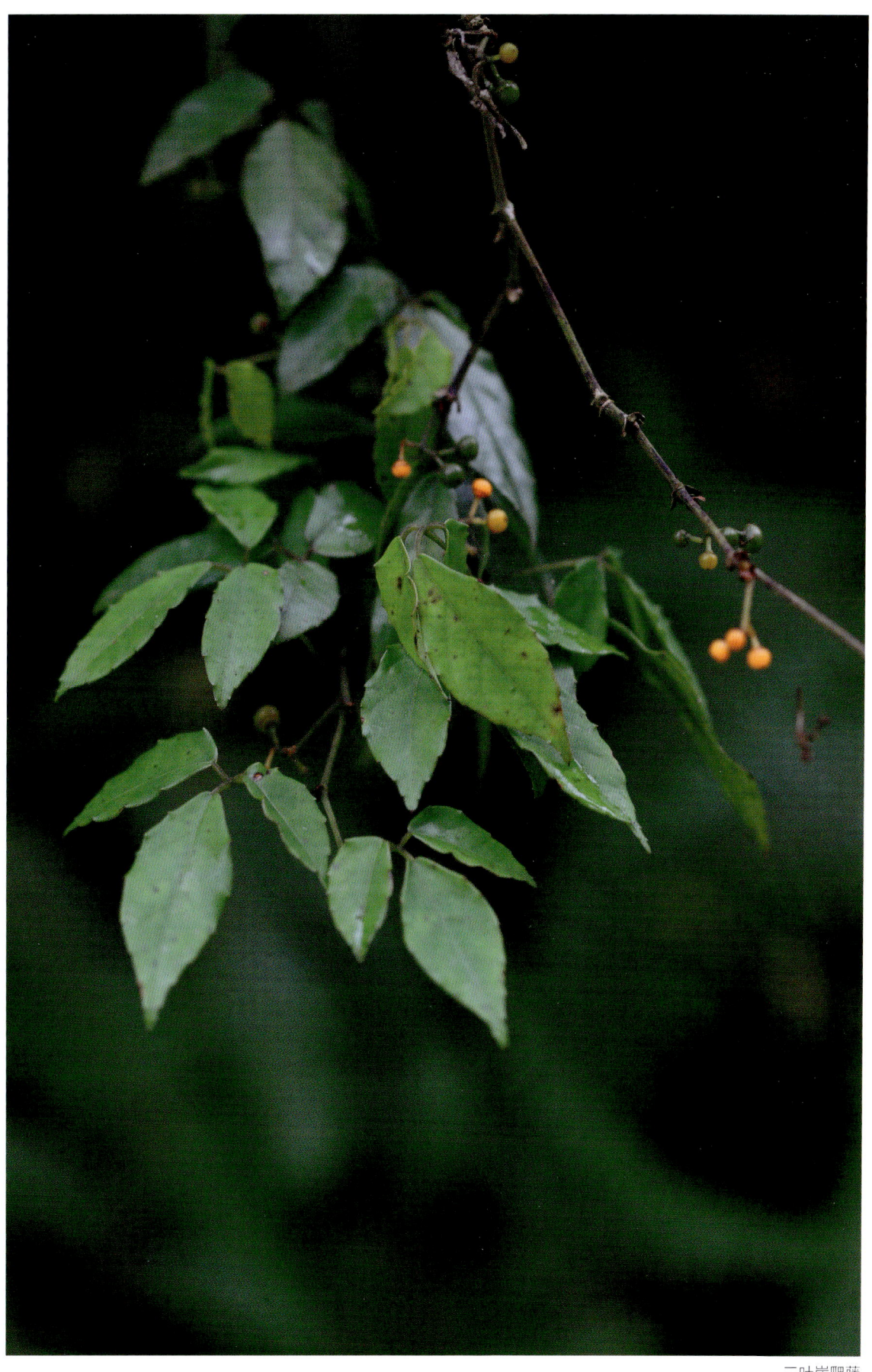

三叶崖爬藤

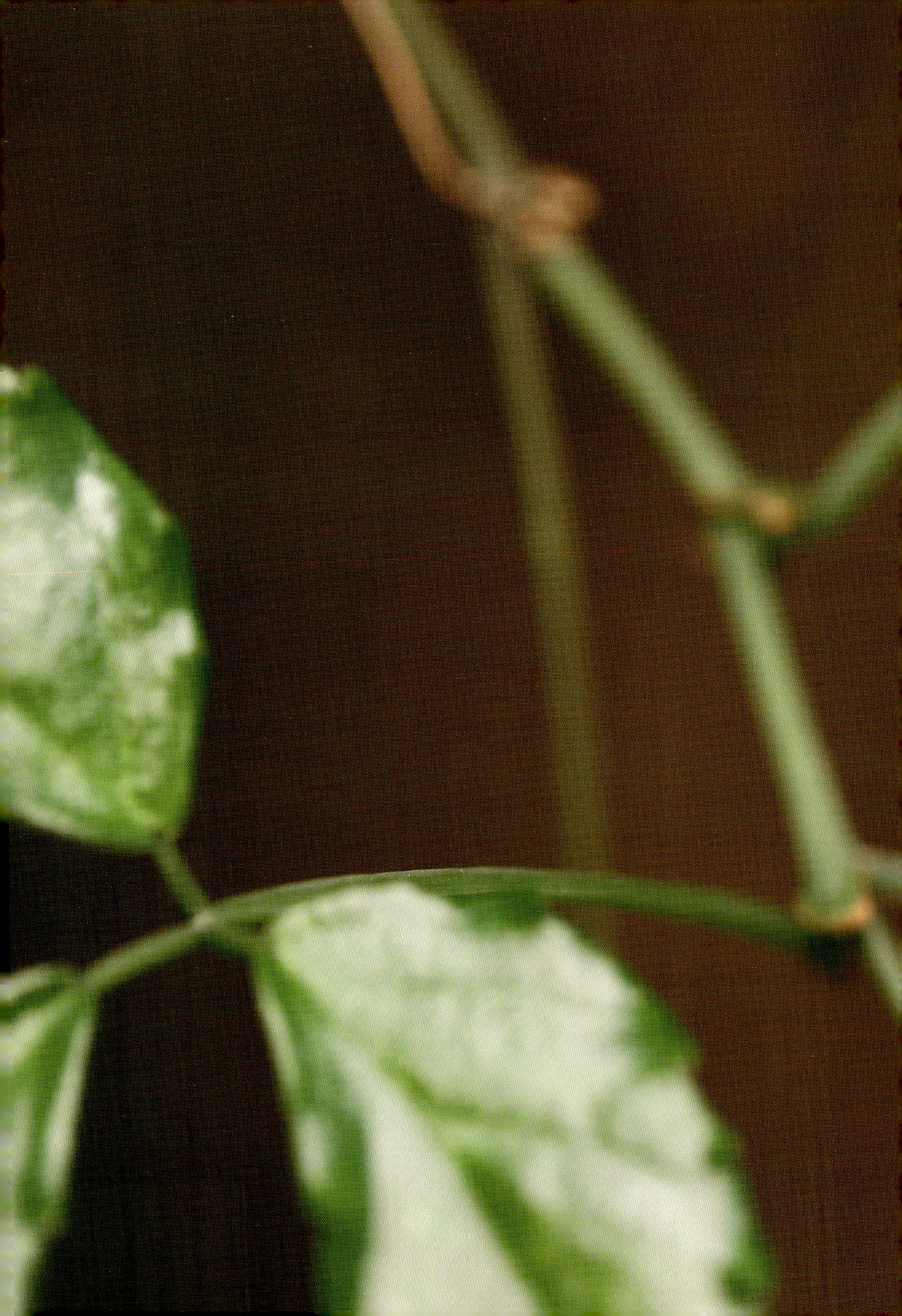

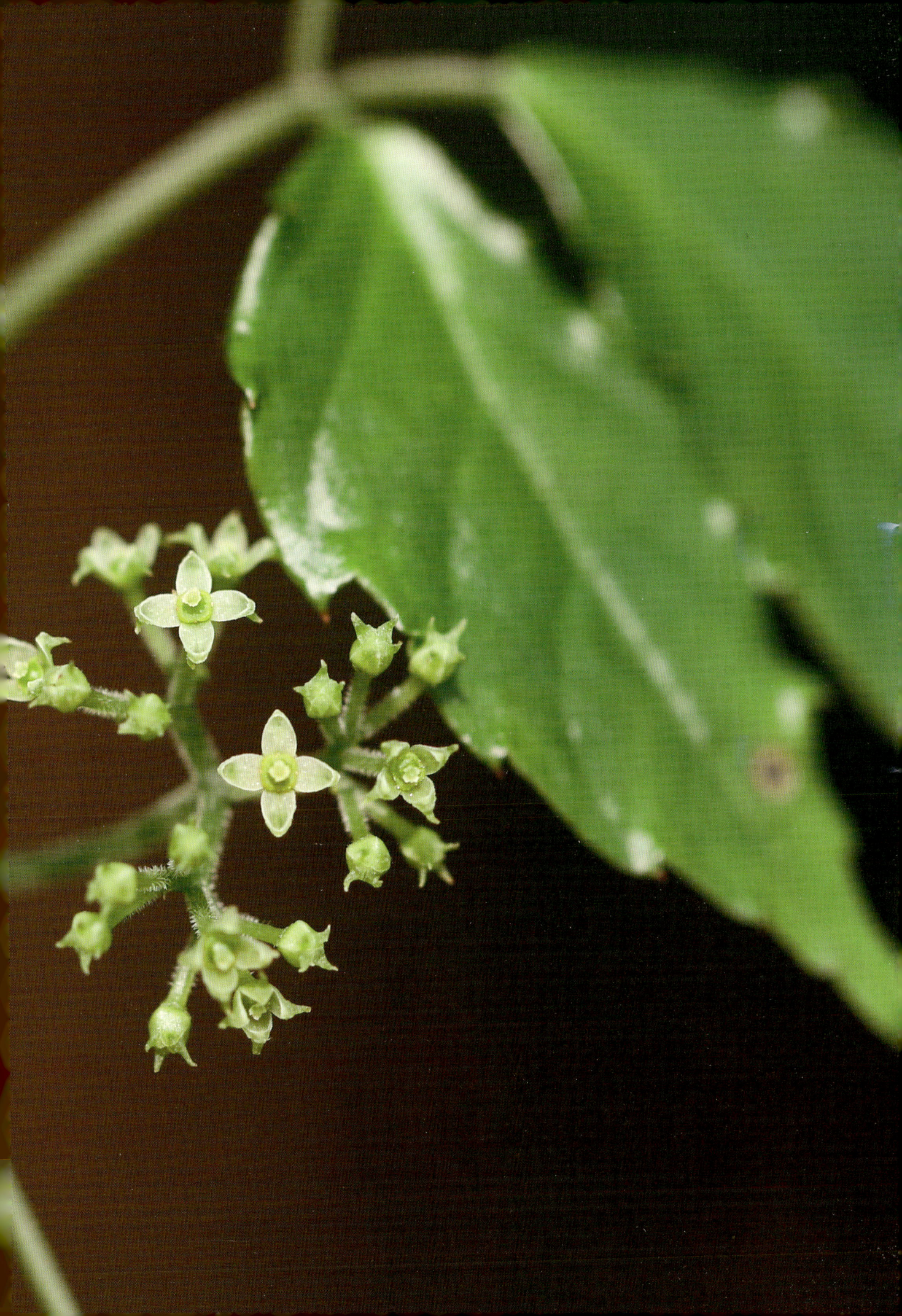

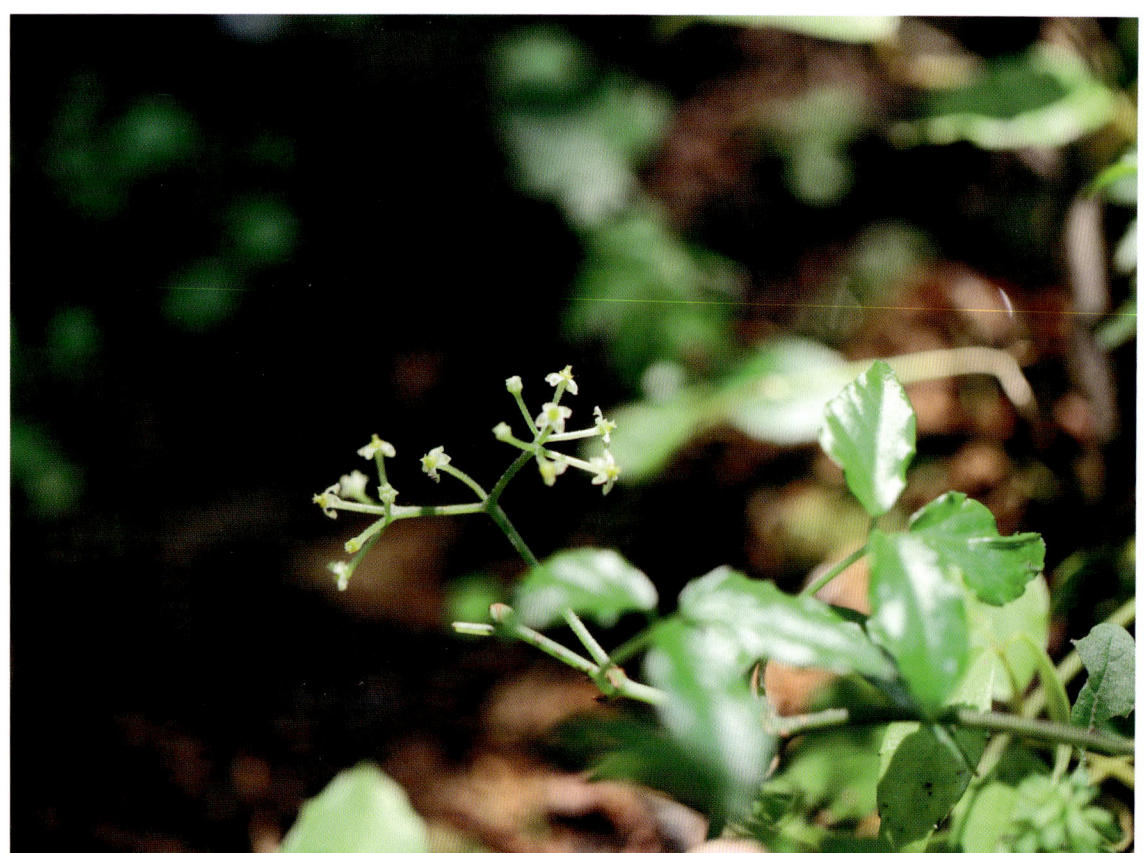

三叶崖爬藤

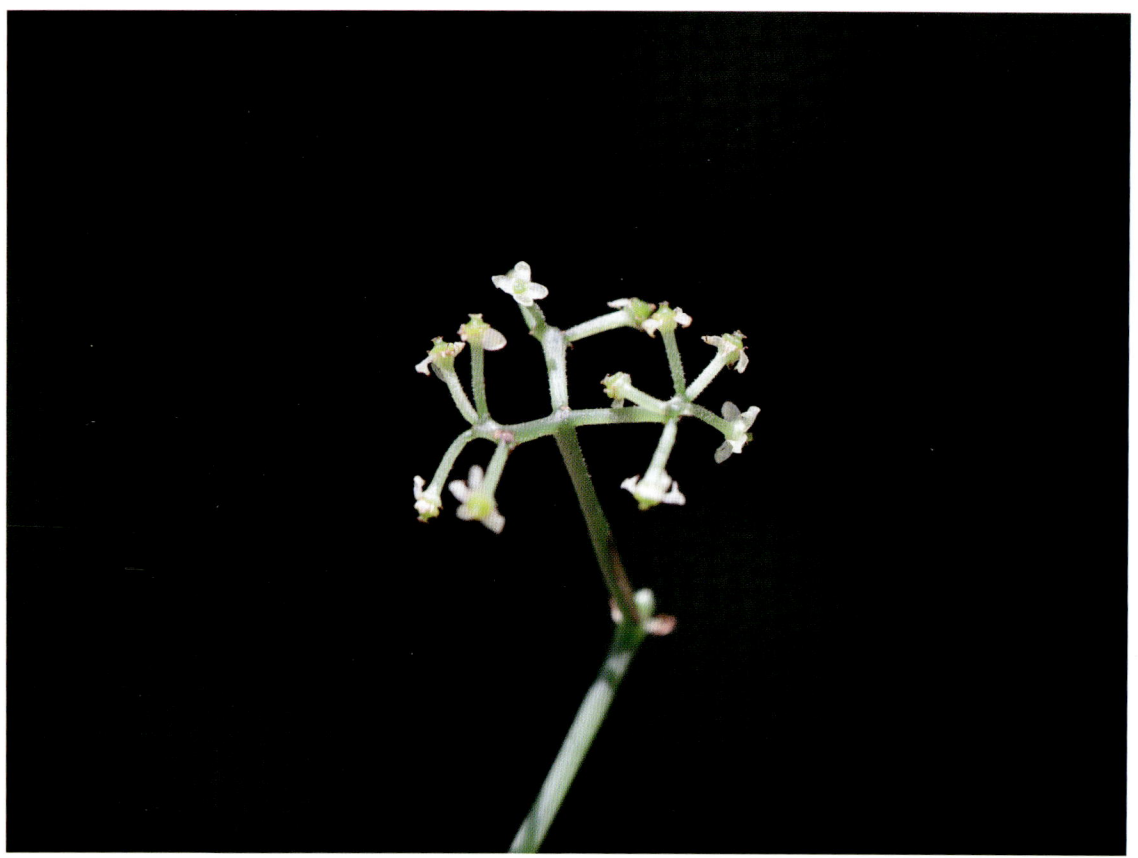

三叶崖爬藤

▍药材鉴别

本品块根呈纺锤形、卵圆形、葫芦形或椭圆形，一般长 1.5 ~ 6 cm，直径 0.7 ~ 2.5 cm。表面棕褐色，多数较光滑，或有皱纹和少数皮孔状的小瘤状隆起；有时还有凹陷，其内残留棕褐色细根。质硬且脆，断面平坦且粗糙，类白色，粉性，可见棕色形成层环。气无，味甘。

▍功效主治

消热解毒，祛风活血。主治高热惊厥，肺炎，哮喘，肝炎，肾小球肾炎，风湿痹痛，跌打损伤，痈疔疮疖，湿疹，蛇伤。

▍药理作用

本品对肝脏功能的影响：对照组的兔由静脉给予四磺四氯荧光素-Ⅰ，测量不同时间内家兔肝区放射性。实验组的兔先给予三叶青后再给四磺四氯荧光素-Ⅰ，然后进行测定。结果表明，实验组肝区放射性最大吸收时间平均较对照组提前 8 分钟，放射性最大吸收百分数平均值较对照组增加 5 分钟，肝区放射持续时间平均值较对照组延长 6 分钟。放射性开始下降时间与对照组比较延迟 14 分钟。从上面结果初步可以看出，本品有加强肝脏功能的作用。

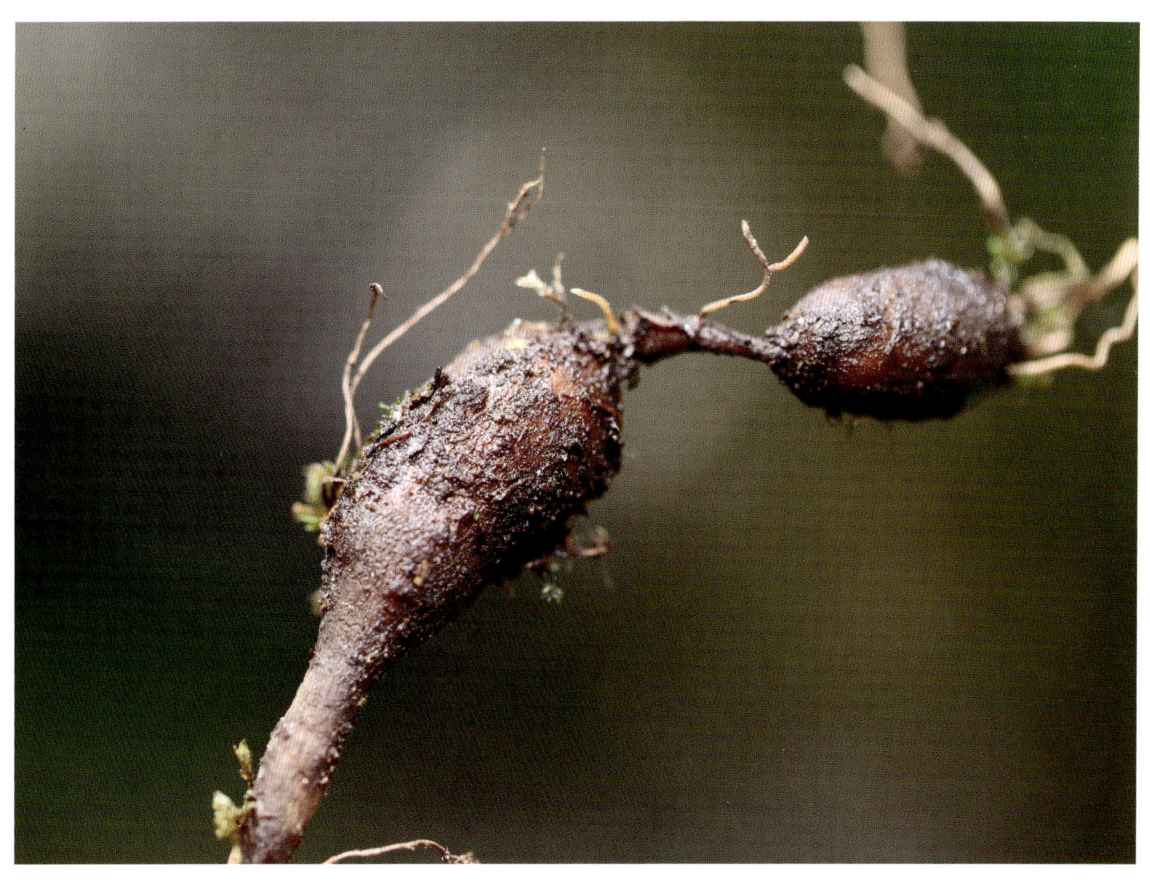

三叶崖爬藤

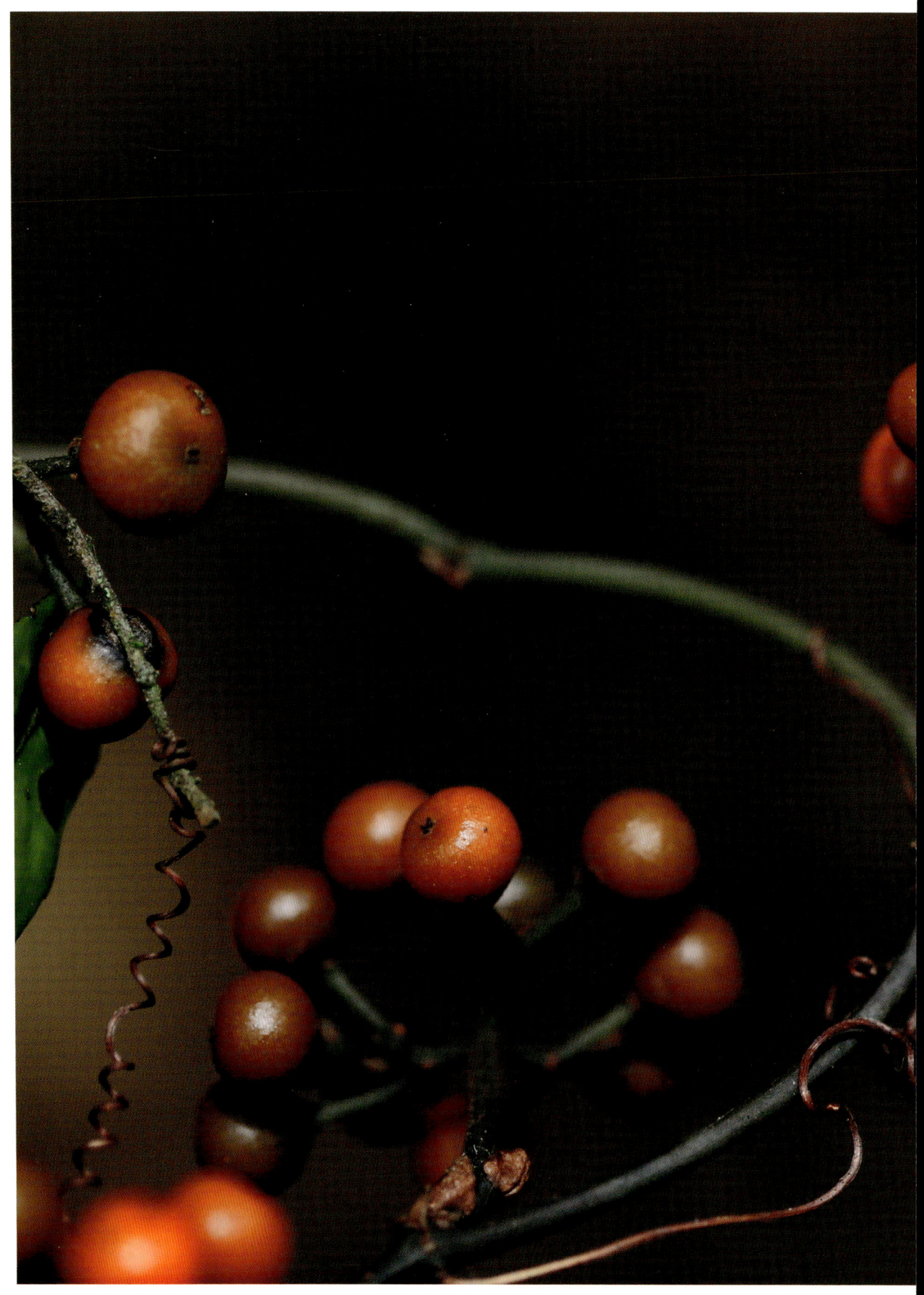

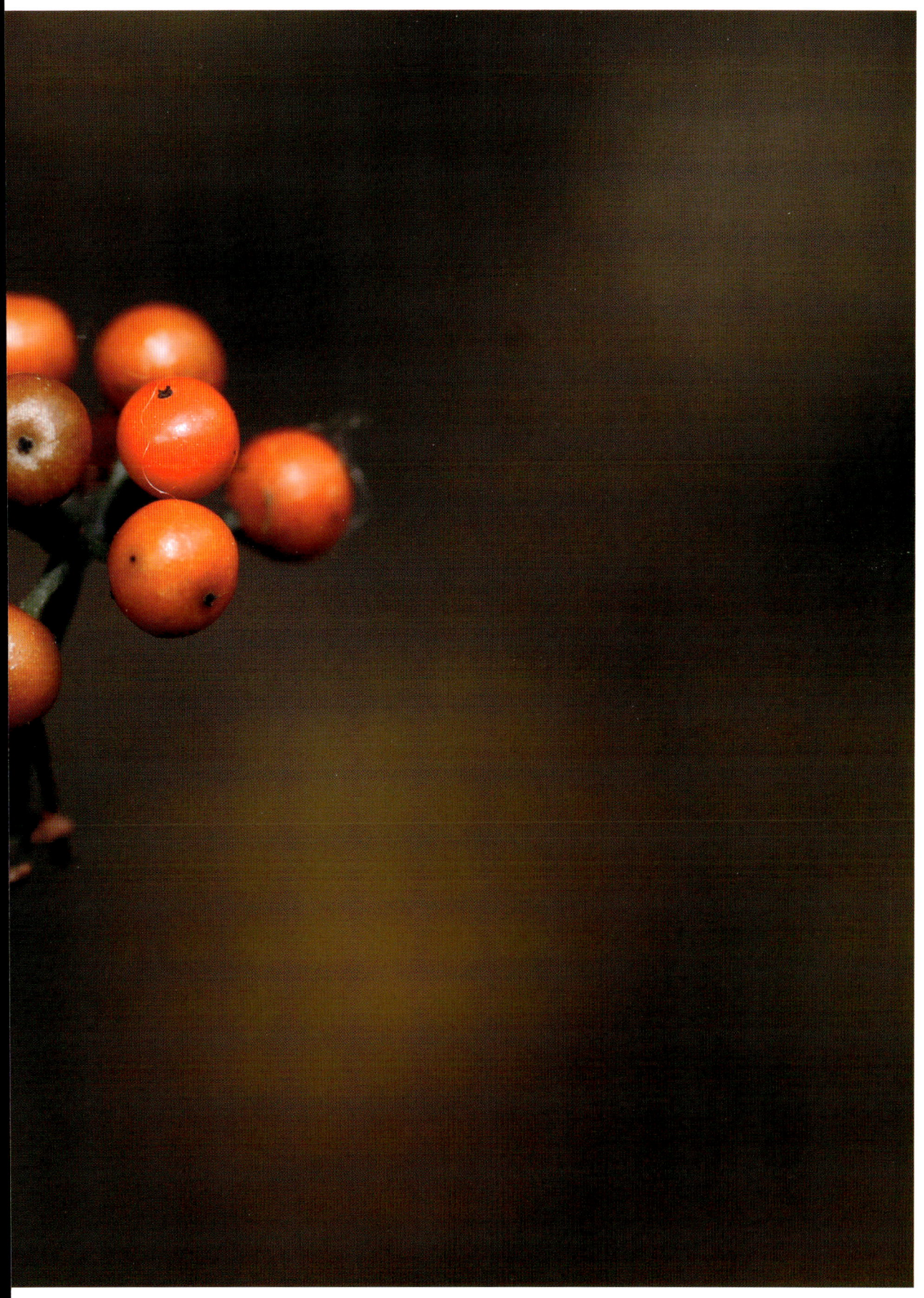

三叶崖爬藤

用法用量

内服：10～15 g，煎汤；或研末，作丸、散服。

民族药方

1. 小儿高热惊厥　三叶青根 5 g，钩藤 10 g，七叶一枝花根 10 g。水煎服。

2. 小儿风热，惊风，疝气痛　三叶青块根 15～25 g。水煎服。

3. 肺炎　三叶青根、瓜子金、枸骨根各 15 g。水煎服，每日 1 剂。

4. 哮喘　三叶青根、贝母、桔梗各 5 g。水煎服，每日 1 剂。

5. 小儿高热　三叶青块根 15 g，射干 15 g，仙鹤草 15 g，白头翁 6 g，钩藤 3 g。水煎服，每日 1 剂。

6. 病毒性脑膜炎　三叶青块根 15 g（儿童 9 g）。水煎服，每日 1 剂。

7. 慢性迁延性肝炎　三叶青注射剂。每次肌内注射 2～4 mL，每日 2 次，20～40日为 1 个疗程。

8. 蜂窝织炎，扁桃体炎，淋巴结结核　三叶青块根适量。用酒磨成糊状涂搽患处，每日 2～3 次。

9. 扭挫伤　三叶崖爬藤、酢浆草、香附子各适量。捣烂加热外敷。

使用注意

孕妇禁服。

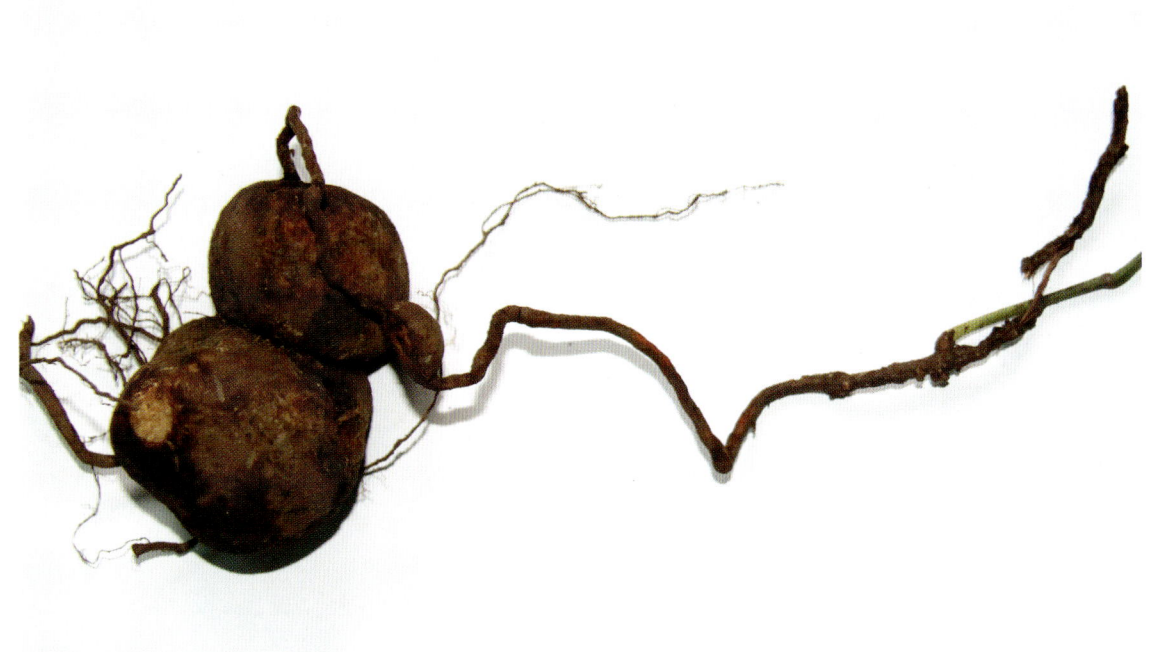

三叶青药材

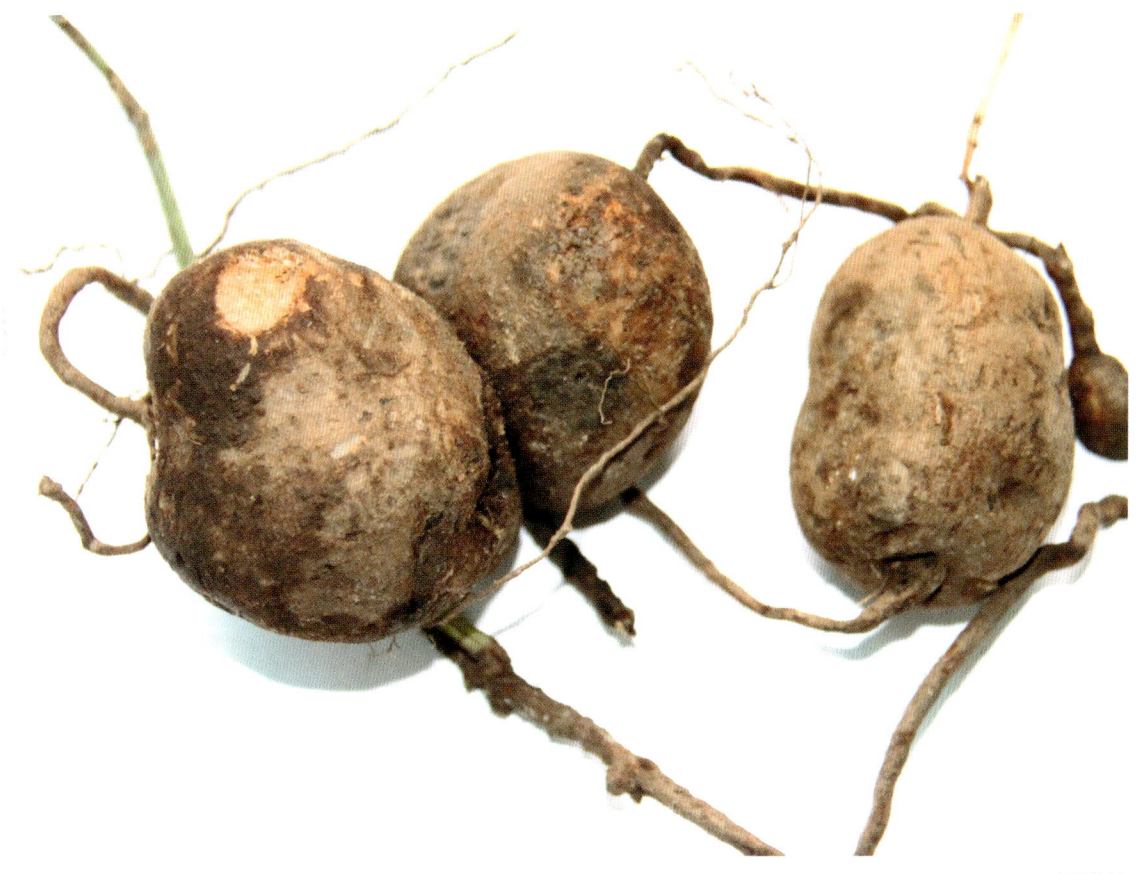

三叶青药材

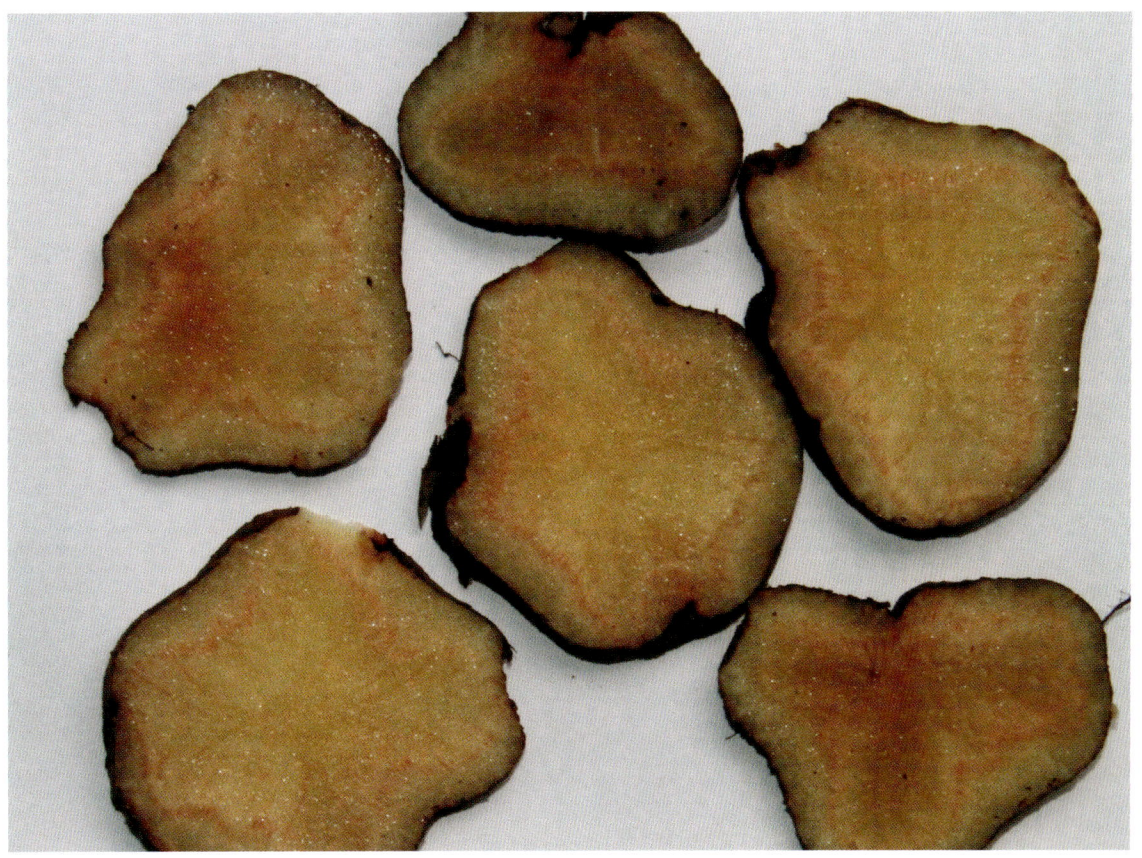

三叶青饮片

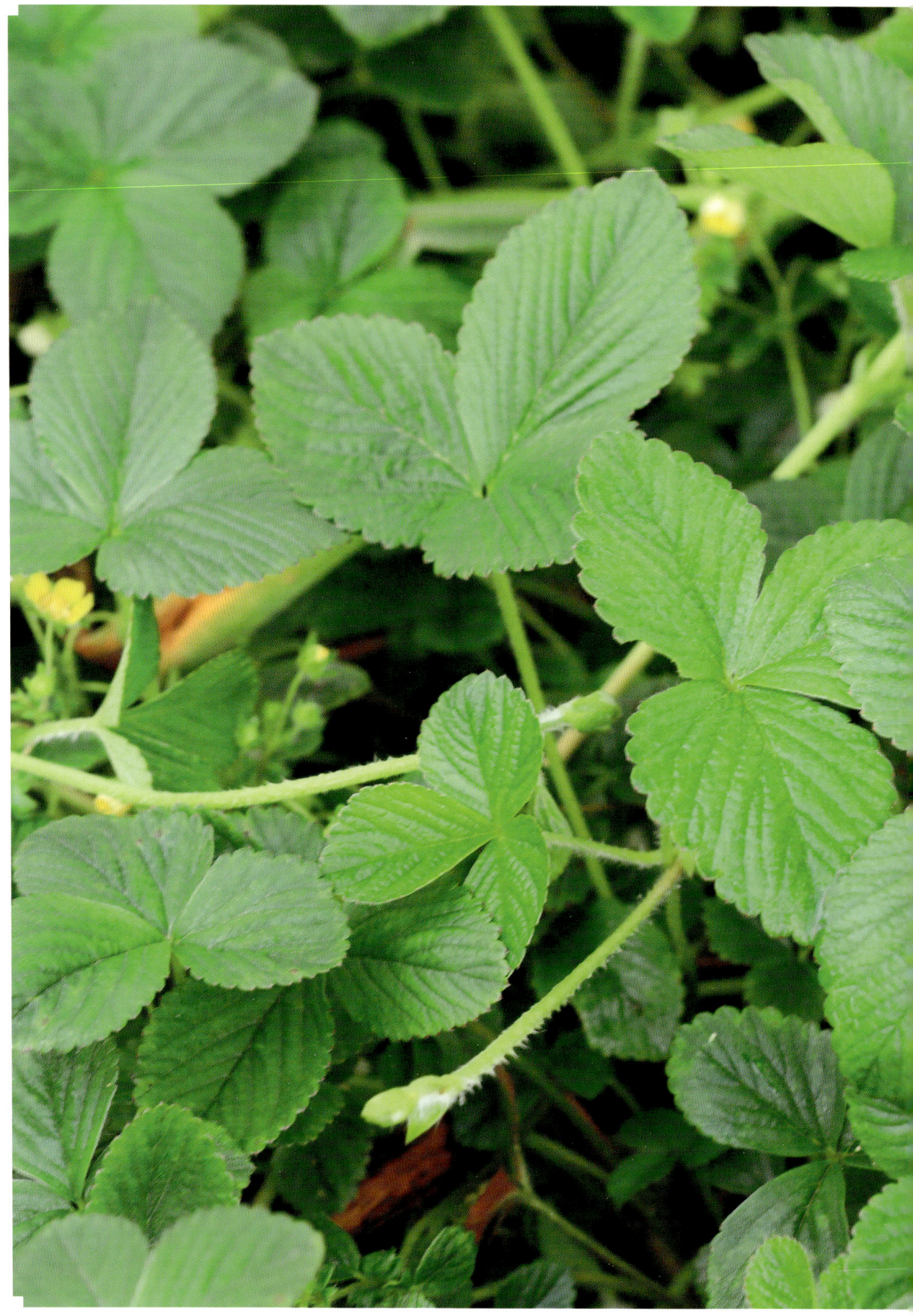

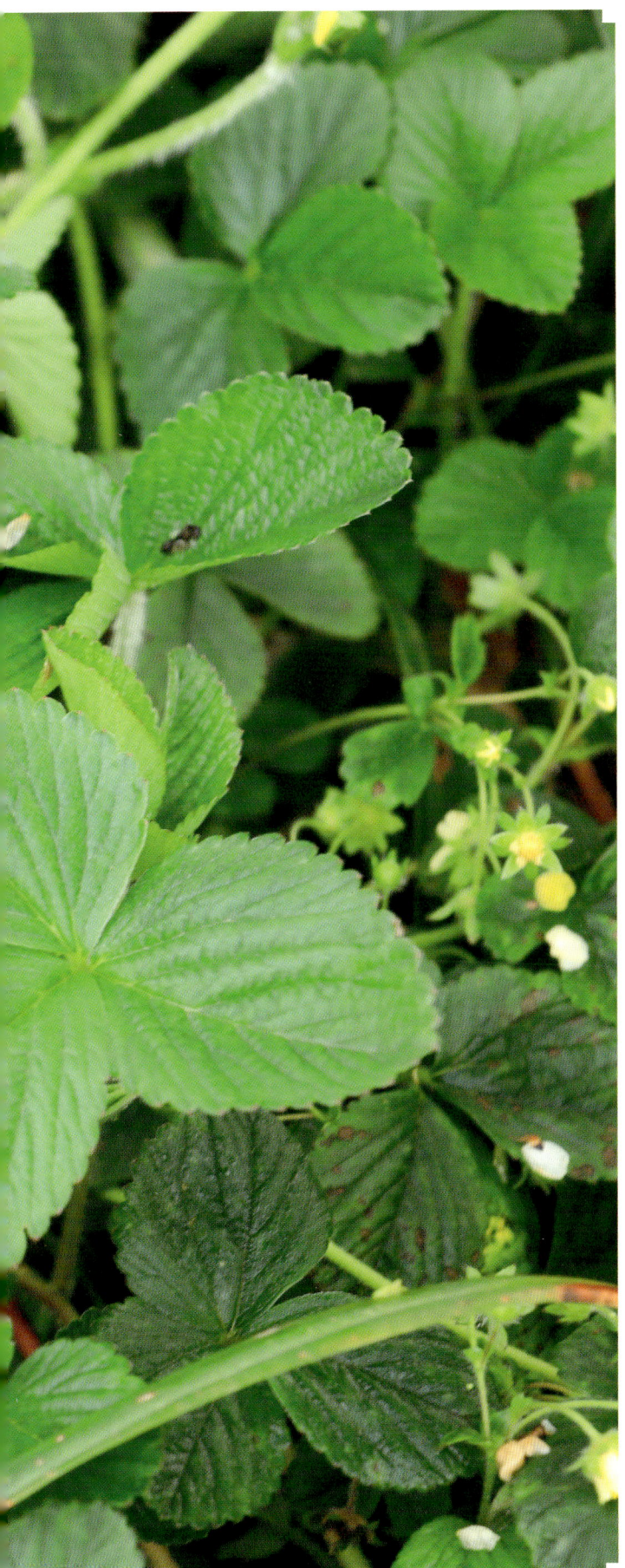

三叶委陵菜

【水 药 名】骂定满。

【别　　名】白地泡、白泡、一爪金、地蜘蛛、白里金梅、三叶蛇莓。

【来　　源】本品为蔷薇科植物三叶委陵菜 *Potentilla freyniana Bornm.* 的全草。

【性味归经】味苦，微寒。归心经。

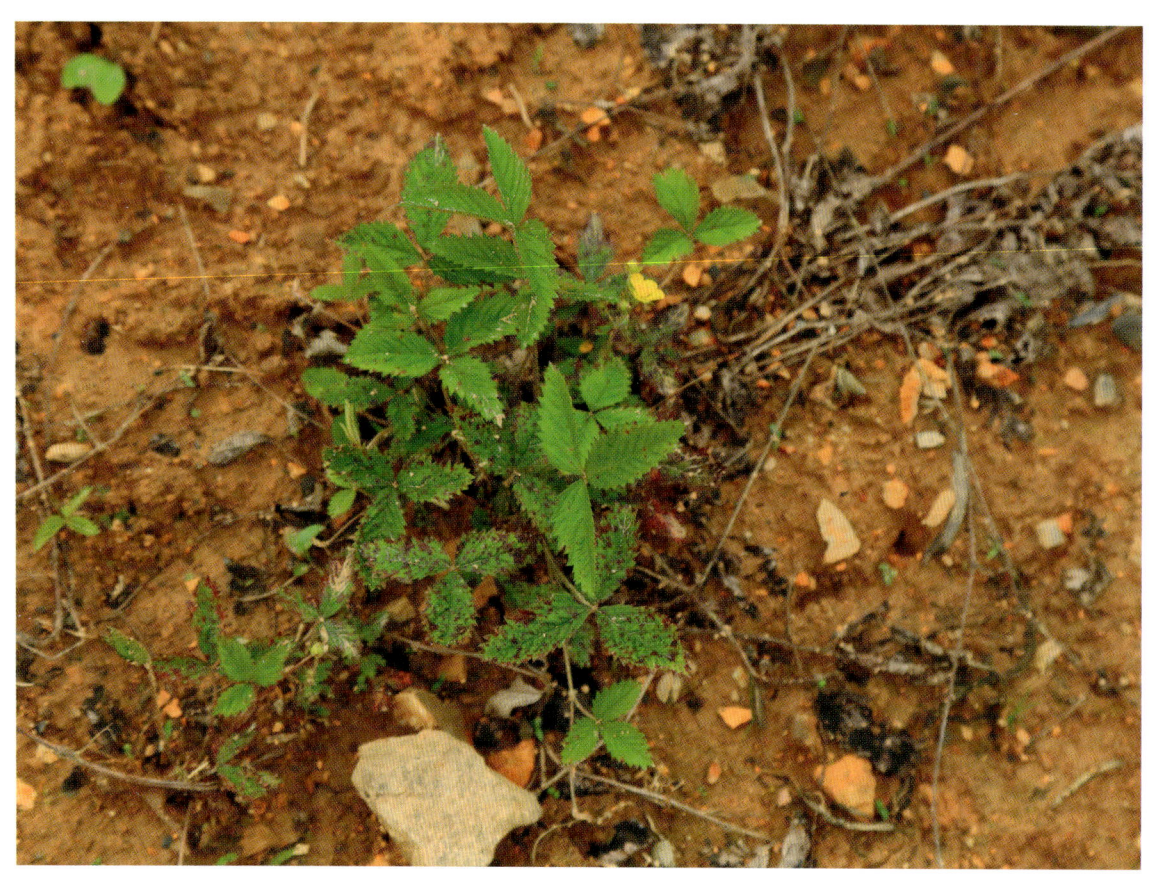

三叶委陵菜

识别特征

多年生草本，高约 30 cm。主根短且粗，须根多数。茎细长柔软，有时匍匐，具柔毛。三出复叶，基部丛生。基生叶的小叶椭圆形、矩圆形或斜卵形，基部楔形，边缘有钝锯齿，近基部全缘。茎生叶小叶片较小。总状聚伞花序，顶生，花小，少数，黄色。瘦果小，黄色，卵形，光滑。

生境分布

生长于向阳山坡或路边草丛中。分布贵州、四川、湖南、河北、江苏、浙江、福建等地。

采收加工

夏季采收开花的全草，晒干。

功效主治

清热解毒，散瘀止血。主治骨结核，口腔炎，瘰疬，跌打损伤，外伤出血。

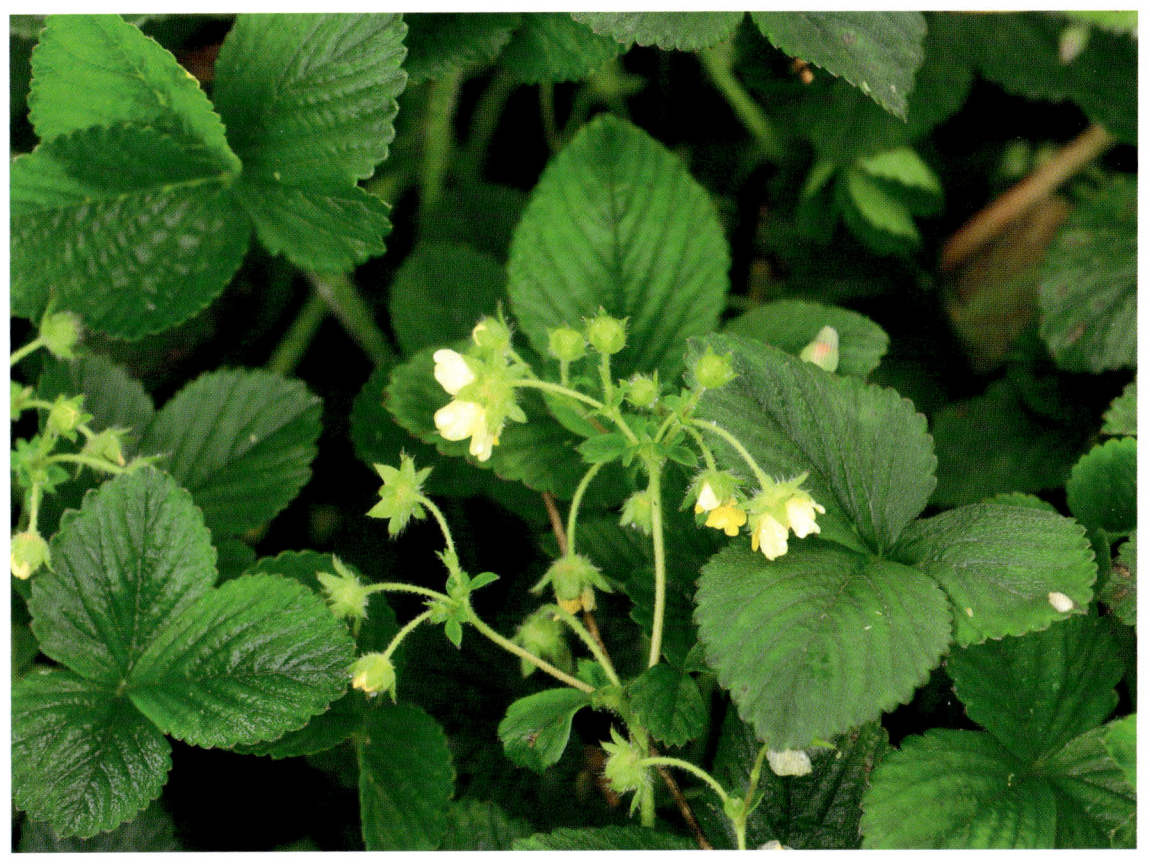

三叶委陵菜

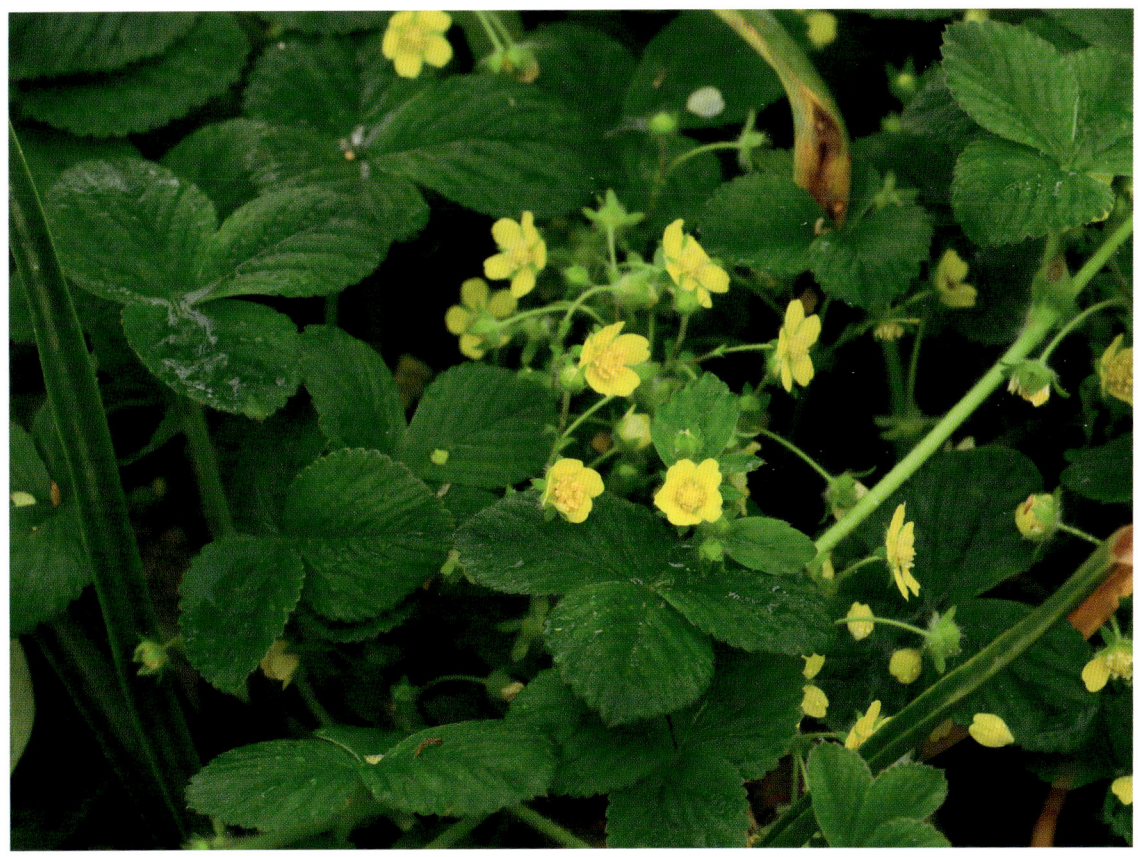

三叶委陵菜

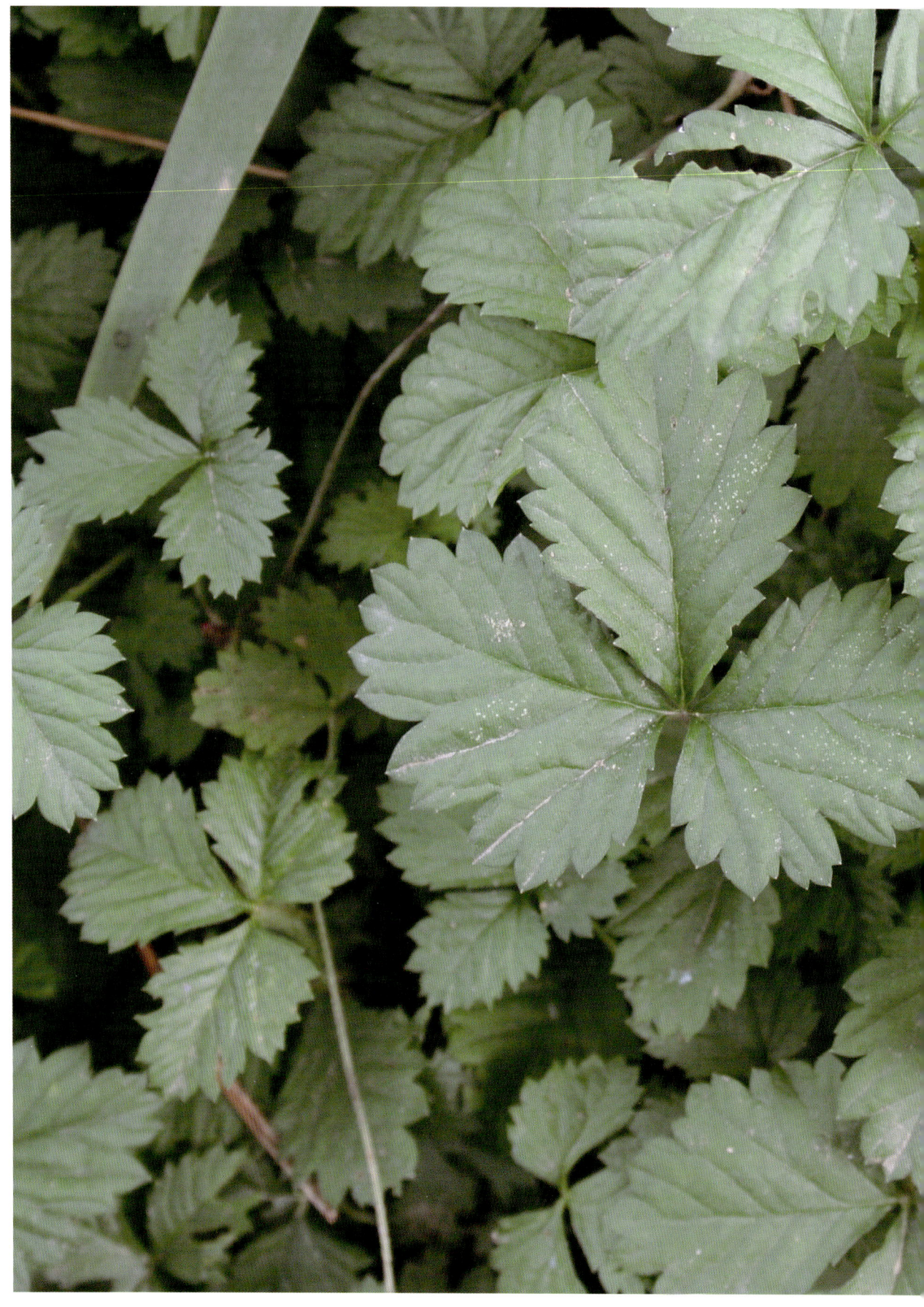

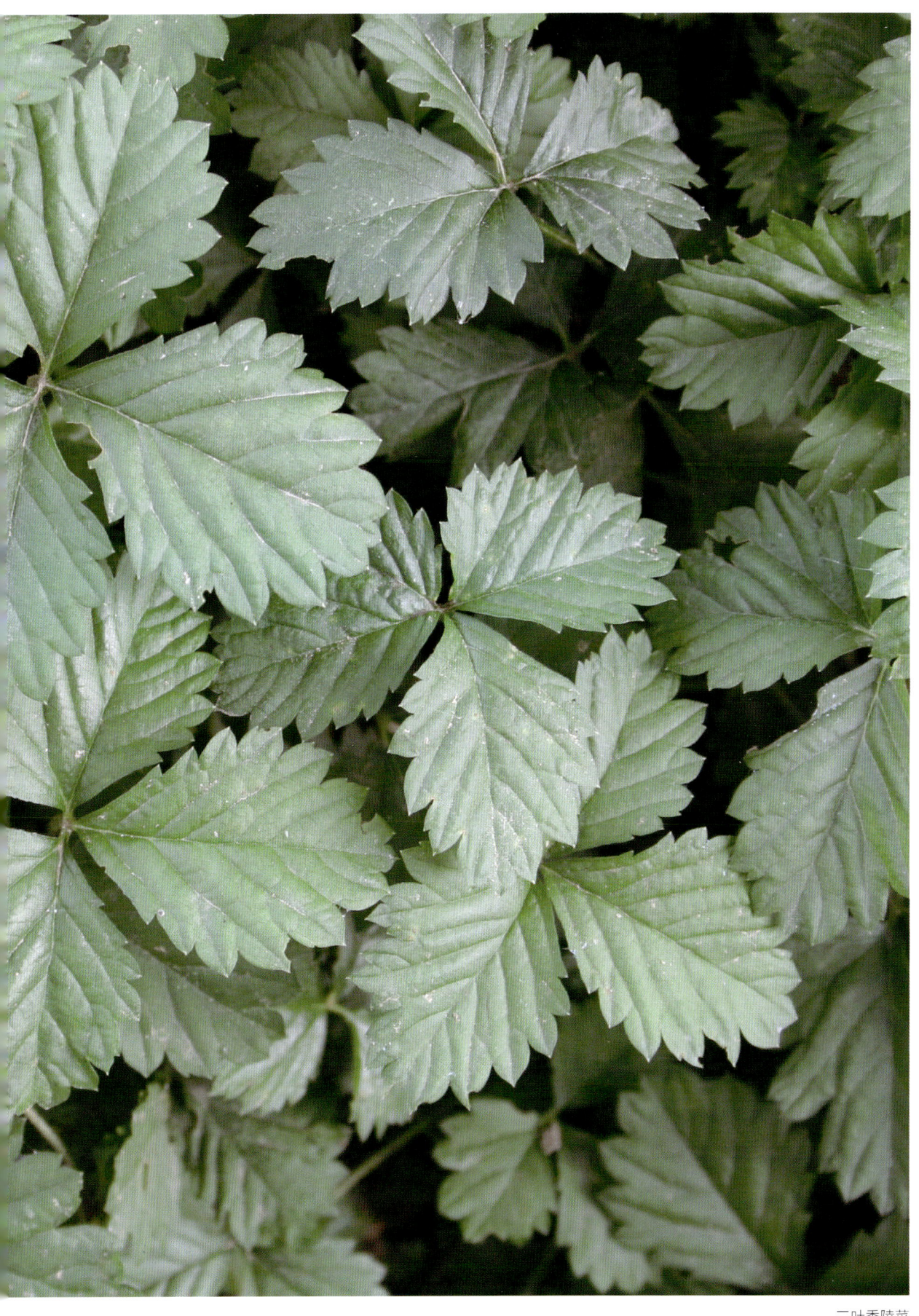

三叶委陵菜

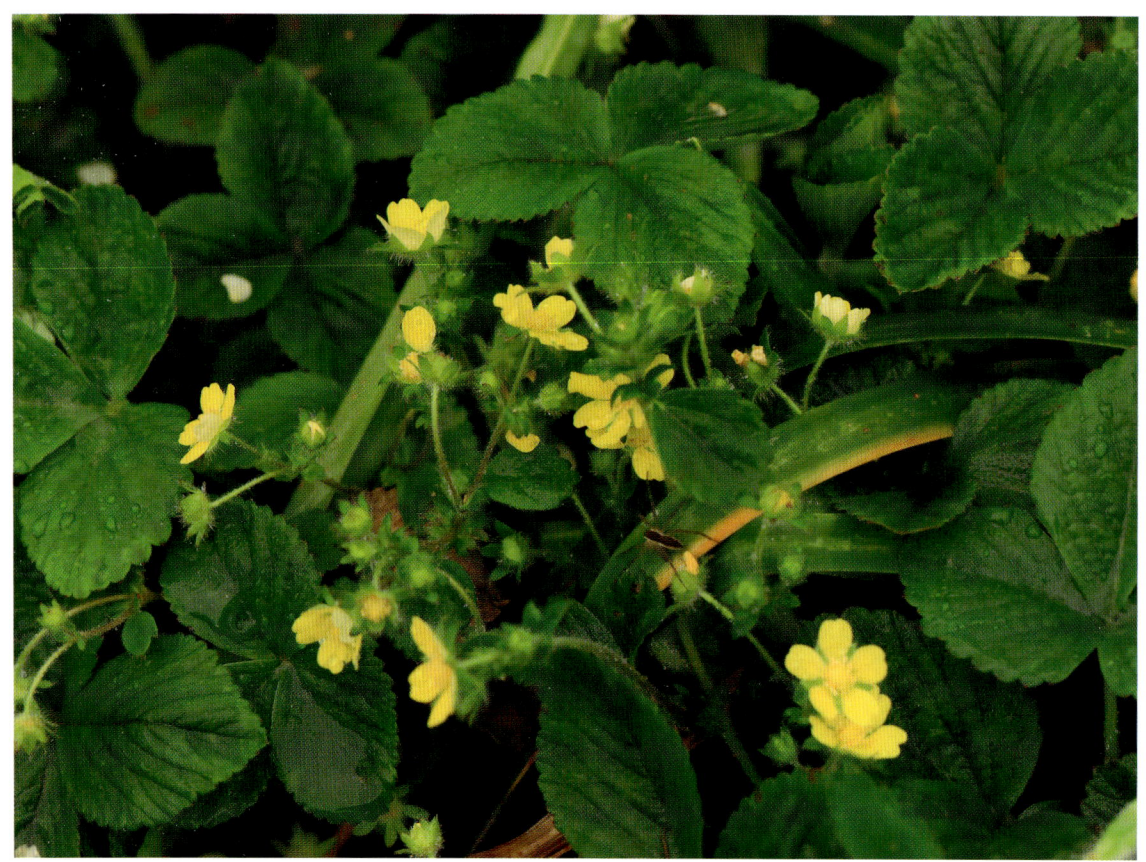

三叶委陵菜

药理作用

本品对金黄色葡萄球菌有抑制作用。

用法用量

内服：9 ~ 15 g，煎汤；或浸酒服。外用：捣敷或煎水洗。

民族药方

1. 骨结核 三叶委陵菜、血三七各适量，盐少许。捣烂外敷。

2. 口腔溃疡 三叶委陵菜 15 g，苦荬菜 15 g。水煎服。

3. 外伤出血 三叶委陵菜适量。捣烂外敷。

4. 蛇头疔 三叶委陵菜适量。加盐捣烂，敷患处。

5. 痔疮 三叶委陵菜适量。洗净，捣烂，冲入沸水浸泡，趁热坐熏。

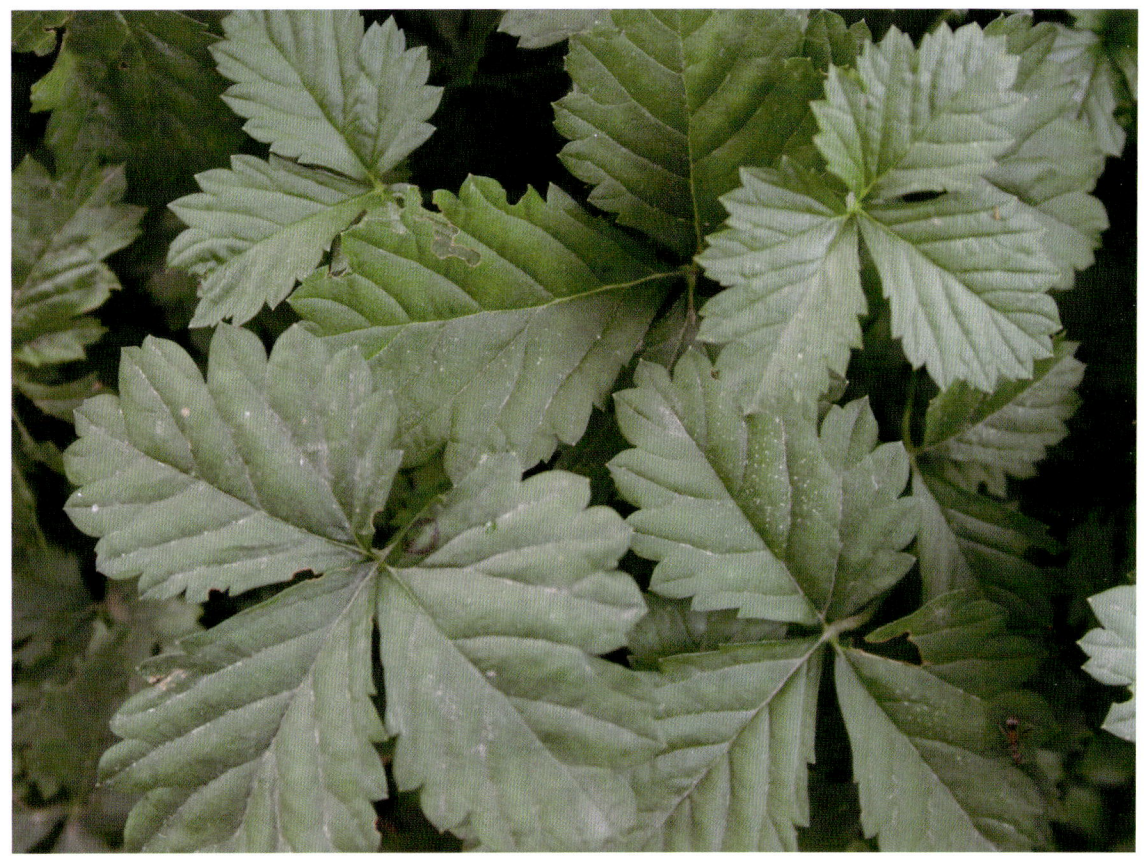

三叶委陵菜

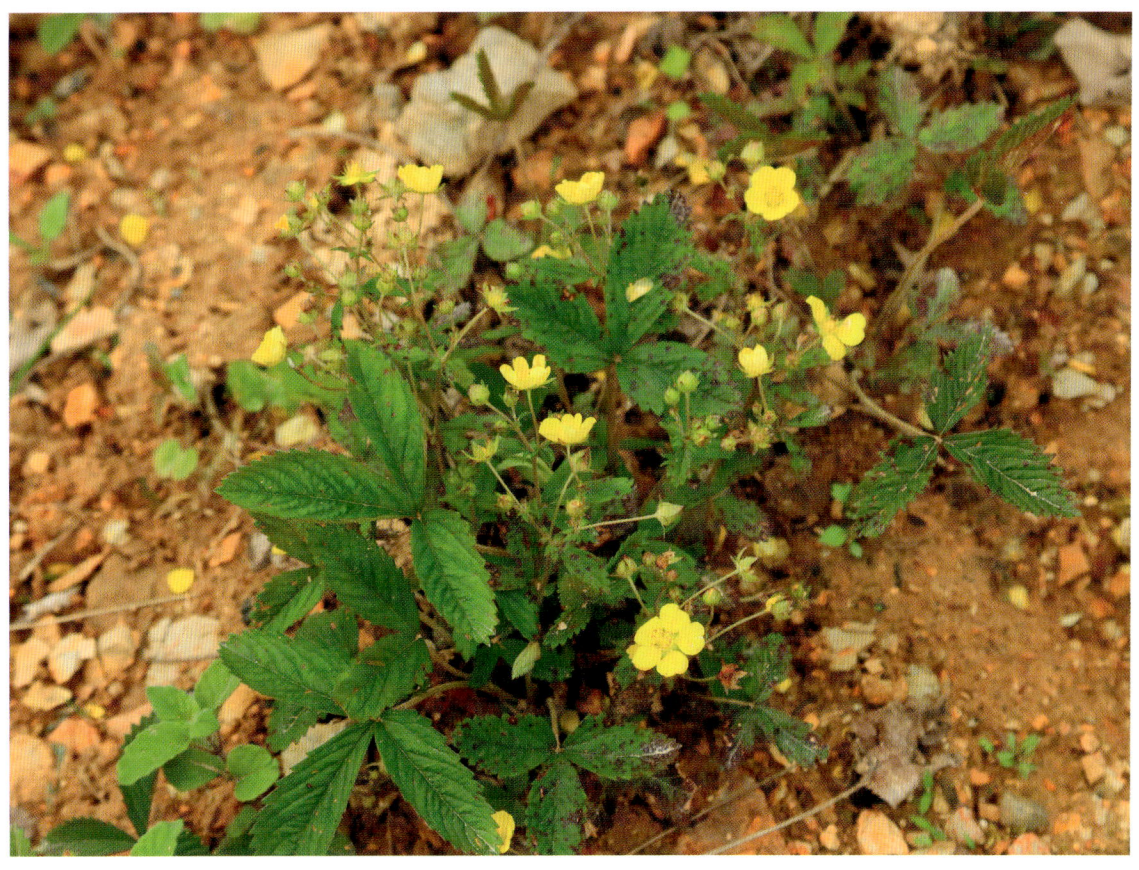

三叶委陵菜

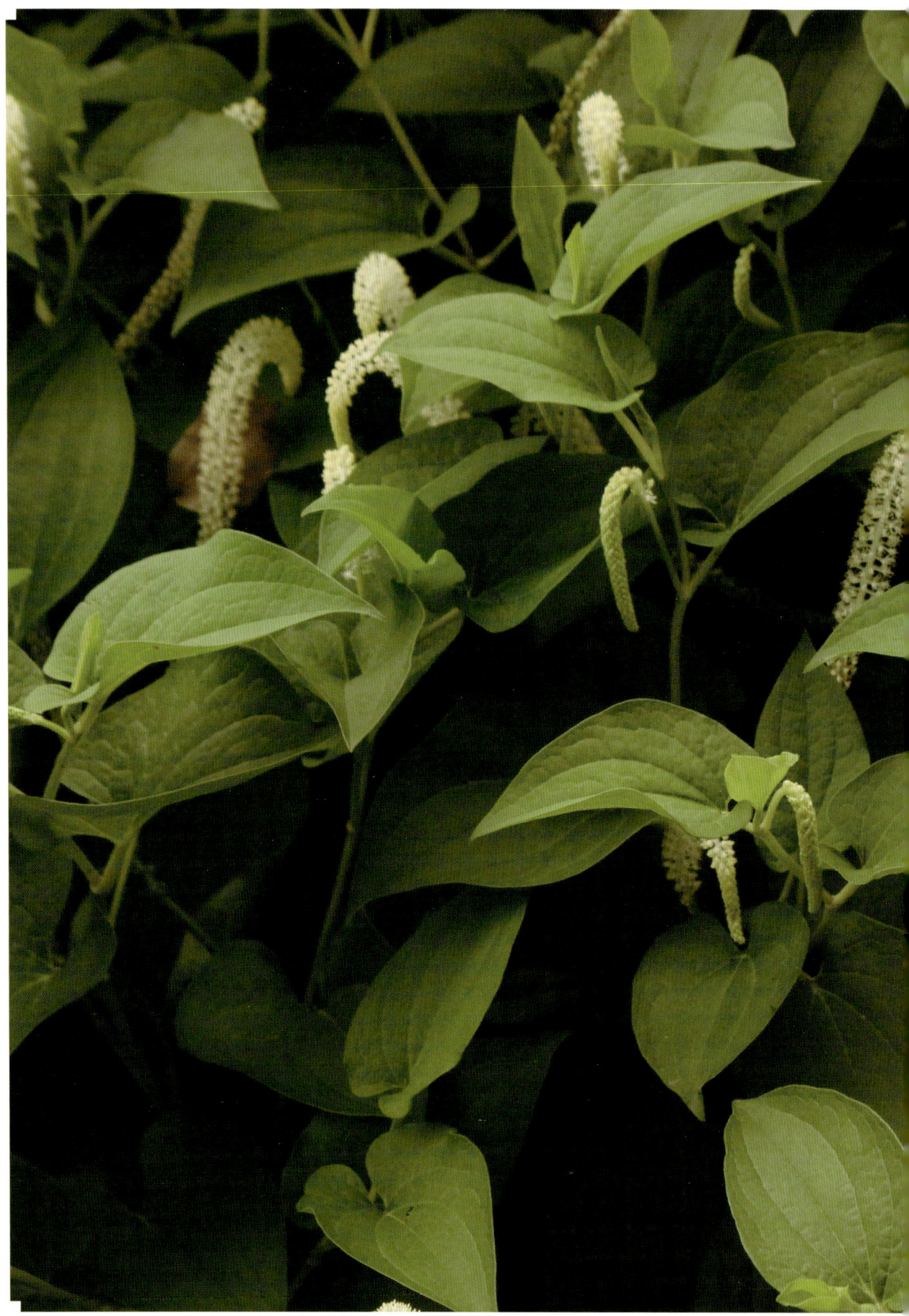

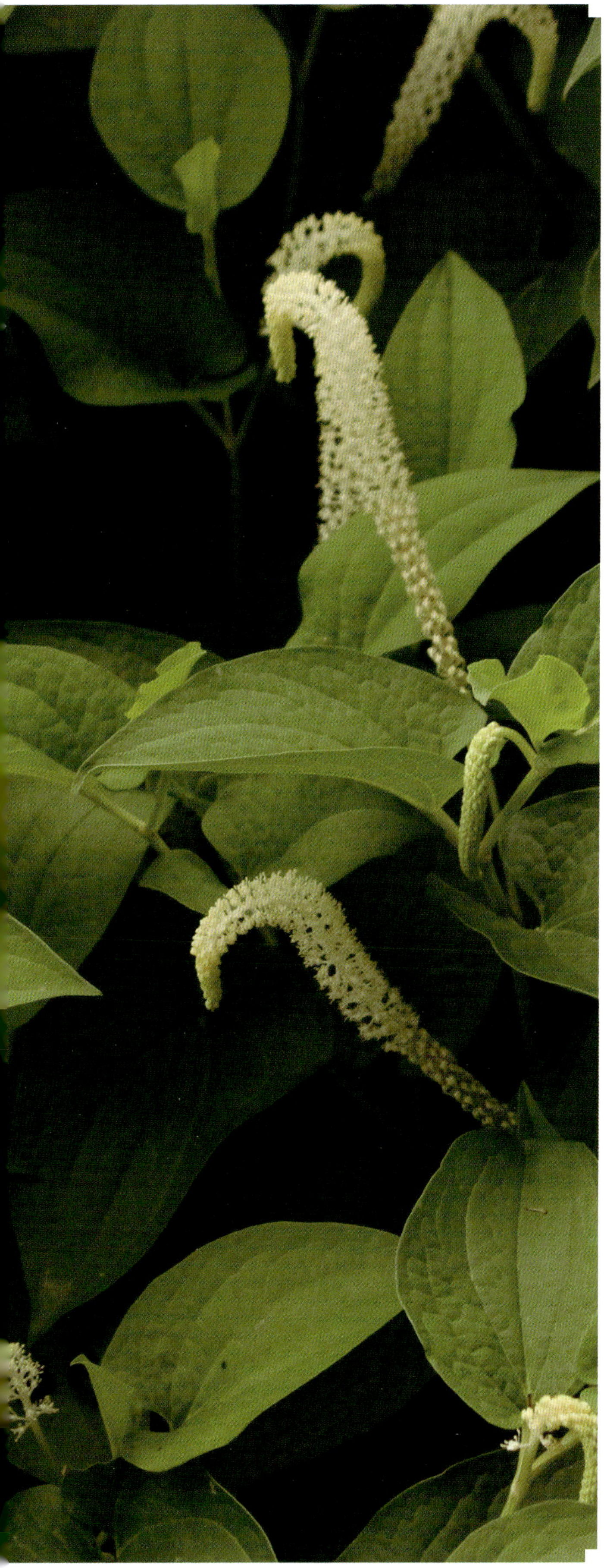

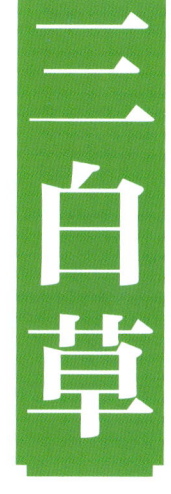

三白草

【水药名】骂来满。

【别　名】水木通、白面姑、三点白、天性草。

【来　源】本品为三白草科植物三白草 *Saururus chinensis* (Lour.) Baill. 的全草。

【性味归经】味苦、辛，性寒。归肺、膀胱经。

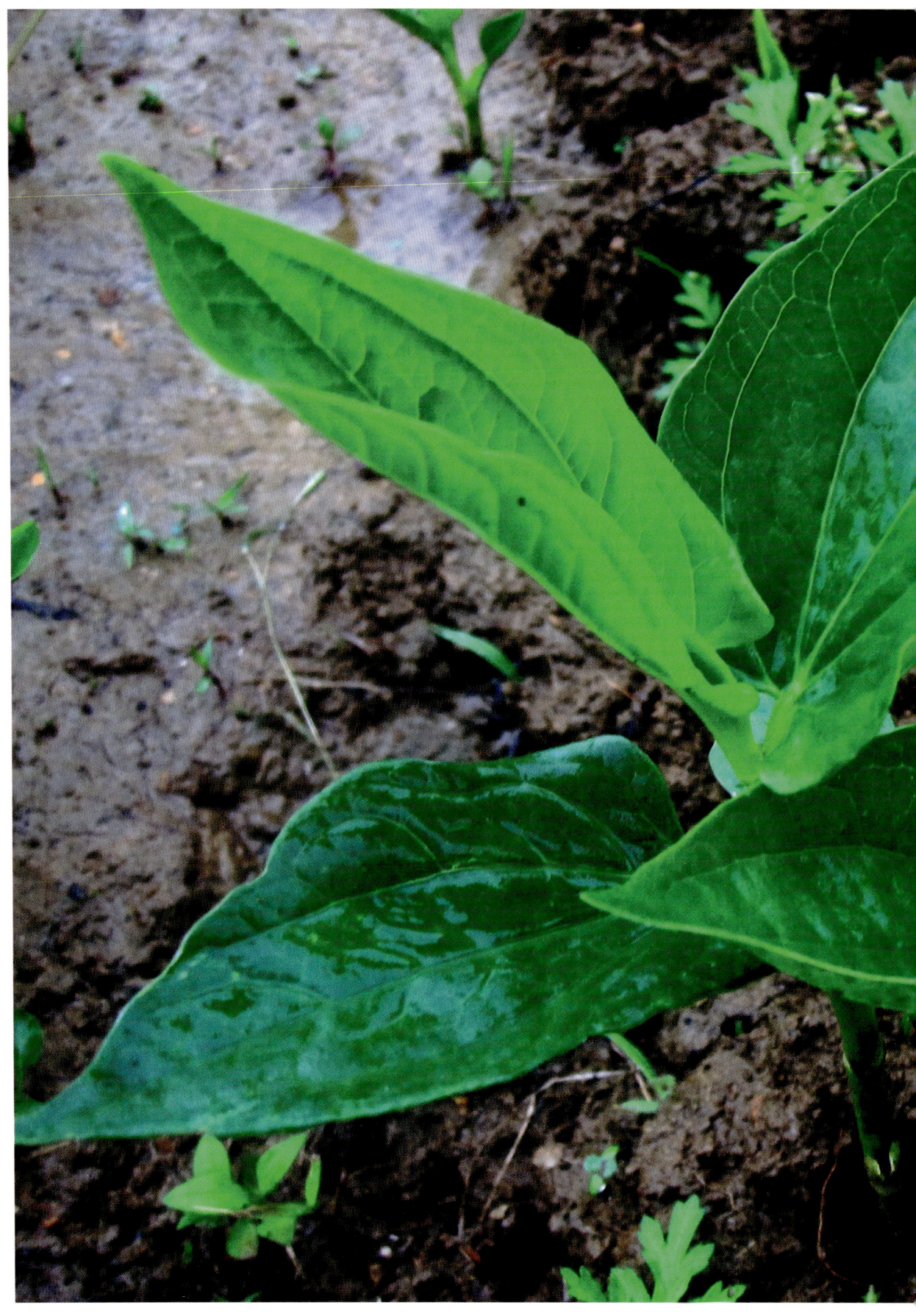

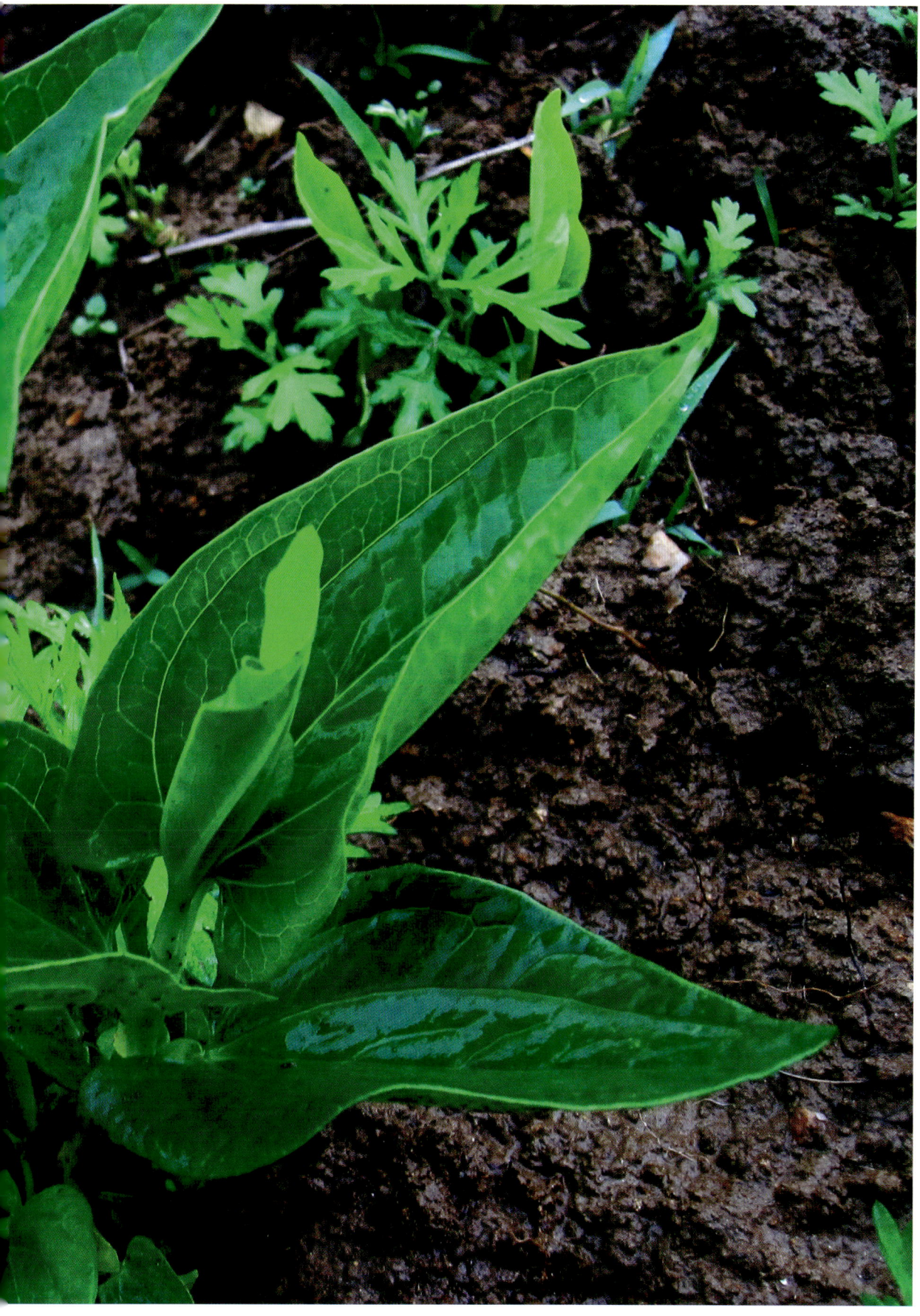

三白草

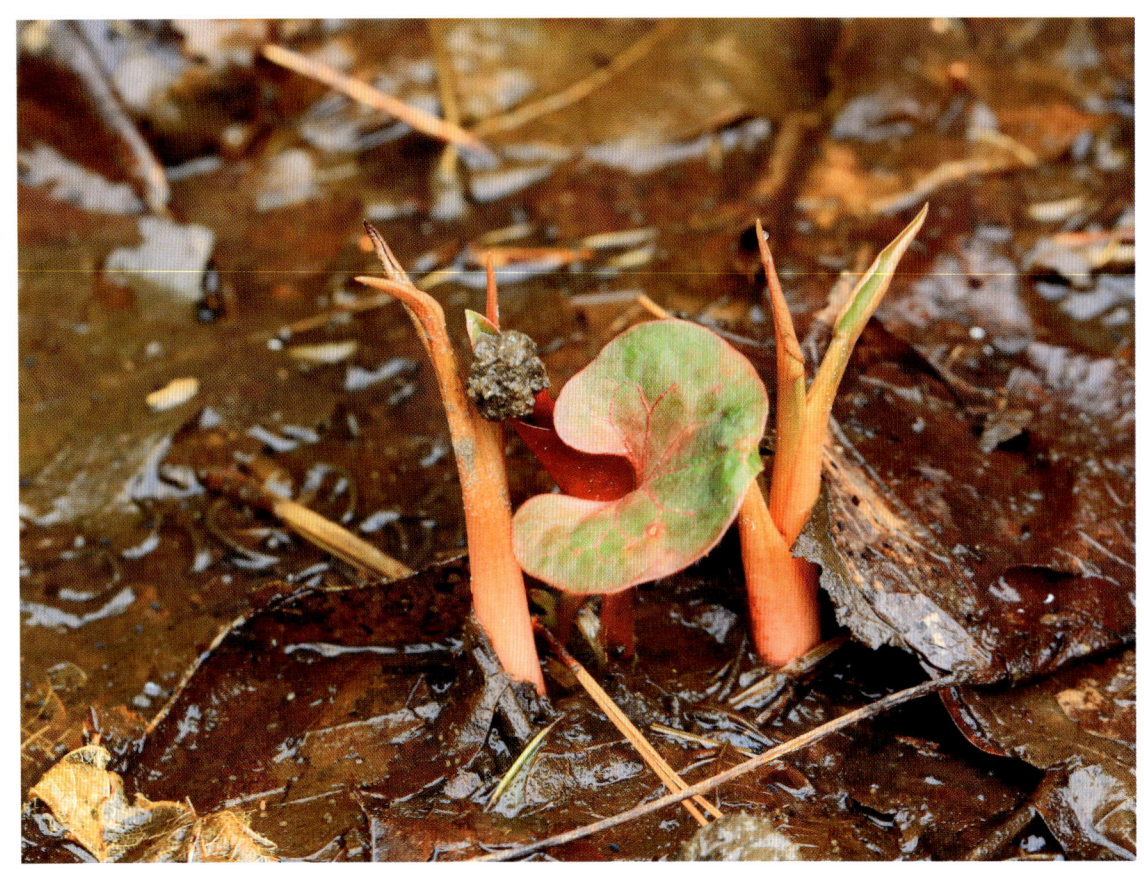

三白草

识别特征

多年生草本，地下茎有须状小根。茎直立，或下部伏地，有纵肋，无毛。单叶互生，基部抱茎。叶片卵形或卵状披针形，长 7 ~ 13 cm，宽 3 ~ 6 cm，先端尖或渐尖，基部心形略呈耳状，全缘或近全缘，绿色，两面无毛，基出 3 ~ 5 脉。总状花序聚生呈穗状花序在茎上端，与叶对生。种子细小，圆形。花期 5—6 月。

生境分布

生长于低湿及近水的地方。分布于河北、山东、河南、湖南、江西、浙江、福建、广东、贵州、云南、海南、西藏、台湾等省区。

采收加工

根茎秋季采挖，全草全年均可采挖，洗净，晒干。

药材鉴别

本品茎圆柱形，有 4 条纵沟，1 条较宽；断面黄色，纤维性，中空。叶多皱缩互生，展平后叶片卵形或卵形披针状，长 4 ~ 15 cm，宽 2 ~ 10 cm；先端尖，基部心形，全缘，基出脉 5 条；叶柄较长，有纵皱纹。有时可见总状花序或果序，棕褐色。蒴果近球形。气微，味淡。以叶多、灰绿色或棕绿色者为佳。

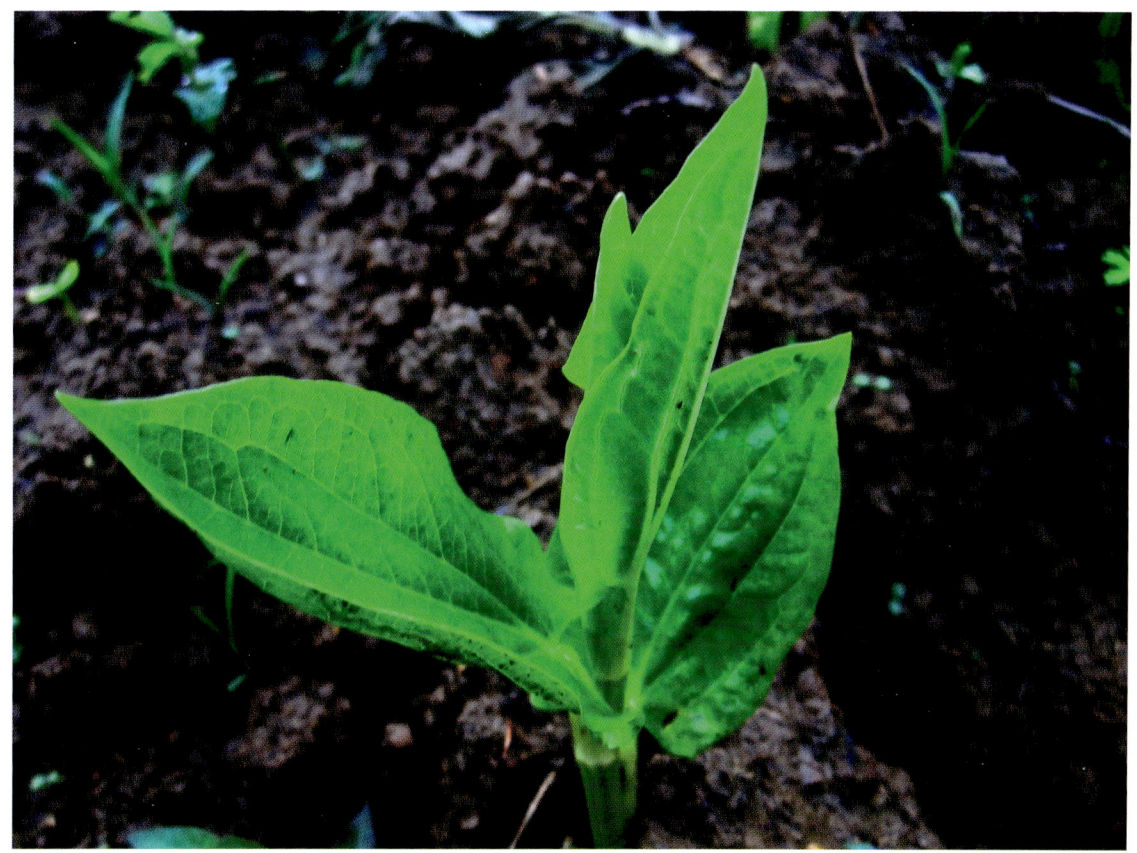

三白草

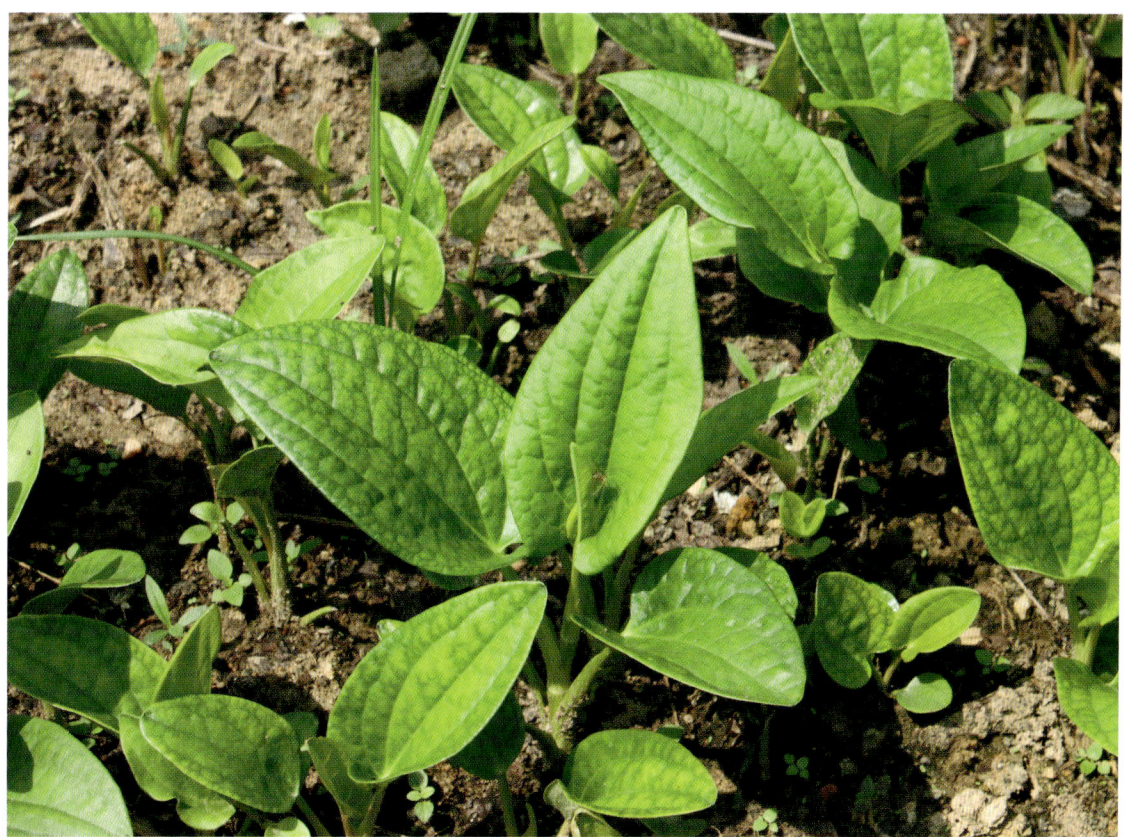

三白草

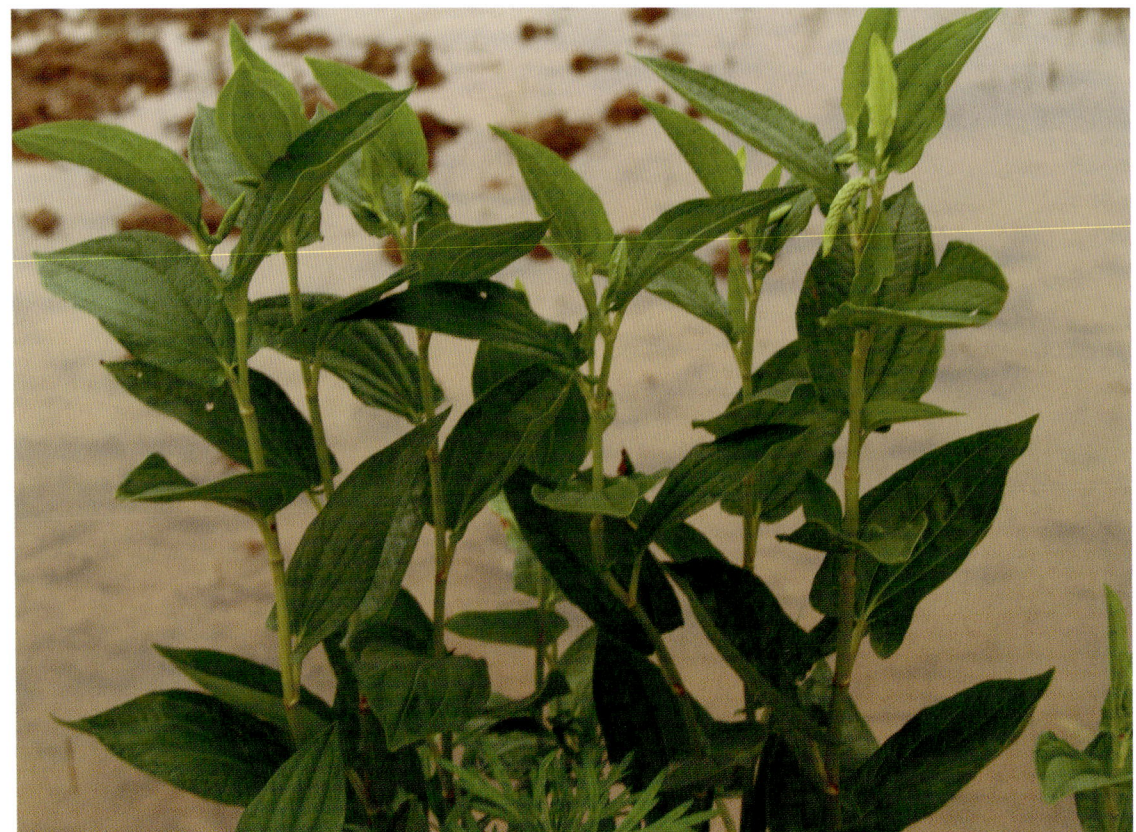

三白草

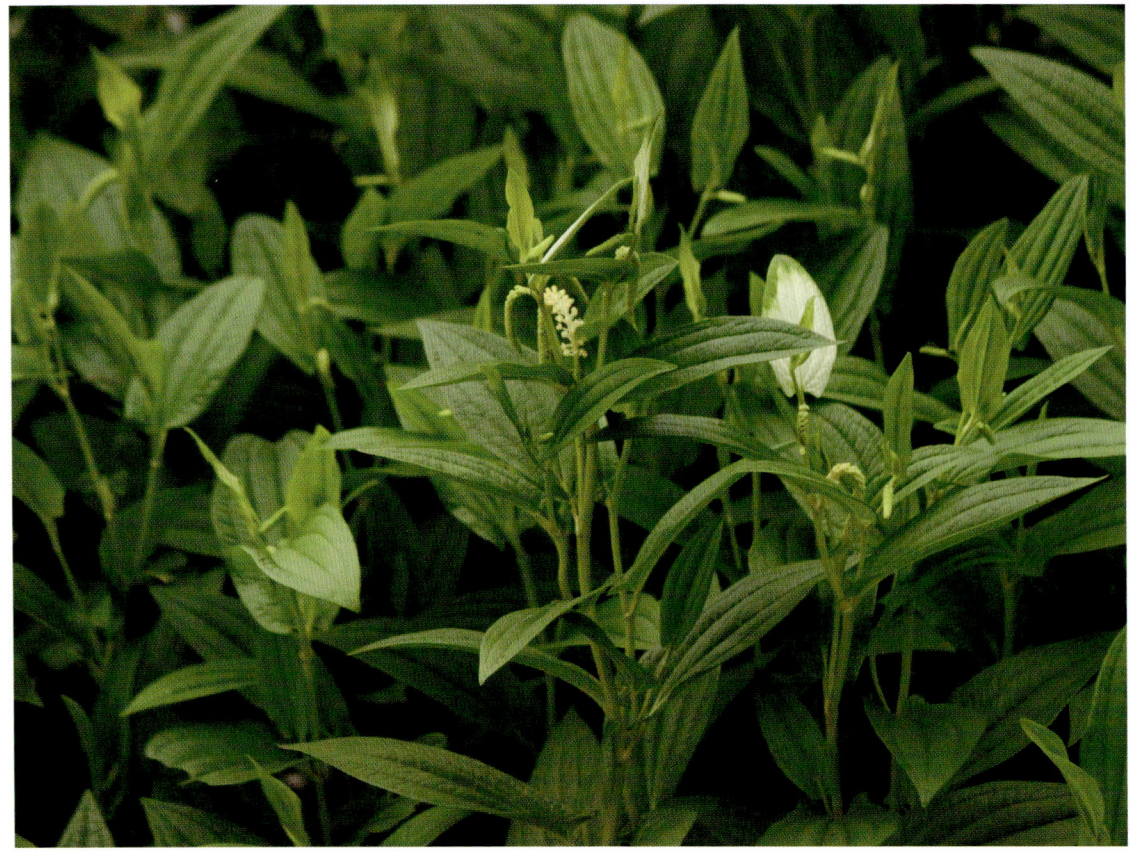

三白草

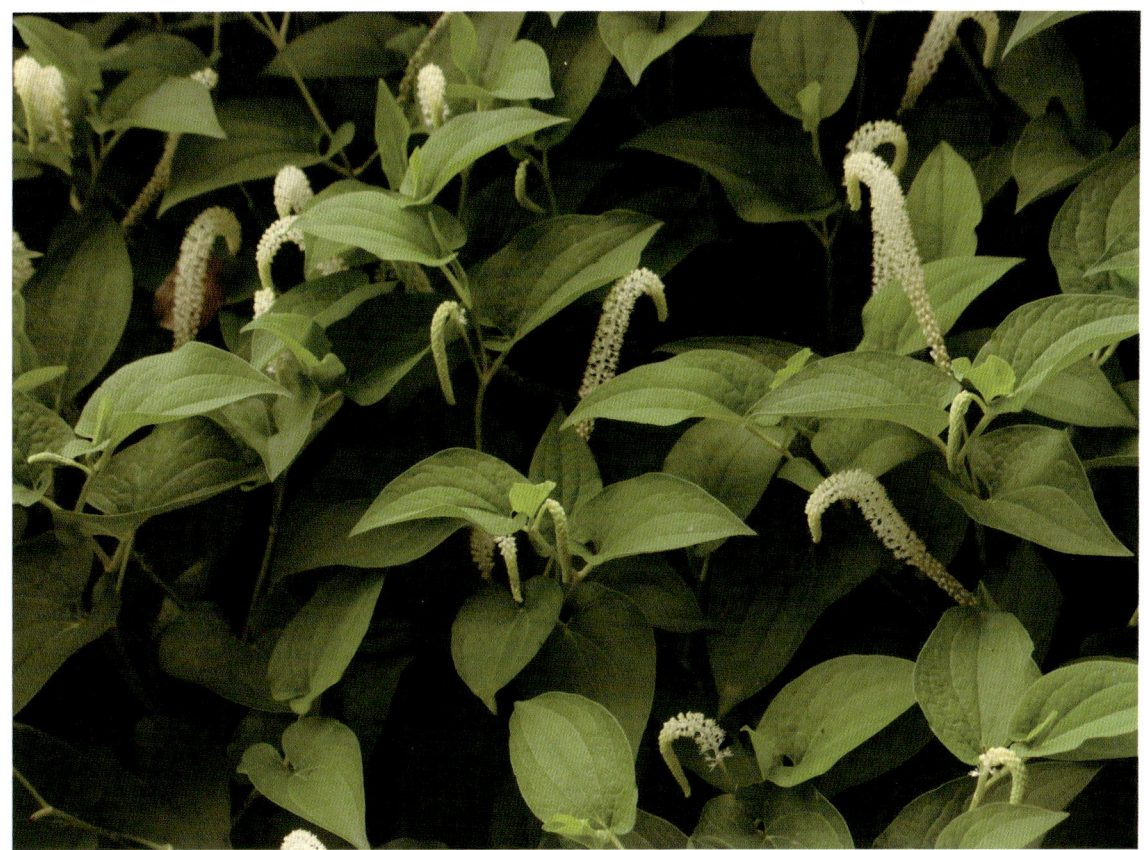

三白草

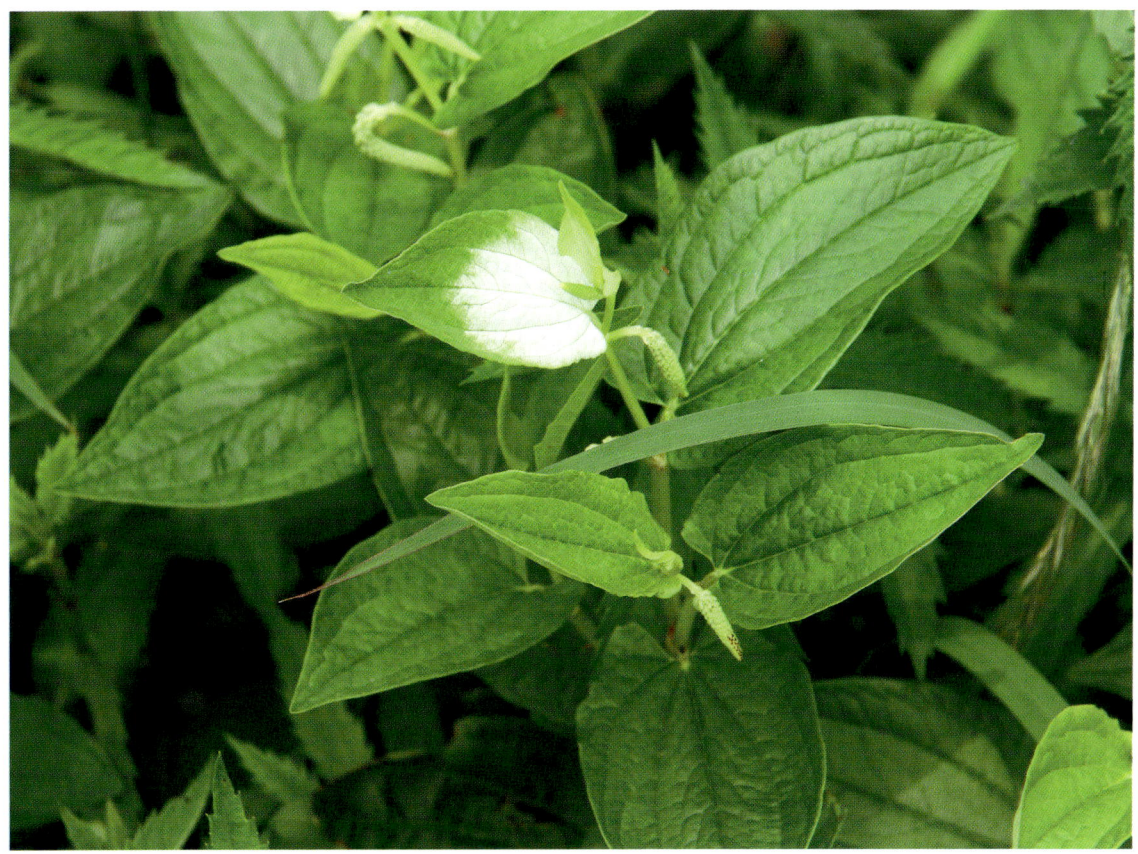

三白草

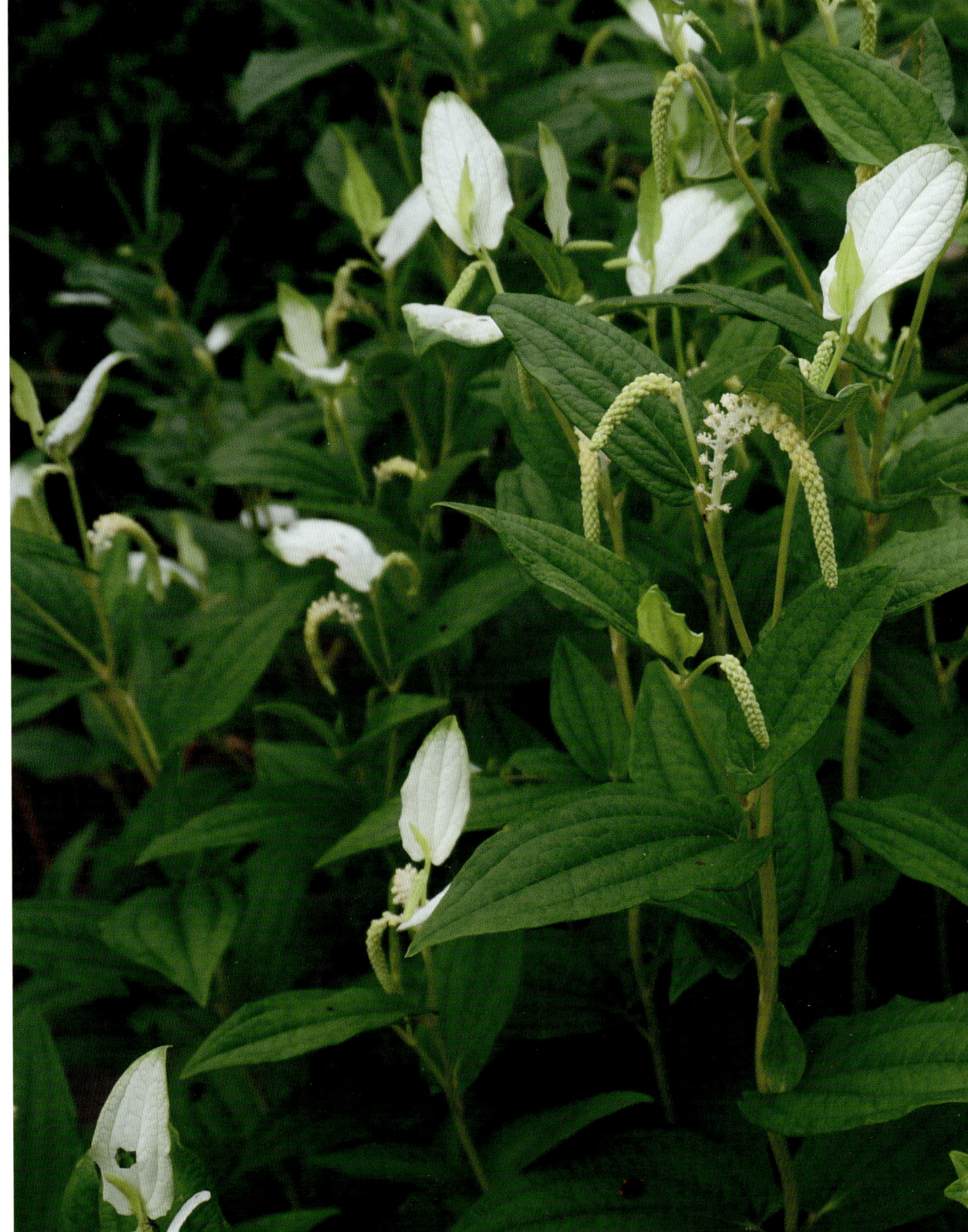

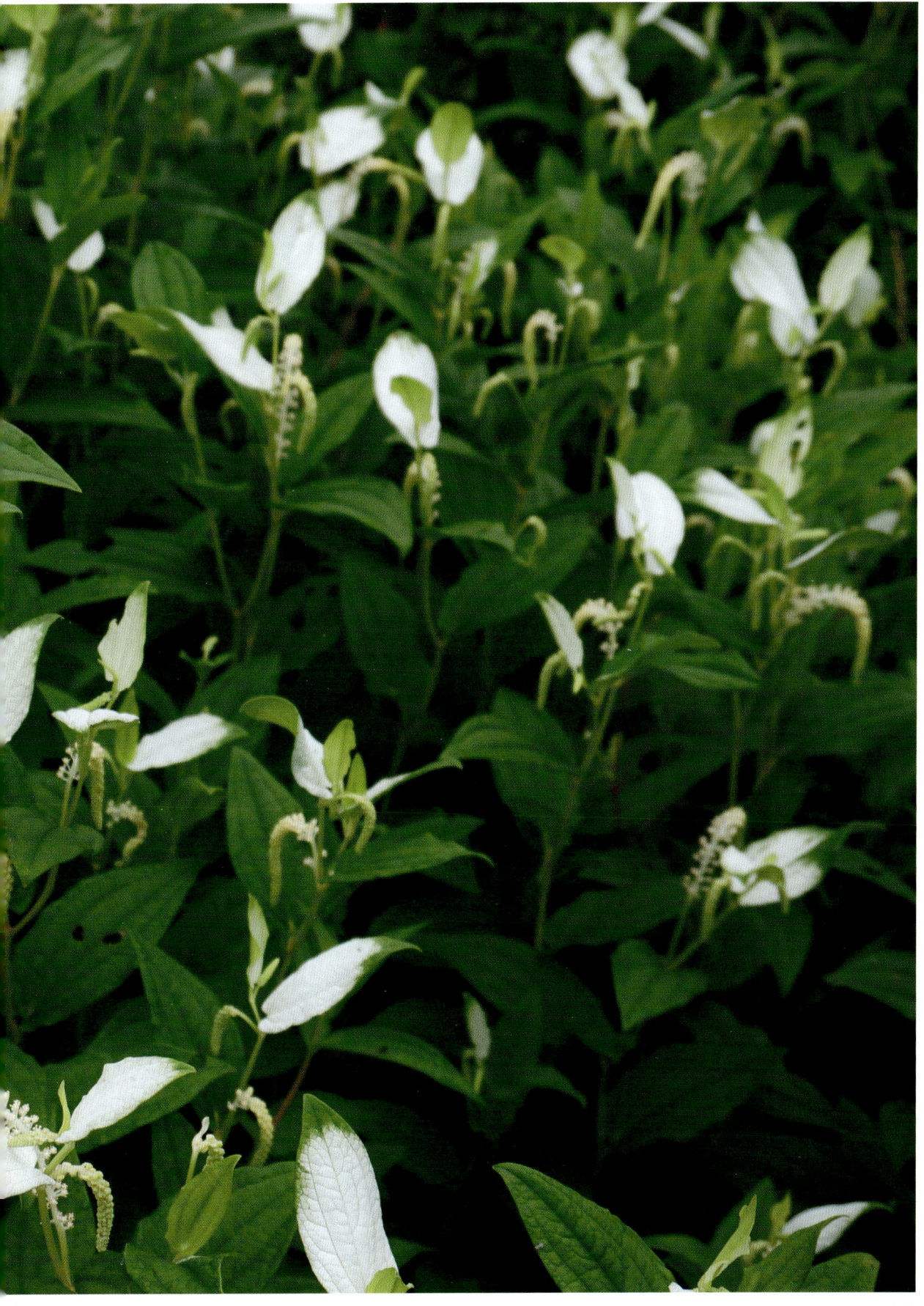

三白草

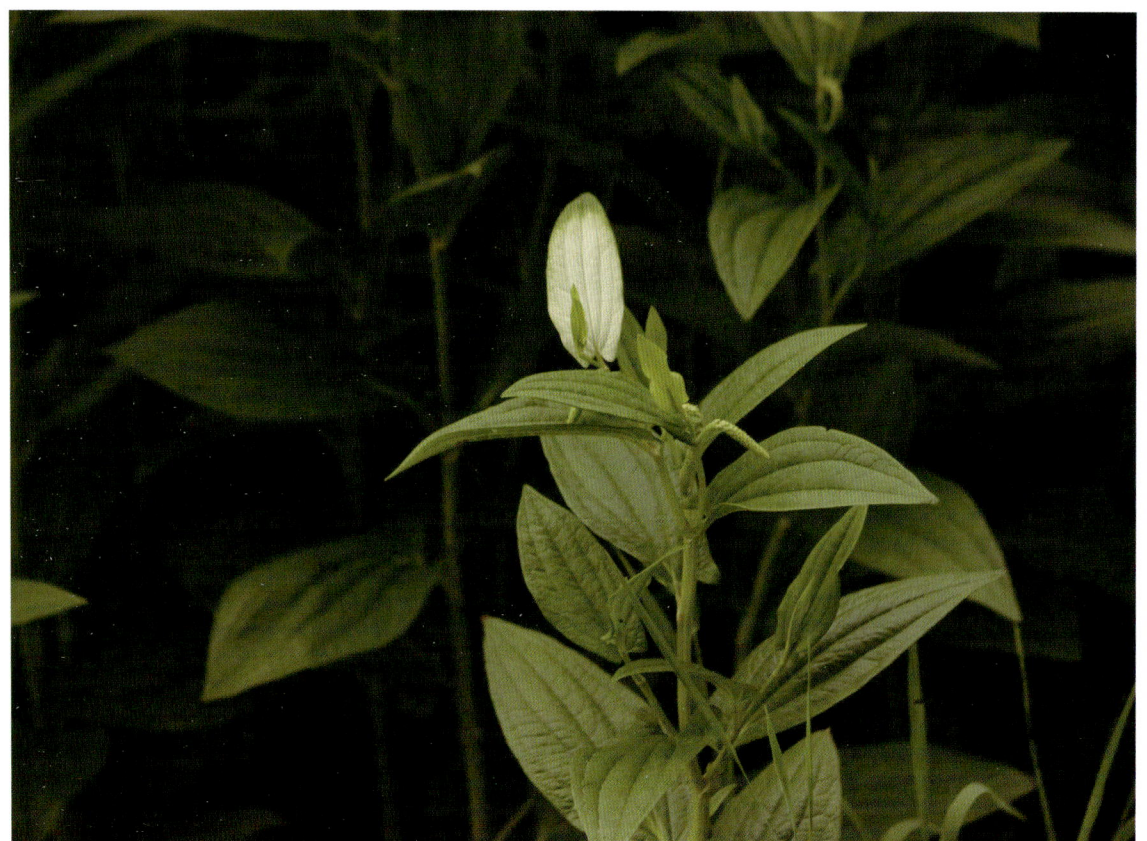

三白草

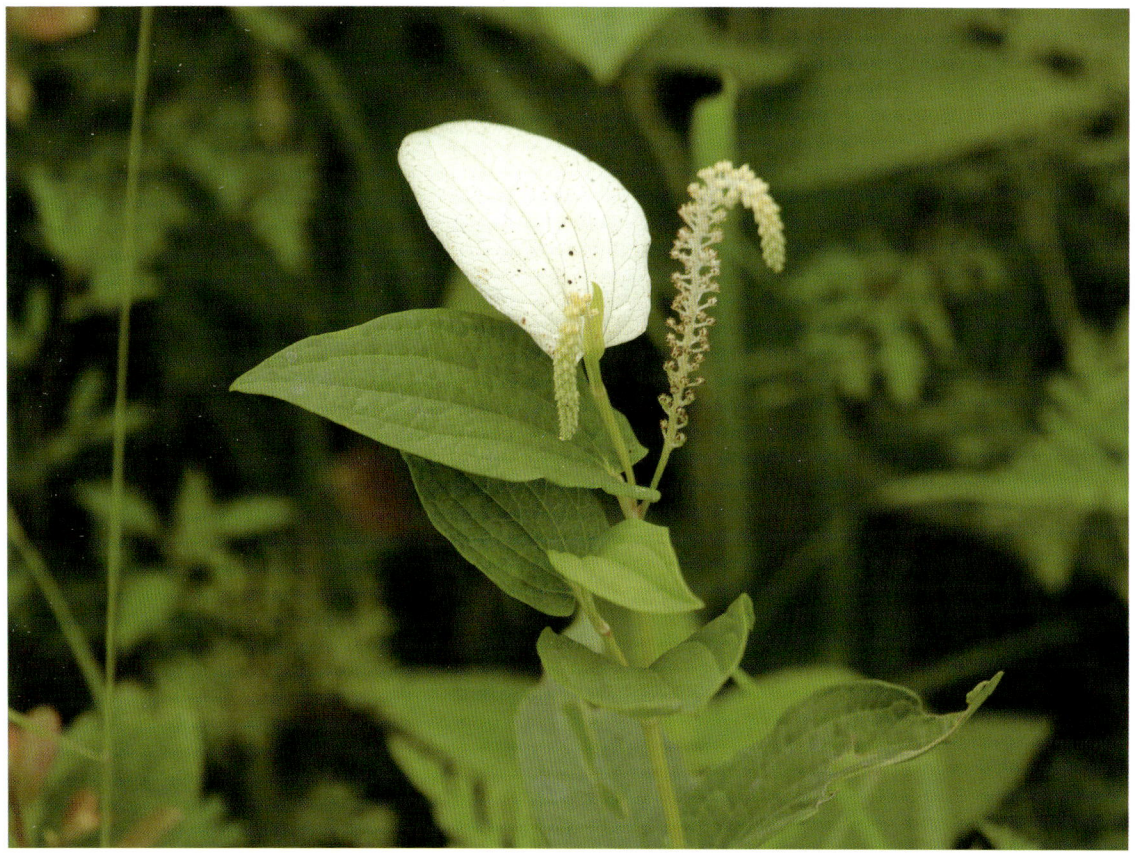

三白草

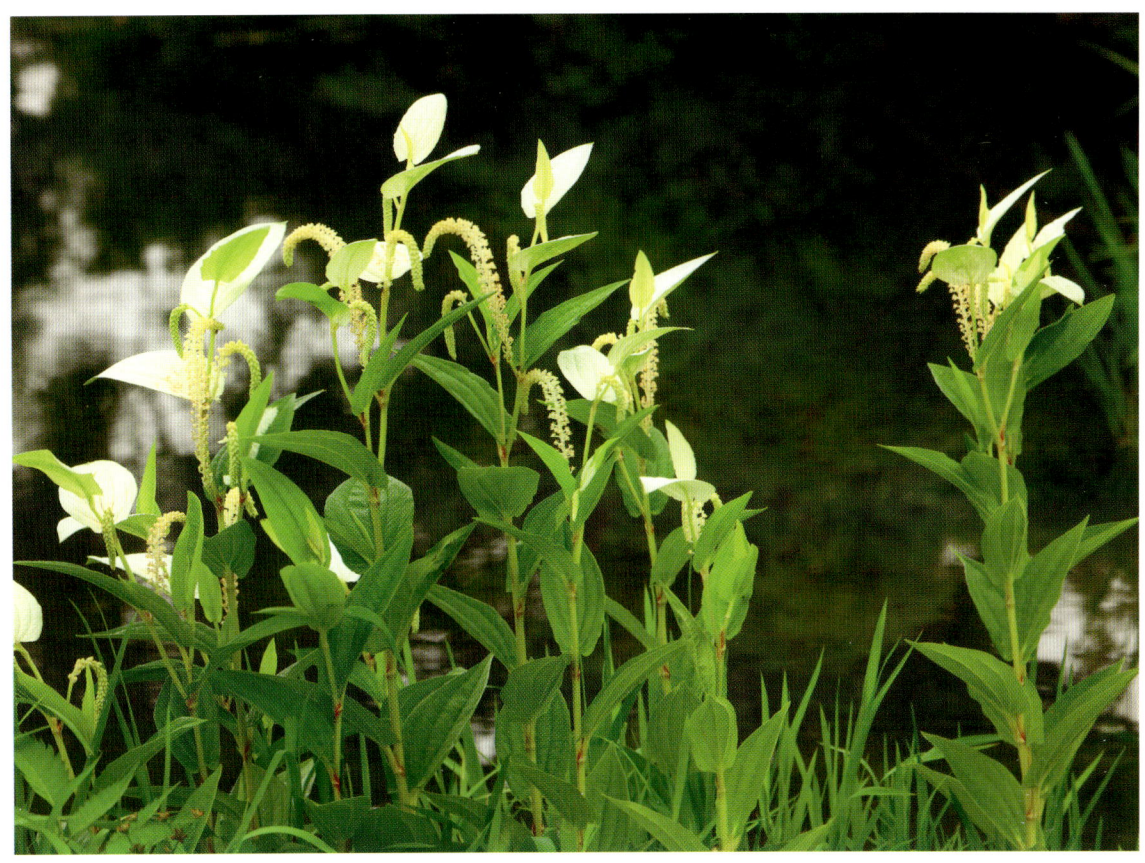

三白草

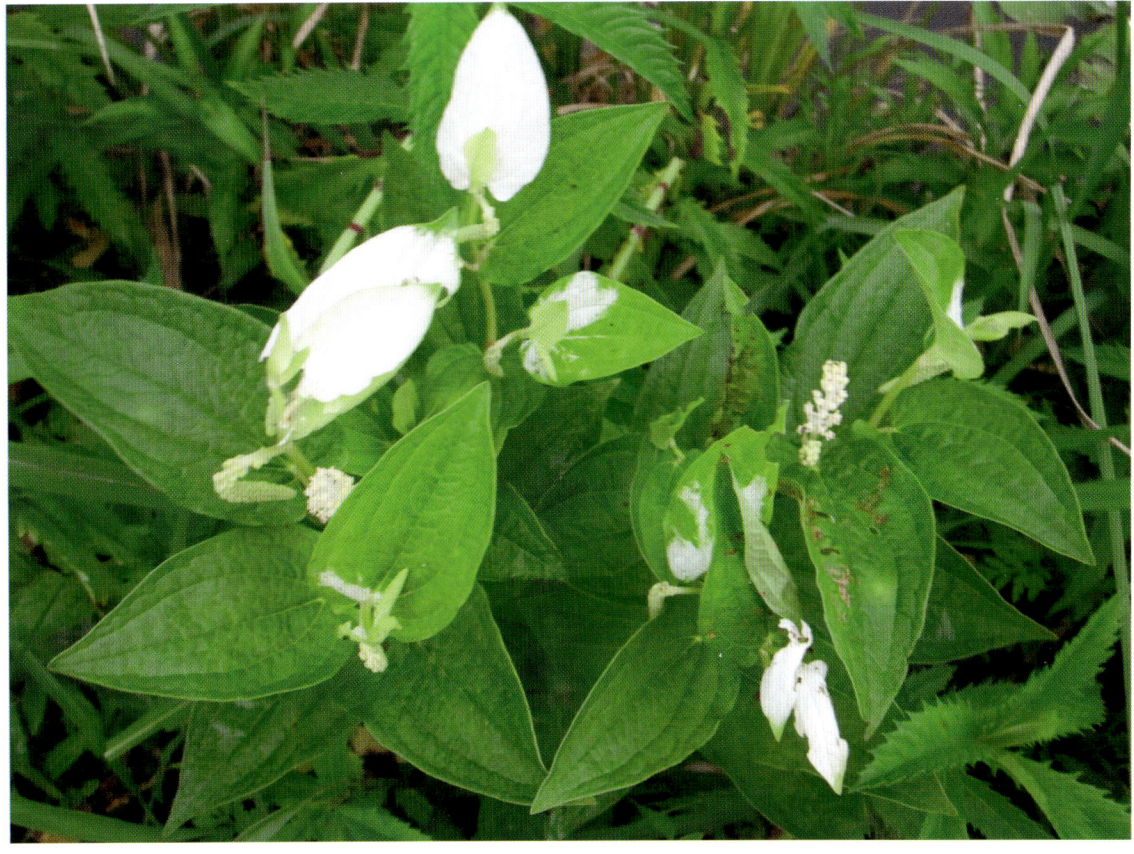

三白草

功效主治

清利湿热，消肿，解毒。主治水肿，脚气，黄疸，淋浊，带下，痈肿，疔毒。

药理作用

50% 本品煎剂对金黄色葡萄球菌、伤寒沙门菌有抑制作用。本品所含萹蓄苷静脉注射 0.5mg/kg，对麻醉犬有利尿作用，增加剂量时作用更显著。本品叶中所含金丝桃苷具有明显的抗炎作用，大鼠植入羊毛球后，每日 20mg/kg，共 7 日，能显著抑制发炎过程，还有较强的止咳作用和抑制眼醛糖还原酶的作用，可能对预防糖尿病性白内障有益。

用法用量

内服：10 ~ 30 g，煎汤；或捣汁饮；或研末，作丸、散服。外用：捣敷或煎水洗。

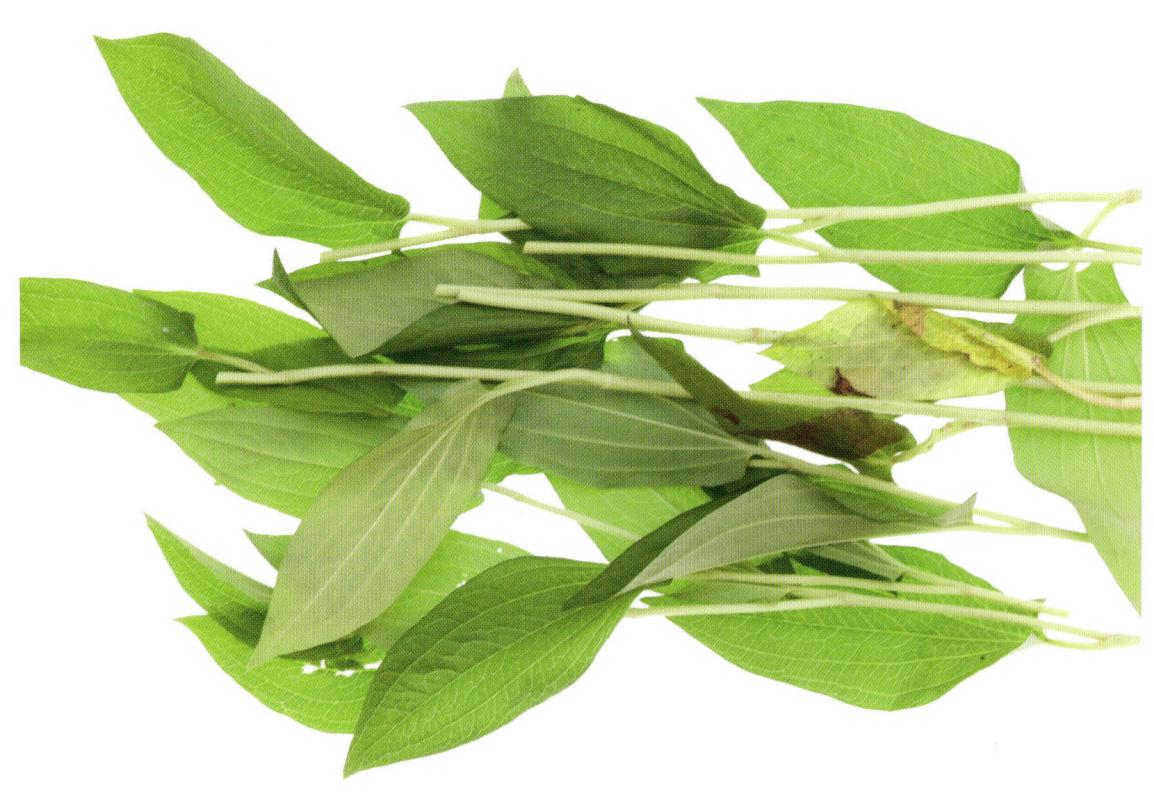

三白草

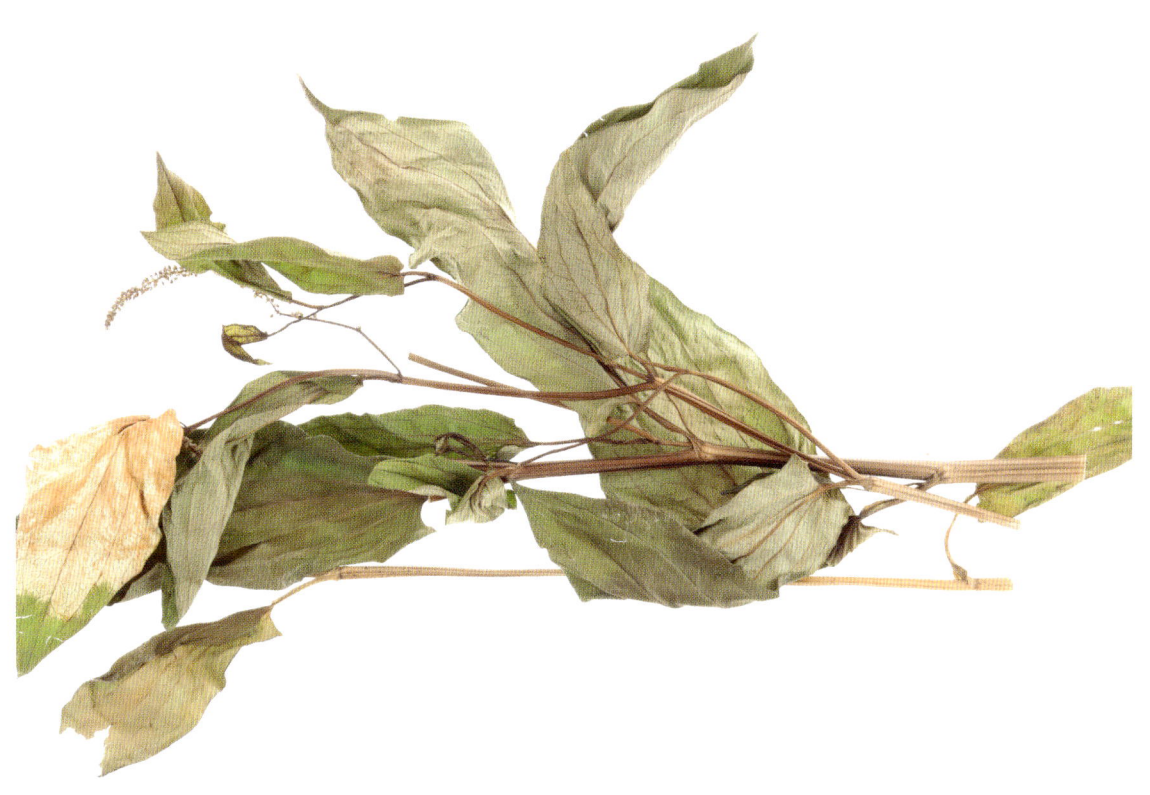

三白草药材

▌**民族药方**

1. 肾小球肾炎性水肿 三白草 15 g，灯心草 15 g，地洋参 15 g，金丝草 10 g，海金沙 10 g，地星宿 15 g，石韦 10 g，土泽泻 15 g，高粱 15 g。水煎服。

2. 热性风湿，痛风，关节红肿 山枝茶 15 g，三白草 30 g，臭山羊 15 g，黄柏 15 g，牛膝 15 g，排风藤 10 g，苍术 15 g，独活 15 g，石南藤 15 g，麦冬须 15 g，对叉疔 10 g，姜黄 6 g。水煎服。

3. 疔疮炎肿 三白草鲜叶 1 握。捣烂，敷患处，每日换 2 次。

4. 绣球风 鲜三白草适量。捣汁洗患部。

5. 腹肌脓肿 鲜三白草根 150～200 g。水煎服，药渣捣烂外敷。

6. 肝癌 三白草根 150～200 g，大蓟根 150～200 g。分别煎水，去渣后加白糖适量饮服，上午服用三白草根，下午服用大蓟根。

▌**使用注意**

脾胃虚寒者忌服。

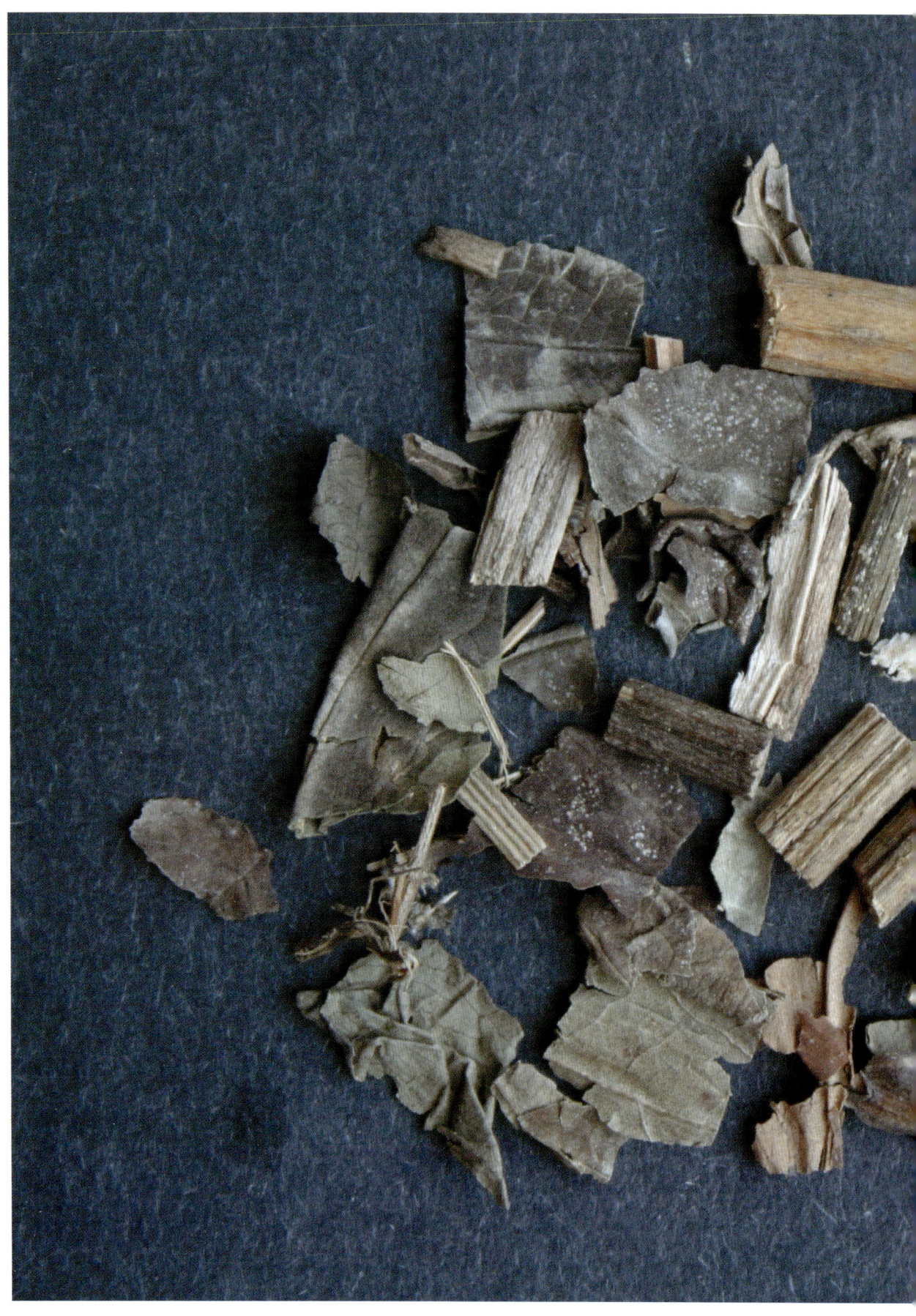

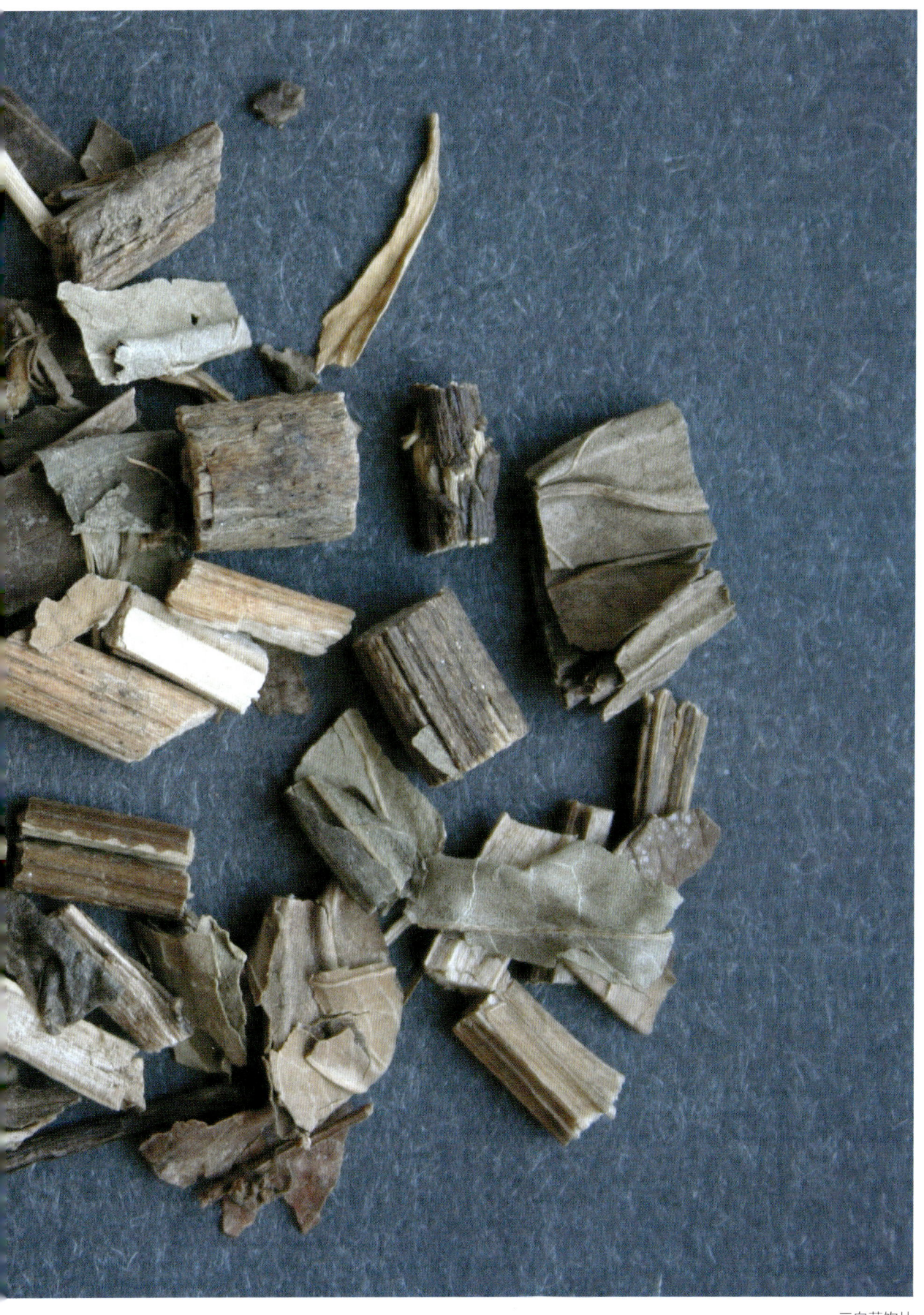

三白草饮片

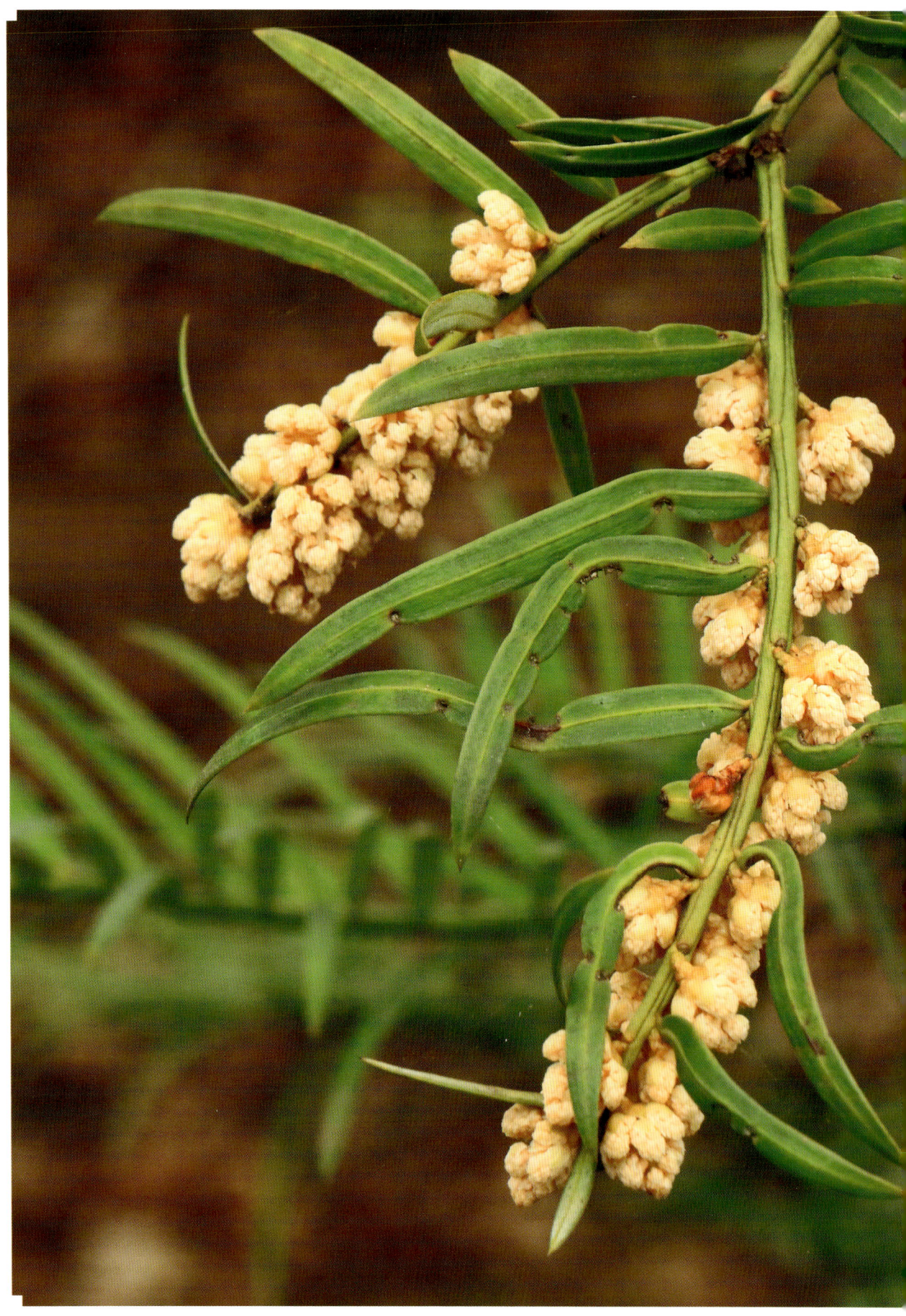

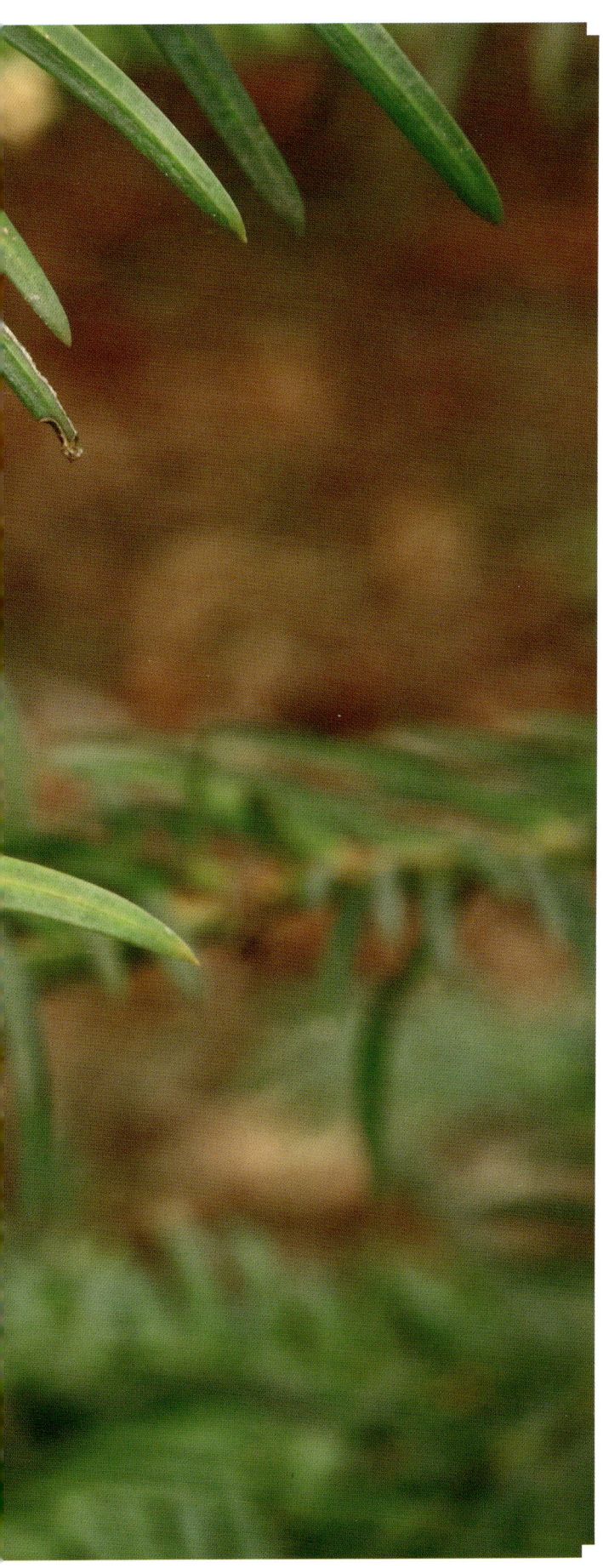

三尖杉

【水药名】梅反蒙。

【别　名】扁杉、竹叶粗榧、红壳松、岩杉、崖头杉、白榧。

【来　源】本品为粗榧科植物三尖杉 *Cephalotaxus fortunei* Hook. f. 的种子或枝叶。

【性味归经】味苦、涩，性温。归肝、肺、脾、大肠经。

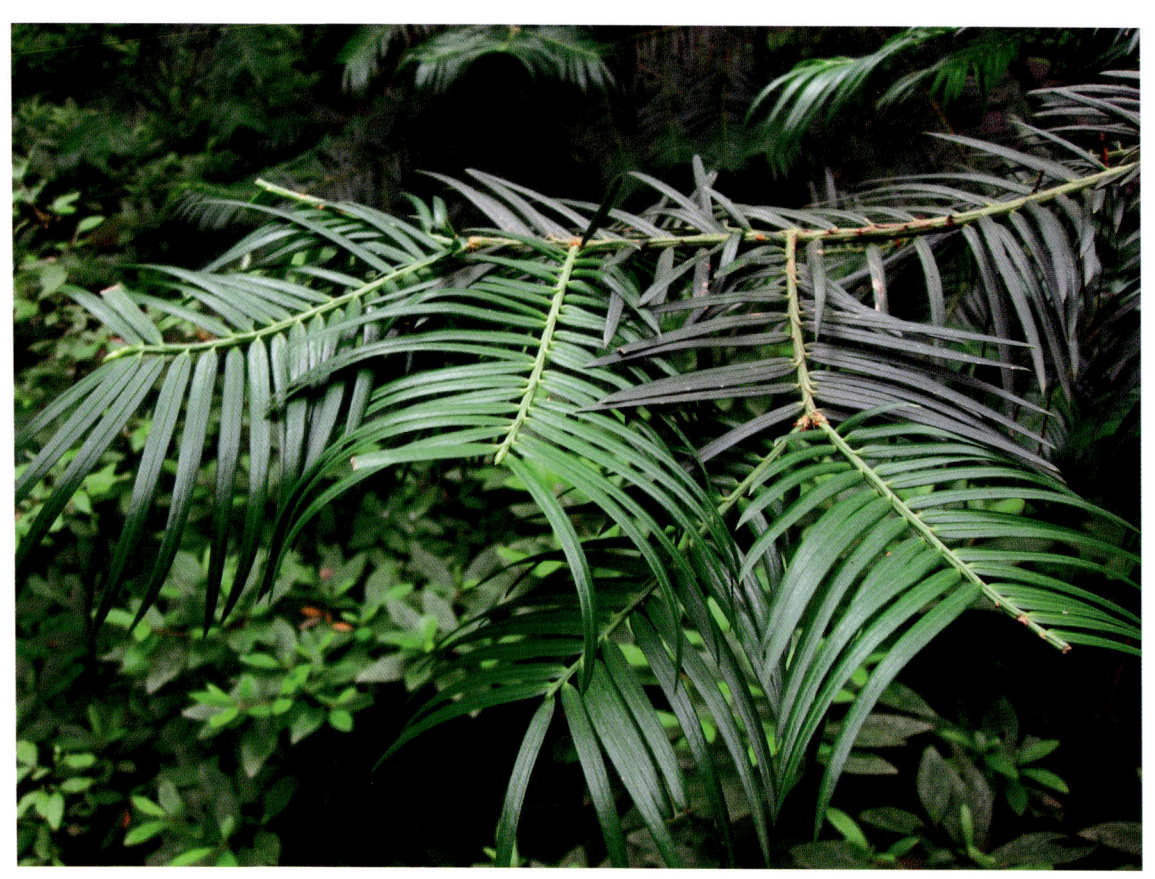

三尖杉

识别特征

常绿小乔木，高 2 ~ 5 m。叶螺旋状着生，2 列；线状披针形，通常微弯，长 5 ~ 10 cm，先端具长尖头。种子常 3 ~ 8 粒着生于种柄顶端，多为椭圆状卵形或倒卵形，长约 2.5 cm。

生境分布

生长于溪边或岩山间林中，较稀少。分布于浙江、安徽南部、福建、江西、湖南、湖北、河南南部、陕西南部、甘肃南部、四川、云南、贵州、广西及广东等省区。

采收加工

秋季采摘种子，枝、叶四季可采，生用或炒熟用。

药材鉴别

本品小枝对生，圆柱形，棕色。叶线状披针形，螺旋状排列，基部卷曲呈两行状，长 1 ~ 1.8 cm，宽 2 ~ 4 mm，顶端有渐尖的长尖头，上表面灰棕色，具光泽，下表面黄棕色，主脉两侧各有一条棕红色条纹。气微，味微苦。

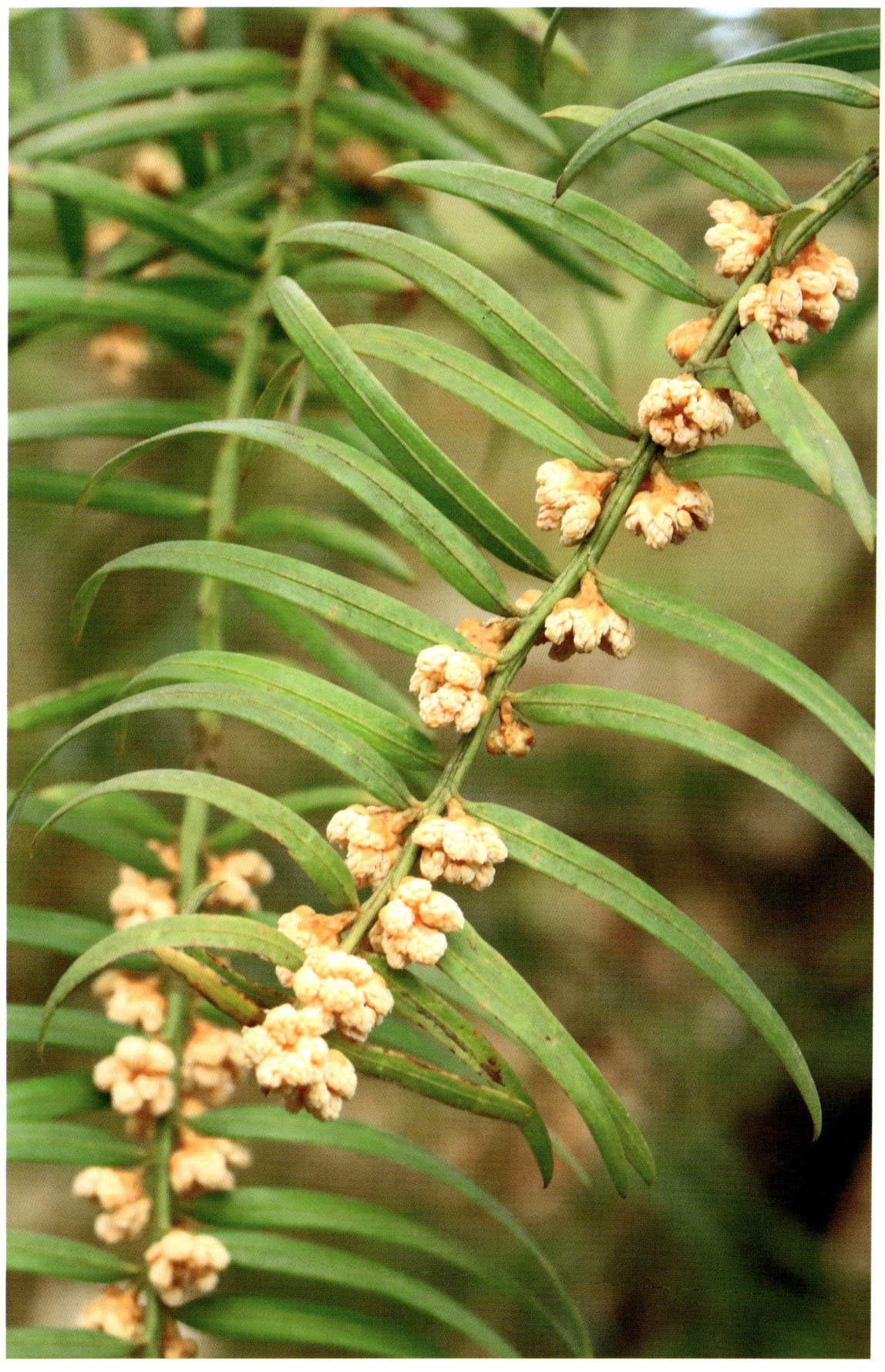

三尖杉

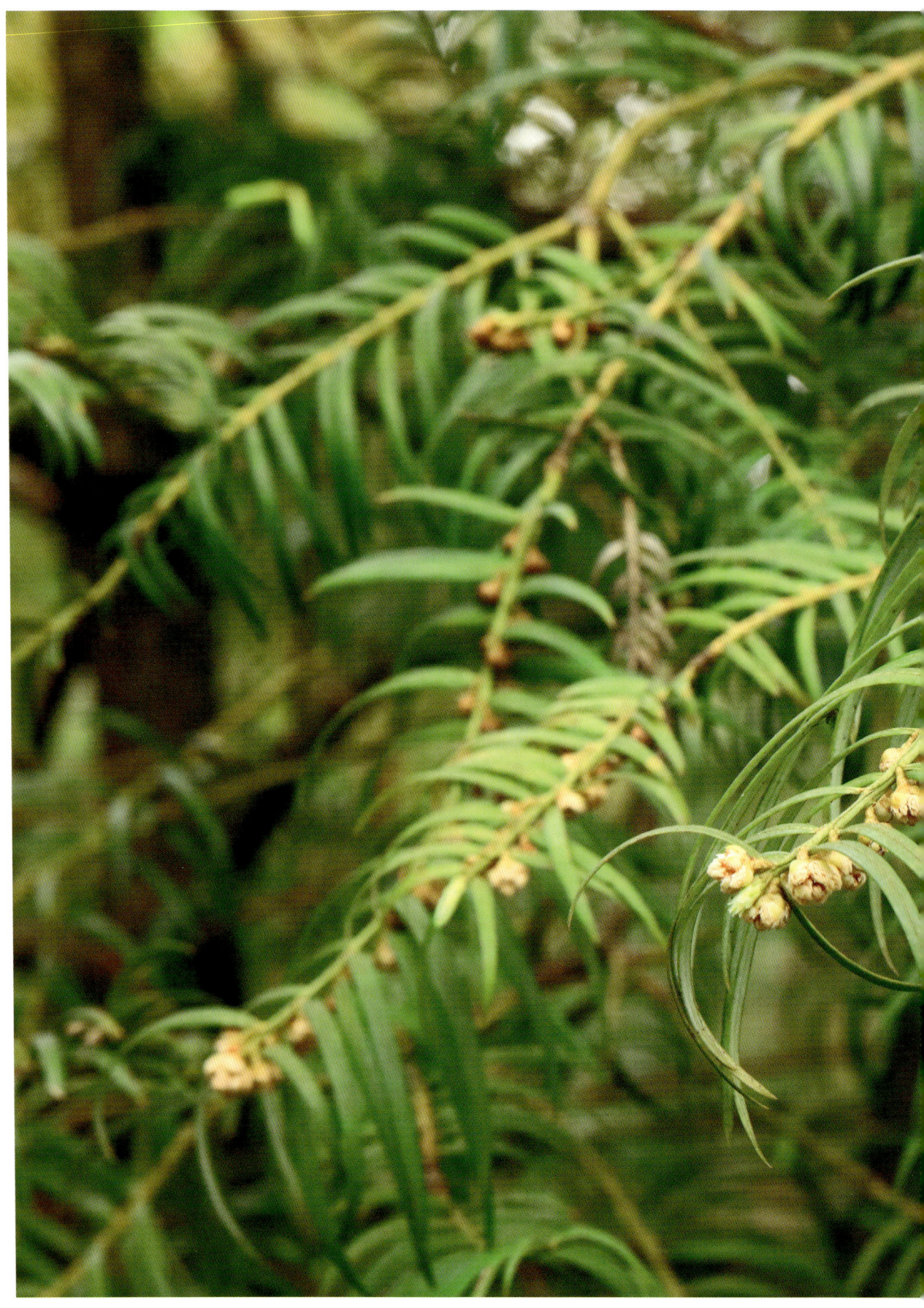

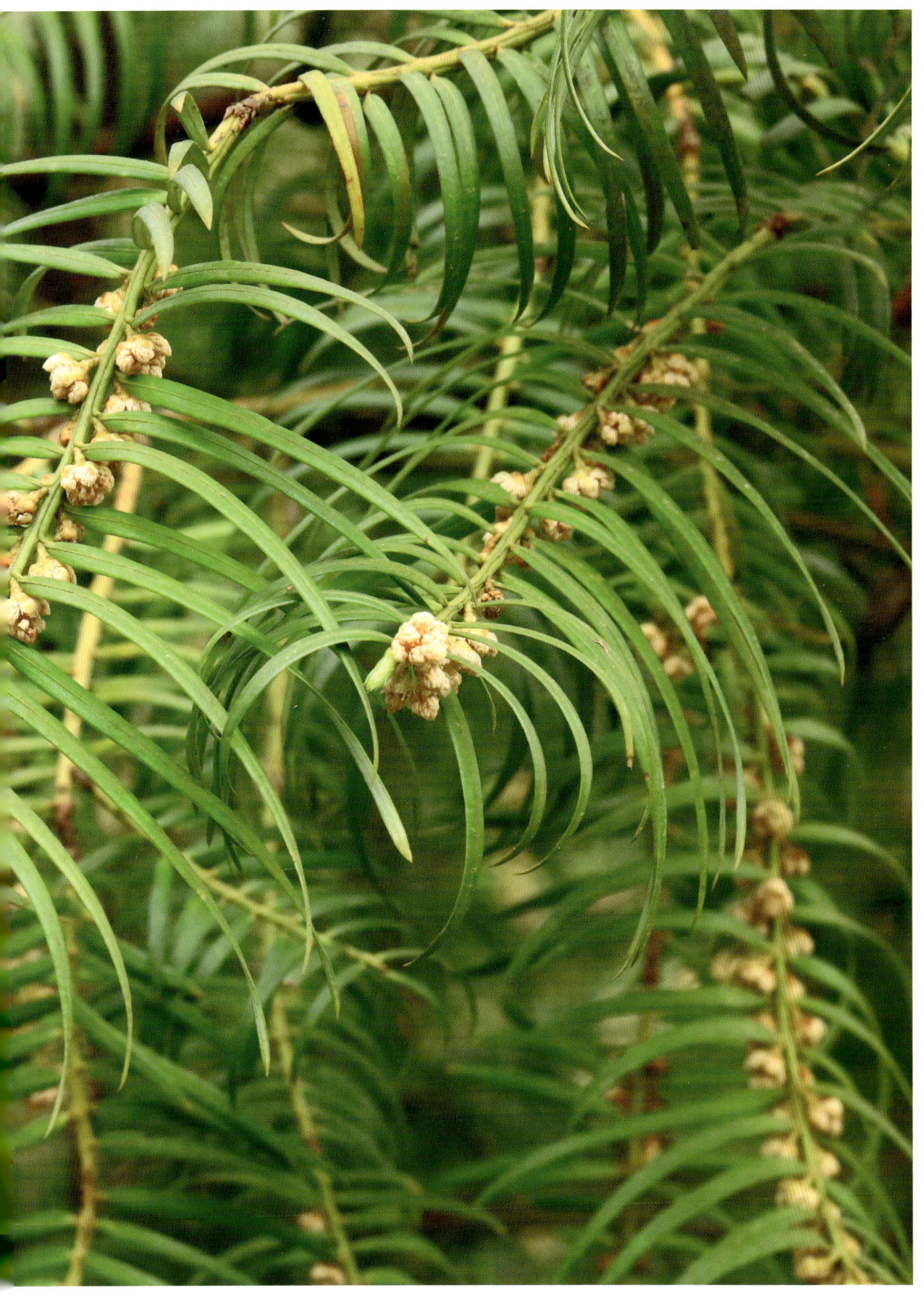

三尖杉

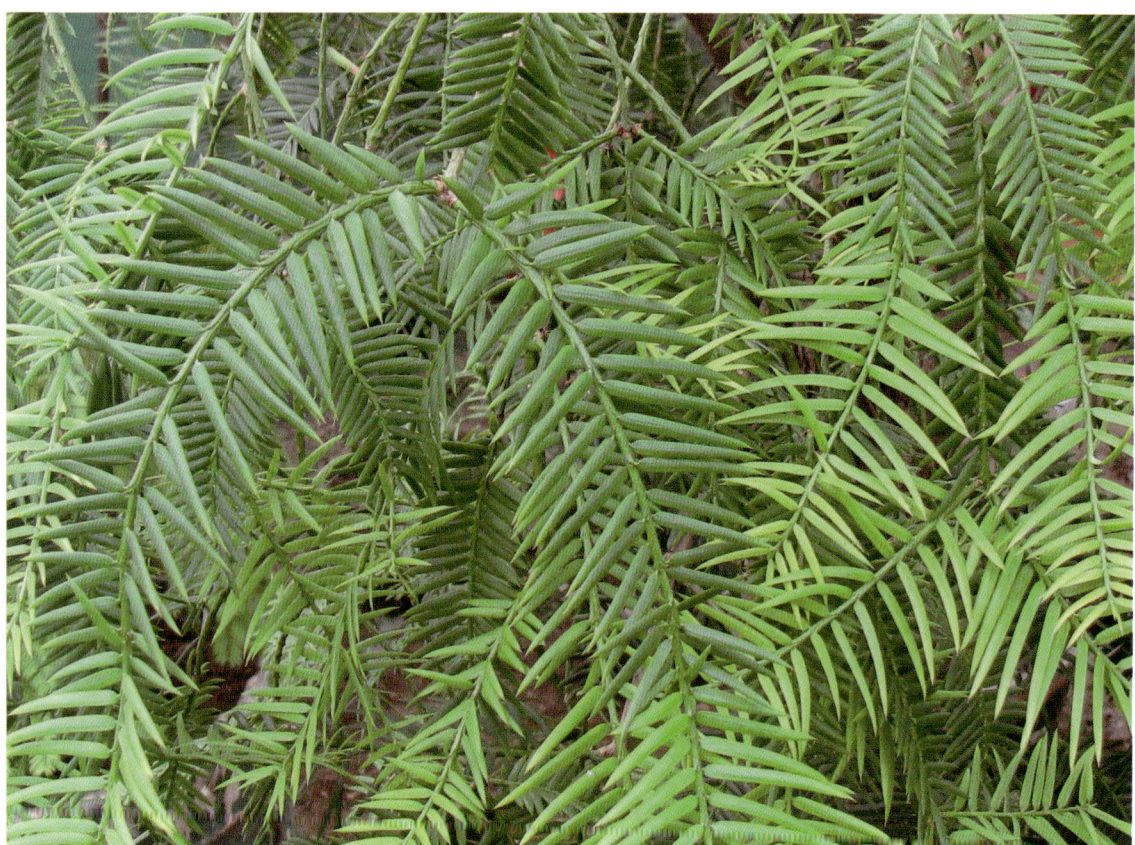

三尖杉

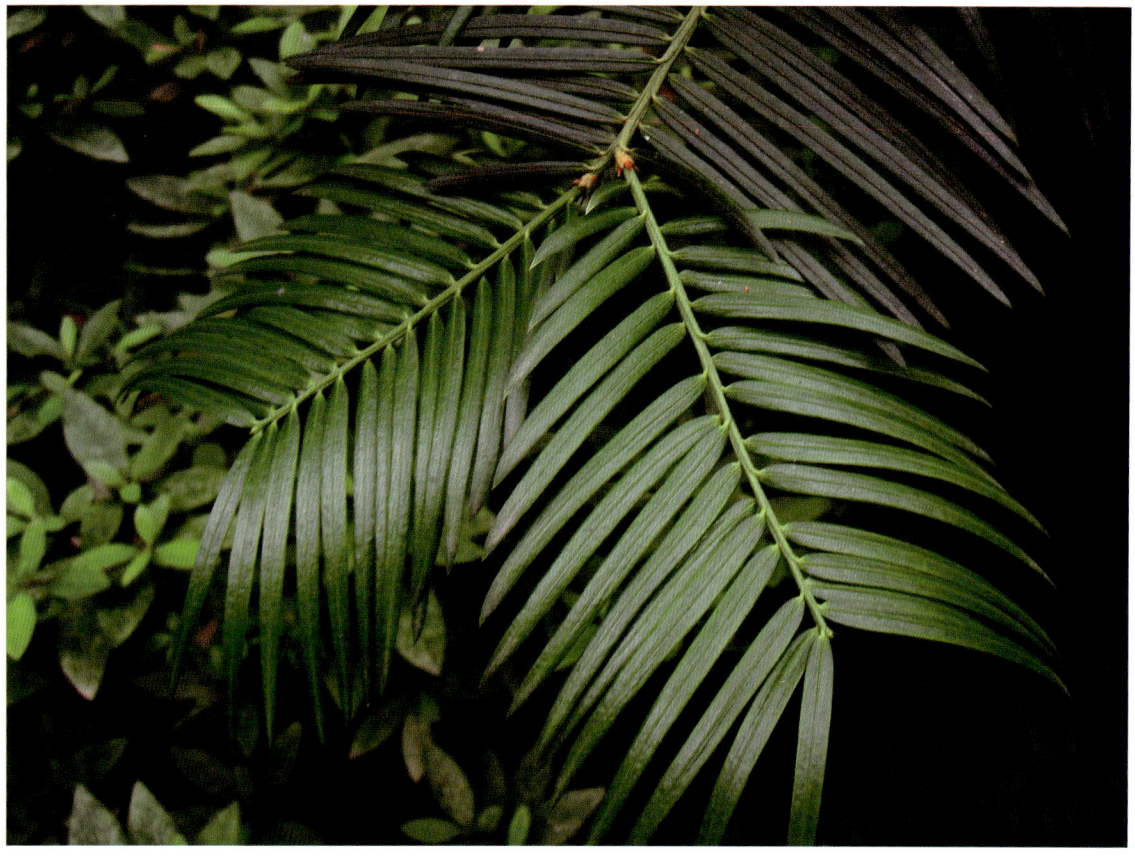

三尖杉

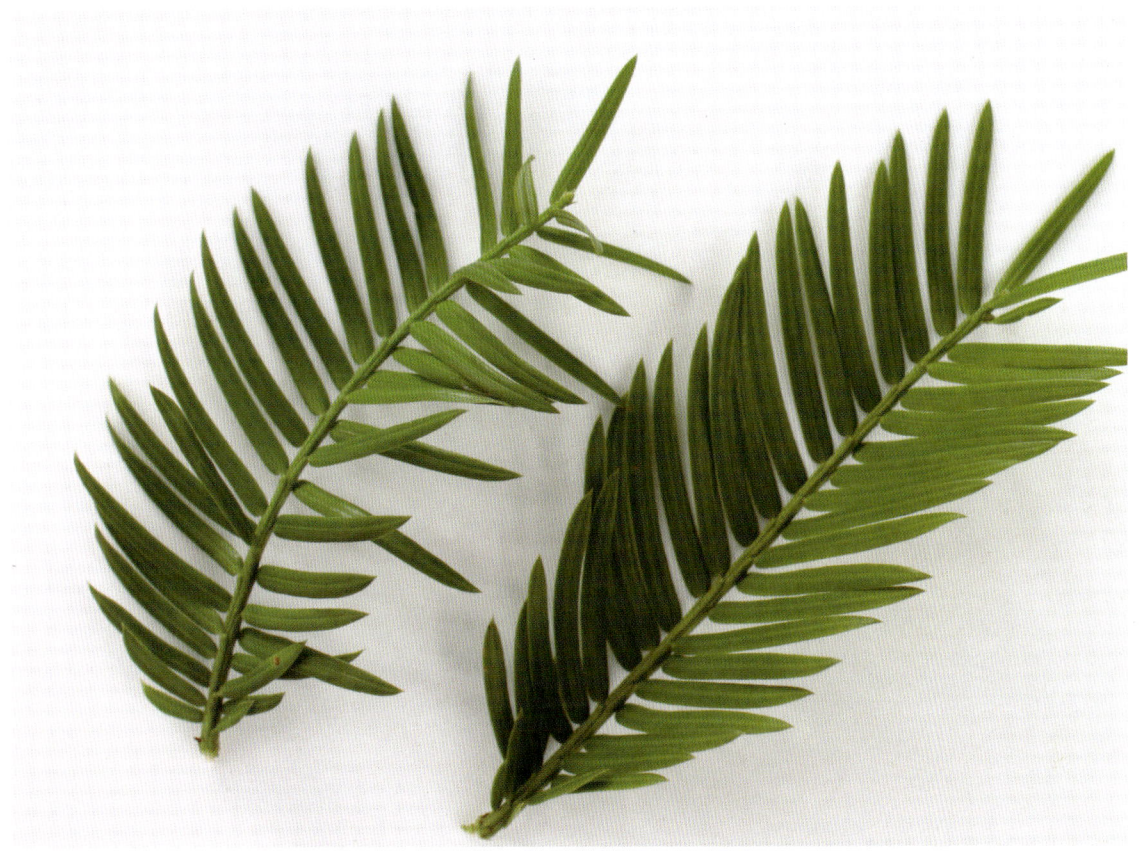

三尖杉

功效主治

驱虫,消积,抗癌。主治蛔虫病,钩虫病,食积,恶性肿瘤。

药理作用

本品总生物碱0.05～2.0 mg皮下注射,对小鼠肉瘤S180的平均抑制率为30%～60%;总碱肌内注射,局部产生疼痛感及硬结,影响疗效。三尖杉碱对小鼠腹腔注射半数致死量为239 mg/kg。

用法用量

内服:15～20 g,煎汤;或炒熟食。

民族药方

1. 蛔虫病 三尖杉15 g,金钱松皮10 g。水煎服。

2. 产后腹胀 三尖杉枝叶9 g,四面风9 g,岩附子9 g,槟榔4.5 g,山楂9 g,当归6 g,木通6 g,血泡木6 g。水煎服。

使用注意

本品的毒性反应主要是对造血系统的抑制作用,还有食欲减退、恶心、呕吐等消化道反应。

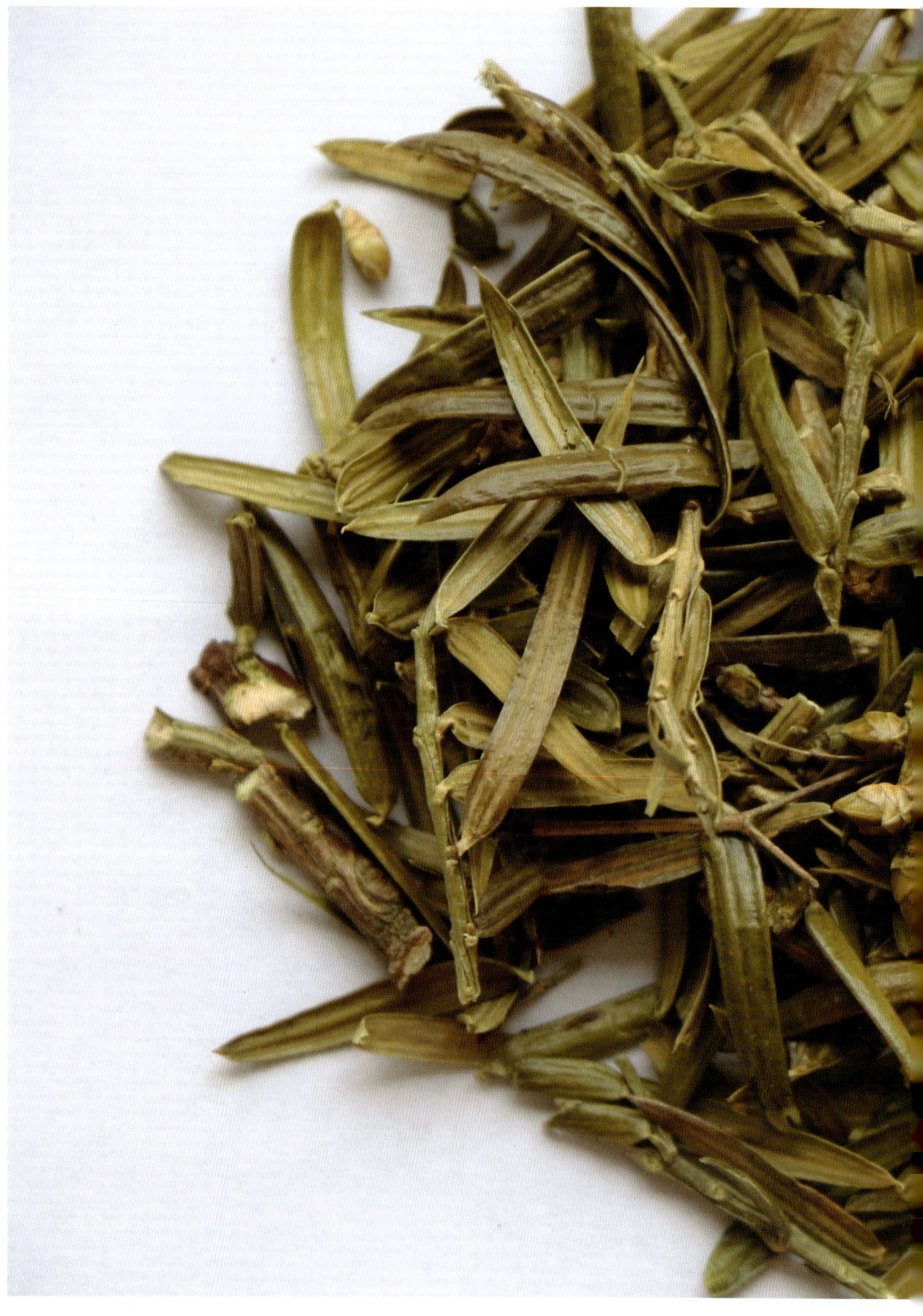

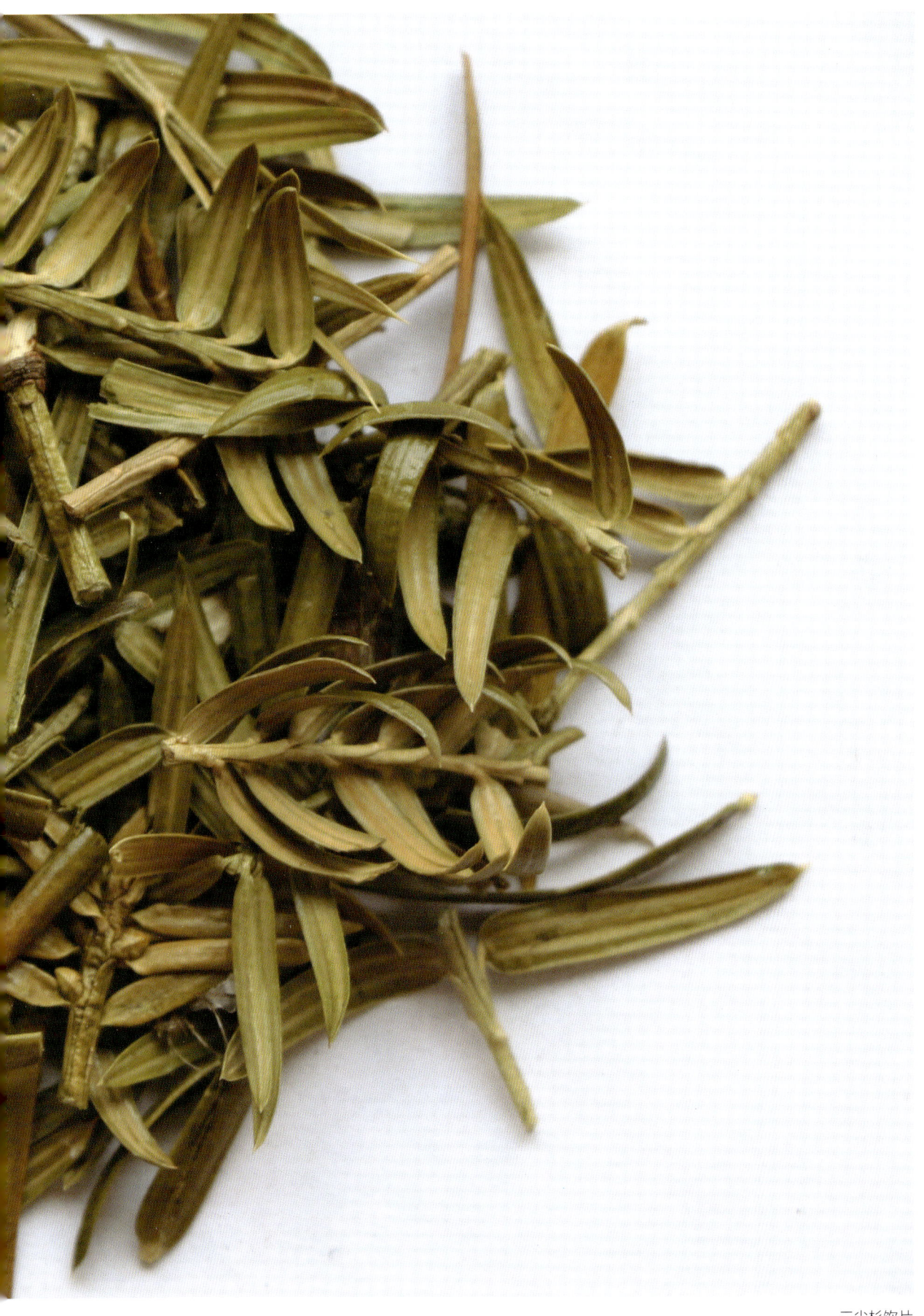

三尖杉饮片

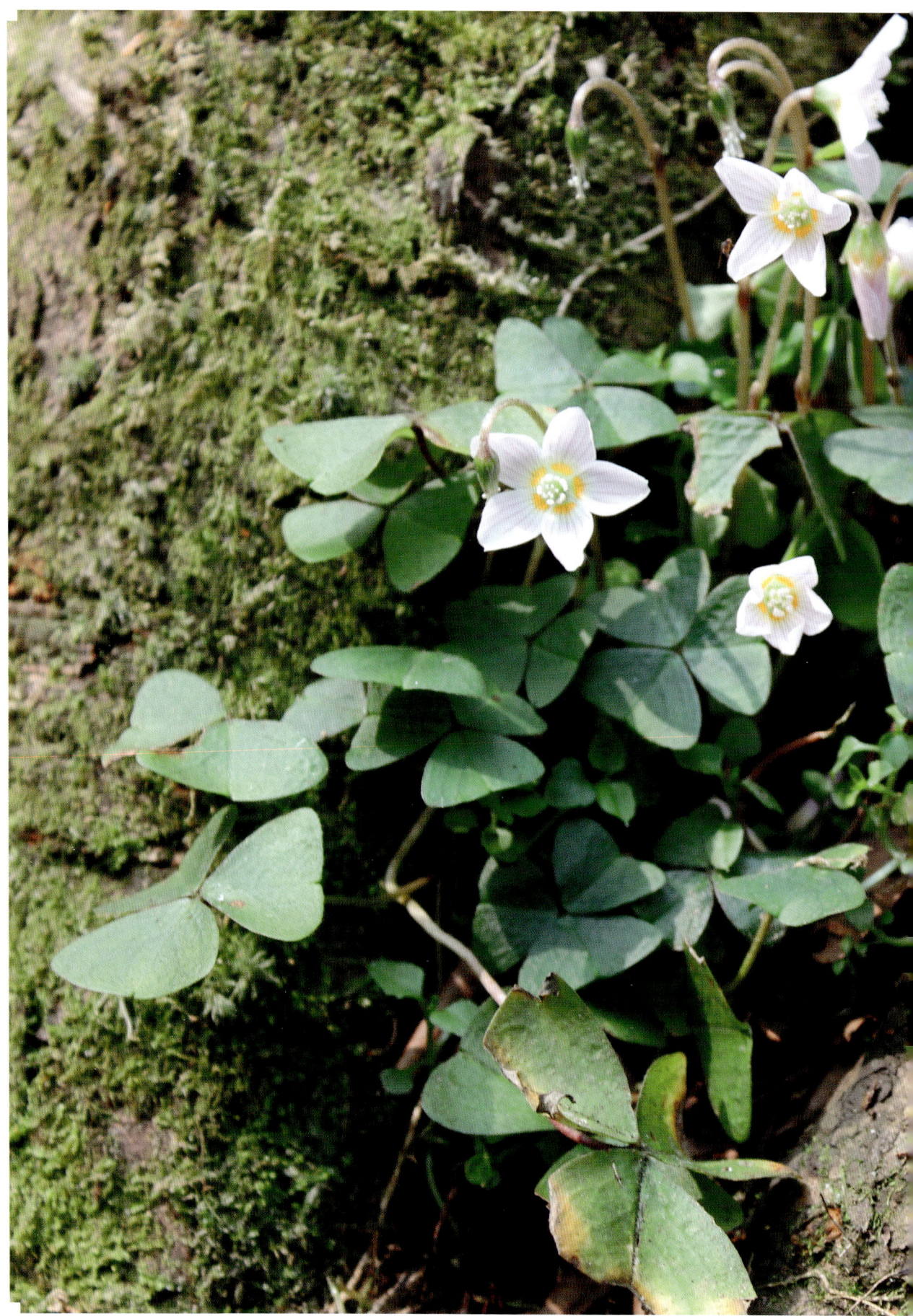

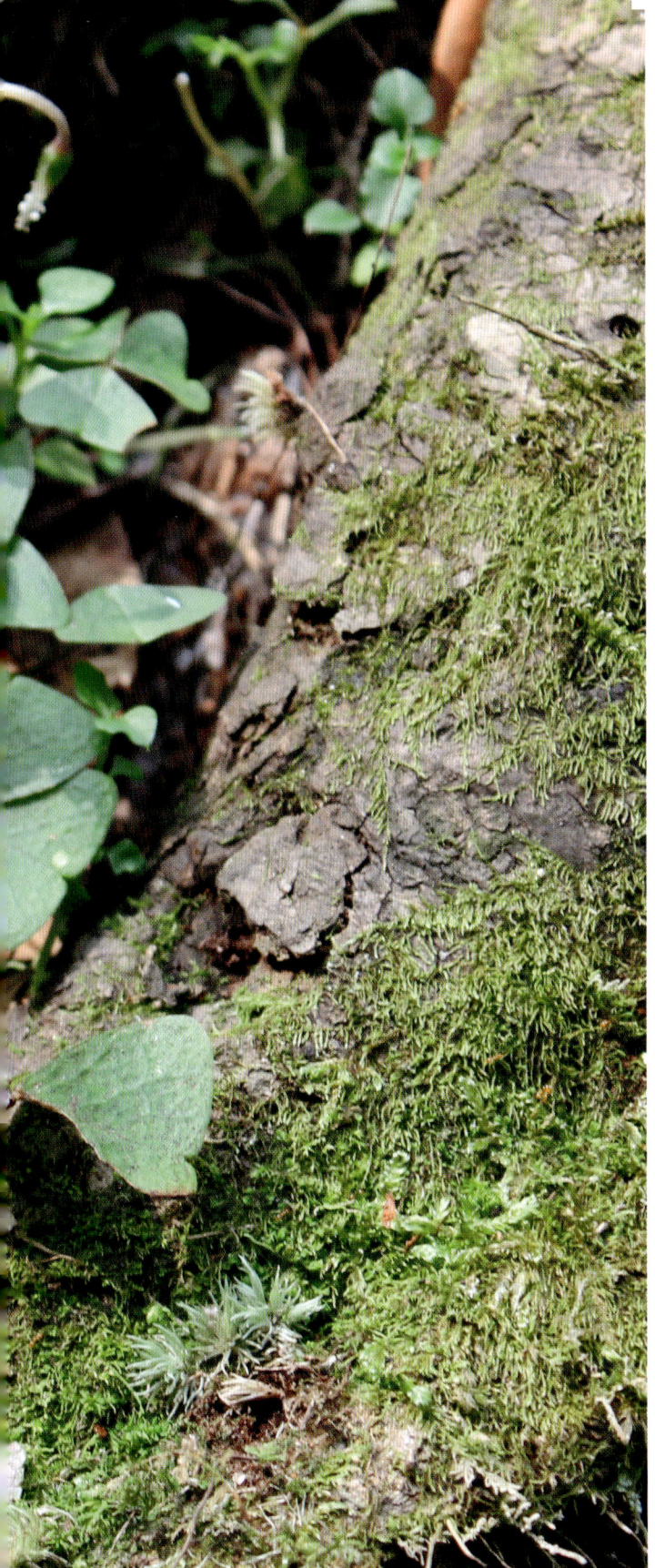

三块瓦

【水药名】骂熬模。

【别　名】地麦子、麦穗七、山麦子、山酢酱草。

【来　源】本品为酢浆草科植物山酢浆草 Oxalis griffithii. Edgew. et. Hook. f. 的全草。

【性味归经】味酸涩、微辛，性凉。归心、肺经。

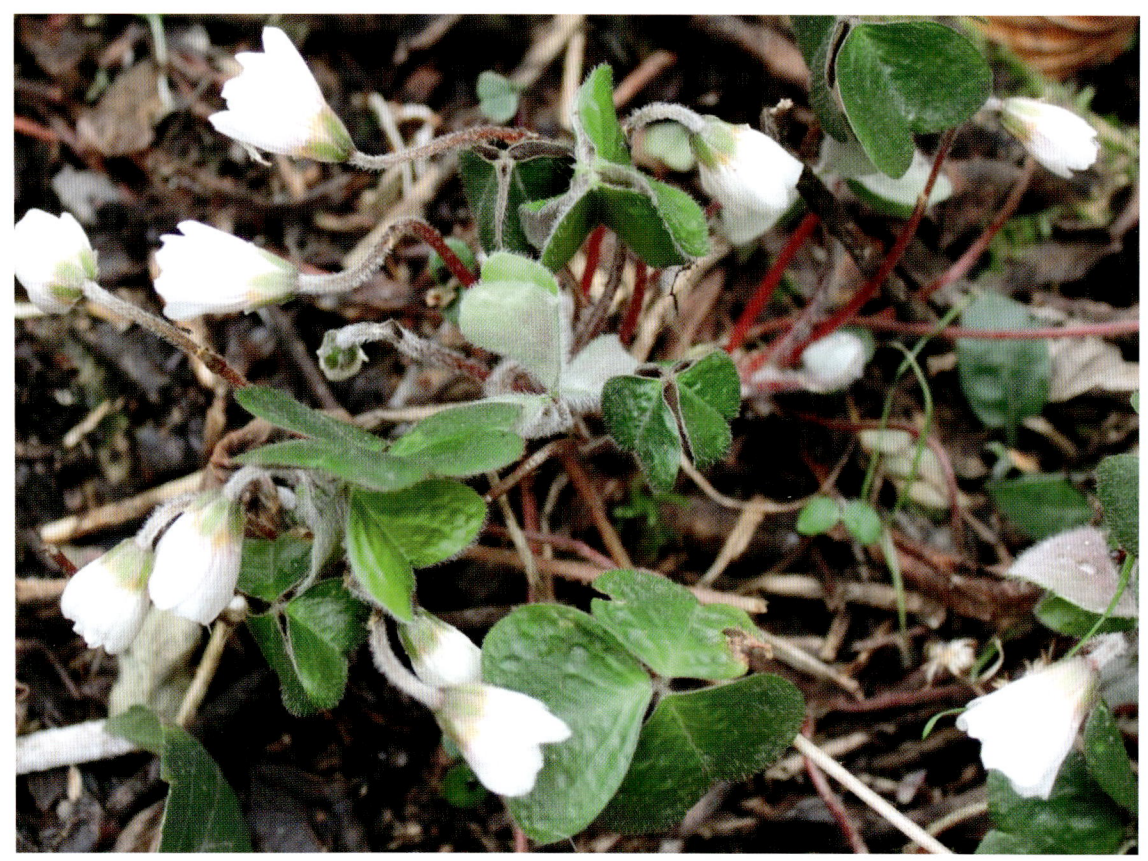

山酢浆草

识别特征

多年生草本，根茎斜卧，有残留的鳞片状叶基。叶基生，少数；掌状复叶，小叶倒三角形，长 0.3 ~ 0.5 cm，宽 0.4 ~ 0.7 cm，先端凹缺，两角钝圆，全缘，基部楔形，上、下面及叶柄皆密被长柔毛。花单生，白色或淡黄色。蒴果，成熟时室背开裂，将种子弹出。

生境分布

生长于深山林下较阴湿的地方。分布于华东、华中、西南、陕西、贵州、甘肃、吉林等地。

采收加工

3—6 月采收全草，洗净鲜用或晒干。

功效主治

安神镇惊，清热利尿，散瘀消肿。主治失眠多梦，肾小球肾炎所致血尿，疖肿，鹅口疮，跌打损伤。

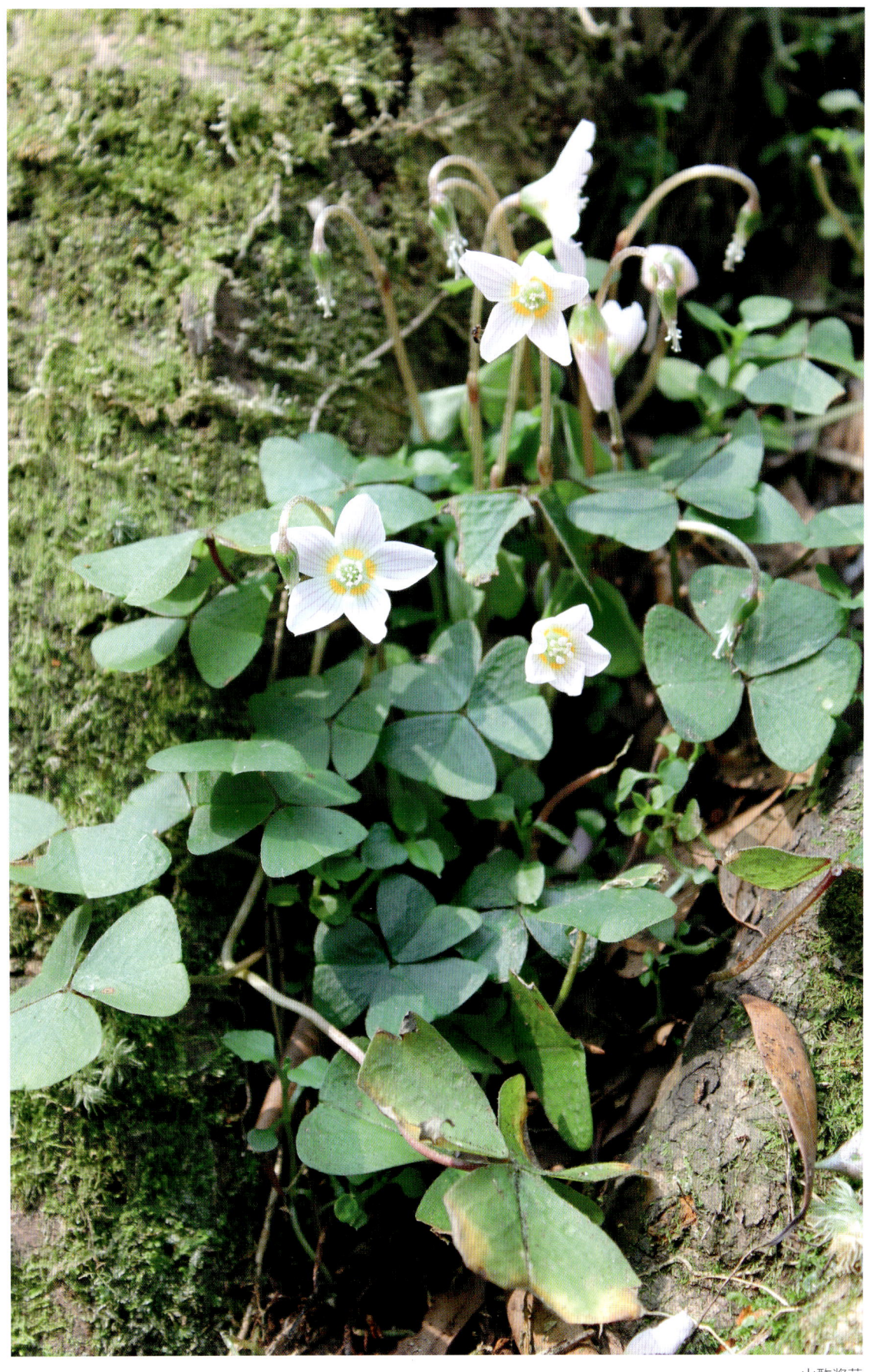

山酢浆草

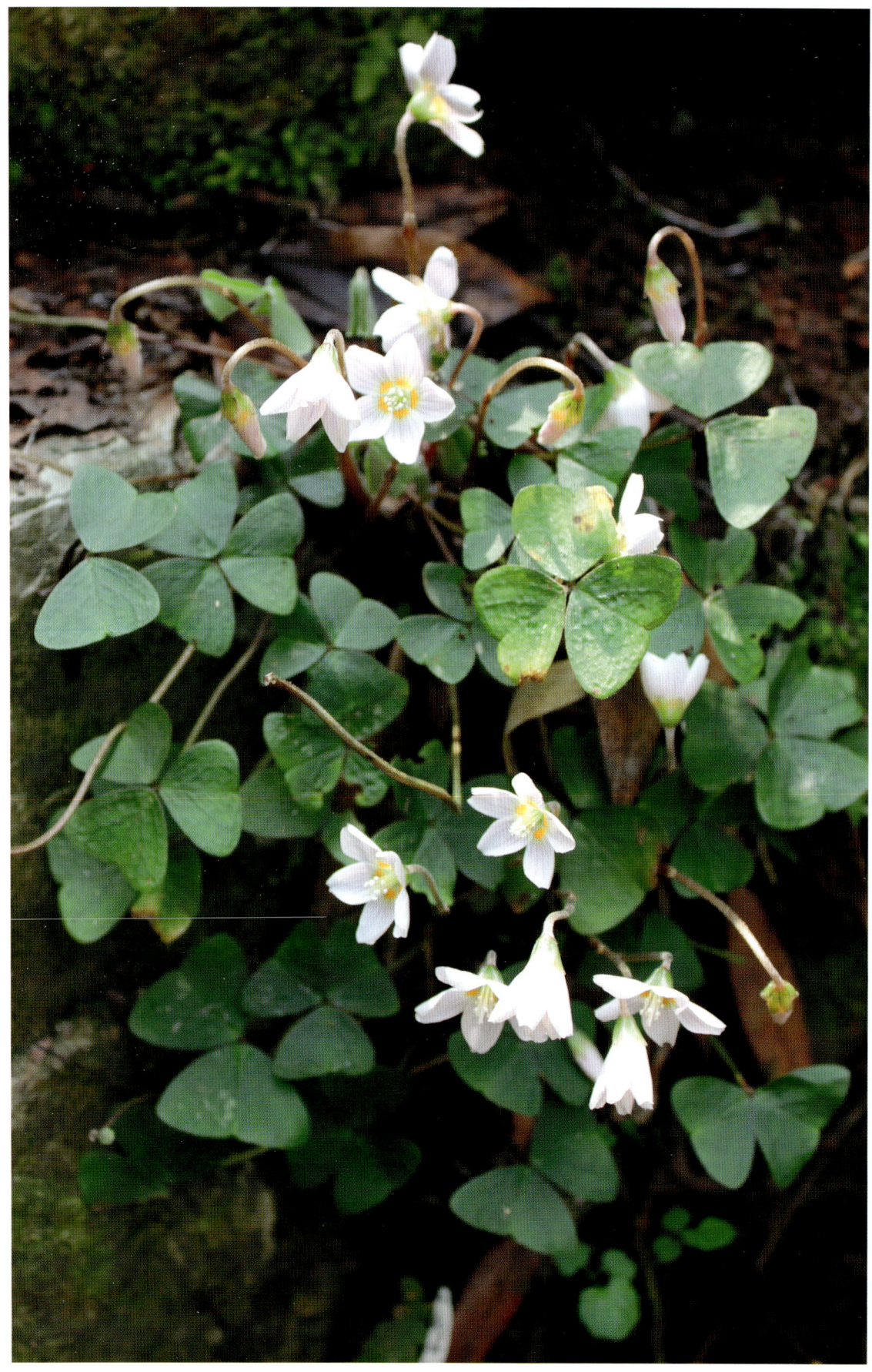

山酢浆草

▌用法用量

内服：10 ~ 30 g，煎汤。或研末，作丸、散服用。外用：蘸酒搽。

▌民族药方

1.肾小球肾炎所致血尿　三块瓦 10 g，白茅根 30 g，茯苓 30 g，玉米须 6 g。水煎服。

2.失眠多梦　三块瓦 15 g，五味子 15 g，益智 10 g，首乌藤 15 g，远志 6 g，甘草 10 g。水煎服。

3.肾小球肾炎，尿出血　三块瓦、玉米须各等份。水煎服。

4.贫血　三块瓦 15 g，当归 15 g。水煎服。

5.跌打损伤　鲜三块瓦全草 15 ~ 25 g。水煎服；或鲜三块瓦全草适量。蘸热酒揉搽患处。

▌使用注意

阴虚者不宜用。

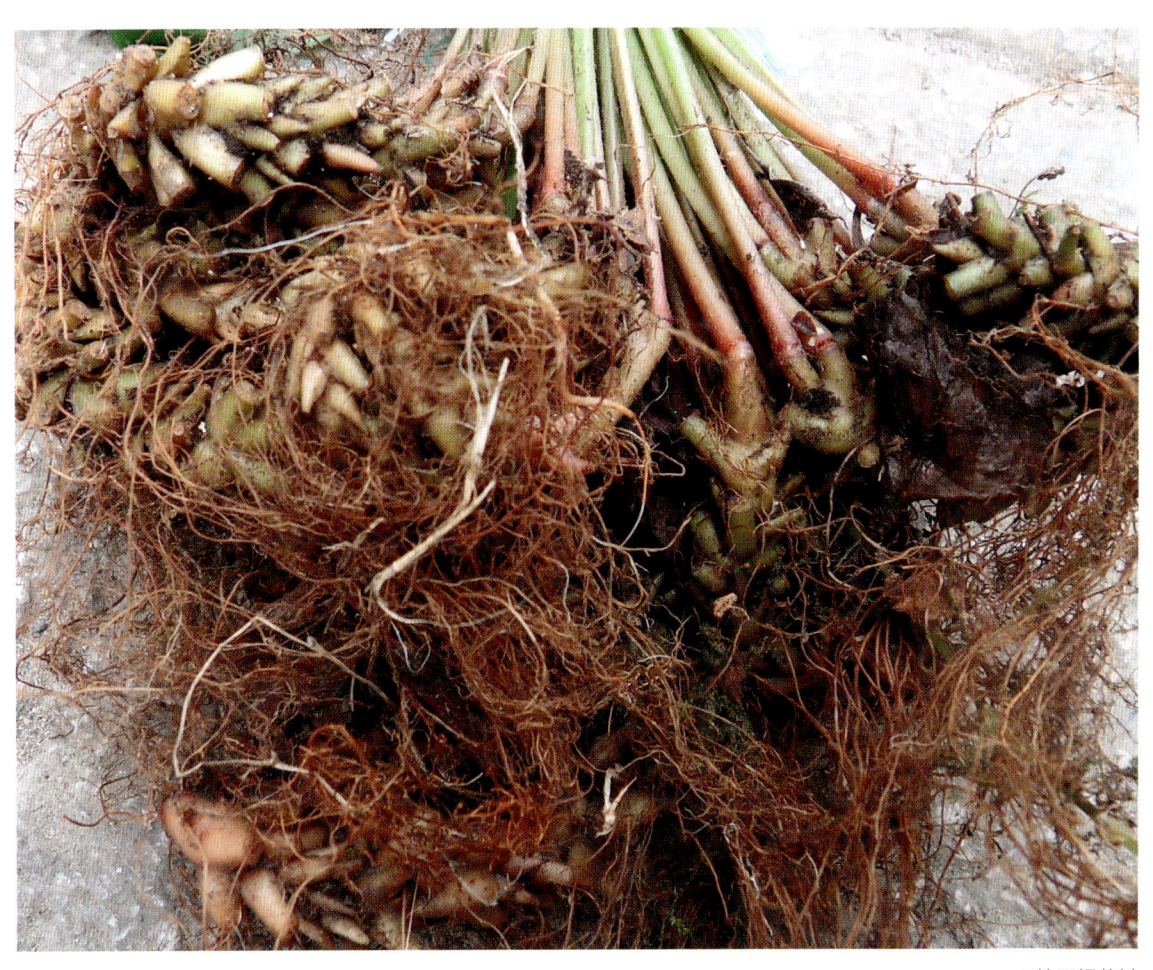

三块瓦根药材

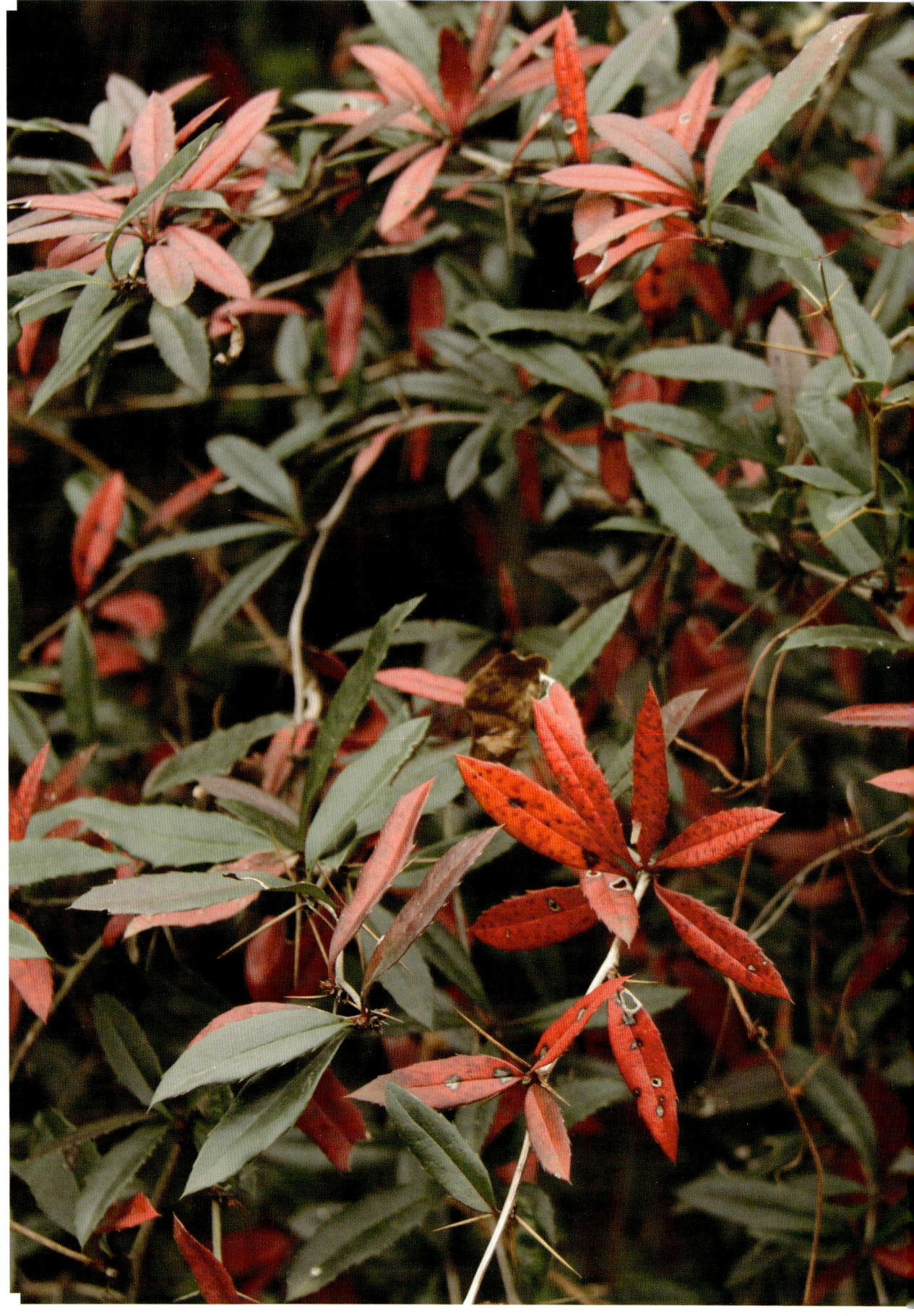

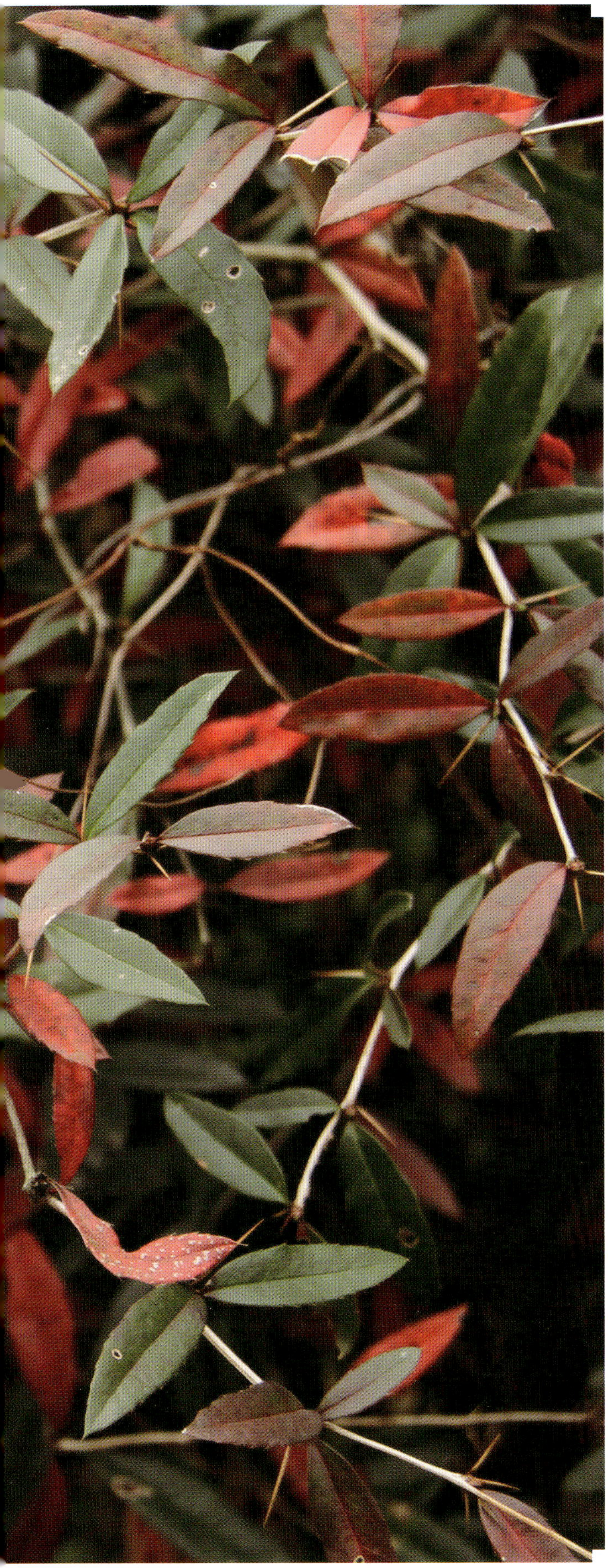

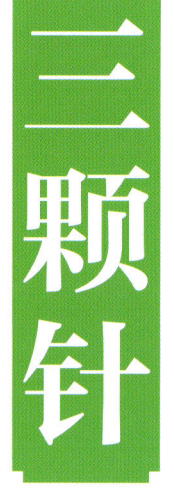

三颗针

【水药名】梅堵骂。

【别 名】刺黄连、狗奶子、酸醋溜、豪猪刺。

【来 源】本品为小檗科植物拟蠔猪刺 *Berbers soulieana Schneid.* 的根或茎。

【性味归经】味苦，性寒；有毒。归肝、胃、大肠经。

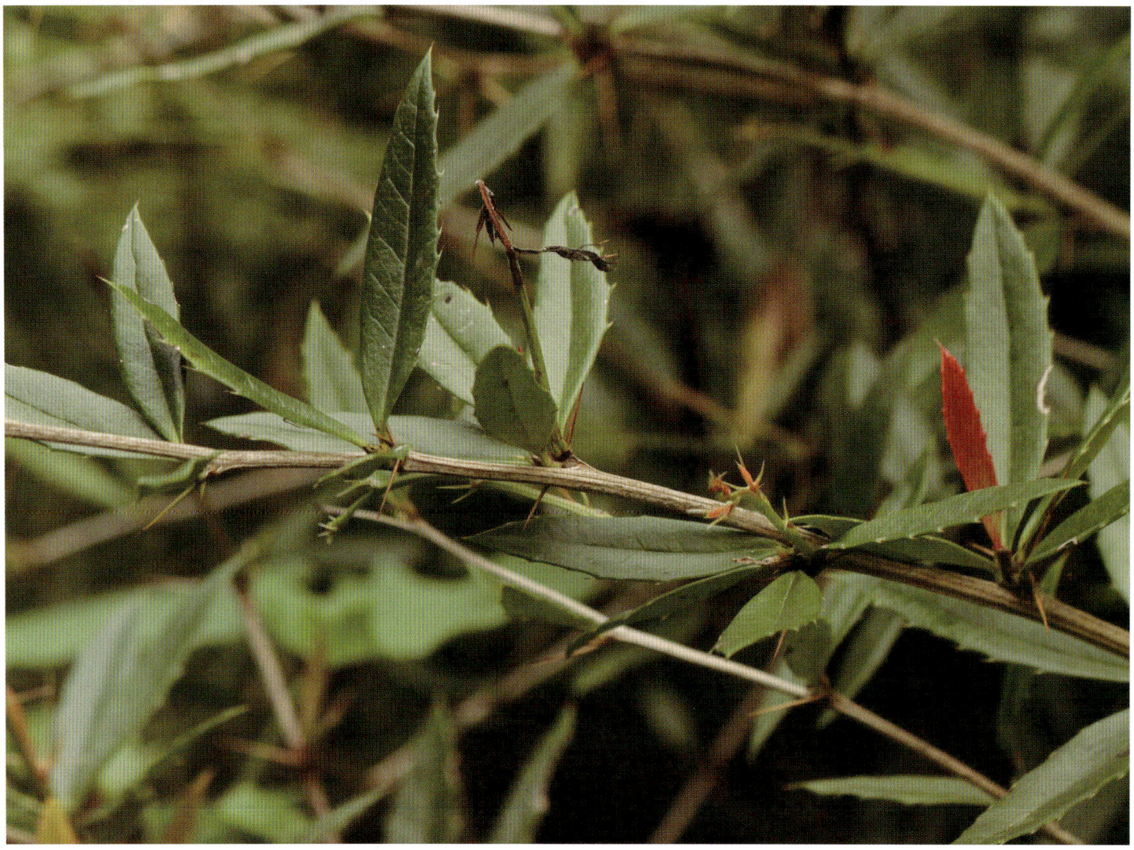

拟蠔猪刺

识别特征

常绿有刺灌木，高 1 ~ 2 m。茎丛生，老枝灰黄色，具槽，幼枝淡黄色，表面散布黑色细小疣点，刺三叉，长 2.5 ~ 3.5 cm，形似豪猪刺。叶革质，常 5 片丛生，披针形或倒披针形，以至窄椭圆形，长 3 ~ 8 cm，宽 1 ~ 2.5 cm。先端急尖，基部楔形，边缘具刺齿。夏、秋二季开淡黄色花，15 ~ 30 朵簇生长于叶腋。浆果椭圆形，熟时蓝黑色，表面被淡蓝色粉，种子 1 粒。

生境分布

生长于深山岩石、山地以及沟谷旁。分布于陕西、甘肃、湖北、贵州、四川等省。

采收加工

春、秋二季采挖，除去泥沙和须根，晒干或切片晒干。

药材鉴别

本品呈类圆柱形，稍扭曲，有少数分枝，长 10 ~ 15 cm，直径 1 ~ 3 cm。根头粗大，向下渐细。外皮灰棕色，有细皱纹，易剥落。质坚硬，不易折断，切面不平坦，鲜黄色，切片近圆形或长圆形，稍显放射状纹理，髓部棕黄色。气微，味苦。

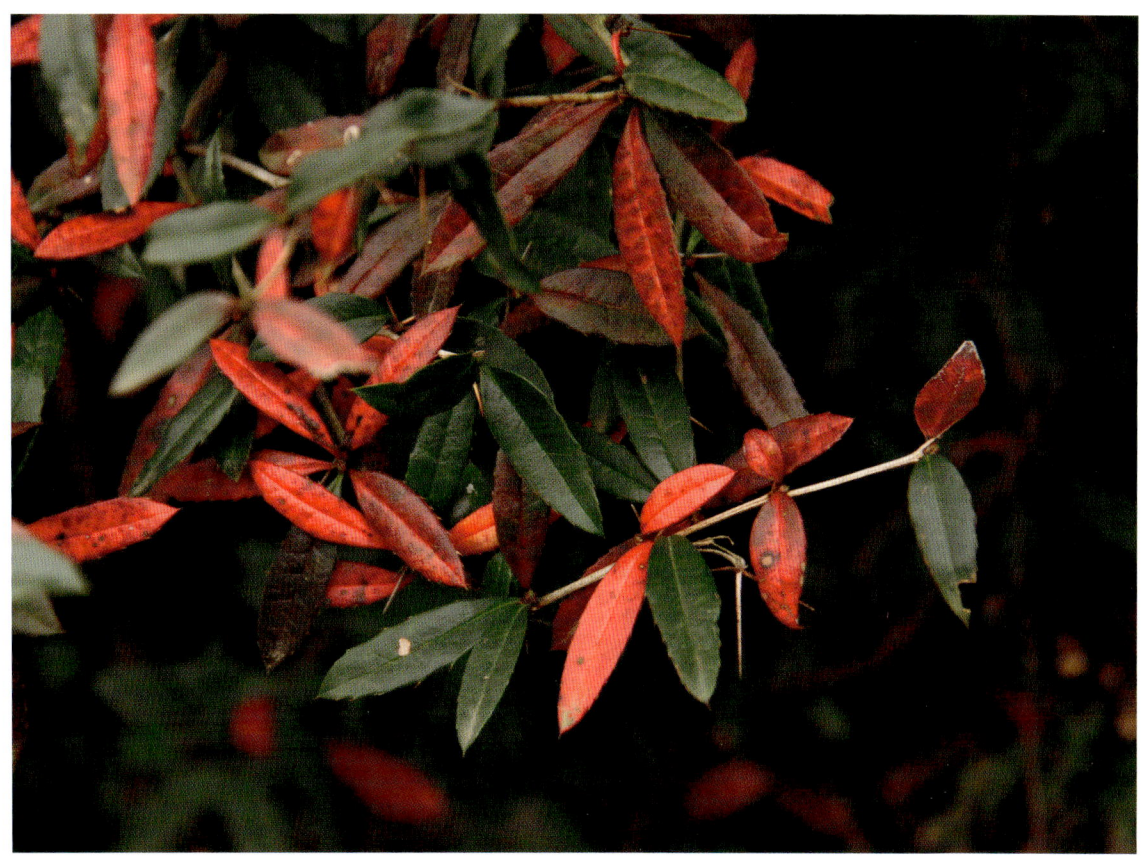

拟蠔豪猪刺

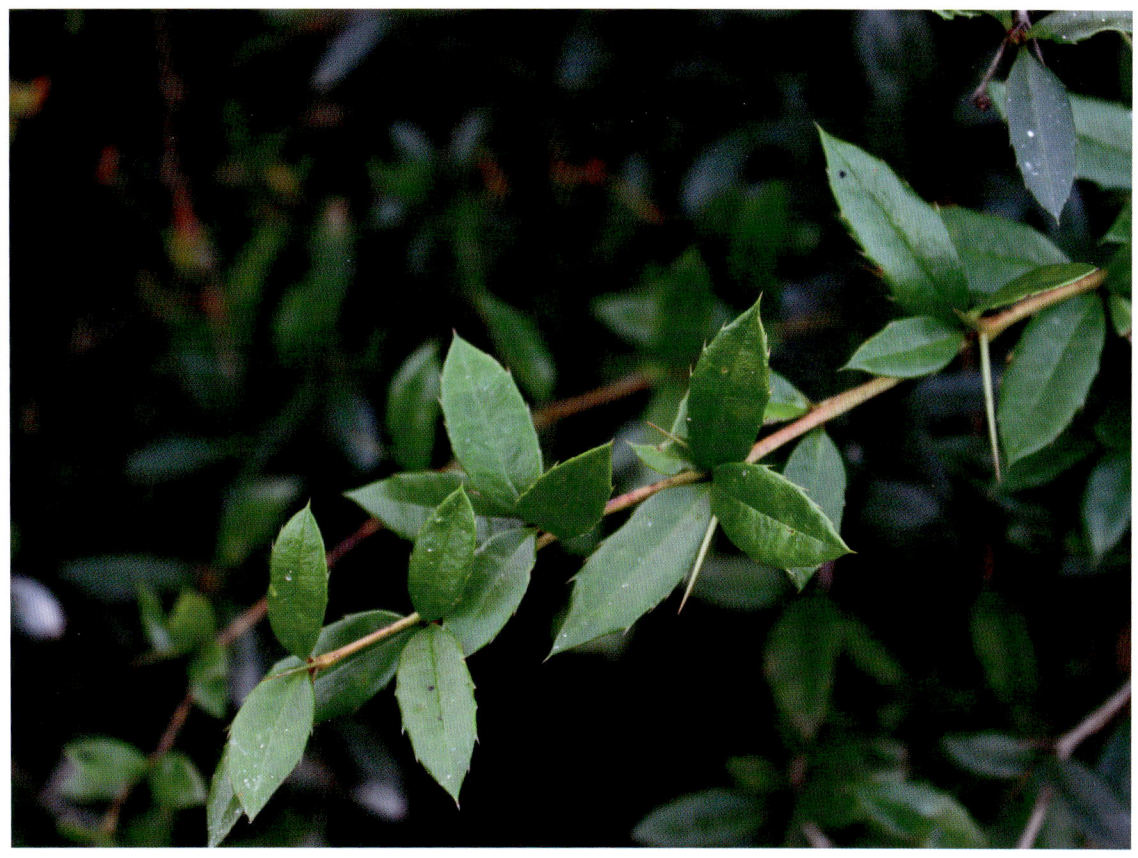

拟蠔豪猪刺

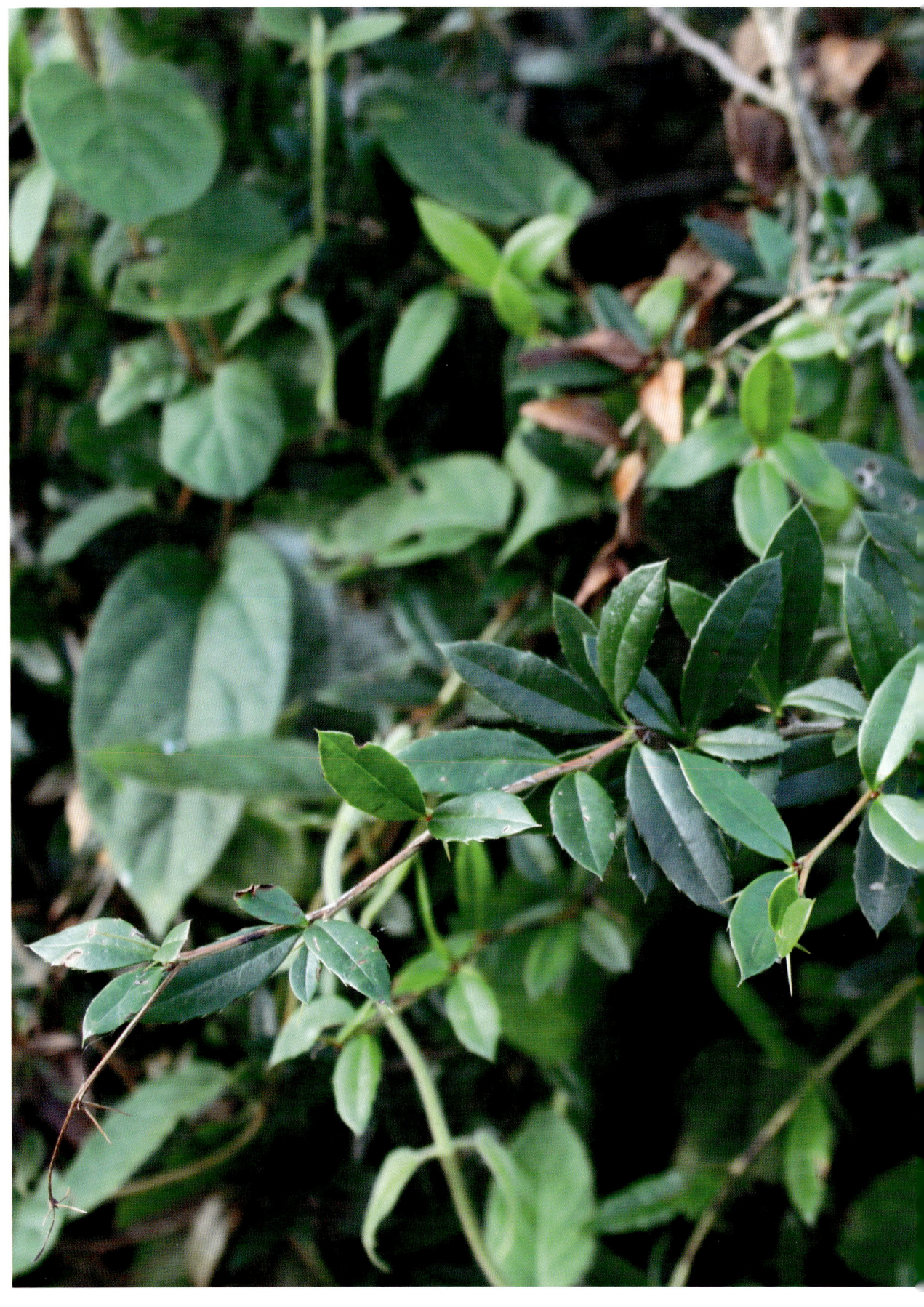

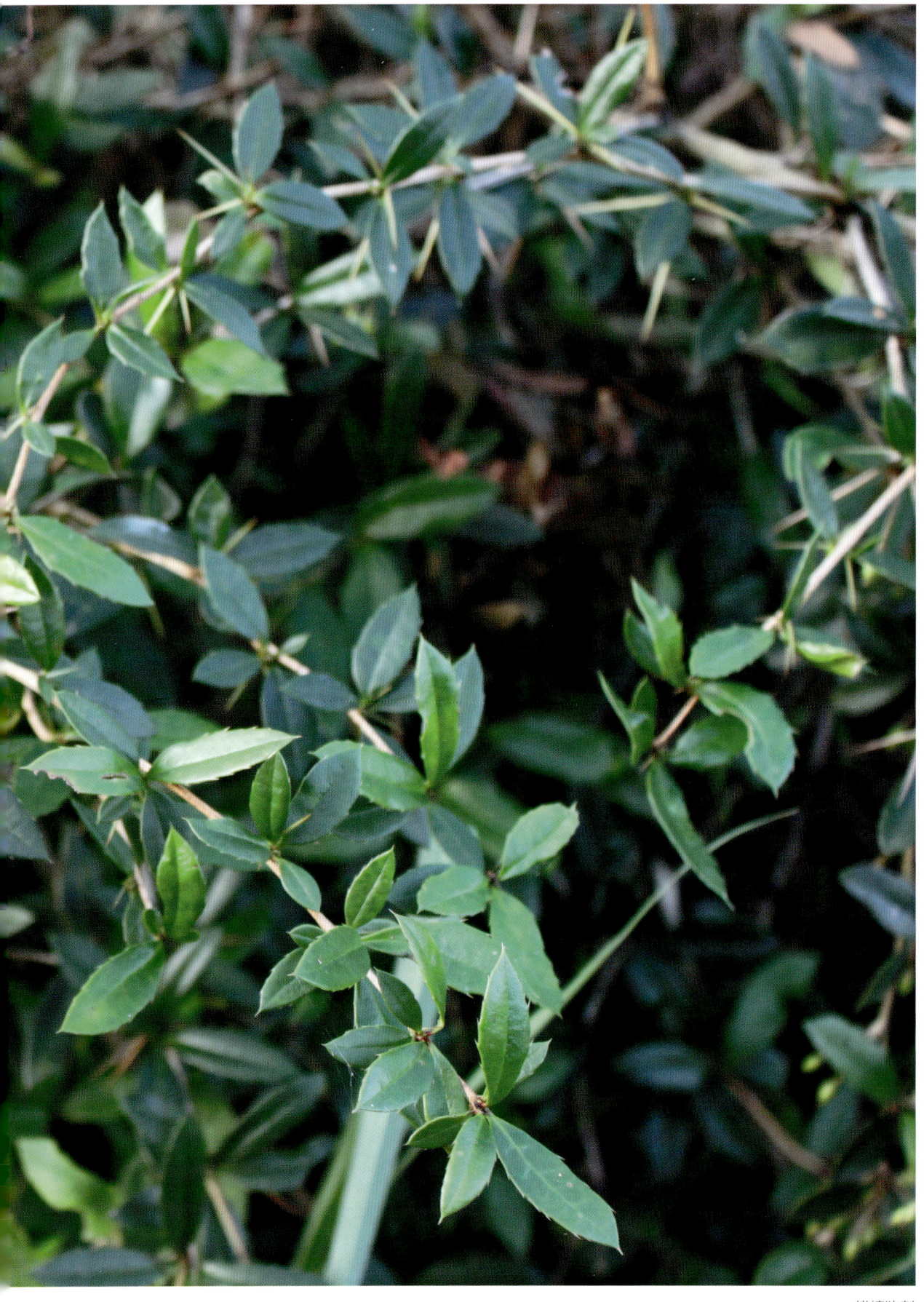

拟蠔猪刺

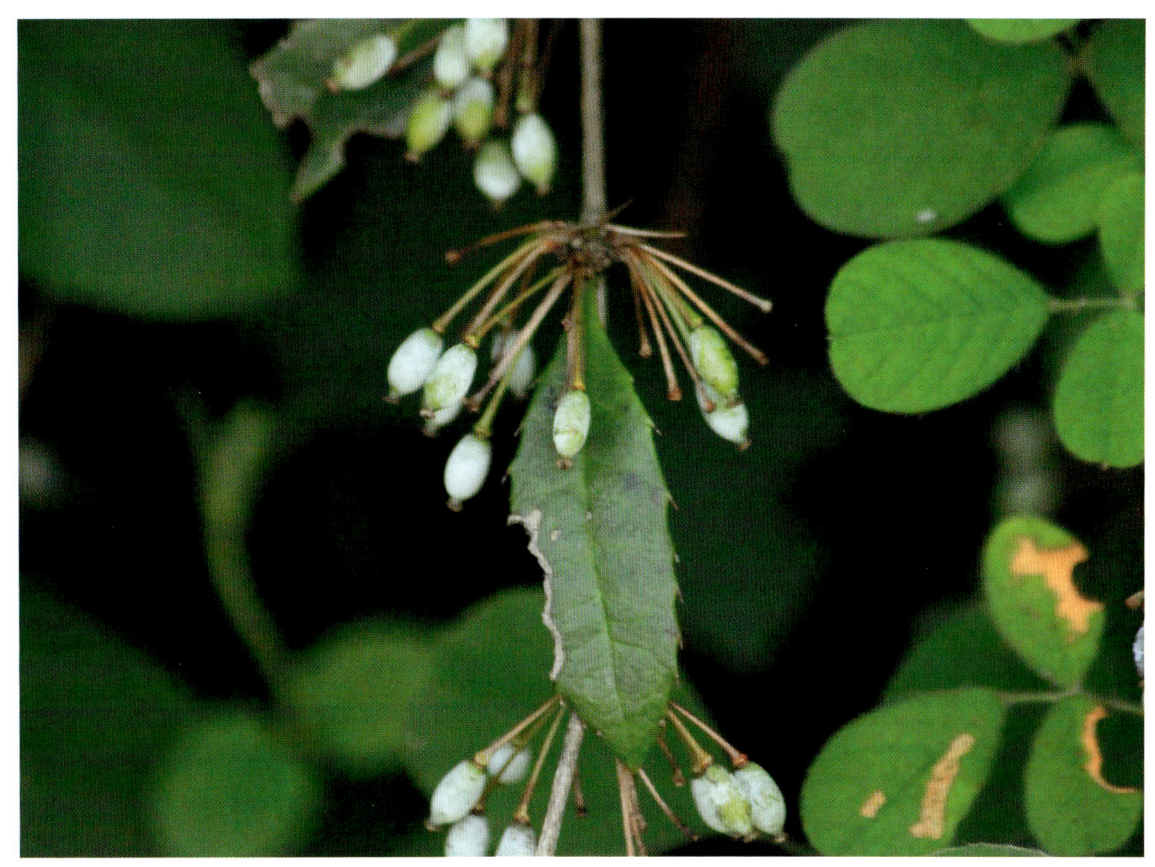

拟蠔猪刺

功效主治

清热燥湿，泻火解毒。主治细菌性痢疾，肠炎，胃炎，黄疸，肝炎，肾小球肾炎，口腔炎，喉炎，气管炎。

药理作用

本品具有抗病原微生物作用，升高白细胞，具有降低血压、负性肌力作用，舒张冠状动脉，具有抗心律失常作用，对实验性硅沉着病具有防治作用，有抗肿瘤作用。

用法用量

内服：10 ~ 15 g，煎汤。

民族药方

1. 湿热细菌性痢疾，里急后重　三颗针 15 g。水煎服。

2. 慢性口腔溃疡　三颗针 15 g，桂皮 5 g。水煎服。

3. **黄疸**　三颗针茎 15 g。水煎服。

4. **暴发火眼肿痛**　三颗针 30 g，车前子 9 g，光明草 9 g，菊花 9 g，龙胆 12 g。水煎服。

5. **喉痛**　三颗针 30 g，山慈菇 9 g，雪胆 9 g。水煎服。

6. **湿疹，疖肿**　三颗针 2 份，滑石 4 份，青黛 2 份，生石膏 4 份。凡士林调制成 25% 软膏，涂擦患处。

7. **痢疾、肠炎、腹泻**　三颗针 15 g。水煎服。或三颗针 9 g，黄连 9 g，秦皮 9 g，白头翁 9 g，陈皮 6 g，木香 6 g。水煎服。

8. **痈肿疮毒**　三棵针 12 g，蒲公英 12 g，紫花地丁 12 g，金银花 12 g。水煎服。

▍使用注意

脾胃虚寒者慎用。

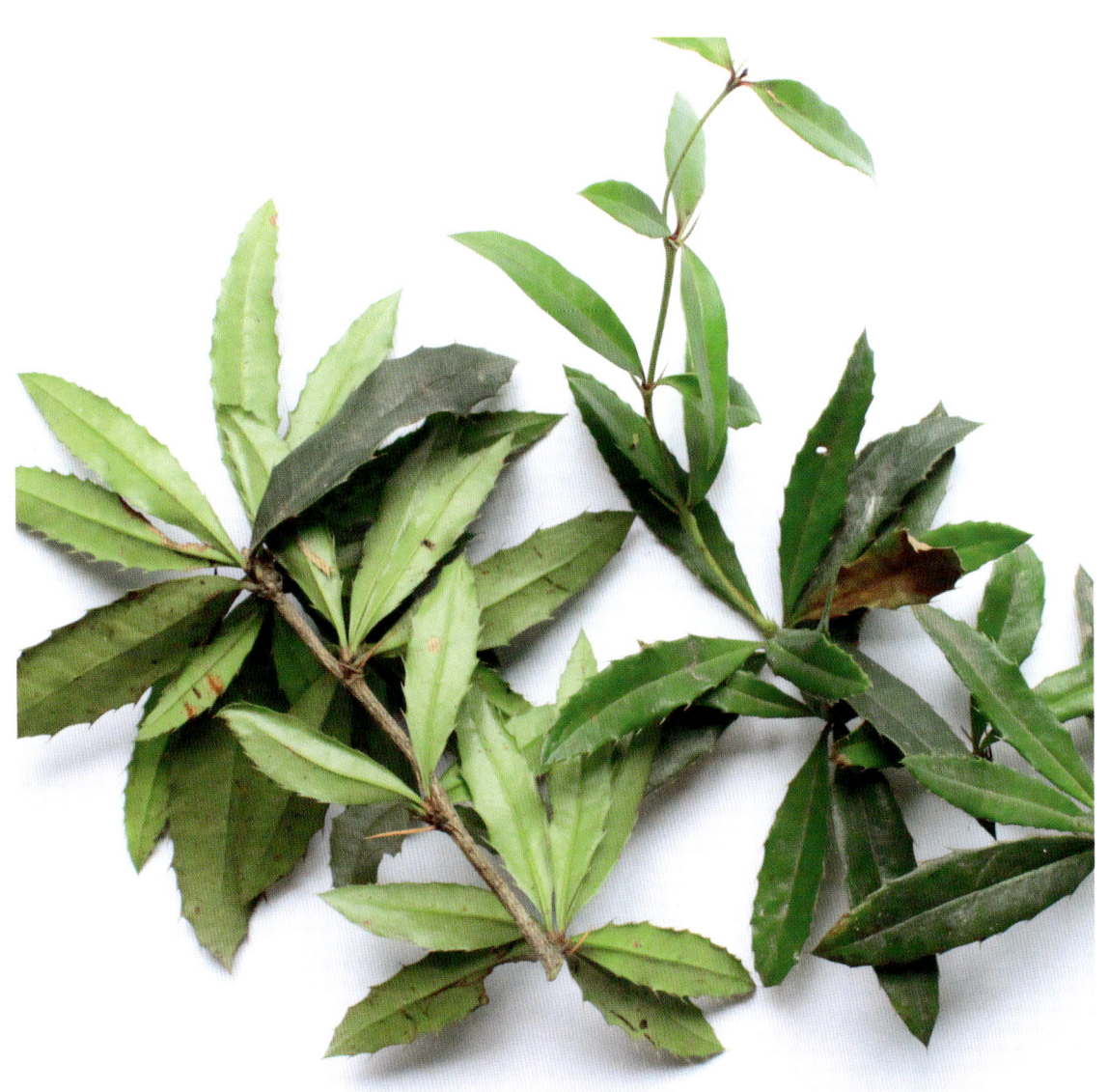

三颗针药材

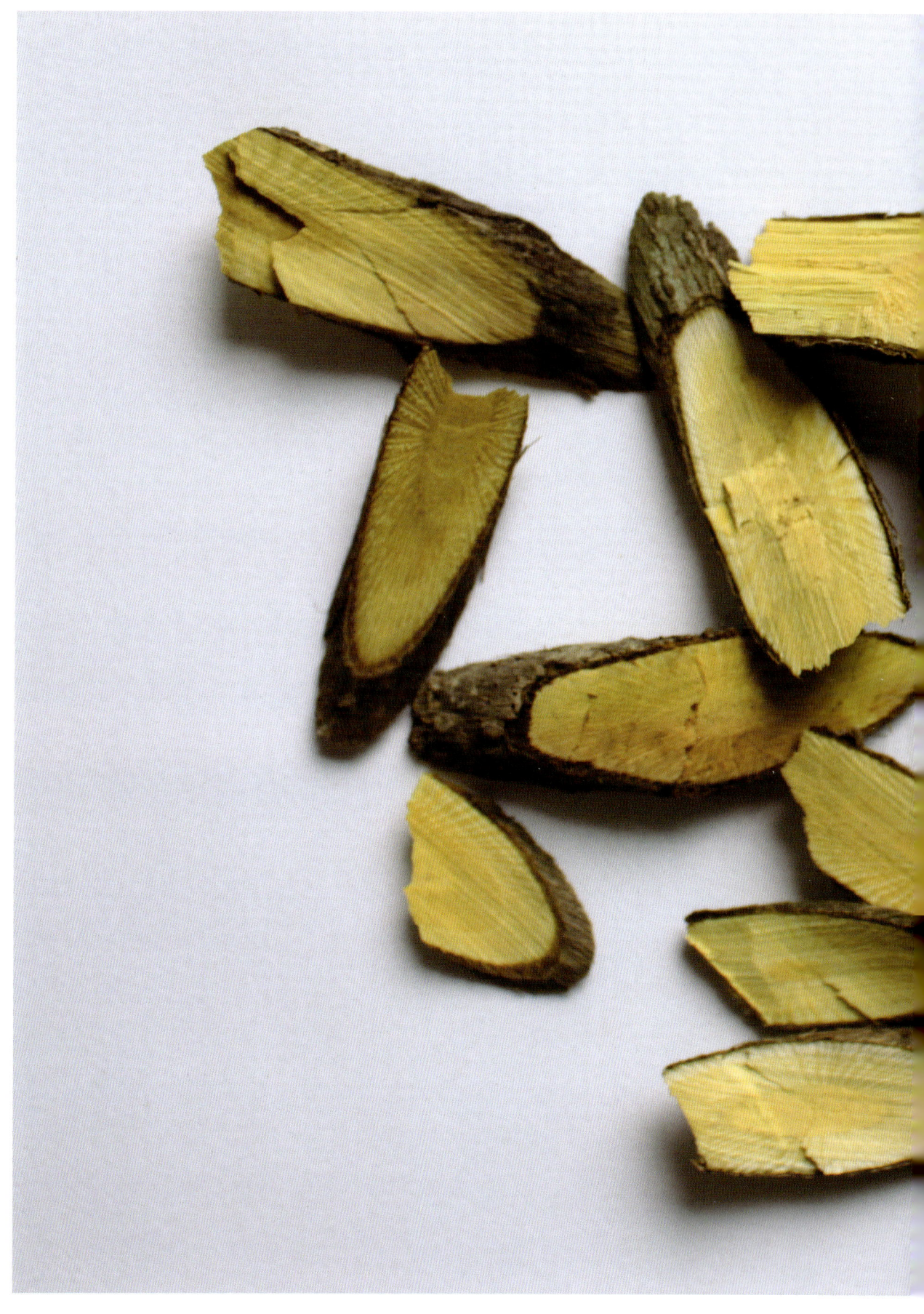

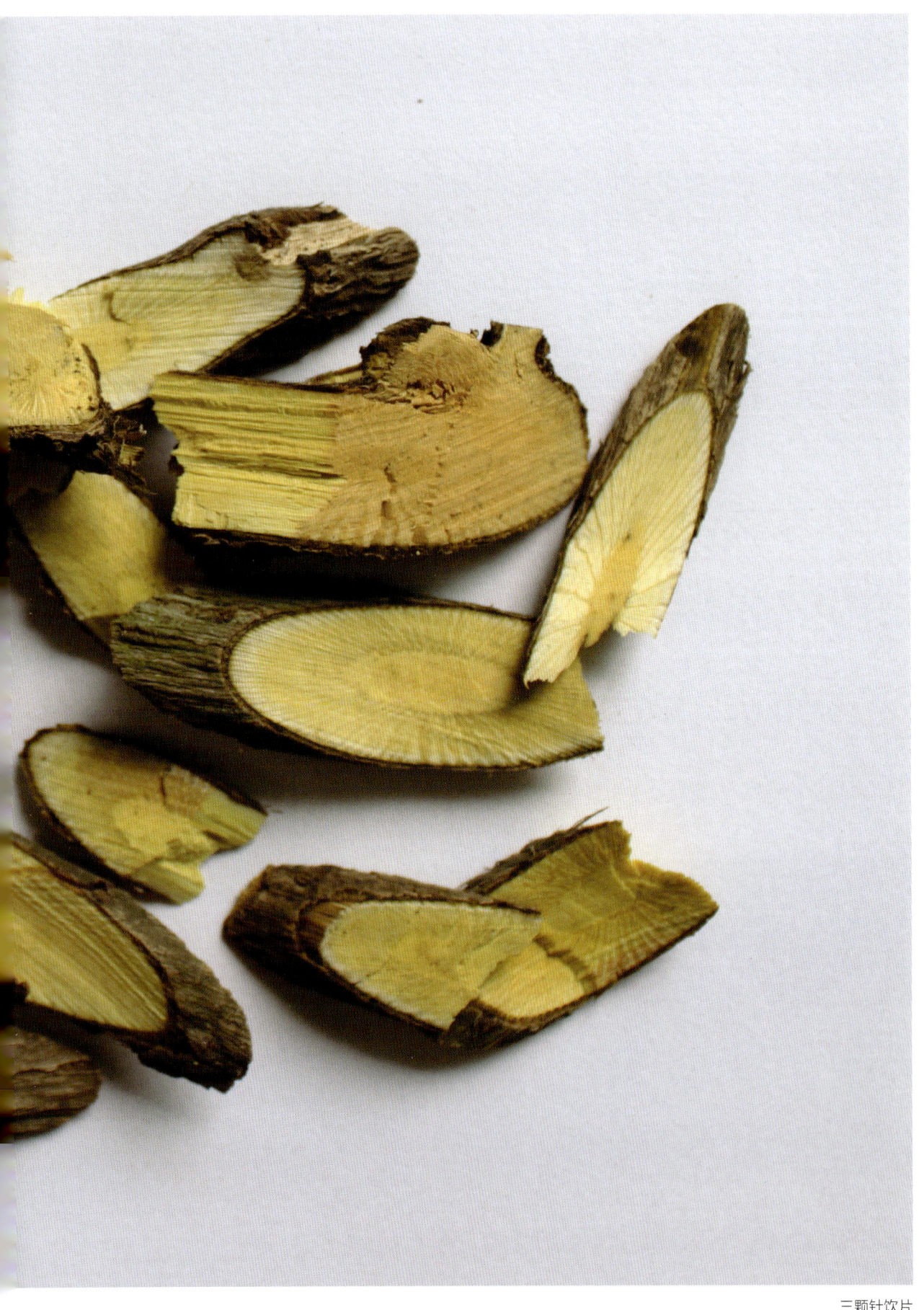

三颗针饮片

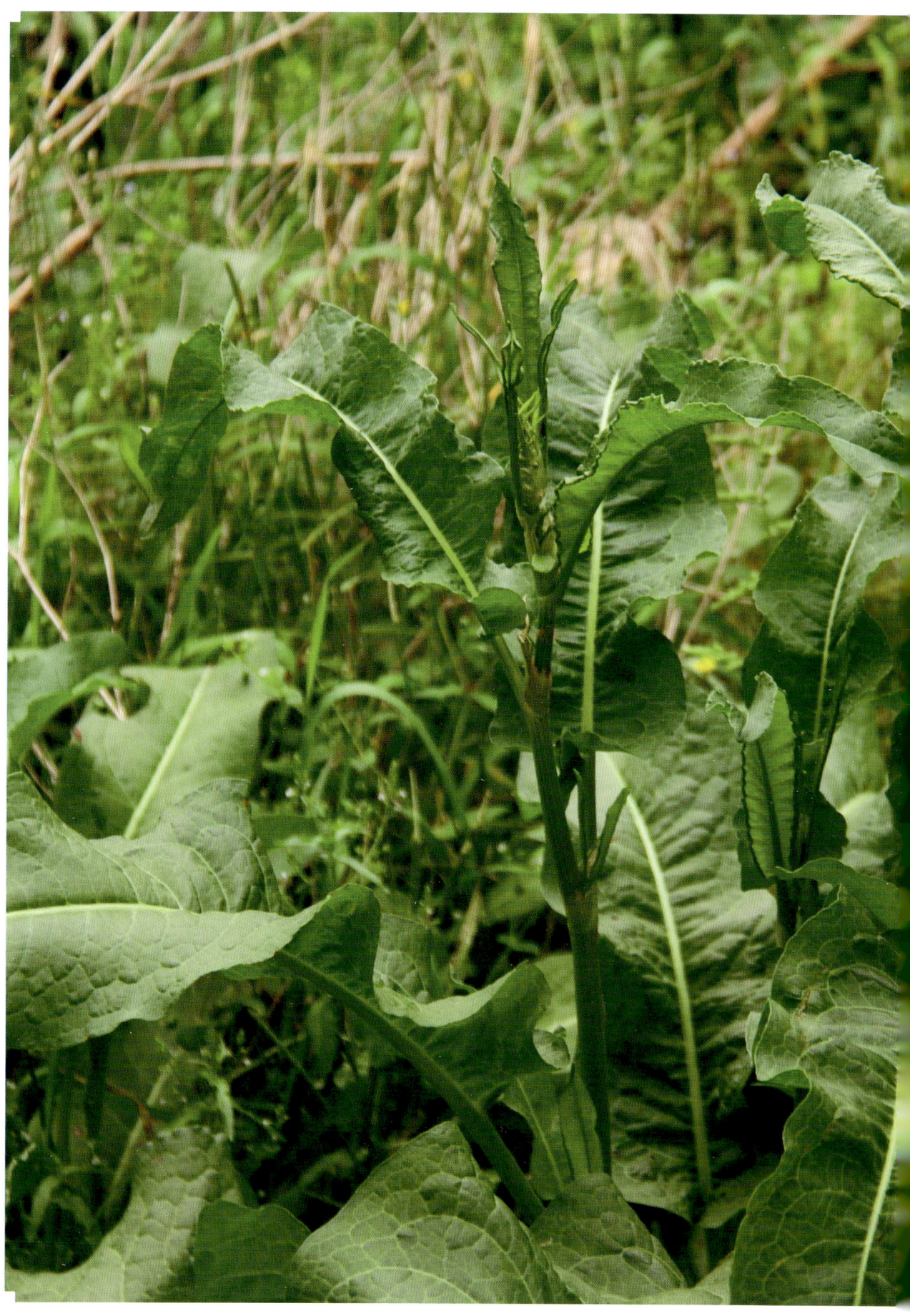

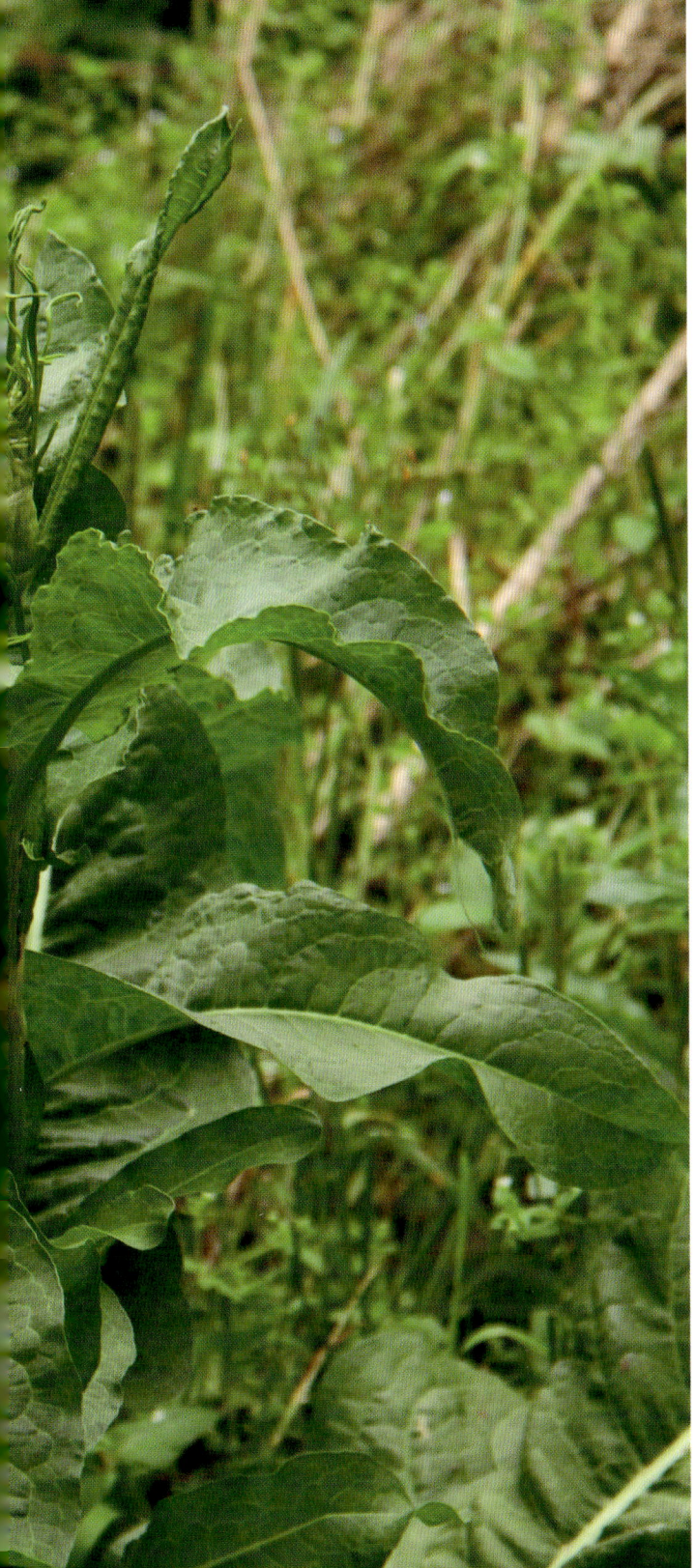

土大黄

【水 药 名】骂摆。

【别　名】救命王、金不换、红筋大黄、红牛舌片。

【来　源】本品为蓼科植物土大黄 *Rumex madaio* Makino [*R. daiwoo* Makino] 的根。

【性味归经】味辛、苦，性凉。归肺、脾、大肠经。

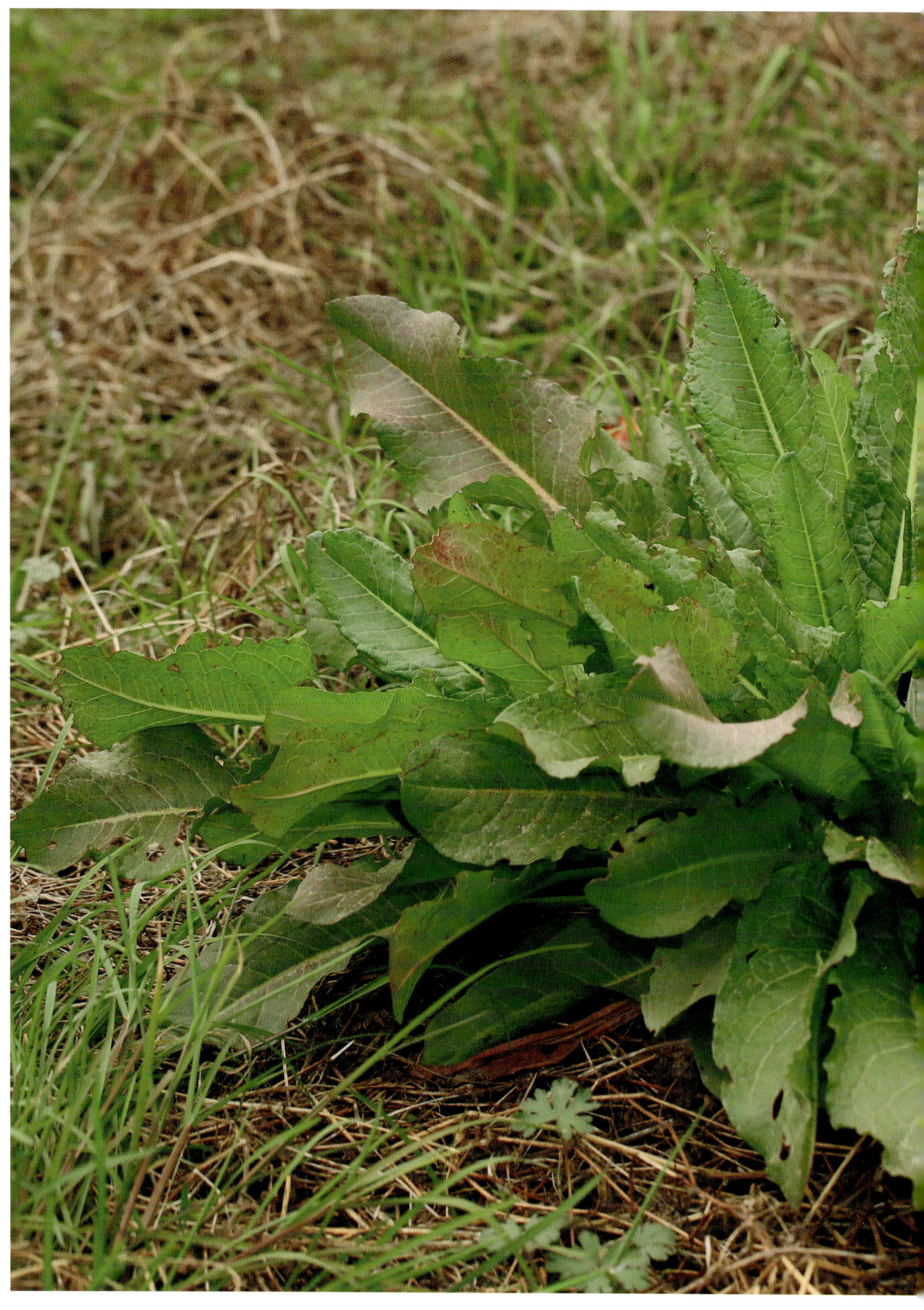

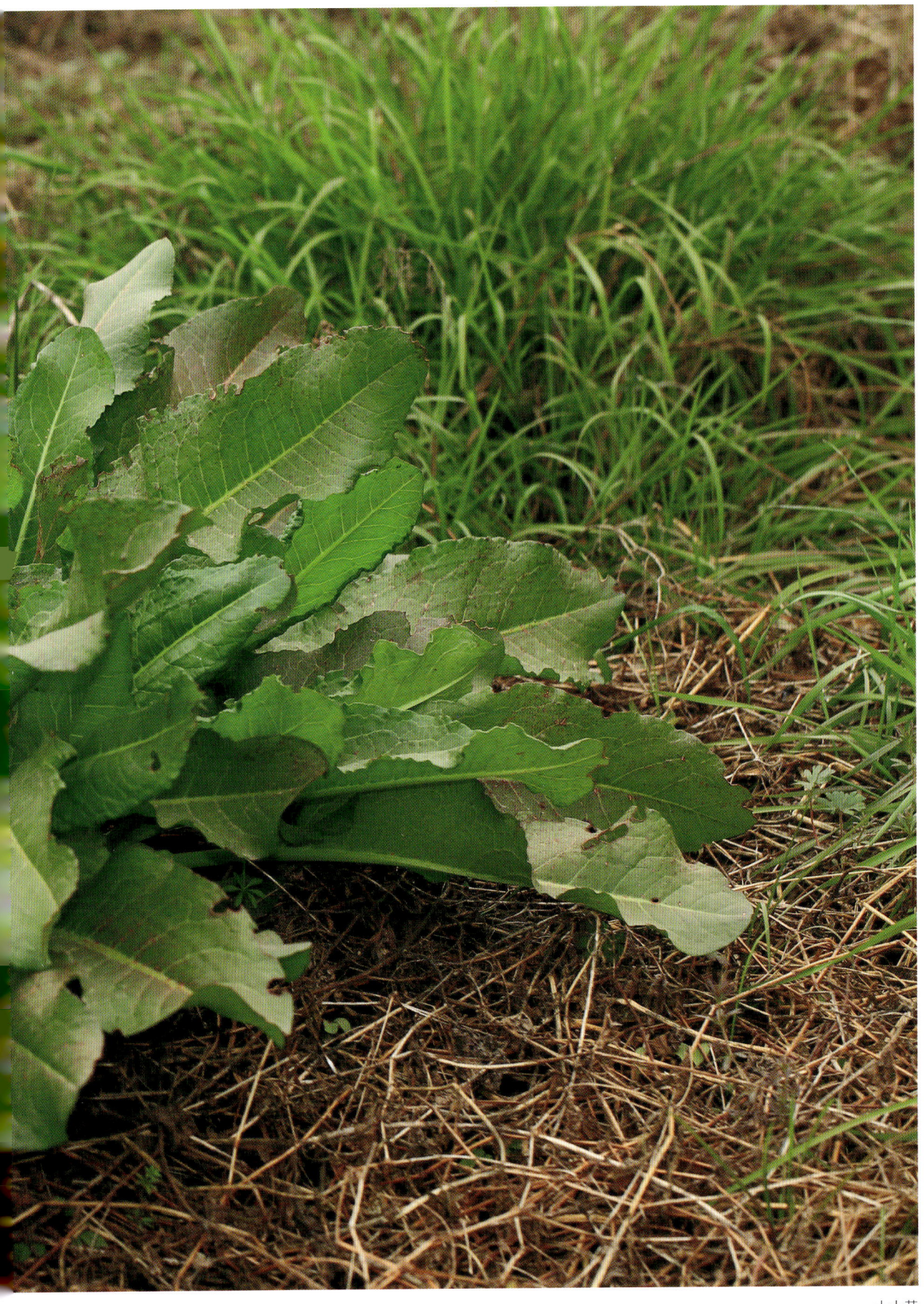

土大黄

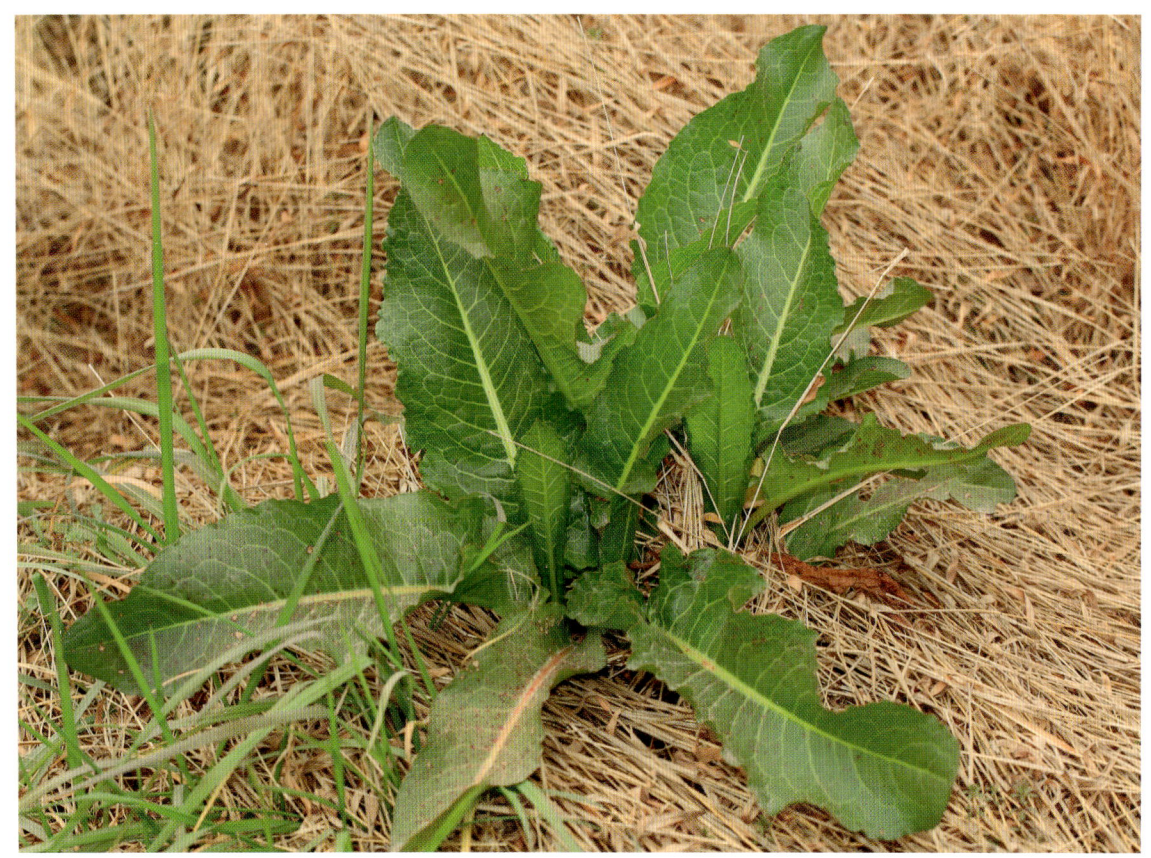

土大黄

识别特征

多年生草本。根肥厚且大。茎粗壮直立，高约 1 m，紫绿色，有纵沟，根出叶长大，具长柄；托叶膜质；叶片卵形或卵状，长椭圆形，长 15 ~ 30 cm，宽 12 ~ 20 cm，先端钝圆，基部心形，全缘，下面有小瘤状突起；茎生叶互生，卵状披针形，至上部渐小，变为苞片。圆锥花序，花小，紫绿色至绿色，两性，轮生而作疏总状排列；花被 6，淡绿色，2 轮，宿存，外轮 3 片披针形，内轮 3 片，随果增大为果被。瘦果卵形，具 3 棱，茶褐色。种子 1 粒。花、果期 5—7 月。

生境分布

生长于原野、山坡、路边或栽培。分布于江苏、安徽、浙江、江西、河南、湖南、广西、广东、贵州、四川、云南等省区。

采收加工

9—10 月采挖其根，除去泥土及杂质，洗净切片，晾干或鲜用。

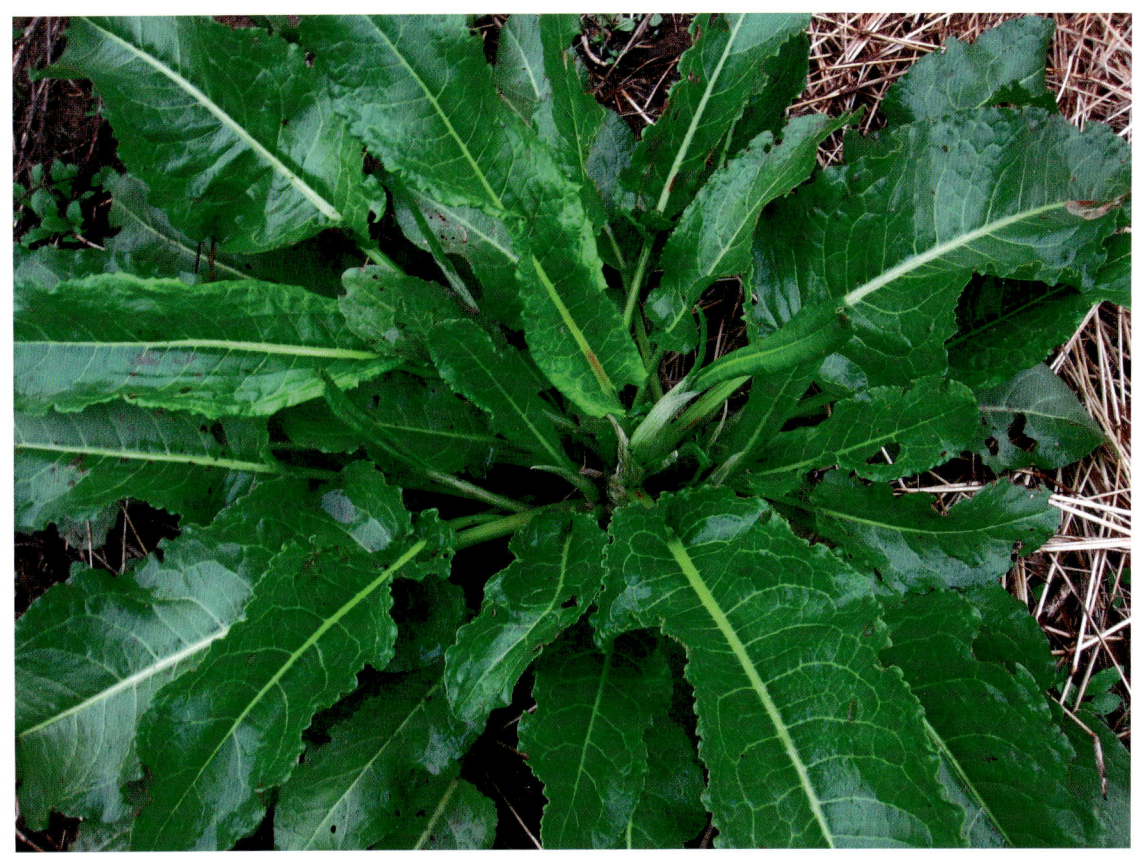

土大黄

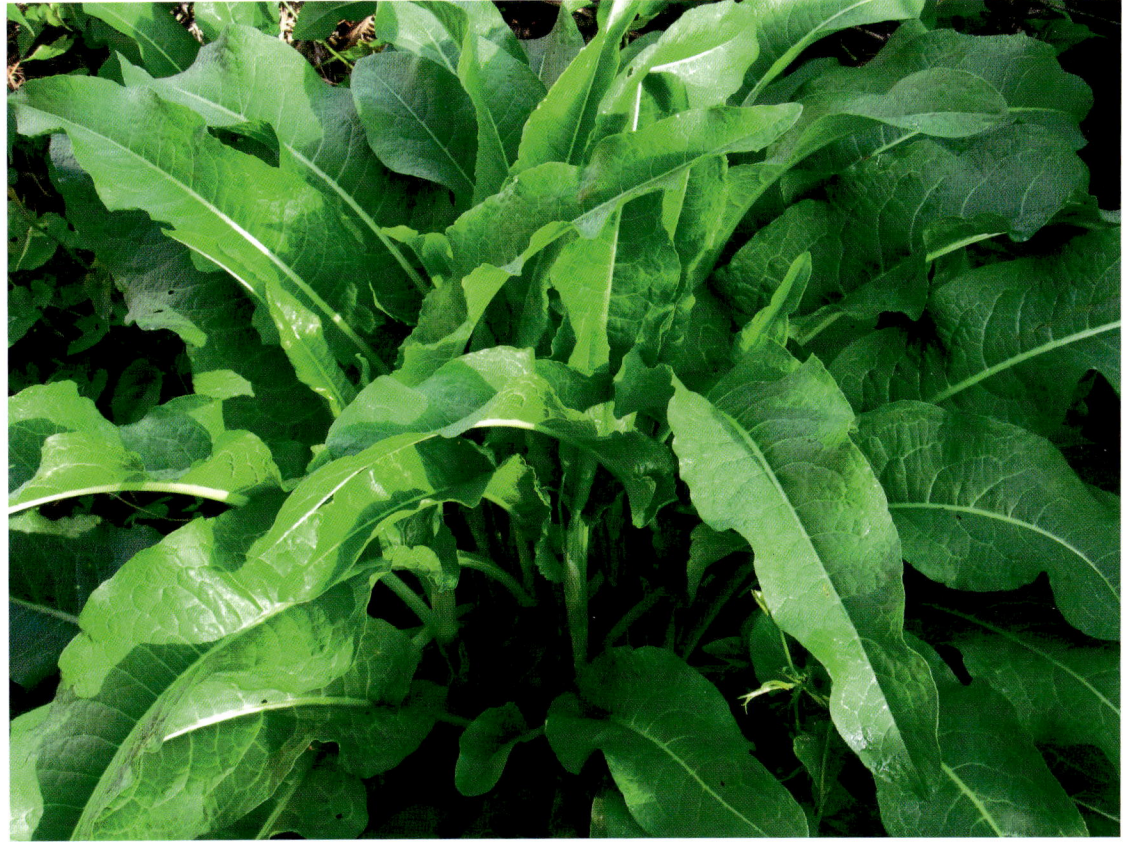

土大黄

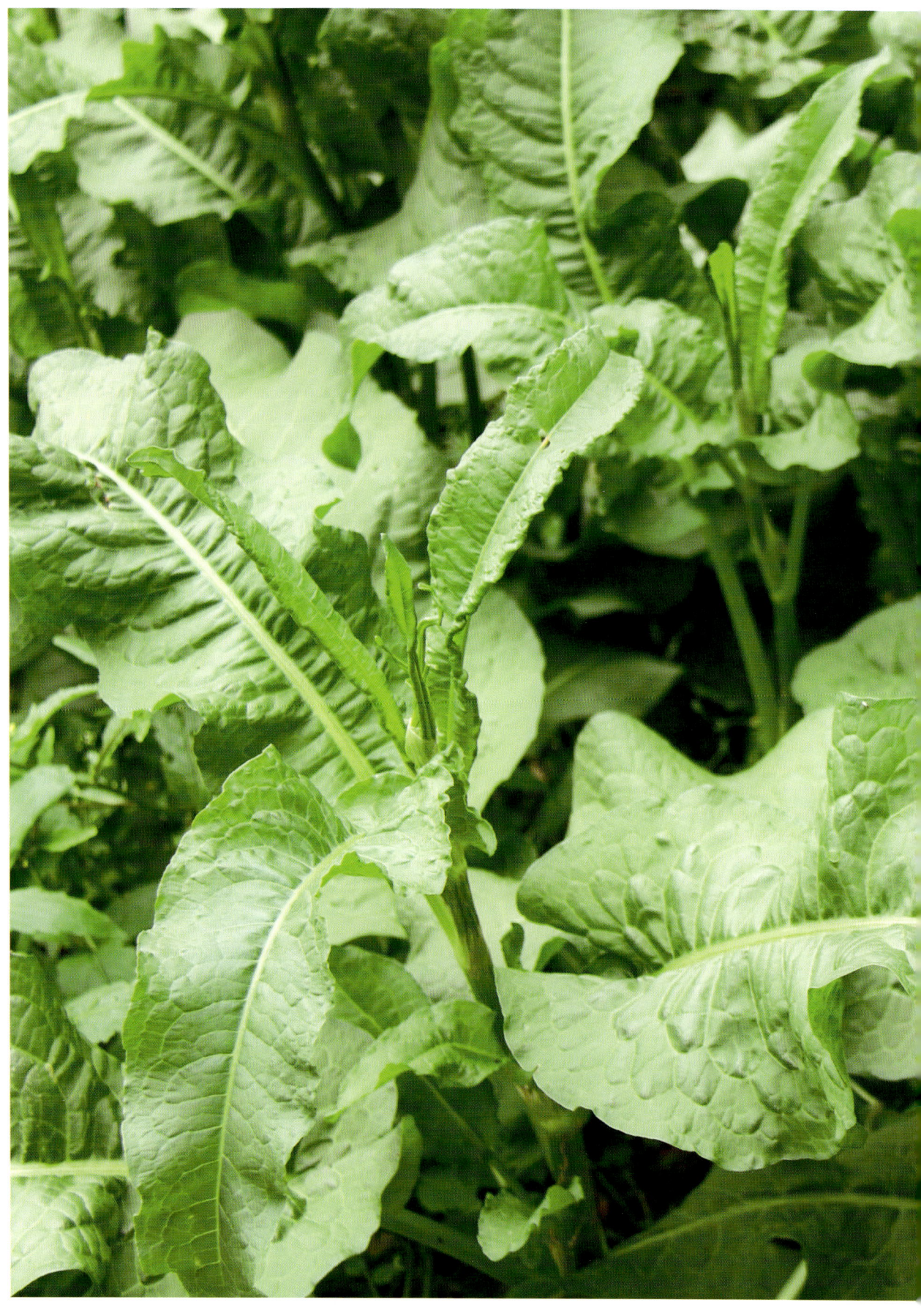

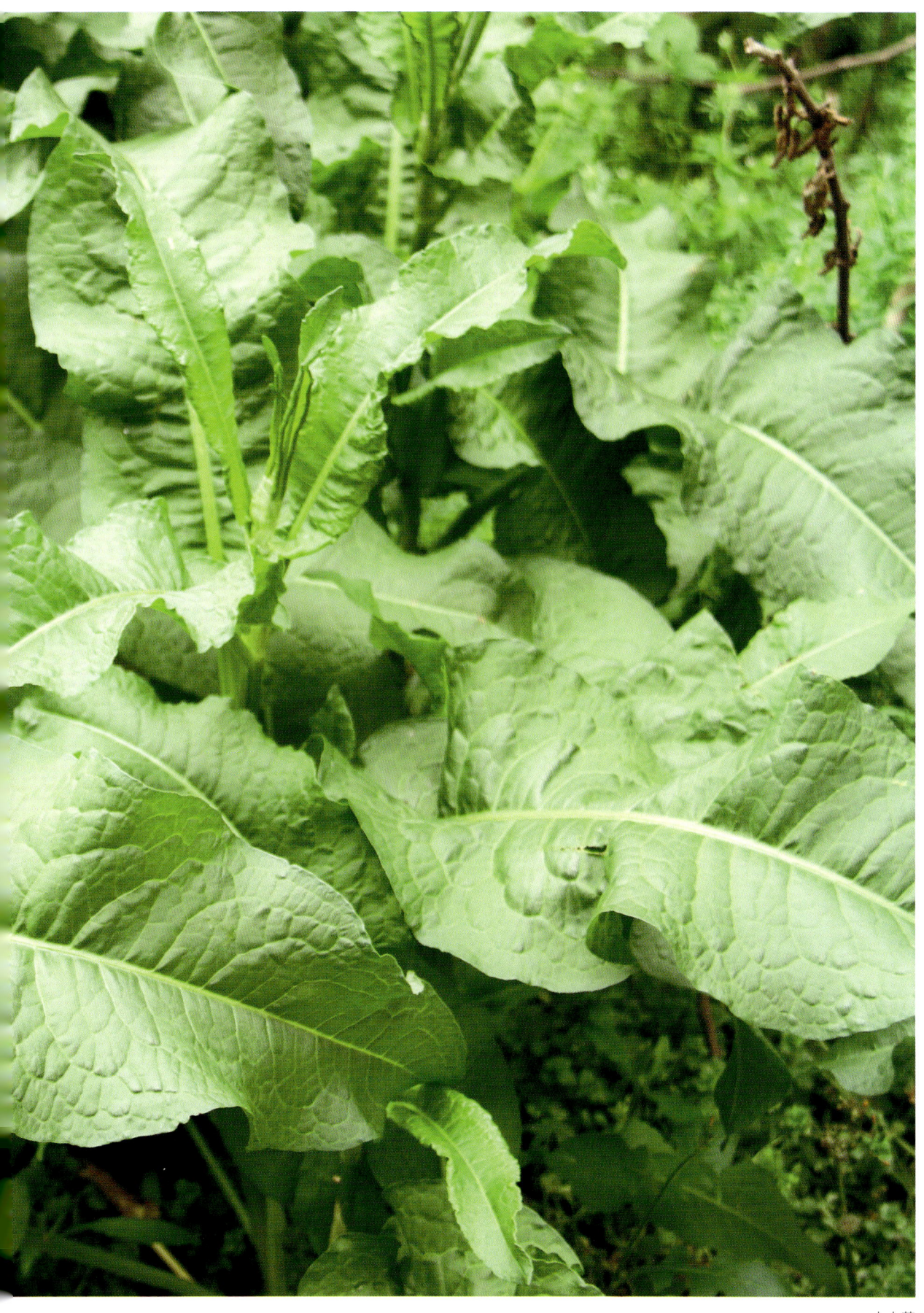

土大黄

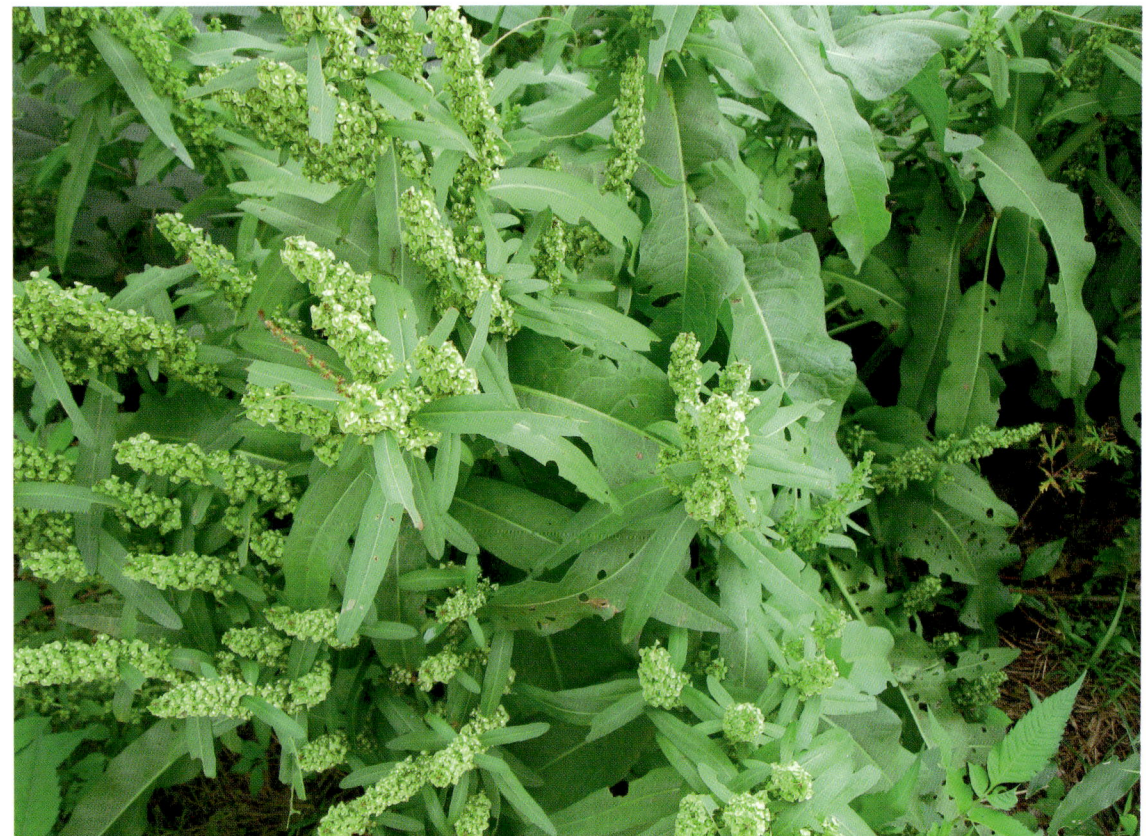

土大黄

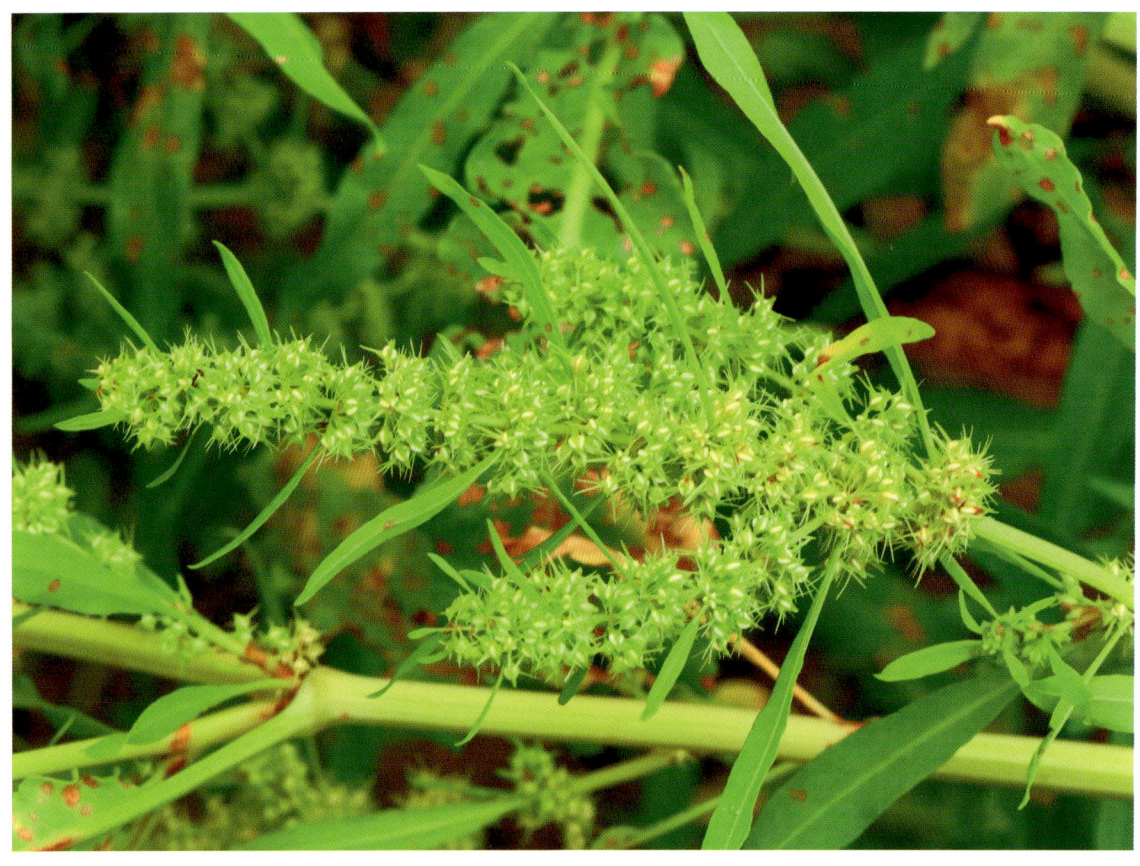

土大黄

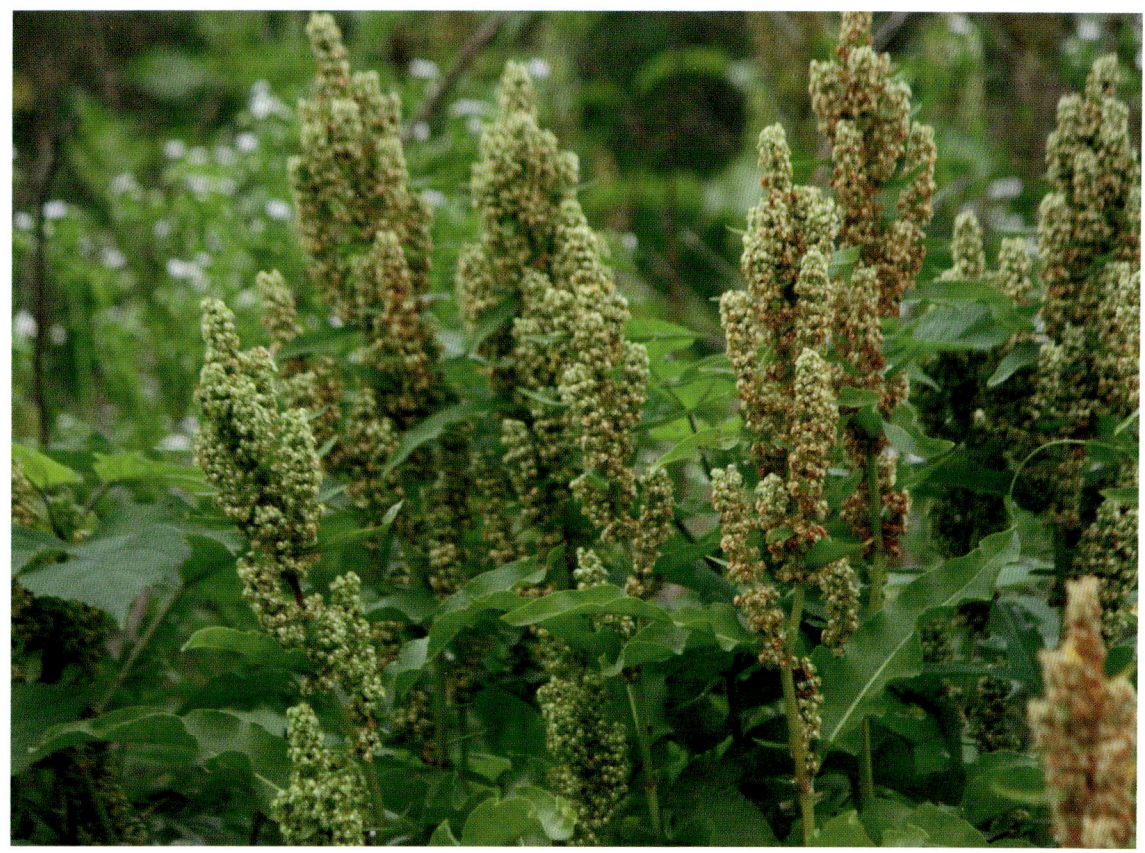

土大黄

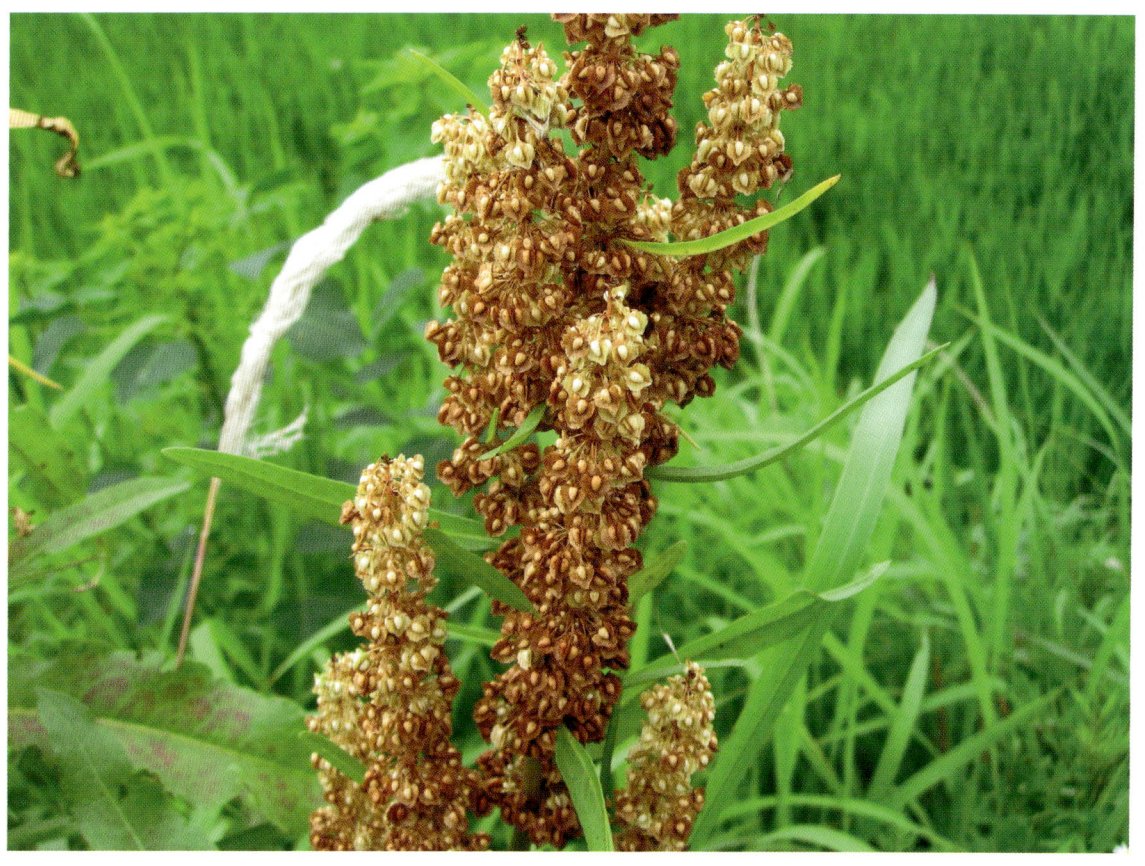

土大黄

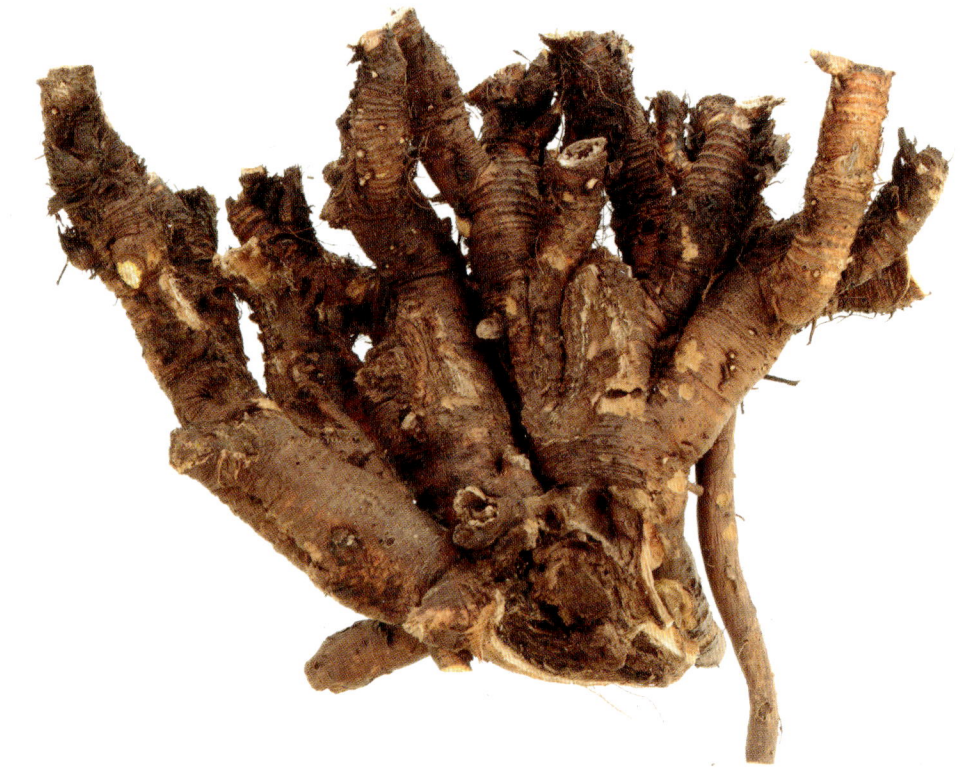

土大黄药材

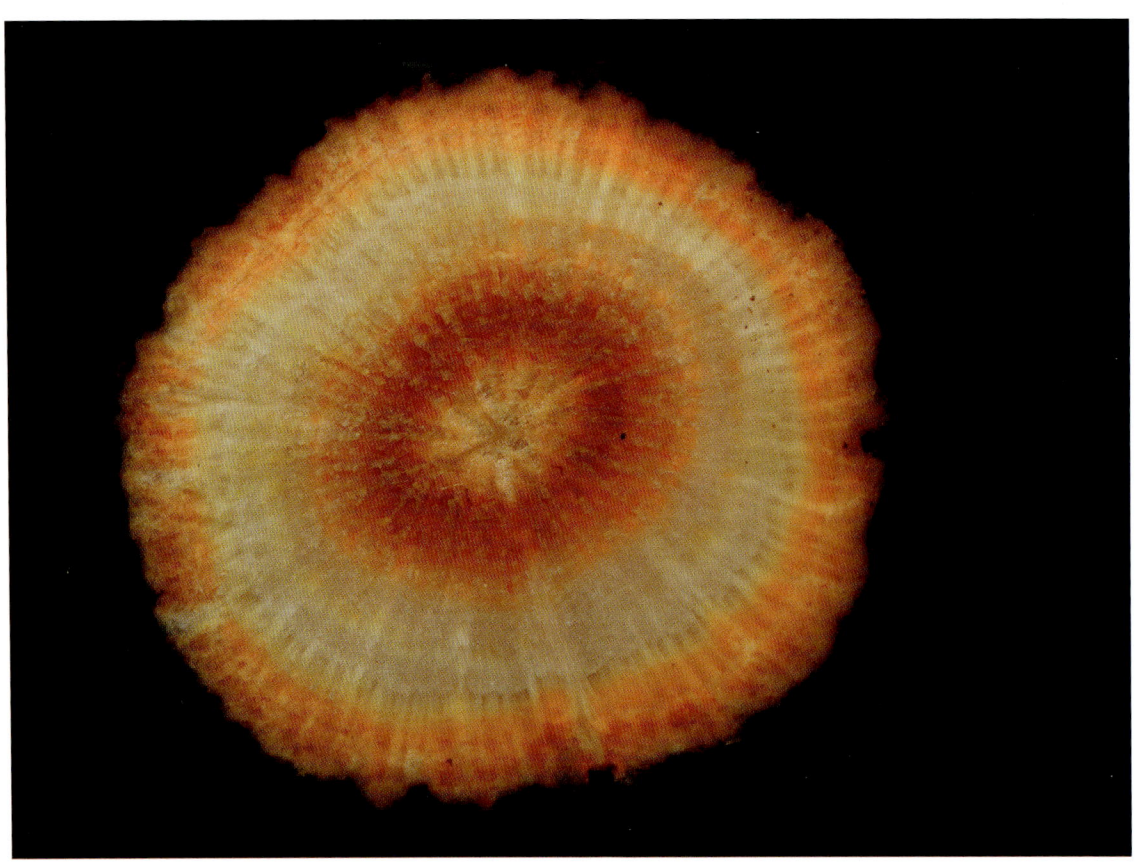

土大黄饮片

药材鉴别

本品根茎粗短，直径约 3 cm，有少数分枝，顶端有茎基与叶基残余呈棕色鳞片状及须毛纤维状，有的具侧芽及须状根，并有少数横纹。根粗长圆锥形，长约 17 cm，直径达 1.8 cm，表面棕色至棕褐色，上段具横纹，其下具多数纵皱纹，散有横长皮孔样瘢痕及点状须根痕。质硬，断面黄色，可见棕色形成层环及放射状纹理。气微，味稍苦。

功效主治

清热，行瘀，杀虫，解毒。主治咳血，肺痈，腮腺炎，大便秘结，痈疡肿毒，湿疹，疥癣，跌打损伤，烫伤。

药理作用

本品煎剂可使小鼠凝血时间显著缩短（毛细管法），应用肝素使凝血时间延长后，再用煎剂仍可使其缩短。小鼠静脉注射伊文思蓝，再于局部皮下注射组胺，则于注射组胺之局部不久出现蓝晕，如预先腹腔注射煎剂则可阻断或推迟蓝晕的发生，说明能使毛细血管收缩，通透性降低。蟾蜍全身血管灌流试验，表明本品可使血管收缩。

用法用量

内服：10 ~ 15 g，煎汤。外用：捣敷或磨汁涂。

民族药方

1. 枪（民间指鸟枪）弹所伤 土大黄适量。捣烂，酒炒外敷，可退弹粒。

2. 大便不通，便秘 土大黄 15 g，桃树胶 15 g。煎水，待桃油溶解后服。

3. 大便秘结 土大黄根 15 ~ 25 g。水煎服。

4. 烫火伤 土大黄根适量。研细末，麻油调敷伤处。

5. 痨伤吐血 土大黄鲜根 35 ~ 50 g，百合 15 g，冰糖 50 g。水煎服。

6. 咳嗽吐血，跌打受伤吐血 金不换 25 ~ 35 g。与猪瘦肉切细，做成肉饼，隔水蒸熟食之。

7. 肺痈 土大黄根 50 g。捣汁，酒煎服 3 次。

8. 腮腺炎 鲜土大黄根、鲜天葵根各适量，酒糟少许。捣烂外敷。

9. 皮炎，湿疹 土大黄适量。煎水洗。

10. 癣癞 土大黄根适量。以石灰水浸 2 小时，用醋磨搽。

11. 肿毒初起 土大黄根 25 g。捣碎，陈酒煎服。

12. 脚肿烂及小儿清水疮 土大黄根适量。捣烂敷患处。

使用注意

脾胃虚寒者及身体虚弱者慎服。

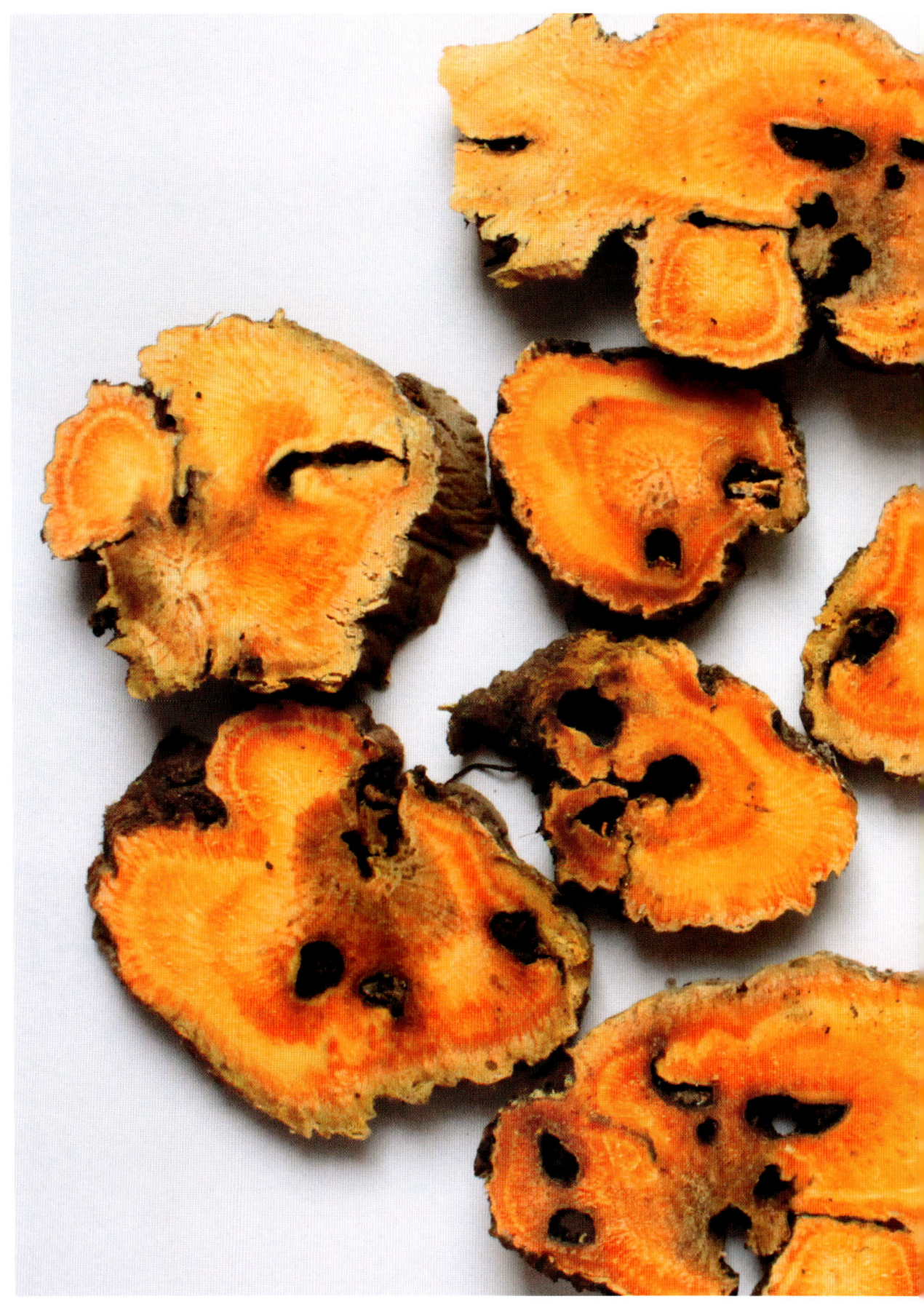

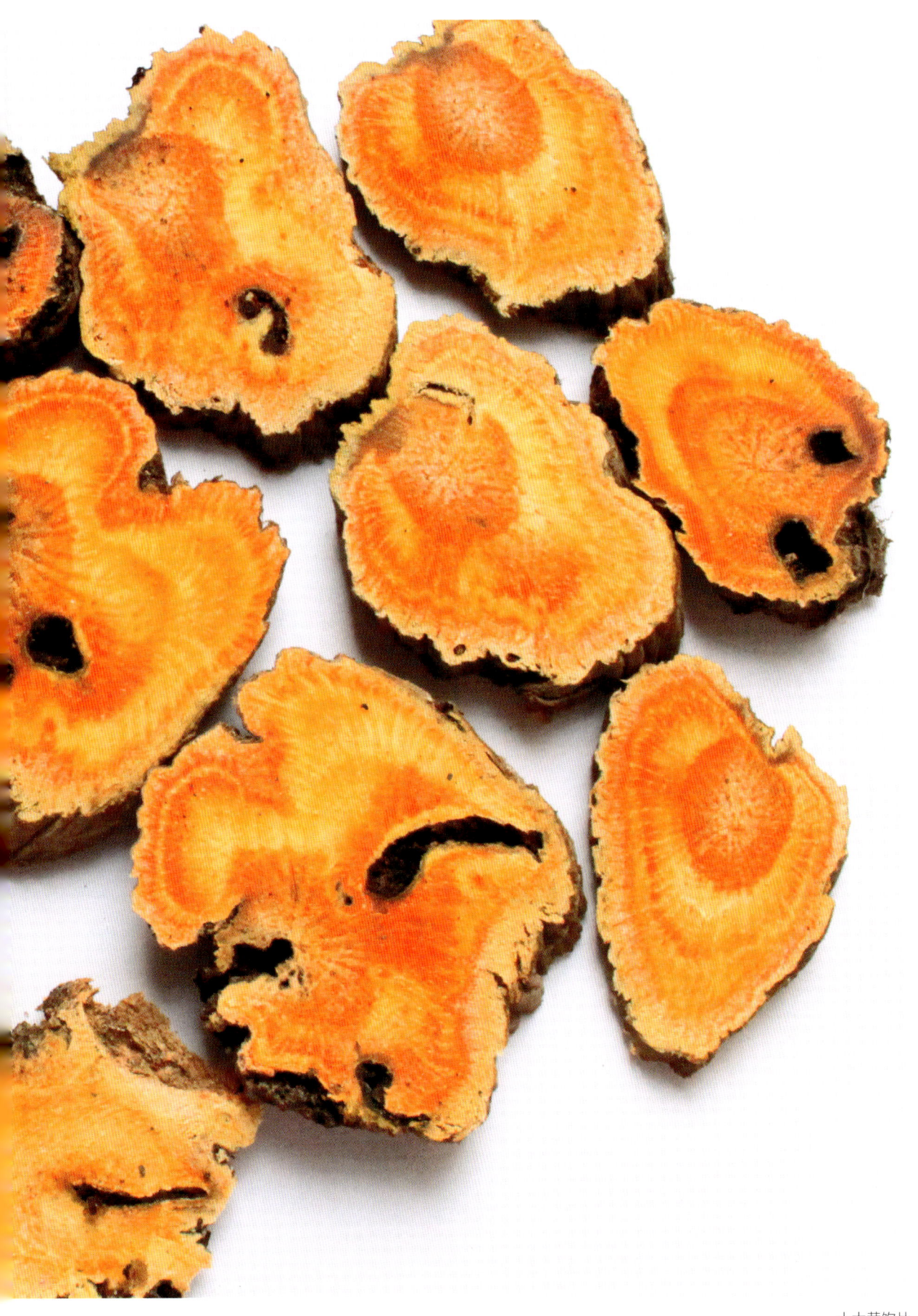

土大黄饮片

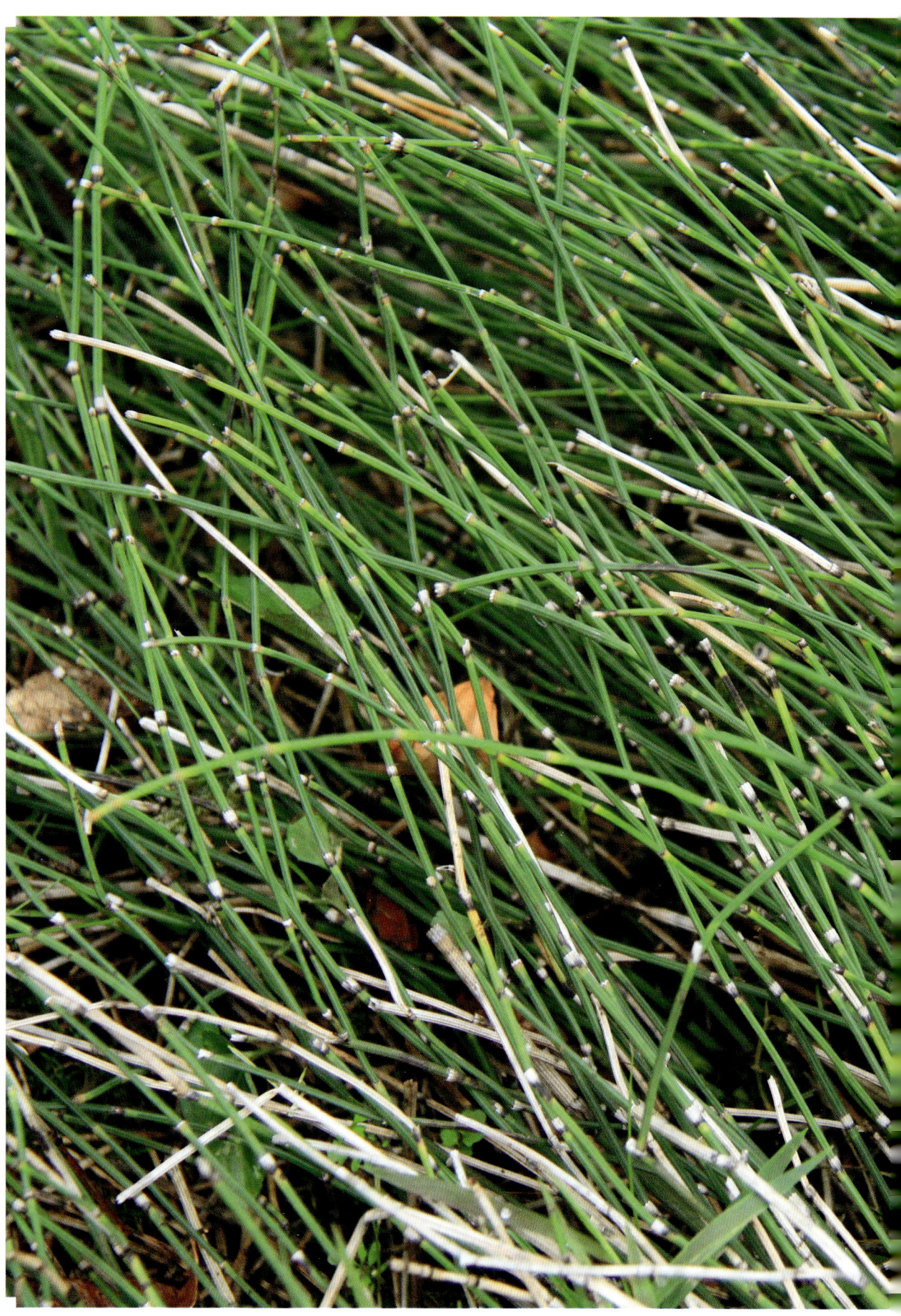

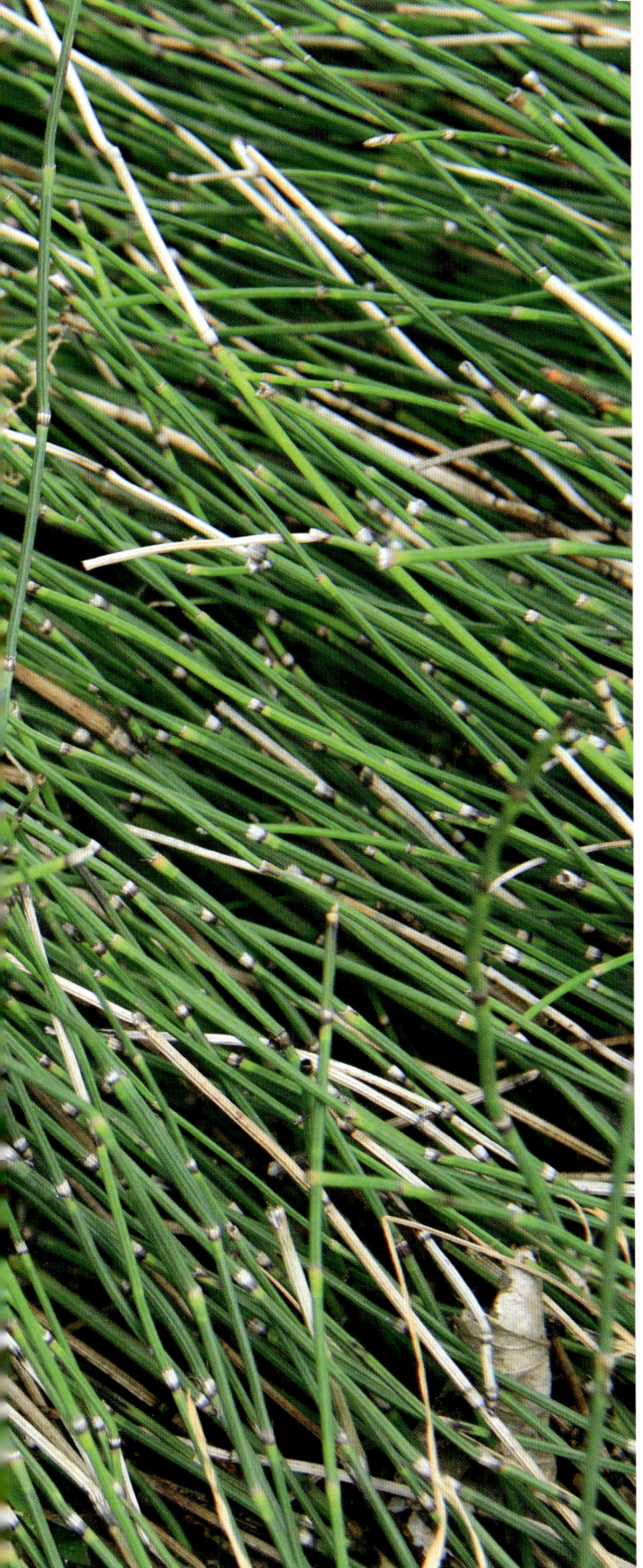

土木贼

【水 药 名】所骂弟。

【别 名】纤弱木贼、笔塔草、节节草、斗眼草、笔头草、毛筒草、博节草。

【来 源】本品为木贼科植物笔管草 *Equisetum ramosissimum* Desf. subsp. debile（Roxb. ex Vauch.）Hauke. 的全草或根。

【性味归经】味甘、微苦，性凉。归肺、肝、胆经。

笔管草

识别特征

多年生草本。营养茎和孢子囊茎相似，单出或簇生，分枝或不分枝，细长有节，节间多半中空，通常高可达 1 m，直径 2～5 mm，表面有肋棱 6～30 条，平滑或有 1 列密集的小刺状突起，沟中有 2 列气孔。小枝 1 条或为 2～3 条一组，很少 4～5 条，小枝可能再分枝。叶退化，轮生，细小，与叶鞘连接，叶鞘常呈管状或漏斗状，紧贴，短或略伸长，先端呈齿牙状，齿宿存或脱落，而遗留一截头状、浑圆或三角形的基部。孢子囊穗长约 2.5 cm，顶端短尖或有小突尖；孢子囊 6～9 个，在孢子叶下面边缘排成 1 列，孢子圆球形，有 2 条丝状弹丝，十字形着生，卷绕在孢子上，遇水即弹开，以便繁殖。

生境分布

生长于溪边、沟坎、土埂上半阴湿地方。分布于广东、广西、海南、香港、澳门、重庆、四川、贵州、云南、西藏、青海、湖北、湖南、安徽、江苏、上海等省区。

采收加工

秋季选择身老体大者，割取地上部分，拣除杂草，晒干。

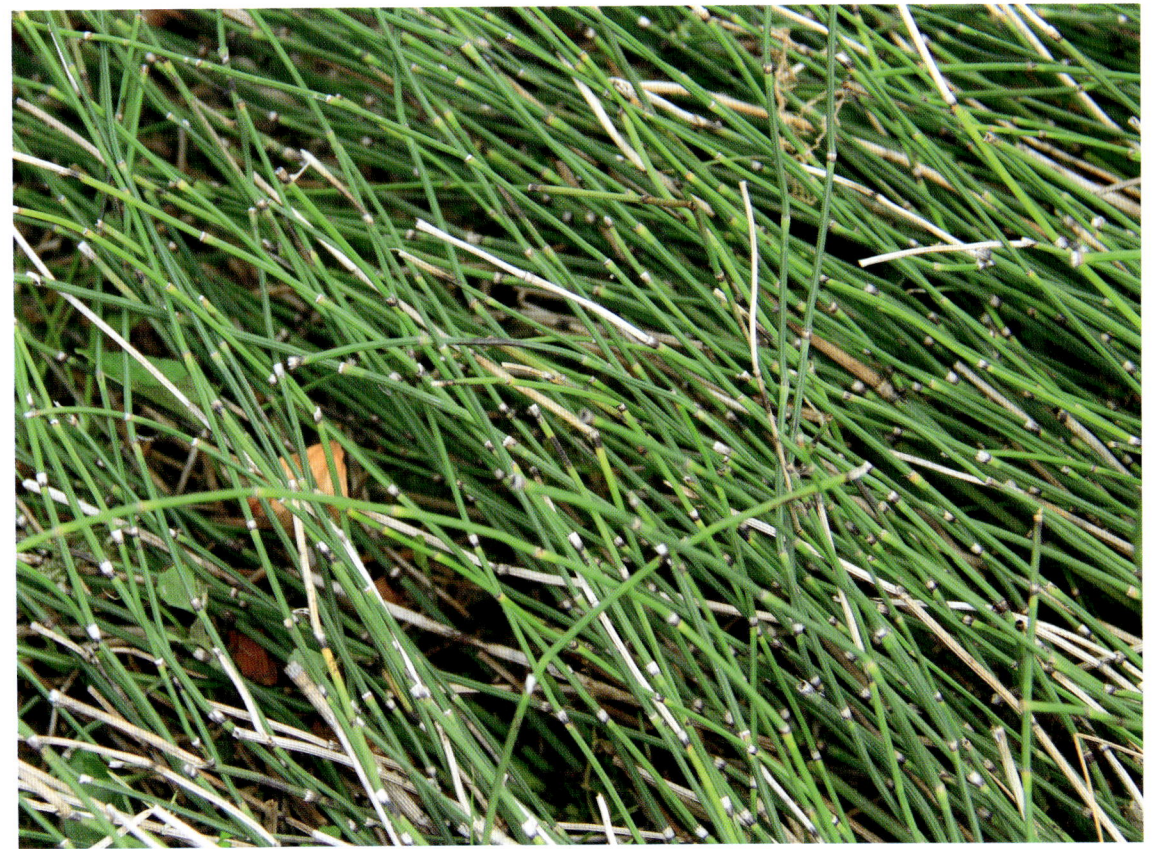

笔管草

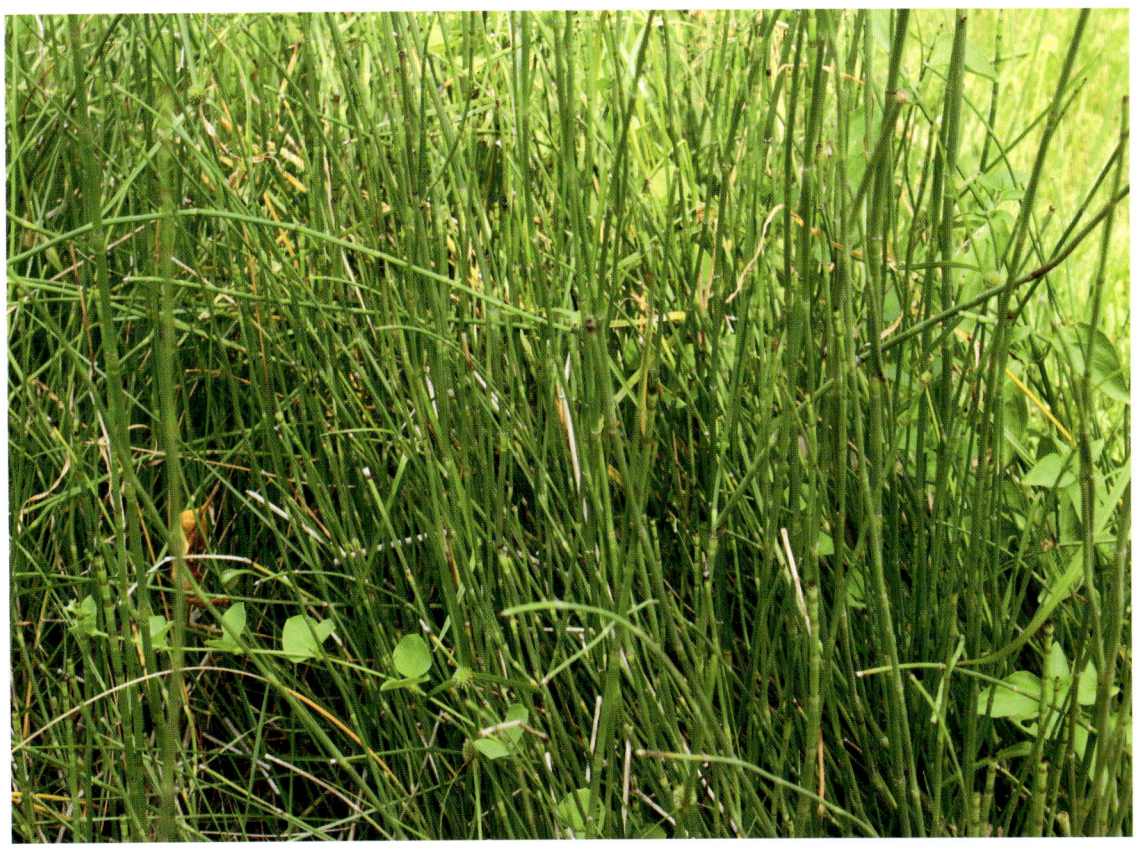

笔管草

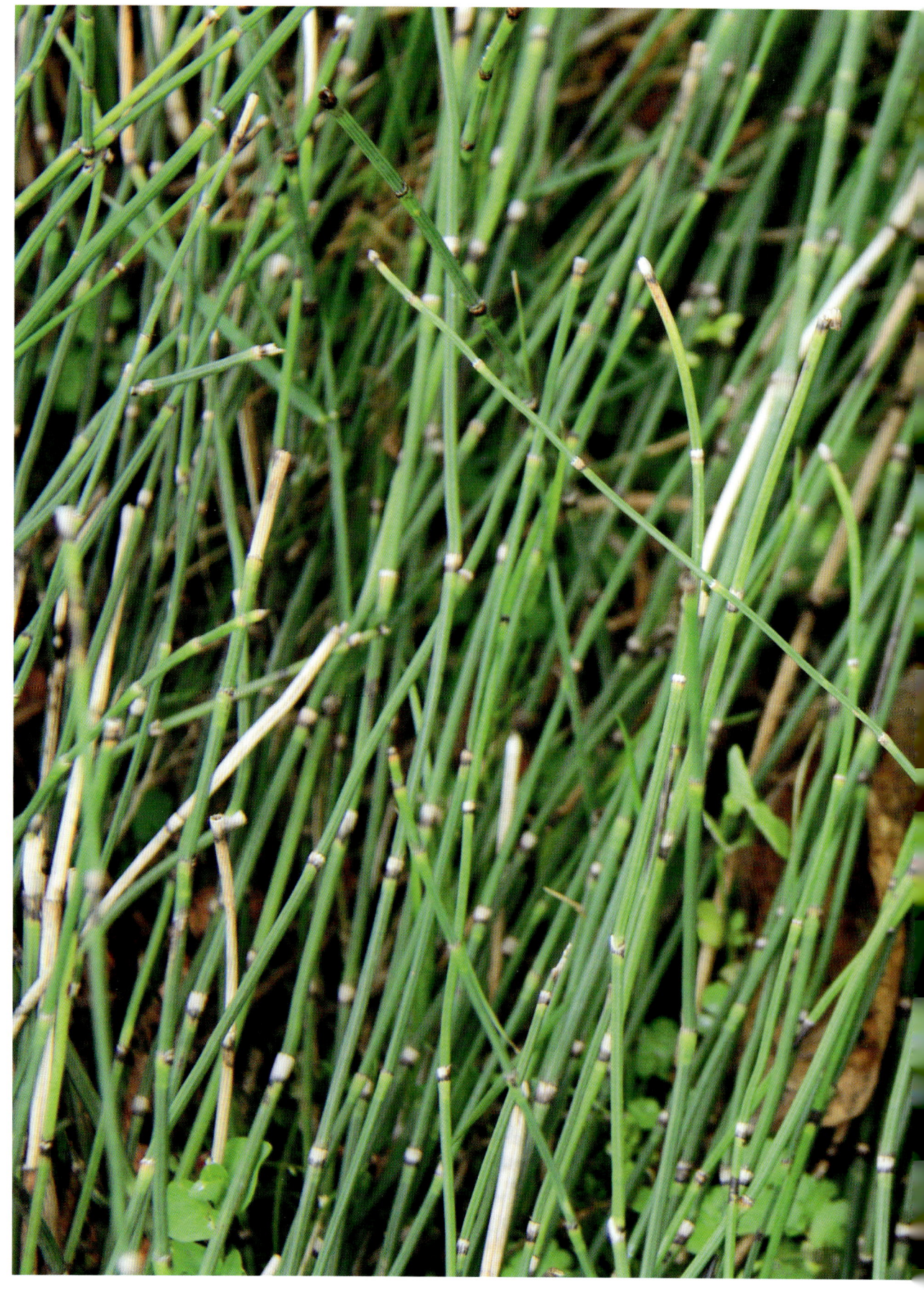

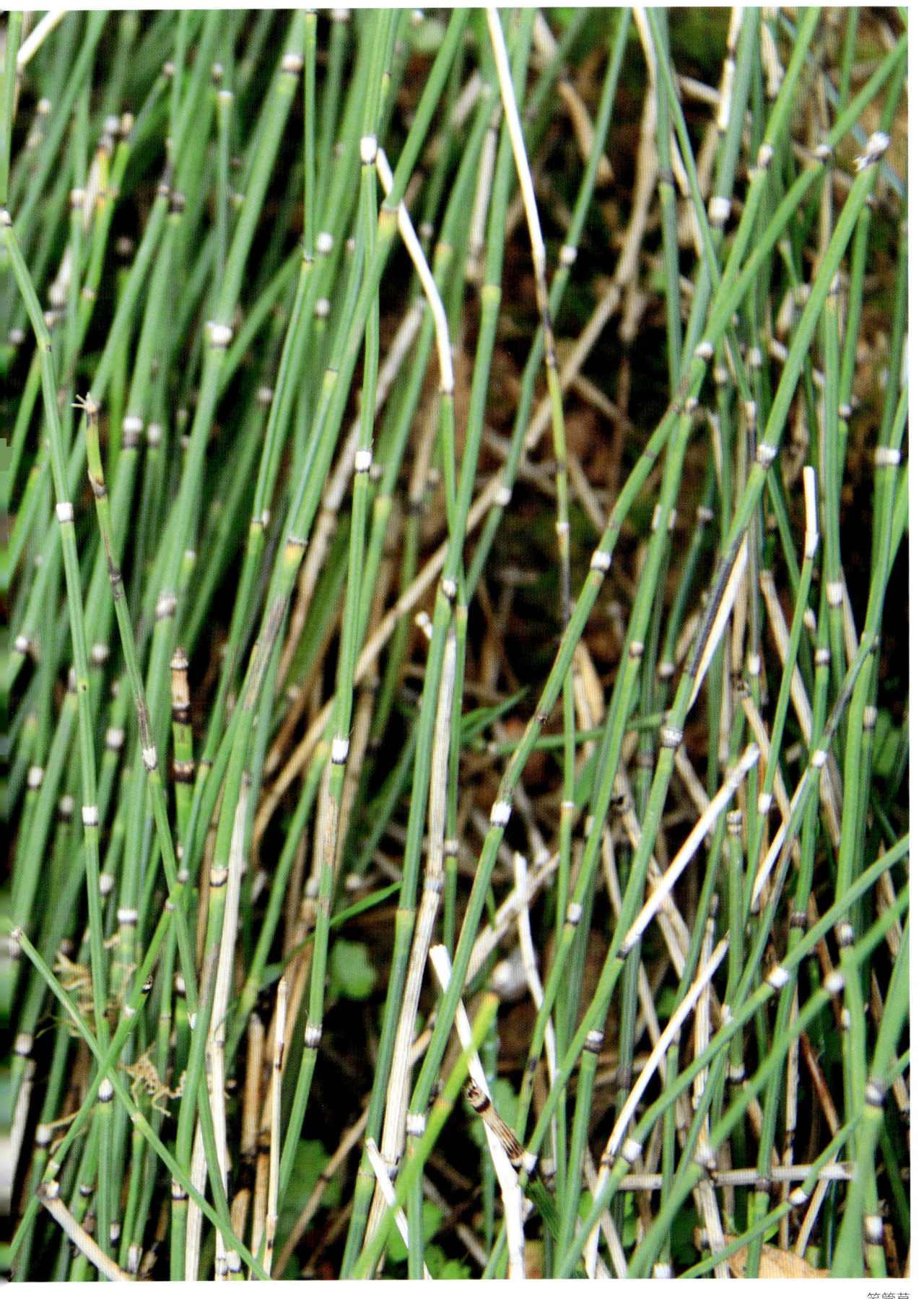

笔管草

土木贼药材

药材鉴别

本品干燥全草为细长分枝的圆柱状茎条，淡绿色至黄绿色，长约 60 cm。表面粗糙有纵沟，多节，节间长 5 ~ 8 cm，亦有长至 13 cm 的。干时易断，潮湿时坚韧，中空，叶鞘呈短筒状，紧贴于茎、基部及钝头的齿片呈黑褐色。以粗条、青绿色、身长肉厚者为佳。

功效主治

利湿清热，明目。主治目赤胀痛，翳膜胬肉，急性黄疸型肝炎，浮肿，淋病。

药理作用

本品醇提取液能增加离体豚鼠心脏冠状动脉流量。0.2 mL/kg（100% 提取液）静脉注射对垂体后叶素引起的 T 波升高和心率减慢有一定的对抗和缓冲作用。本品醇提取物 10 ~ 15 g/kg 腹腔注射或 20 g/kg 十二指肠给药，对麻醉猫有持久的降压作用。降压强度和维持时间与剂量有一定的相关性。并能对抗组胺收缩血管作用，对切断脊髓的猫仍有降压作用，故认为其降压部位是外周性的。本品对家兔离体血管有明显扩张作用。

用法用量

内服：10 ~ 30 g，煎汤。

▌民族药方

1. 火眼　土木贼 25 g，金钱草 25 g，四叶草 25 g，珍珠草 25 g，谷精草 25 g。水煎服。

2. 眼雾　土木贼适量。煎水洗并内服。

3. 急性淋巴细胞白血病　土木贼 50 g，冰糖 25 g。水煎服。

4. 肠风下血，赤白带下，跌打损伤　土木贼 10 g。水煎服。

5. 迁延型传染性肝炎　土木贼 15 g，络石藤 15 g，川楝子 15 g，黄栀根 20 g，香茶菜 20 g。水煎服。

6. 肾盂肾小球肾炎　土木贼 25 g，一包针 25 g，车前草 25 g，马蹄金 25 g，黄毛耳草 50 g，活血丹 50 g。水煎服。

7. 疟疾　土木贼 5 g。水煎服。或捣烂敷大椎穴。

8. 跌打骨折（整复后）　鲜土木贼 1 握。调红糖捣烂外敷。

9. 咽喉红痛　鲜土木贼适量。捣绞汁调蜜服。

▌使用注意

孕妇慎用。

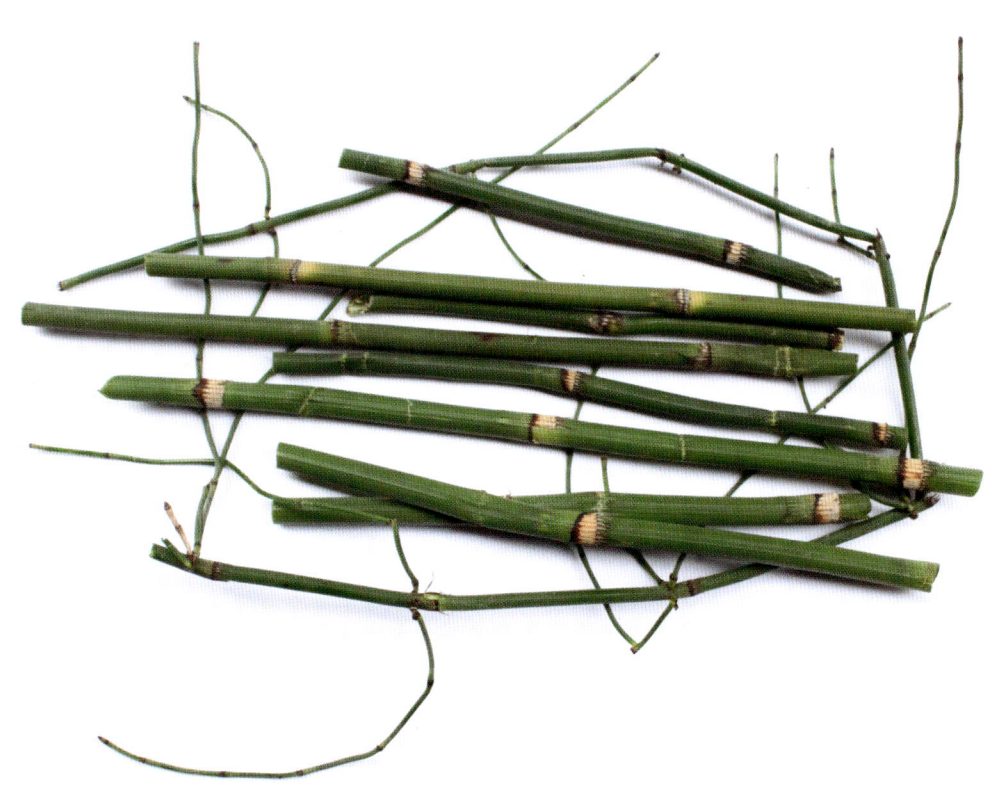

土木贼药材

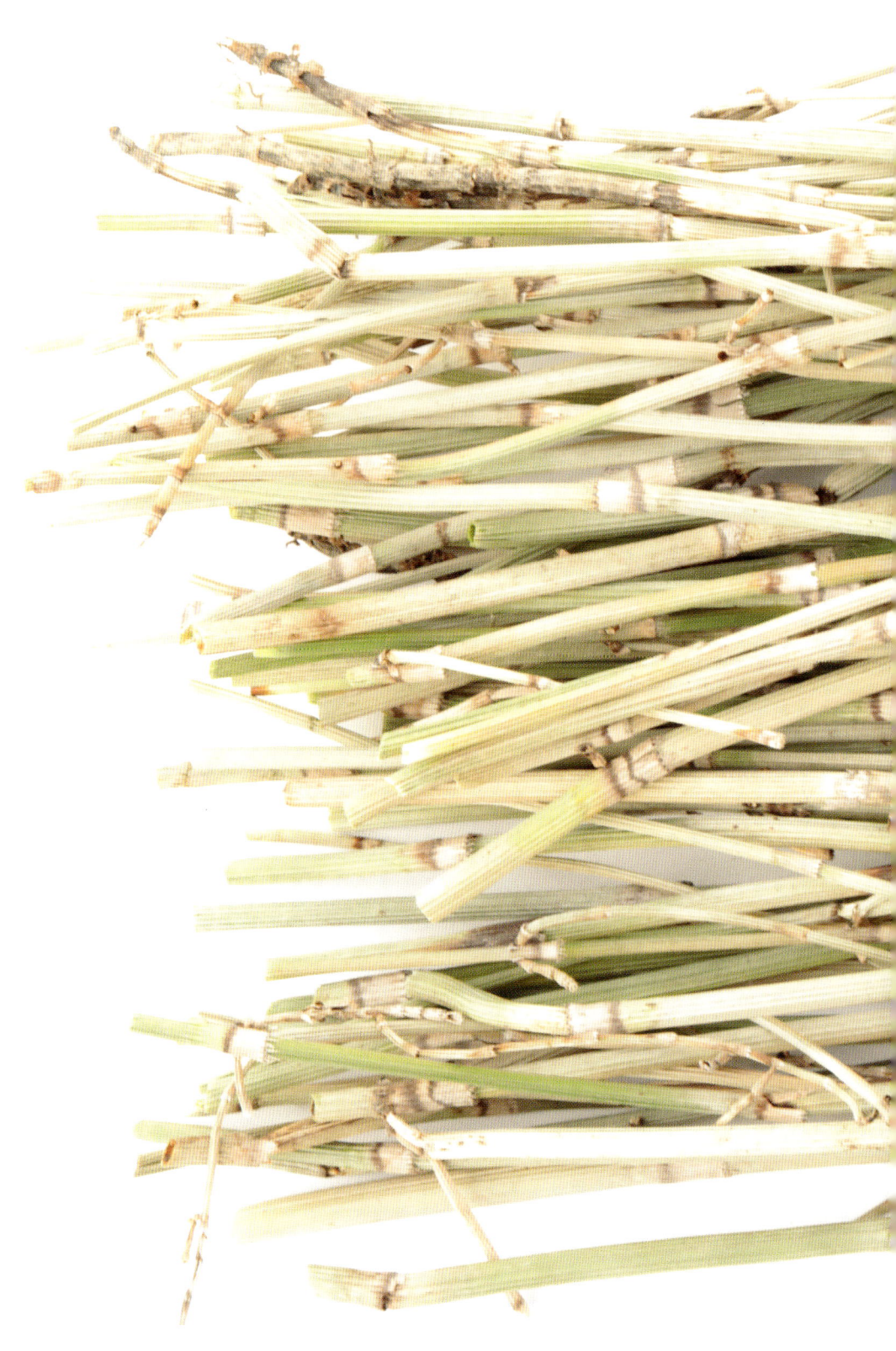

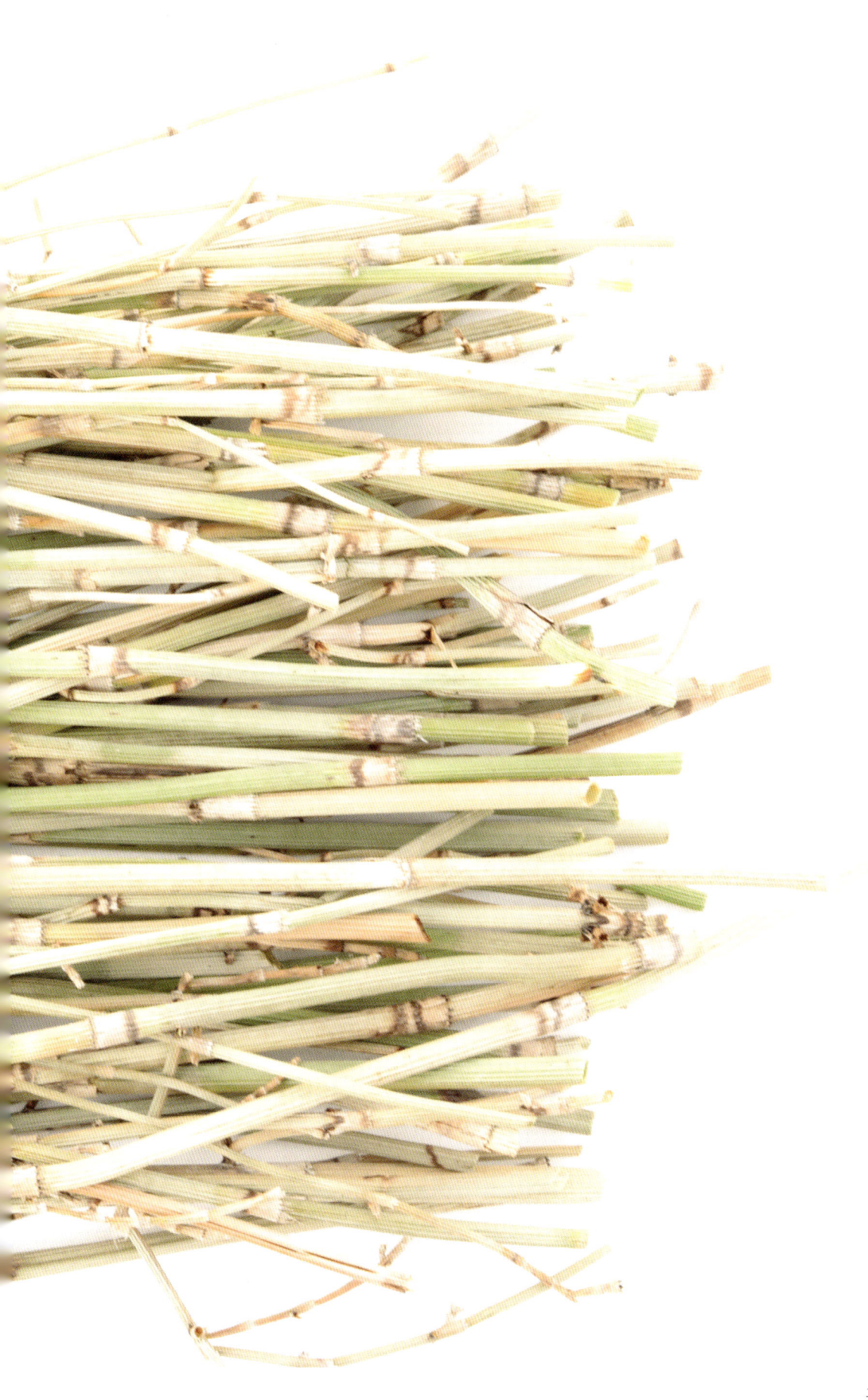

土木贼

土木贼药材

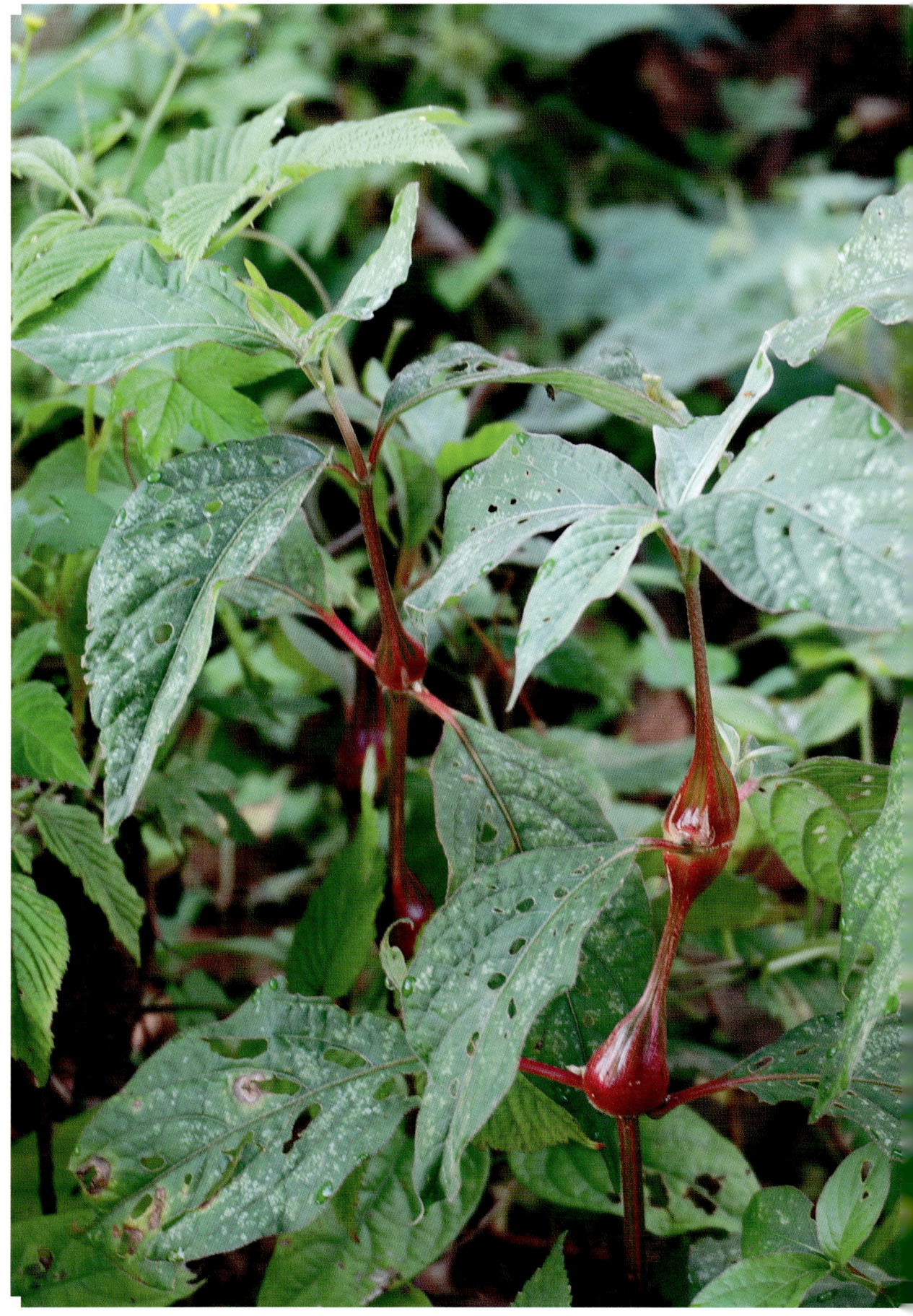

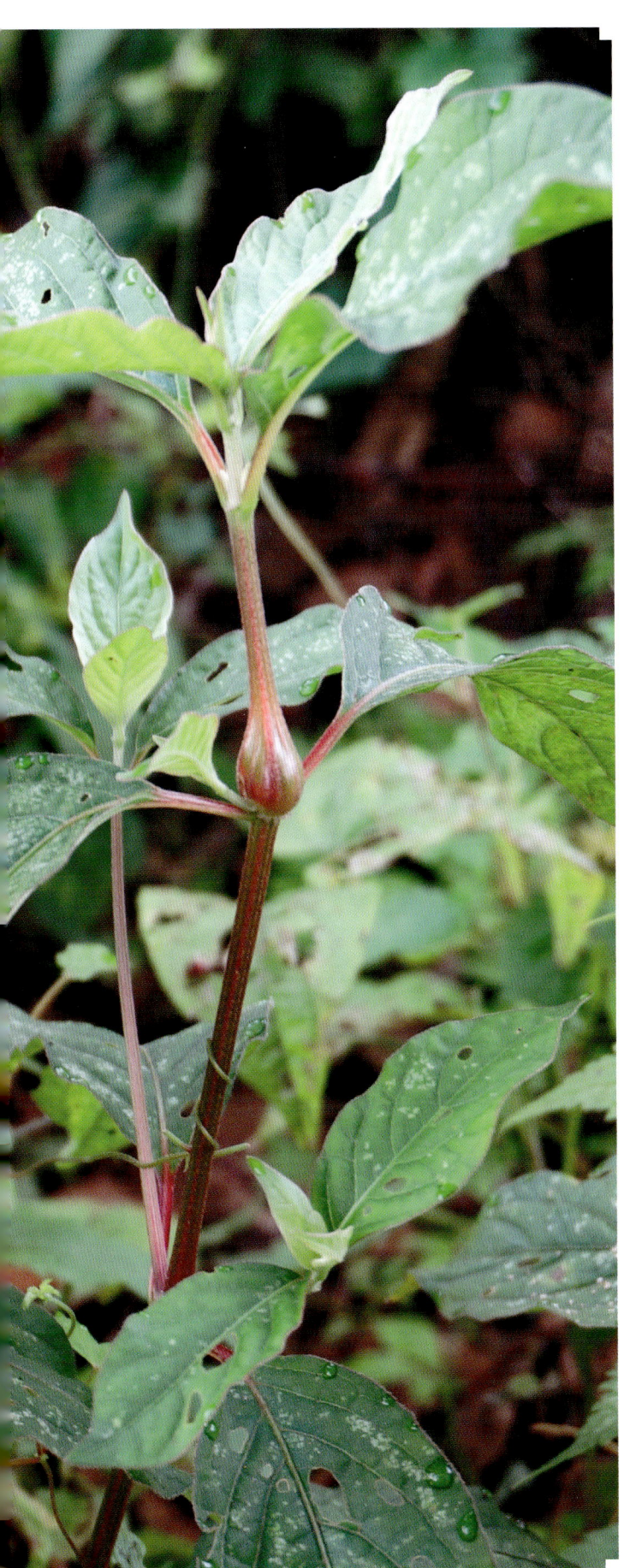

土牛膝

【水药名】骂又波。

【别　名】红牛膝、山牛膝、红牛克西、剪刀牛膝。

【来　源】本品为苋科植物柳叶牛膝 *Achyranthes longifolia* Makino 的根或根茎。

【性味归经】味苦、酸，性凉。归肝、肾经。

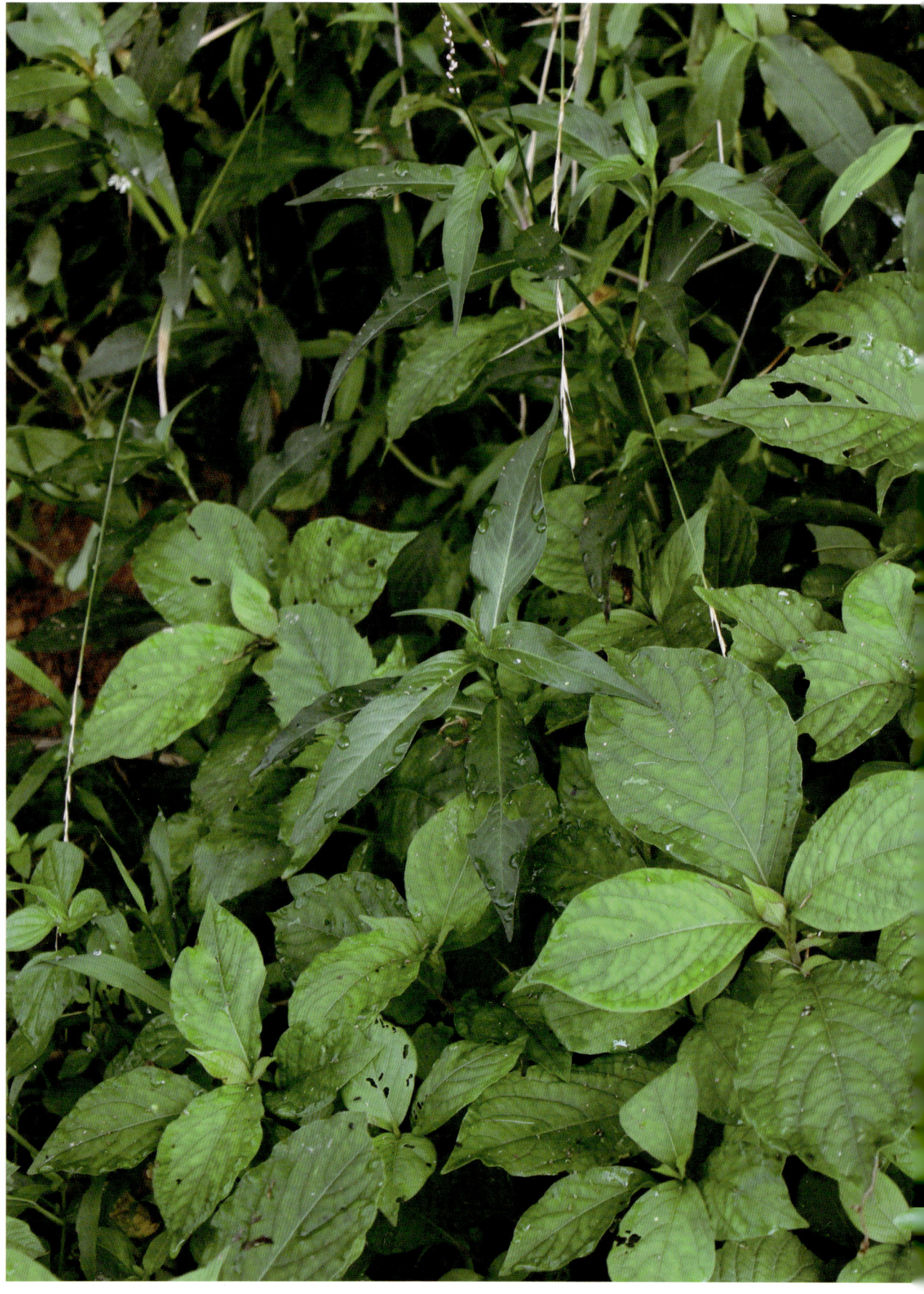

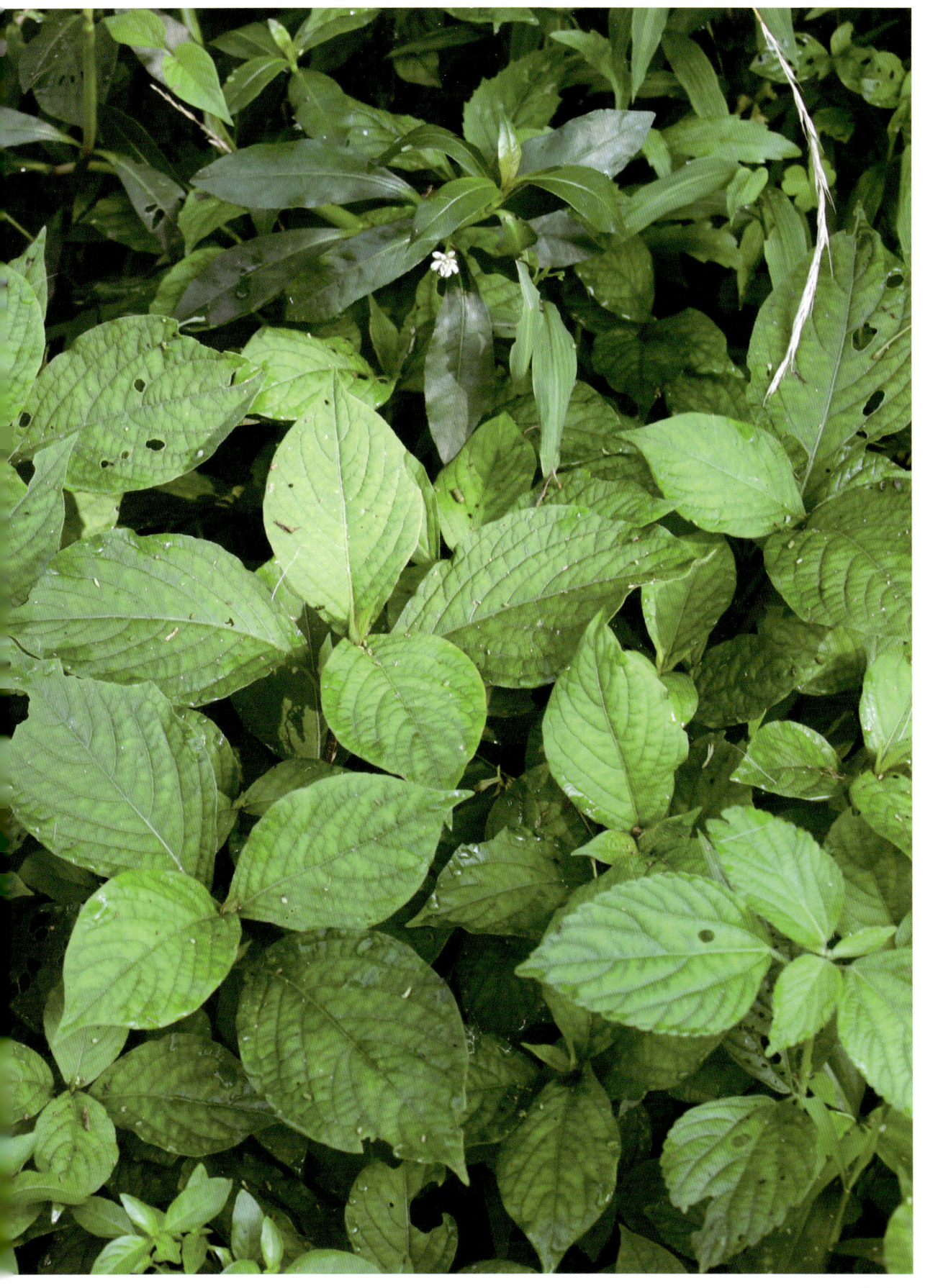

柳叶牛膝

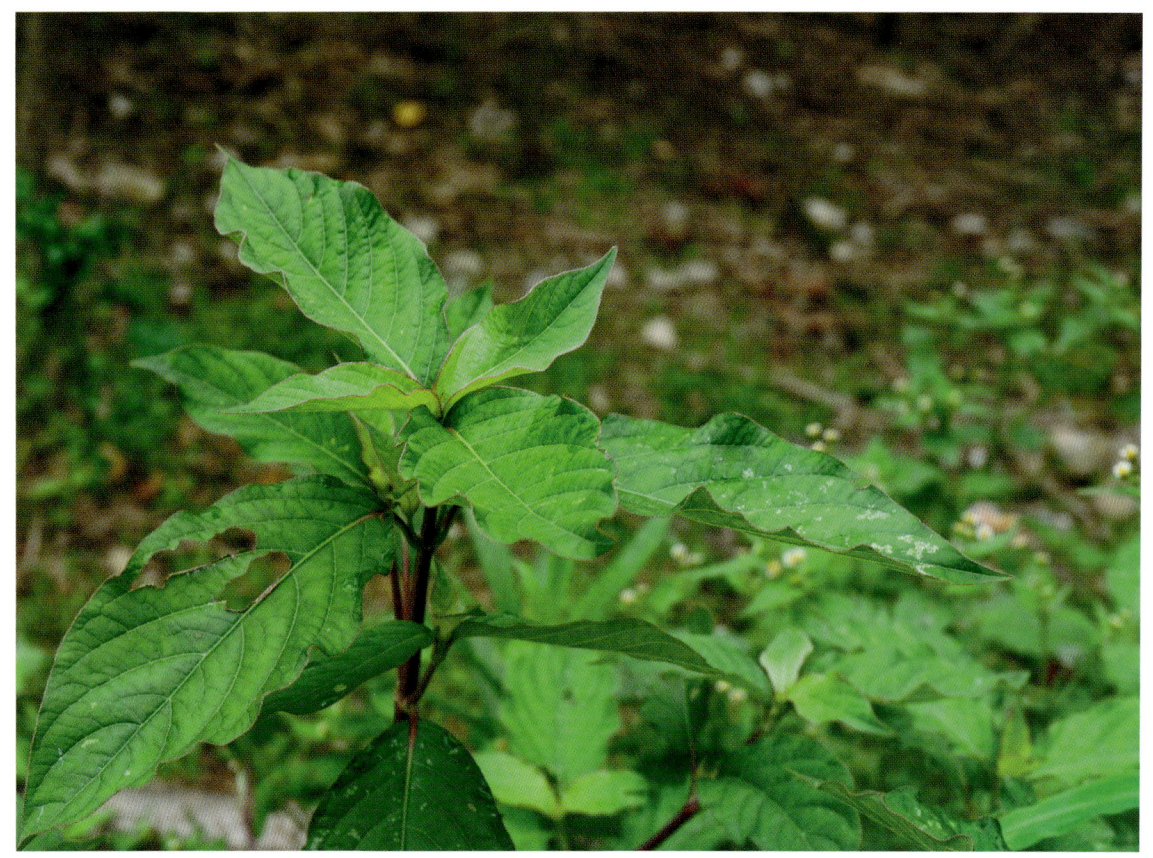

柳叶牛膝

识别特征

多年生草本，高 1 ~ 1.5 m。茎直立，四方形，节膨大；叶对生，叶片披针形或狭披针形，先端及基部均渐尖，全缘，上面绿色，下面呈紫红色。穗状花序腋生或顶生；花被绿色，直立，披针形。胞果长圆形。花期 7—10 月，果期 8—11 月。

生境分布

生长于山野路旁、庭院附近。分布于陕西、浙江、江西、福建、台湾、湖北、湖南、广东、四川、贵州、云南等省区。

采收加工

全年均可采收，除去茎叶，洗净，鲜用或晒干。

药材鉴别

本品根茎短粗，长 2 ~ 6 cm，直径 1 ~ 1.5 cm。根 4 ~ 9 条，扭曲，长 10 ~ 20 cm，直径 0.4 ~ 1.2 cm，向下渐细。表面灰黄褐色，具细密的纵皱纹及须根除去后的痕迹。质硬且稍有弹性，易折断，断面皮部淡灰褐色，略光亮，可见多数点状散布的维管束。气微，味初微甜后涩。

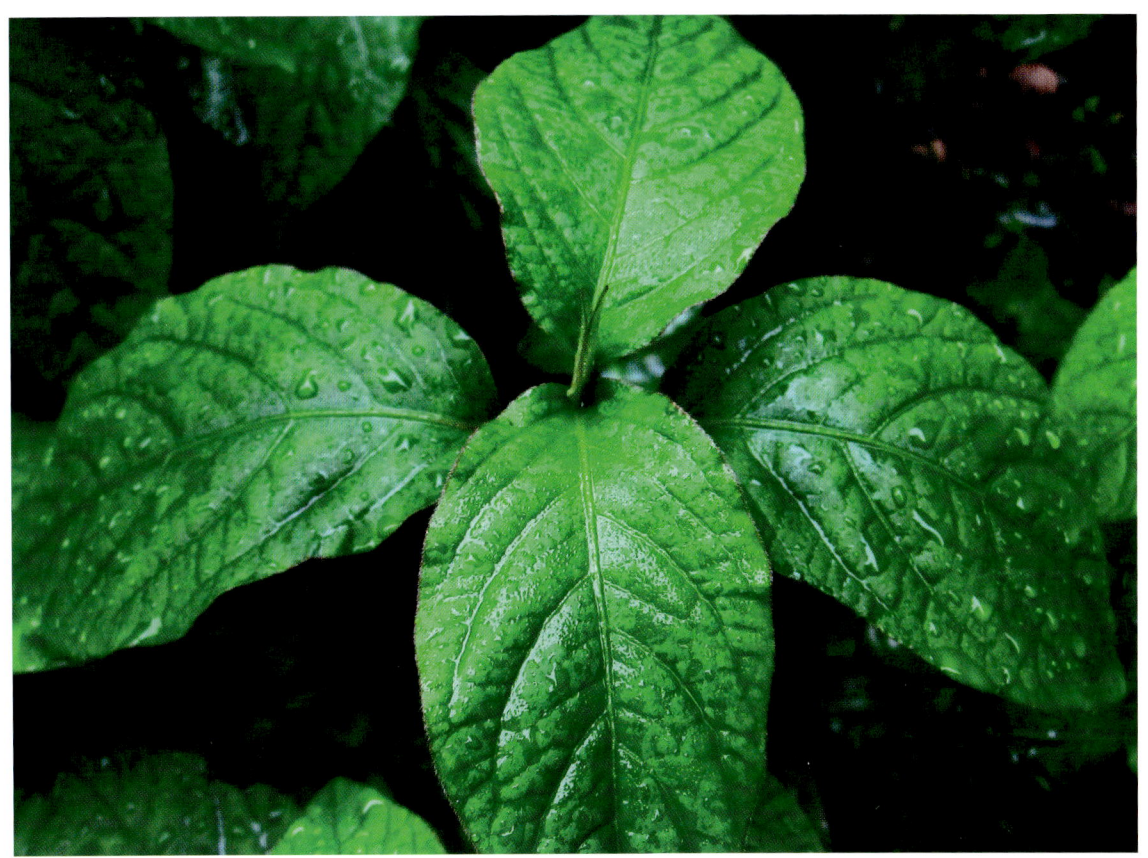

柳叶牛膝

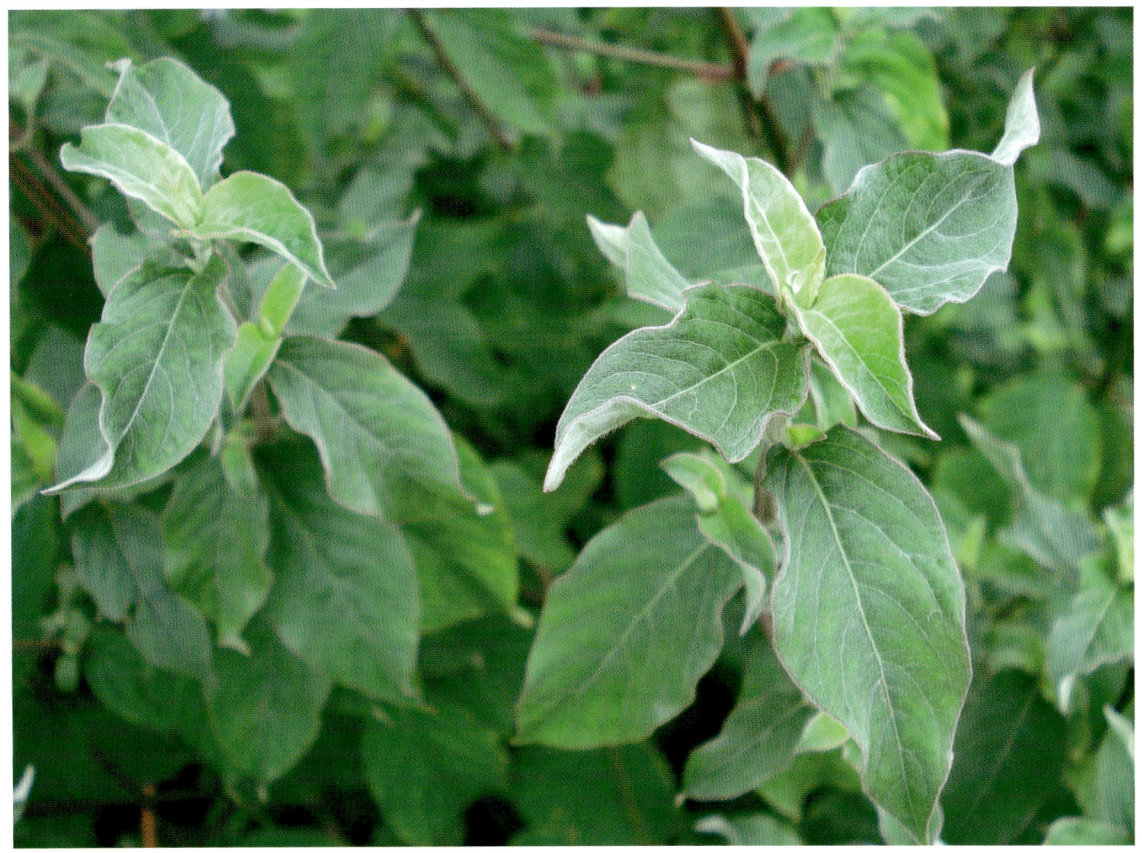

柳叶牛膝

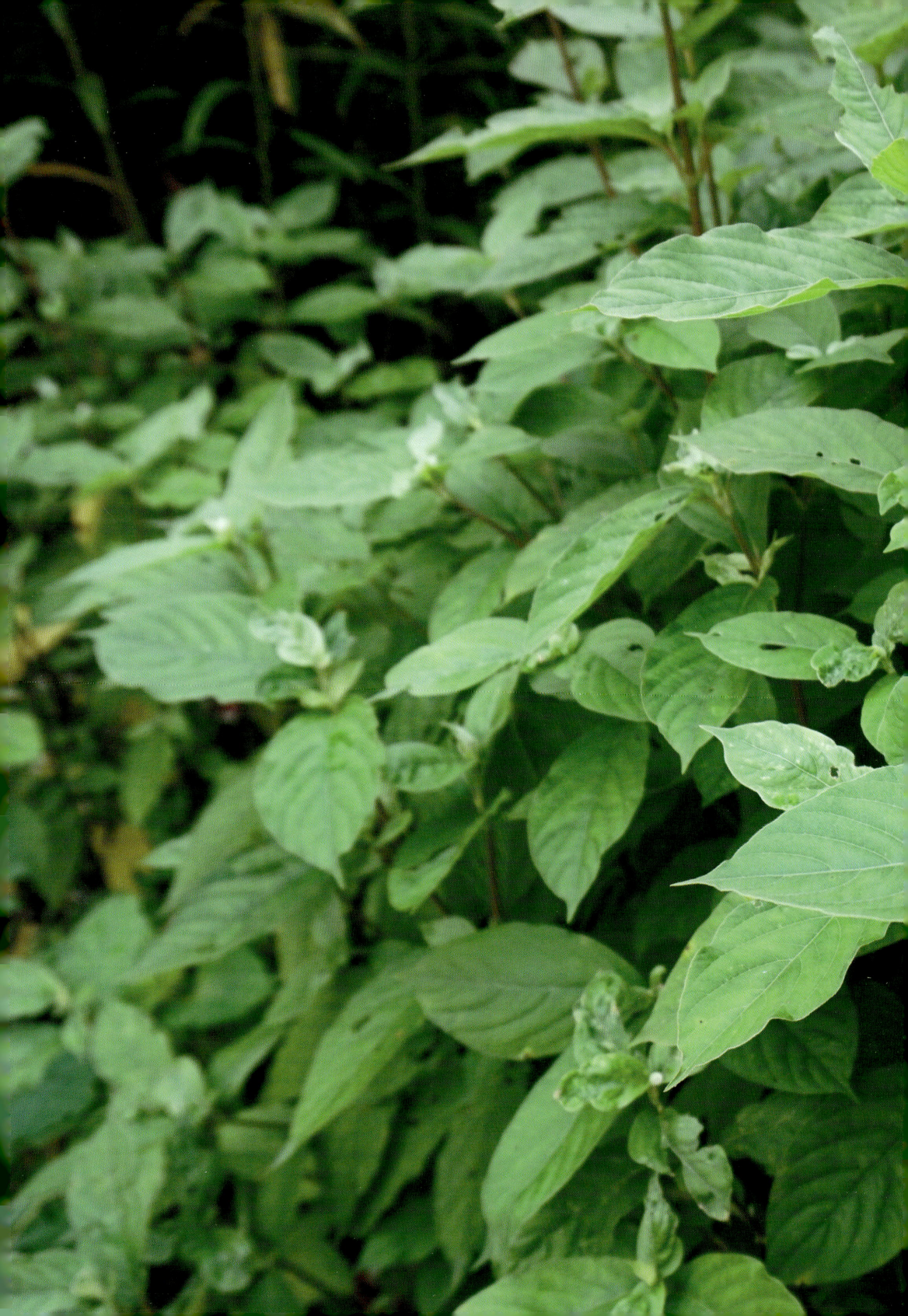

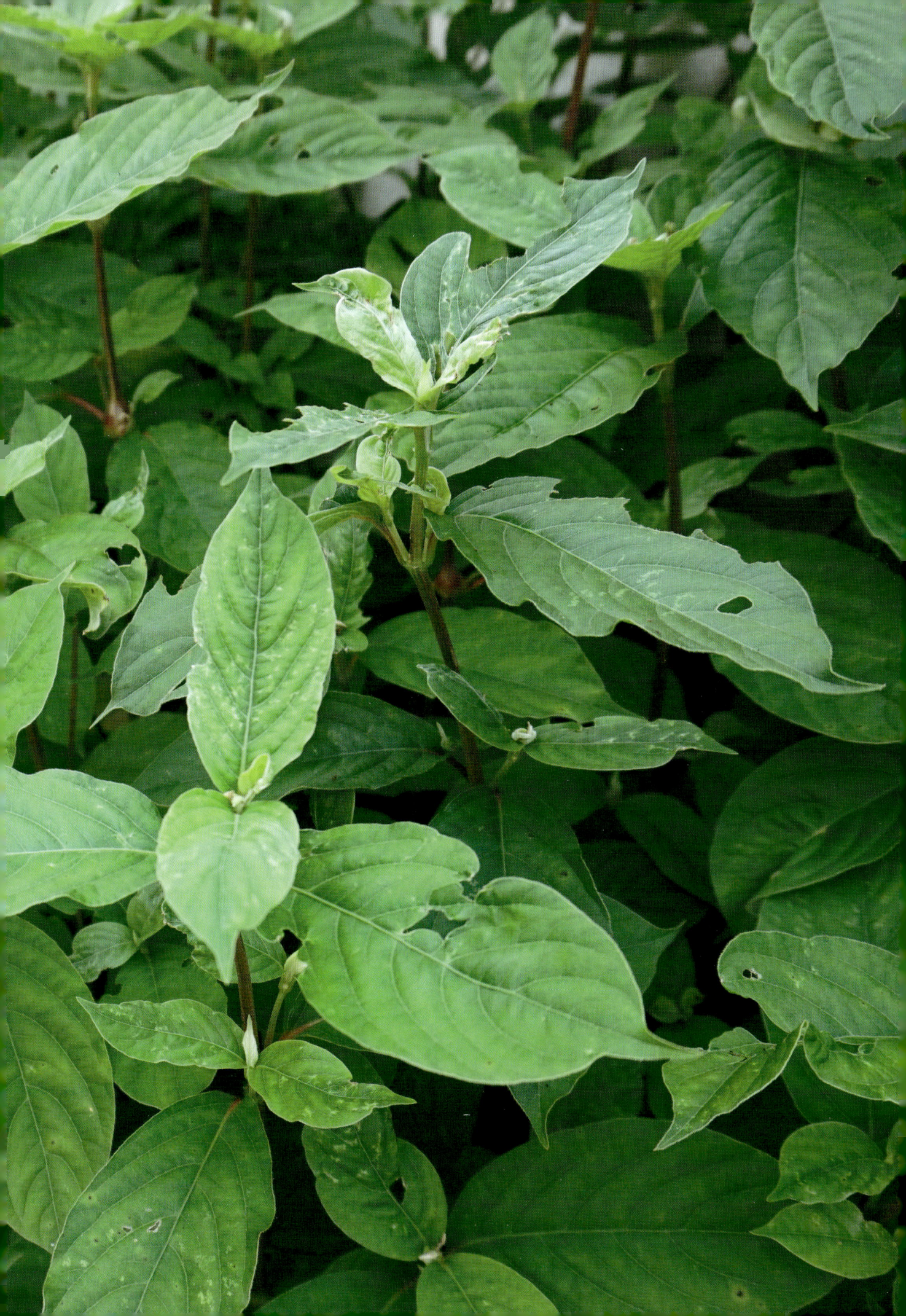

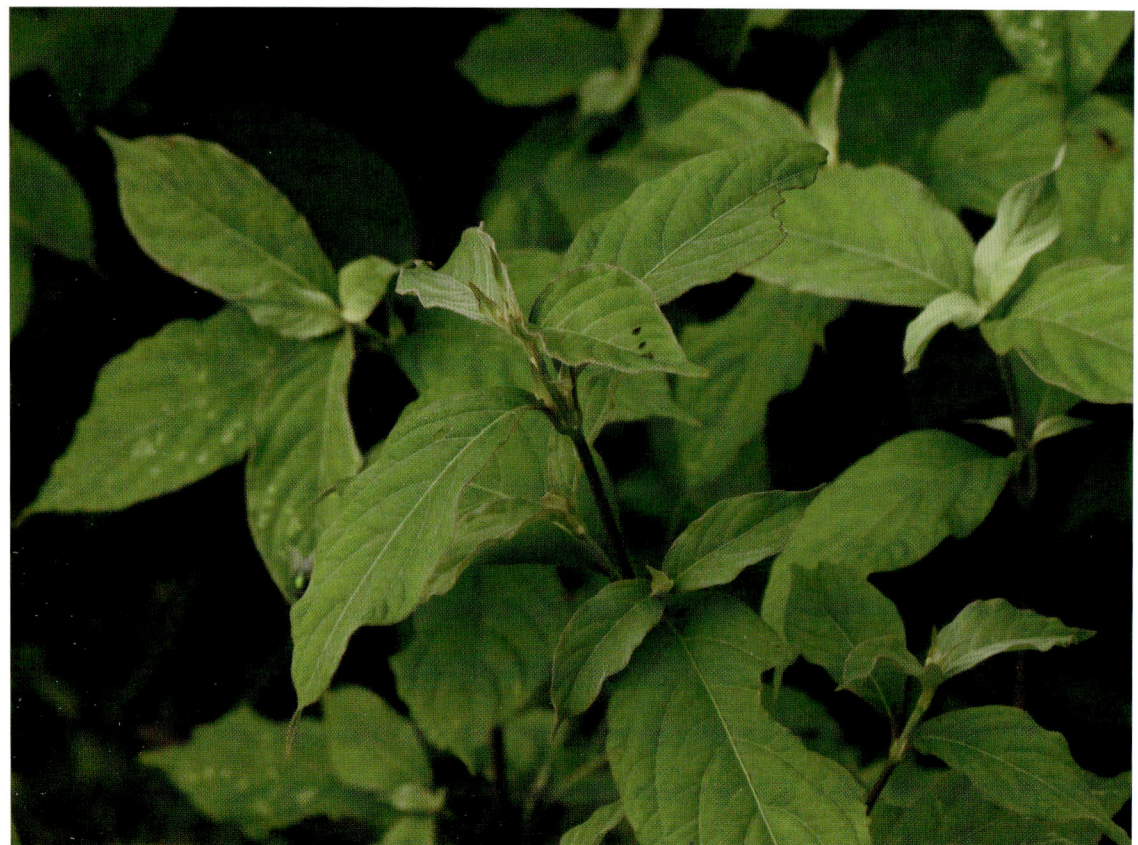

柳叶牛膝

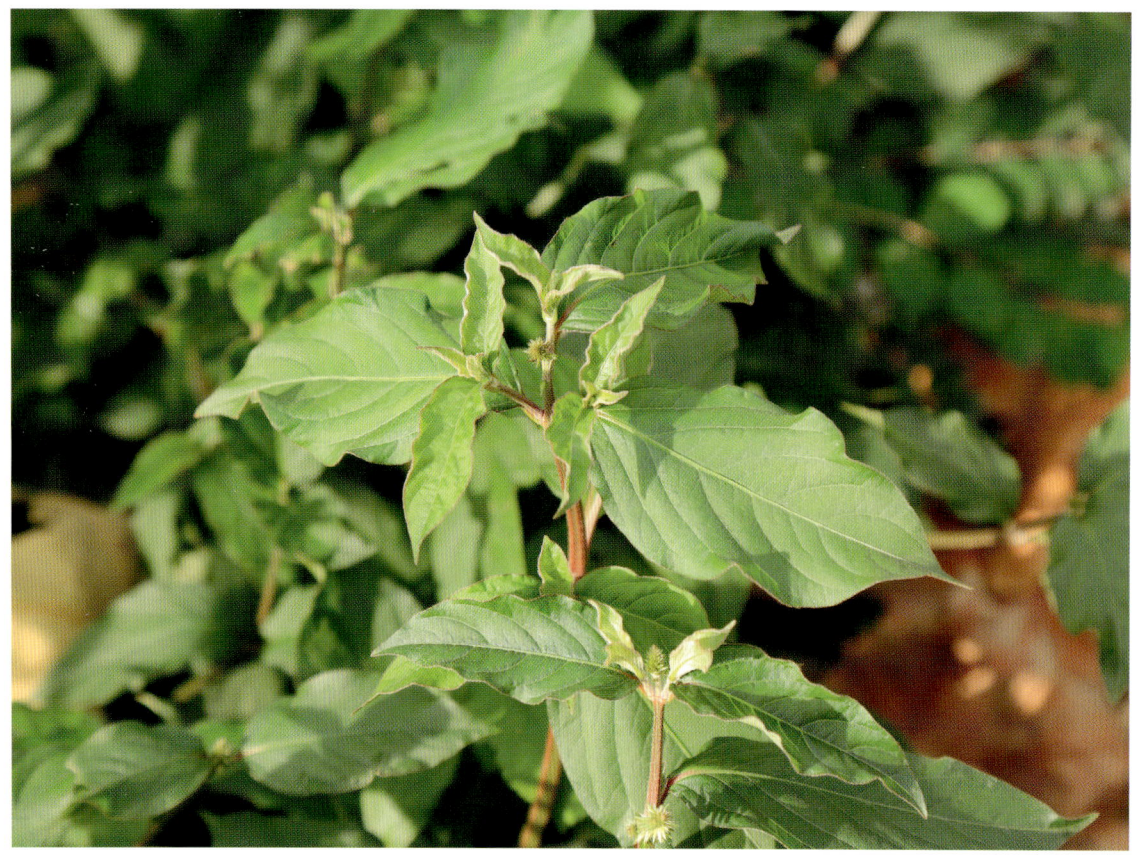

柳叶牛膝

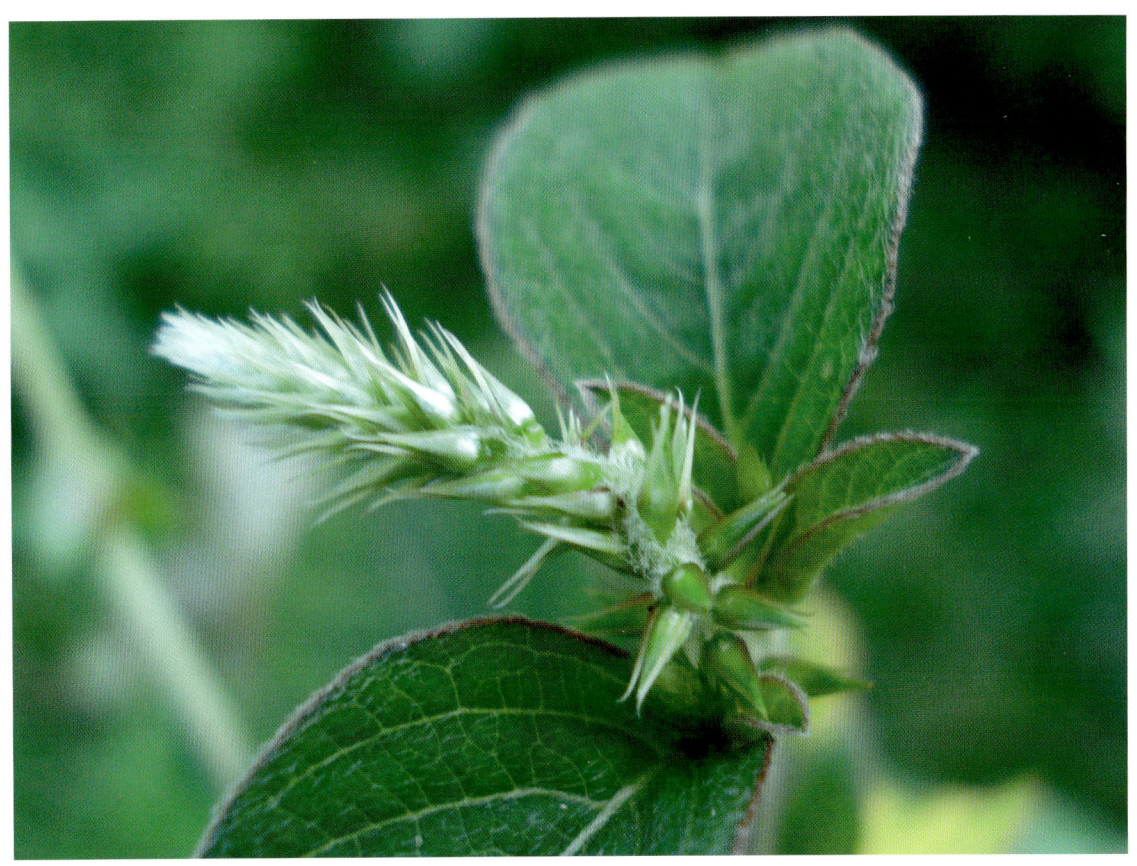

柳叶牛膝

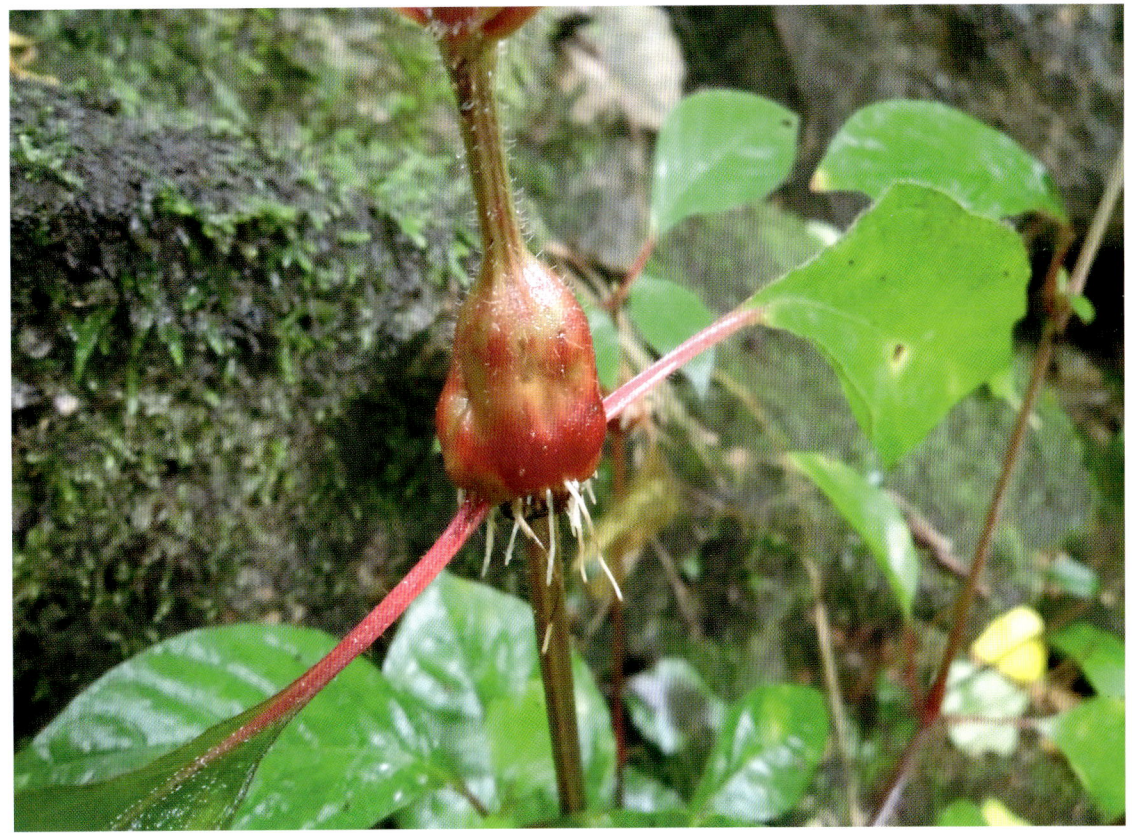

柳叶牛膝

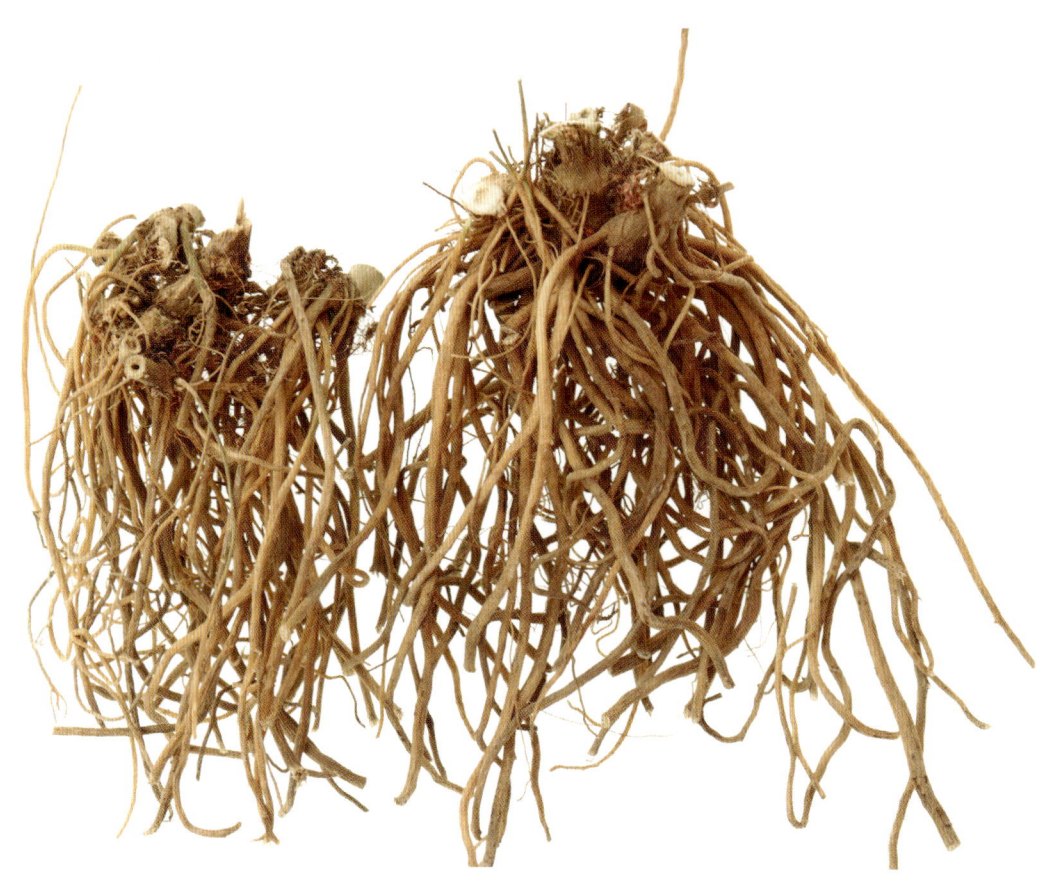

土牛膝

功效主治

活血散瘀，祛湿利尿，清热解毒。主治淋病，尿血，妇女经闭，癥瘕，风湿关节痛，脚气，水肿，痢疾，疟疾，白喉，痈肿，跌打损伤。

药理作用

从本品全草中分离出一种含有两种生物碱的混合物，能升高麻醉狗的血压，短暂地兴奋呼吸，加强心脏收缩，拮抗各种物质引起的肠管及子宫平滑肌痉挛，对大鼠有轻度抗利尿作用。从种子中分离出来的皂苷混合物能使离体蛙心、兔心、豚鼠心和在位兔心的收缩力明显增强。用 1 ~ 50 μg 时，其强心作用可被萘丙那林所阻滞，故似为间接作用。但大剂量时不被萘丙那林阻滞，故亦有直接作用存在。此外，心脏处于衰竭状态时，可使其张力增强；心脏乳头肌衰竭时，用此皂苷可增强其收缩力。本品比洋地黄作用快，作用时间则较短。

用法用量

内服：10 ~ 30 g，煎汤。或研末，作丸、散服。外用：鲜品捣敷。

民族药方

1. 妇女闭经　土牛膝 15 g，金边莲 15 g，茜草根 15 g，红花 10 g。水煎服。

2. 妇女癥瘕，子宫肌瘤　土牛膝 15 g，香附 10 g，小茴香 5 g，桃仁 10 g，红花 10 g，川芎 15 g，黄独 10 g，延胡索 10 g，护心胆 5 g，甘草 10 g。水煎服。

3. 血滞经闭　鲜土牛膝 50 ~ 100 g，鲜马鞭草全草 50 g。煎水，调酒服。

4. 风湿性关节痛　鲜土牛膝 30 ~ 50 g（干品 20 ~ 30 g），猪脚 1 只。红酒和水各半煎服。

5. 肝硬化水肿　鲜土牛膝 30 ~ 50 g（干品 20 ~ 30 g）。煎水，饭前服，每日 2 次。

6. 痢疾　土牛膝 25 g，地桃花根 25 g，车前草 15 g，青荔 15 g。煎水，冲蜜糖服。

7. 白喉并发心肌炎　鲜土牛膝 25 g，鲜万年青根 15 g。捣烂取汁，加白糖适量，温开水冲服。

8. 扁桃体炎　土牛膝 20 g，百两金根 20 g，冰片 10 g。研极细末，喷喉。

9. 急性中耳炎　鲜土牛膝适量。捣汁，滴患耳。

10. 跌打损伤　土牛膝 15 ~ 25 g。水煎，酒兑服。

使用注意

孕妇忌用。

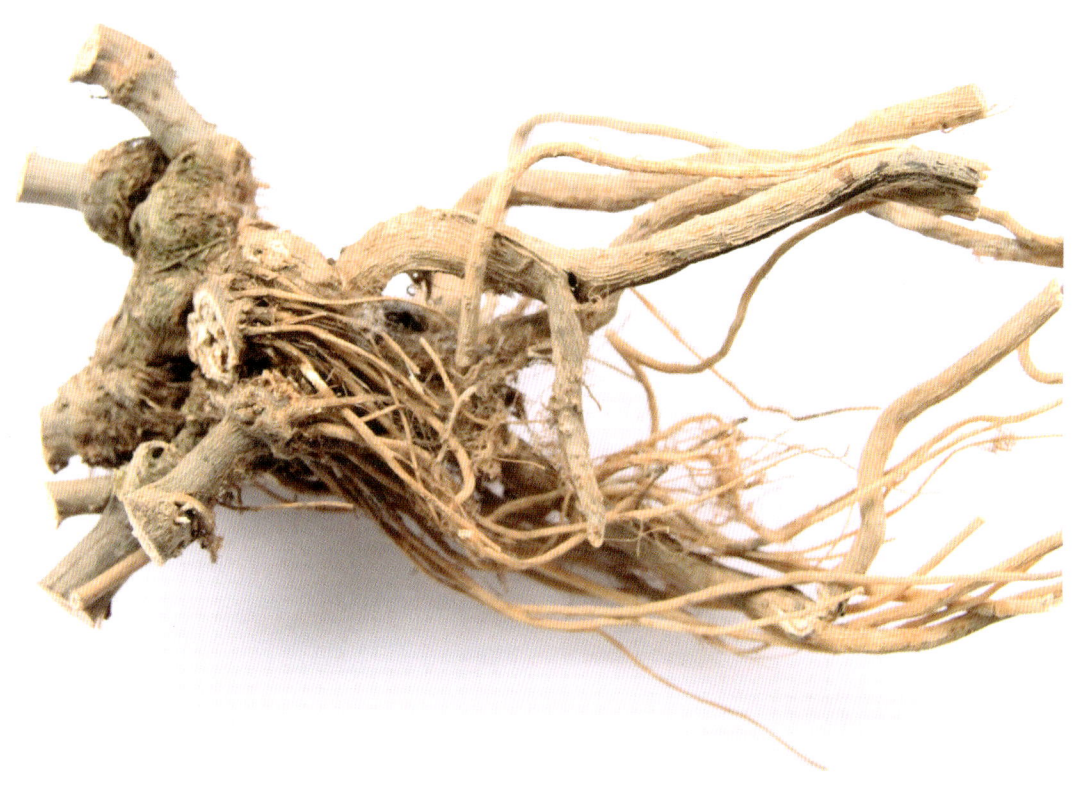

土牛膝药材

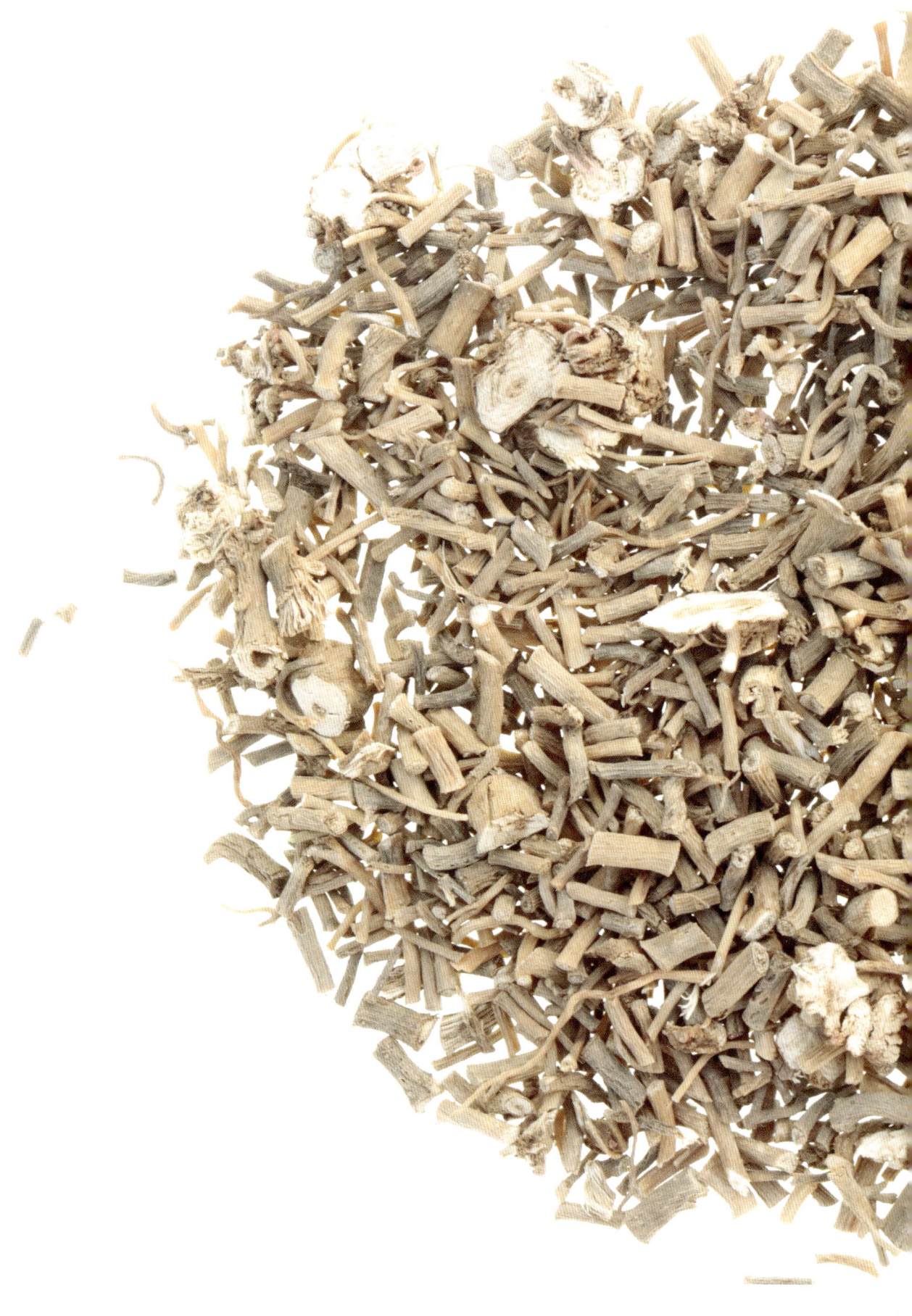

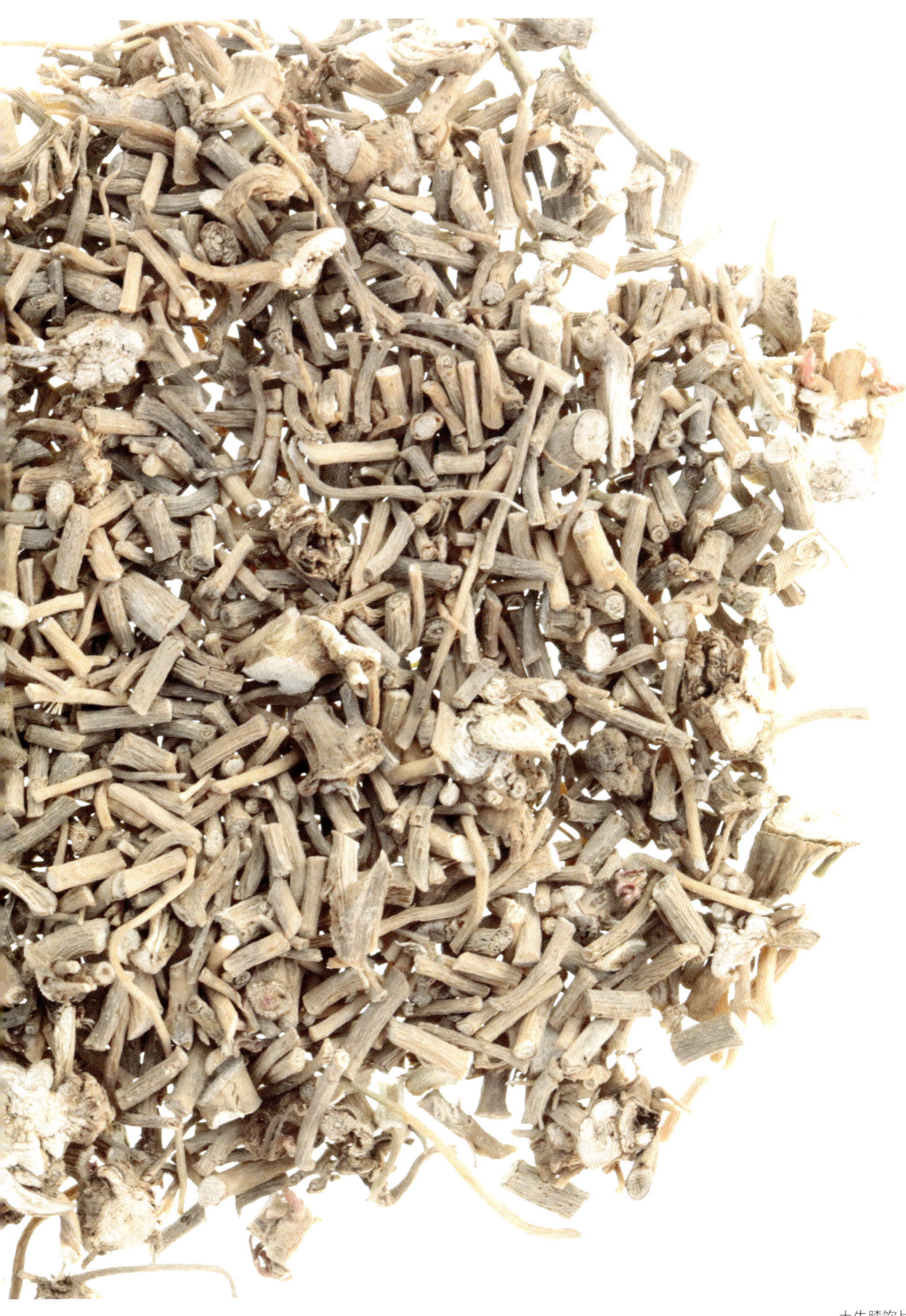

土牛膝饮片

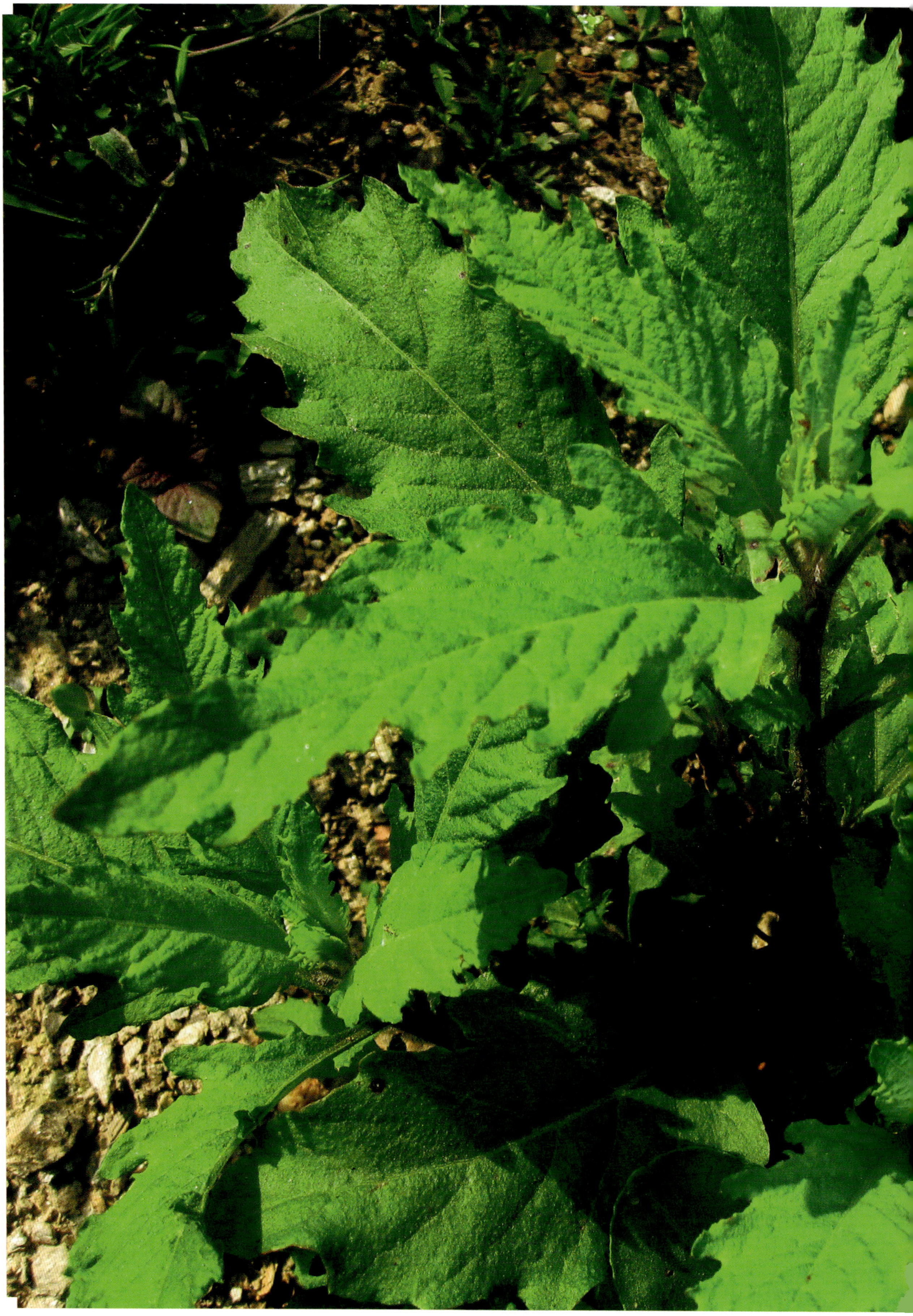

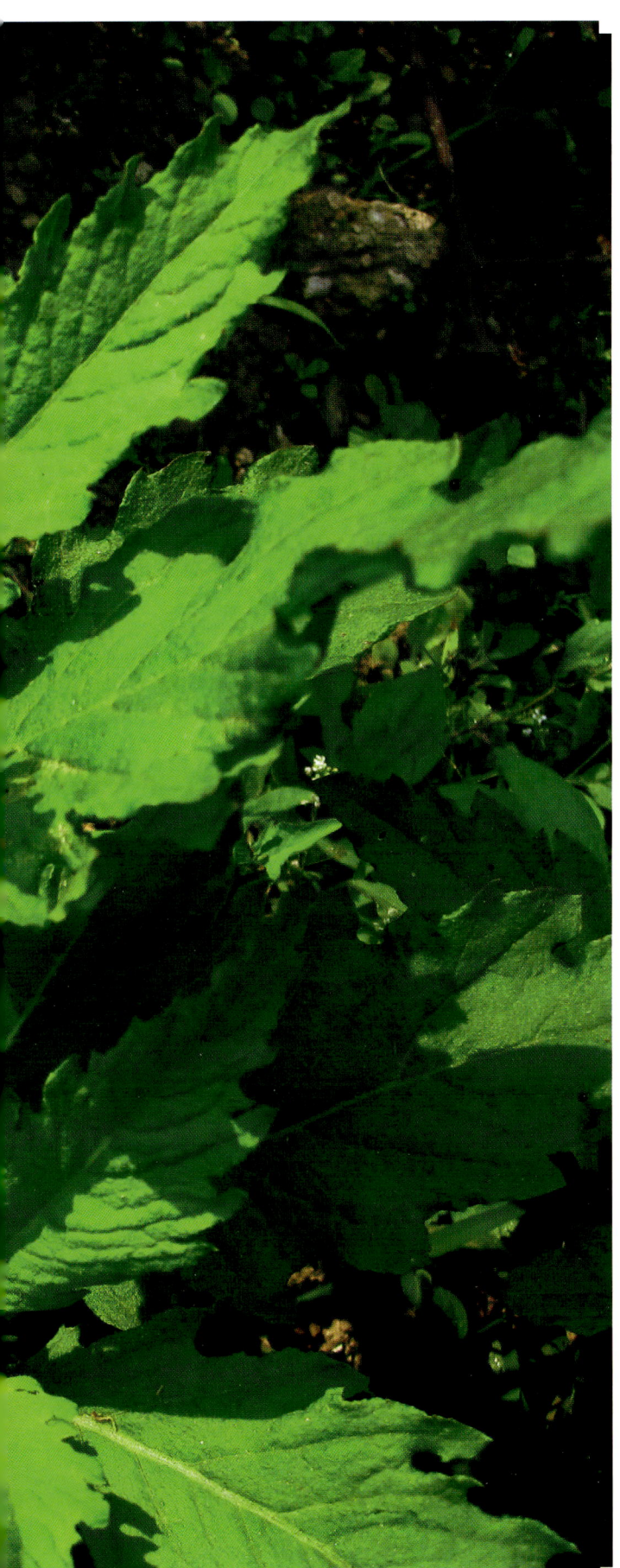

土荆芥

【水 药 名】杠念。

【别　　名】臭荆芥、臭草、臭蒿。

【来　　源】本品为藜科植物土荆芥 *Chenopodium ambrosioides* L. 的全草。

【性味归经】味辛，性温，有小毒。归脾经。

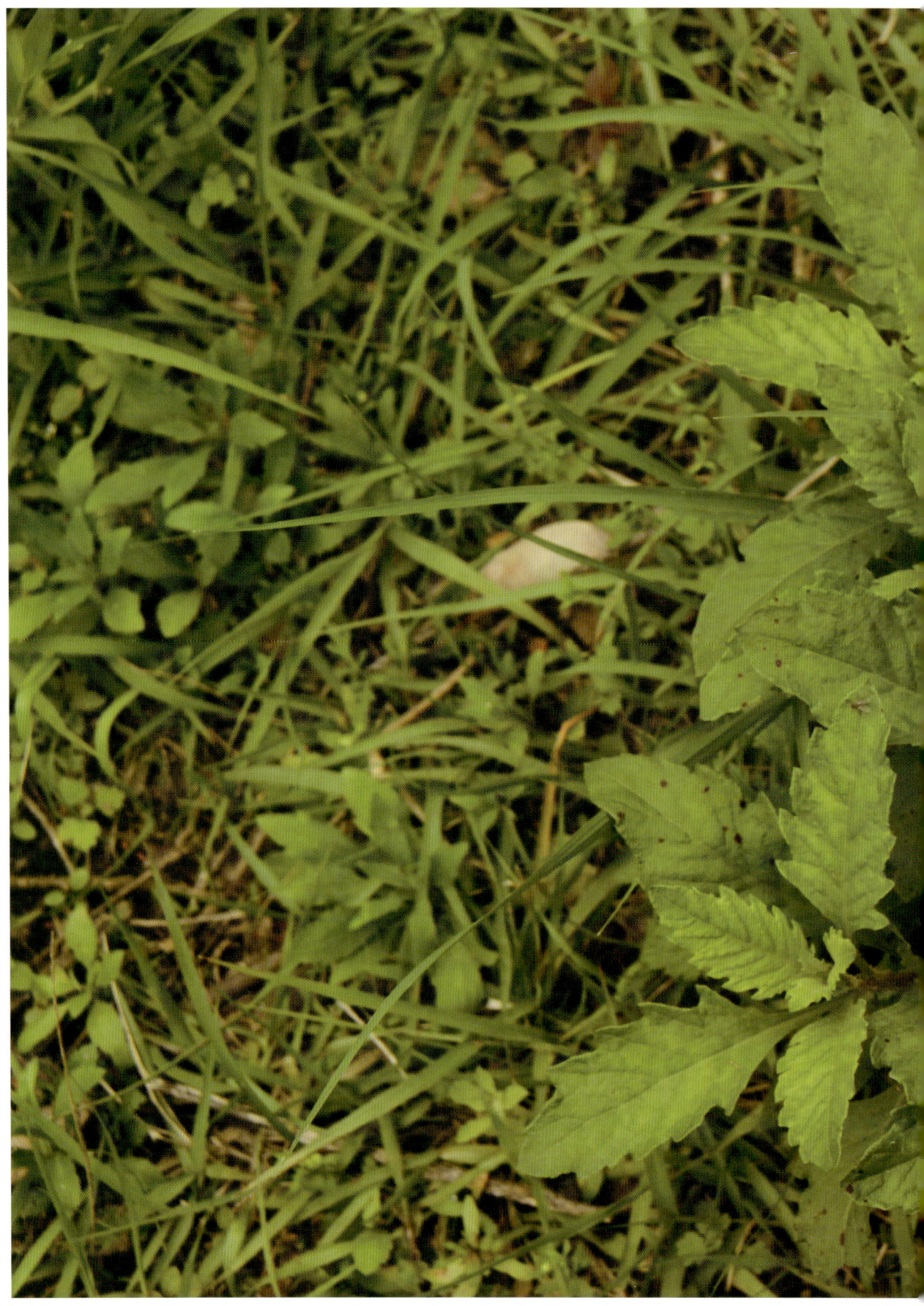

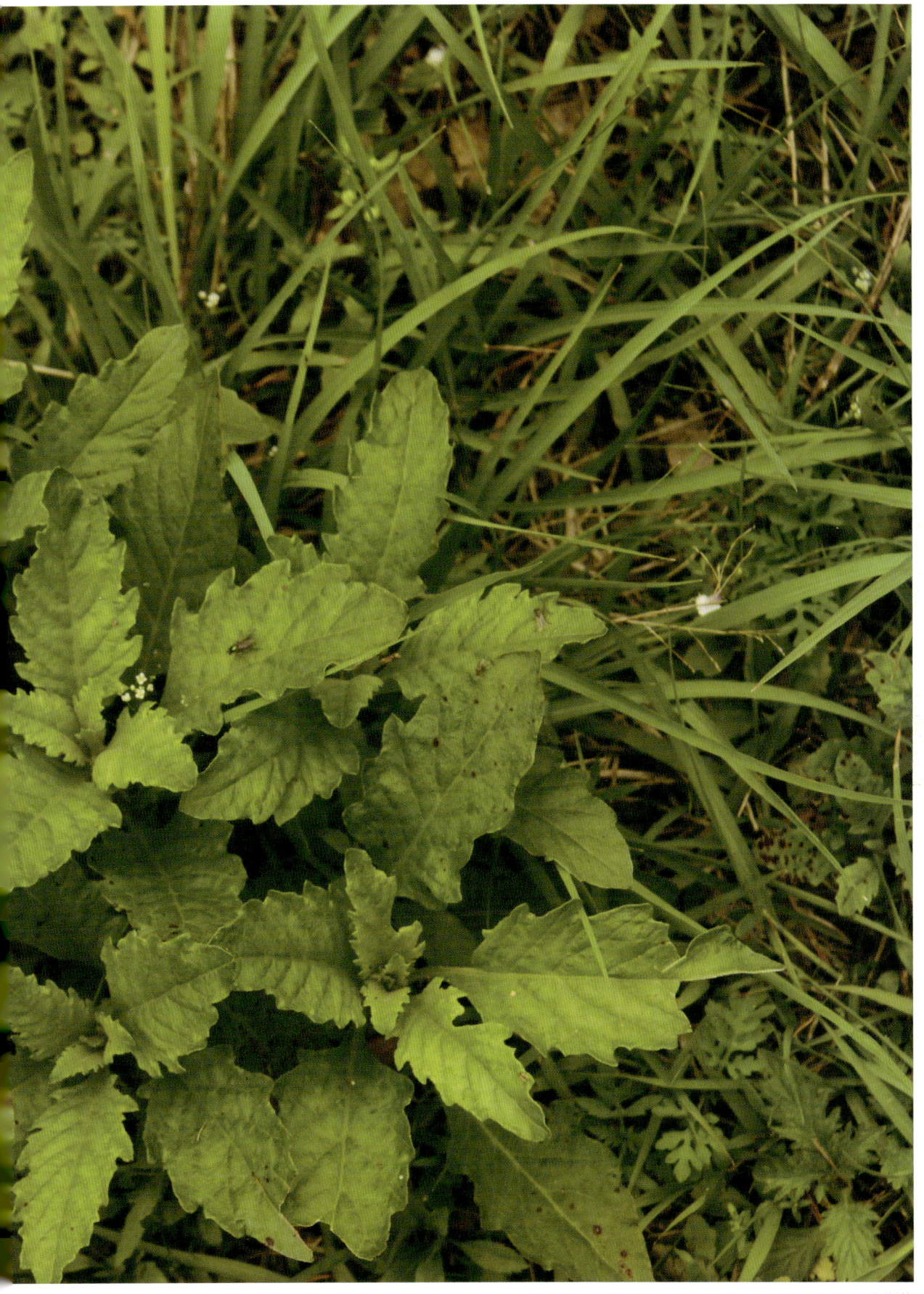

土荆芥

土荆芥

识别特征

一年生或多年生直立草本。茎有棱，分枝，被腺毛或无毛。单叶互生，具短柄，叶片长圆形至长圆状披针形，先端短尖或钝，下部的叶边缘有不规则钝齿或呈波浪形，上部叶较小，为线形或线状披针形，全缘，先端钝，揉之有特异香气。花小，绿色，簇生或单生长于苞腋内；花束为腋生及顶生，分枝或不分枝和穗状花序，再形成硕大具叶的圆锥花序。花期8—9月，果期9—10月。

生境分布

生长于路旁、旷地，为常见杂草。分布于江苏、浙江、江西、福建、台湾、湖北、湖南、广西、广东、四川及贵州等省区。

采收加工

播种当年8—9月果实成熟时，割取全草，放通风处阴干。

药材鉴别

干燥带有果穗的茎枝。茎下部圆柱形，粗壮，光滑，上部方形有纵沟，具毛茸。下部叶大多脱落，仅留有茎梢线状披针形的苞片；果穗呈束，簇生于枝腋及茎梢，触之即落，淡绿色或黄绿色；剥除宿萼，内有一棕黑色的果实。有强烈的特殊香气，味辣而微苦。

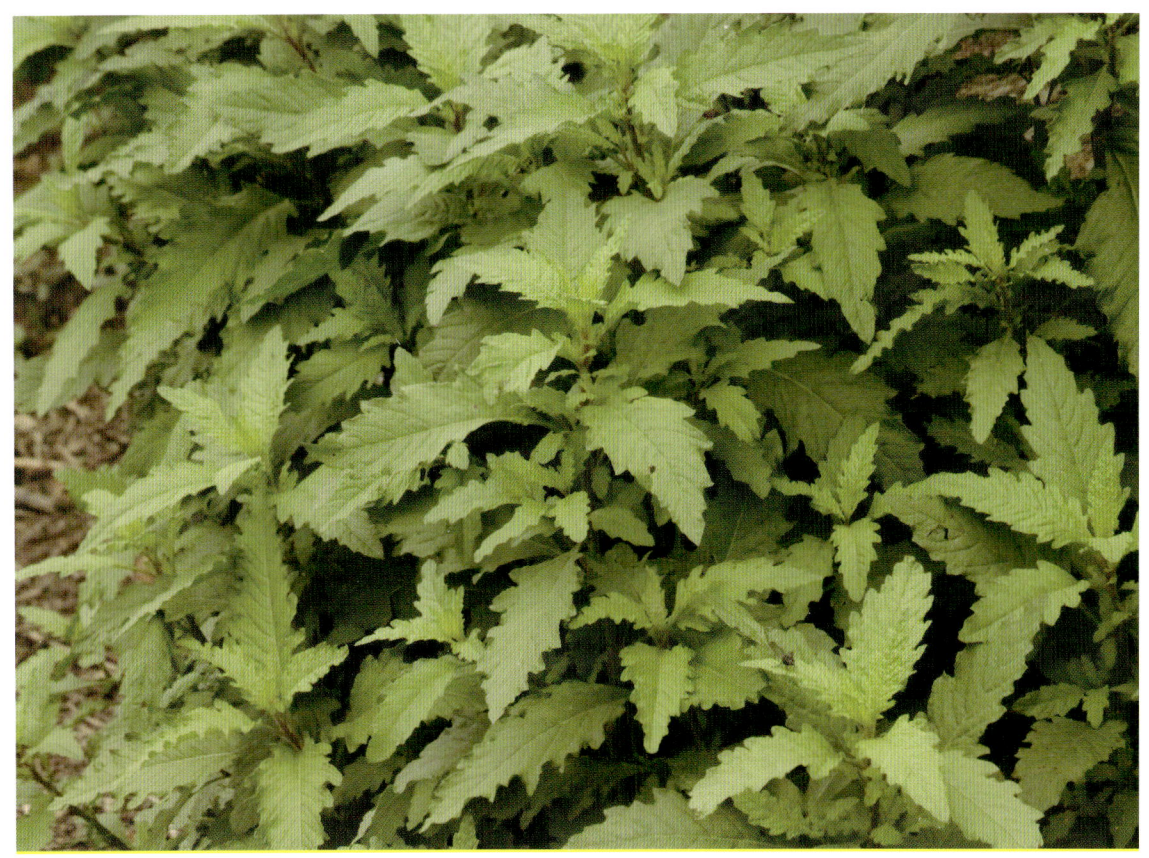

土荆芥

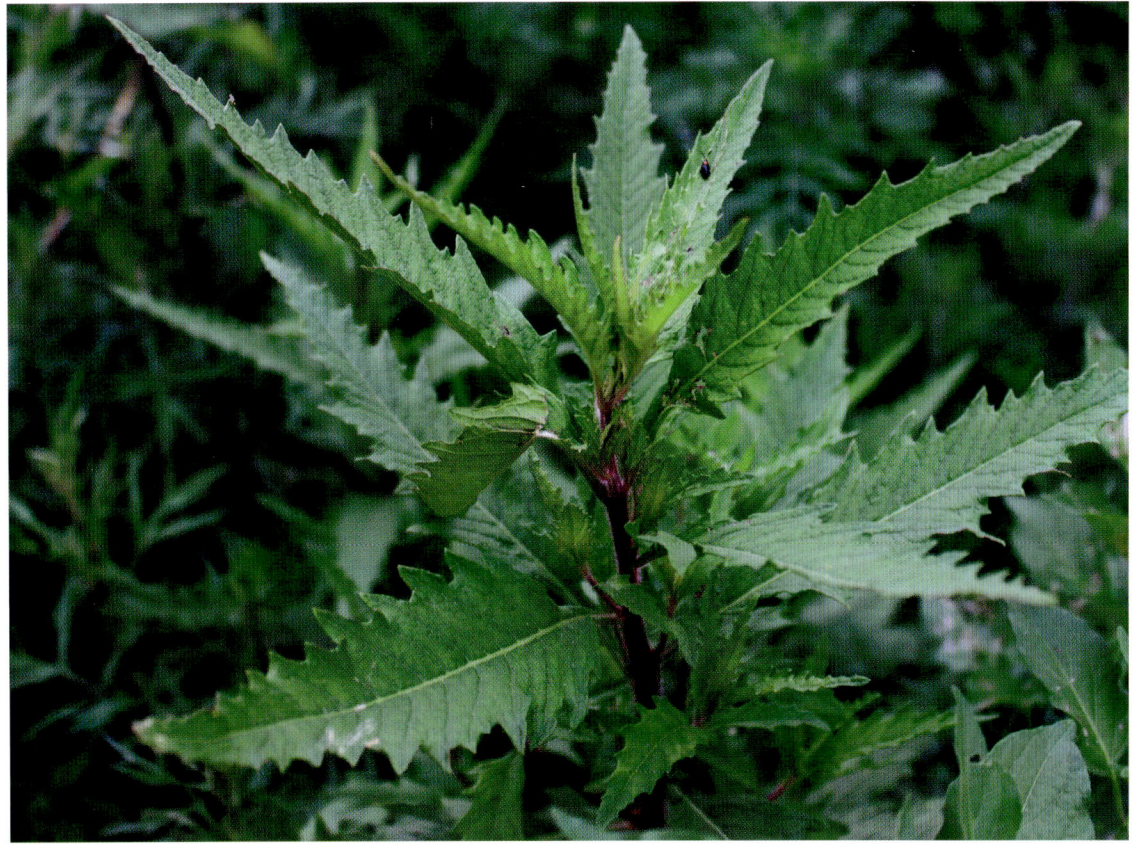

土荆芥

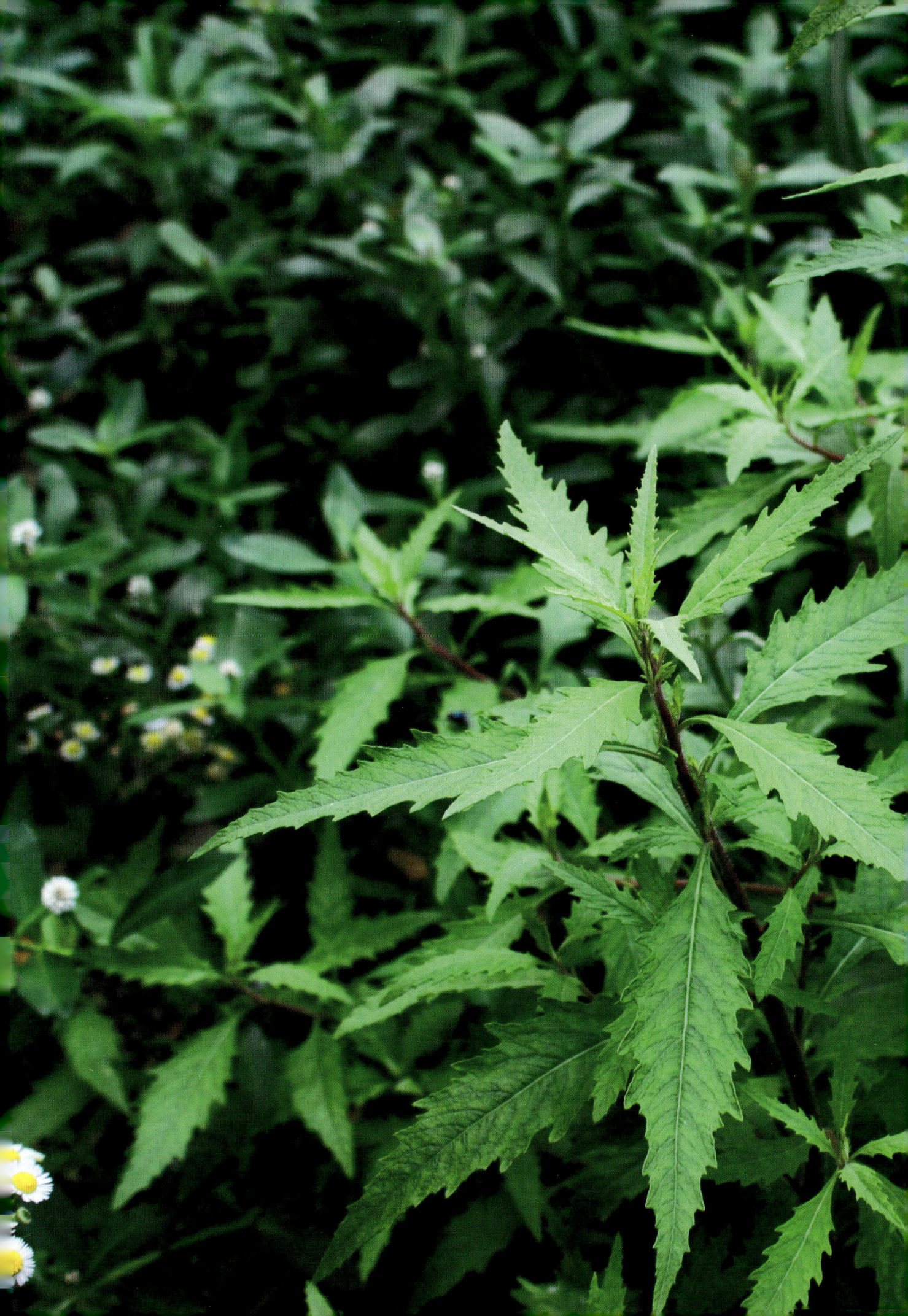

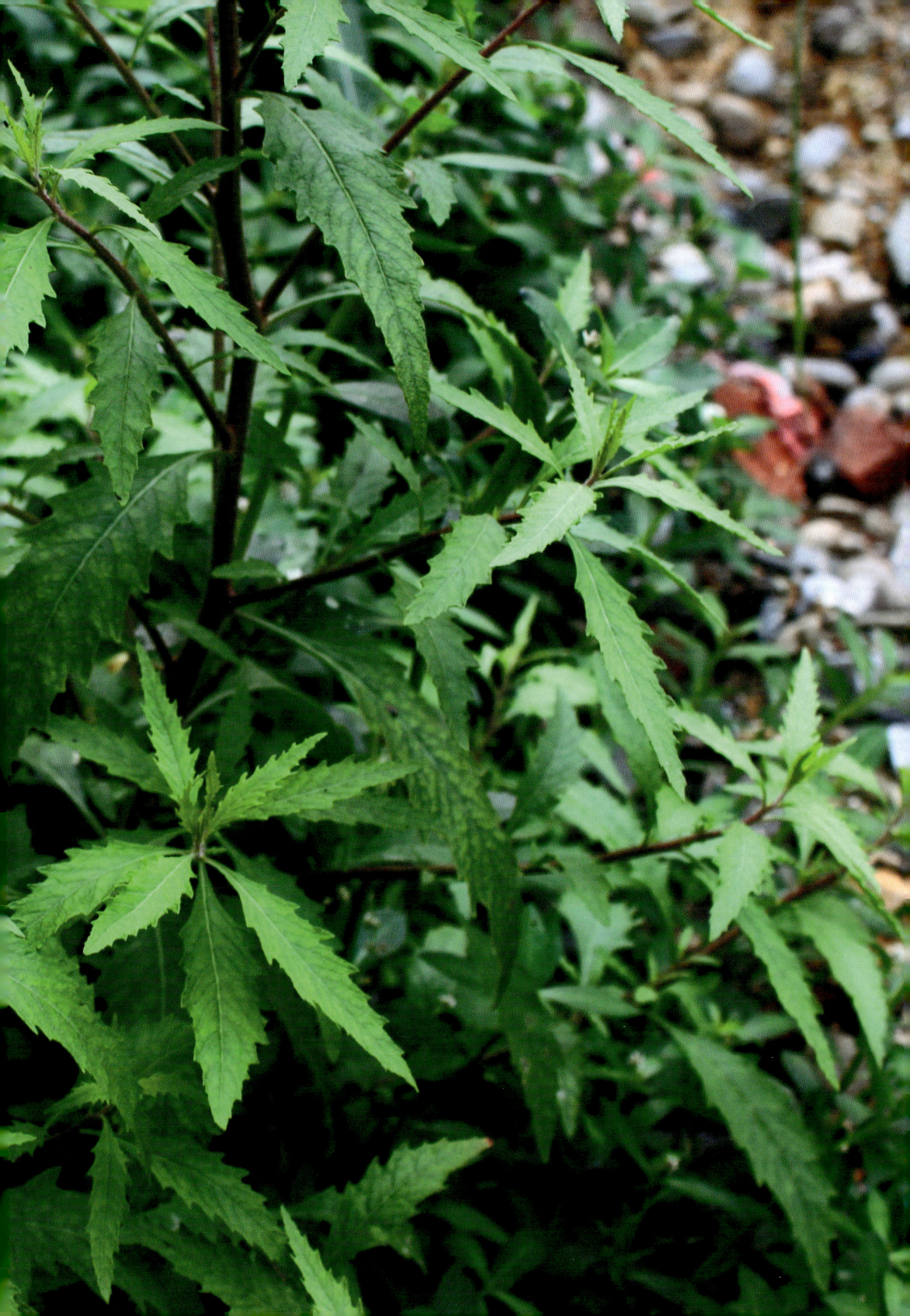

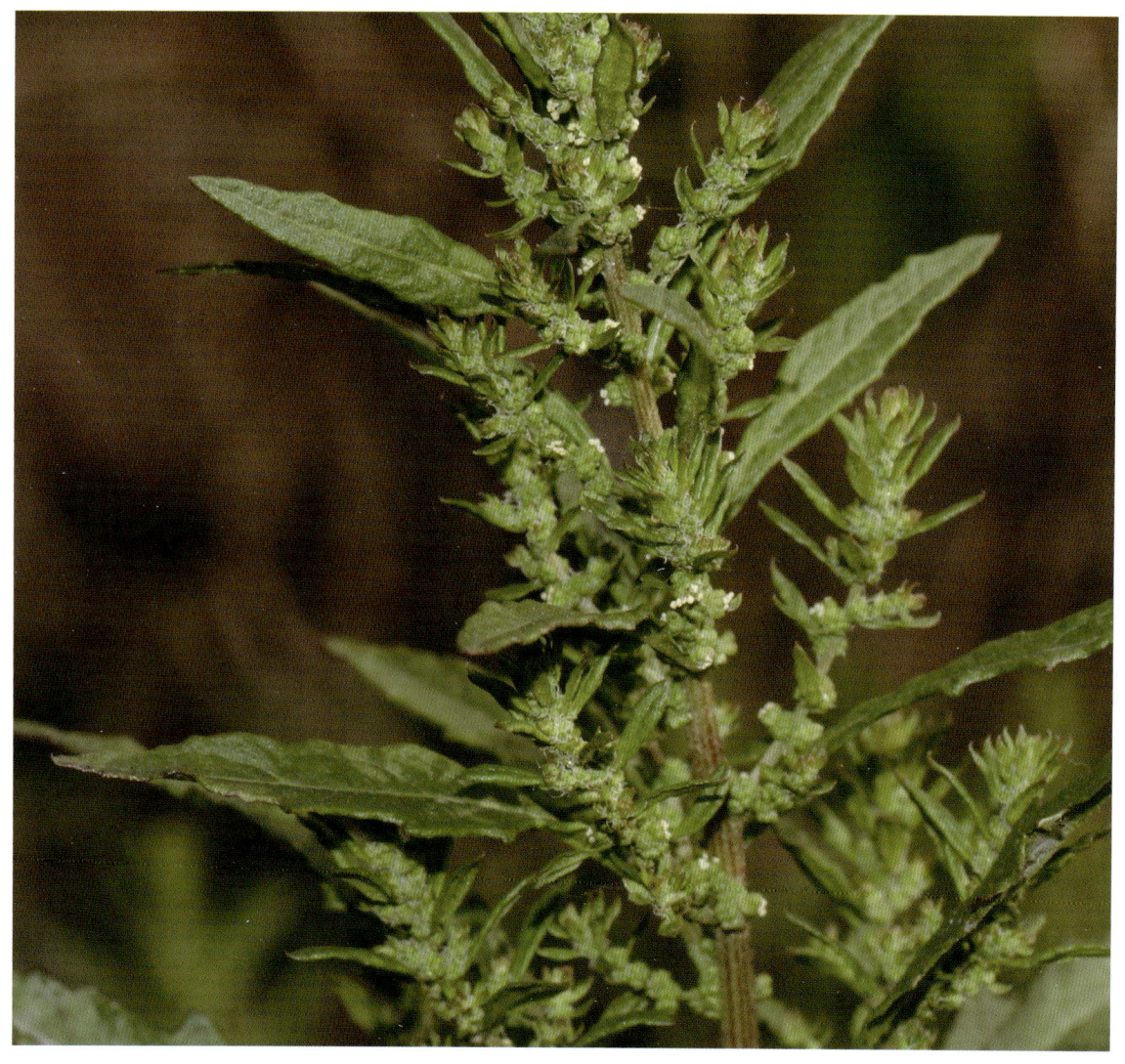

土荆芥

▌功效主治

祛风，杀虫，通经，止痛。主治皮肤风湿痹痛，钩虫，蛔虫，痛经，经闭，皮肤湿疹，蛇虫咬伤。

▌药理作用

土荆芥油为一种杀肠虫药（主要成分驱蛔素，其效较油强2倍），对蛔虫先兴奋后麻痹，最后产生不可逆性强直；对钩虫也有效，但略差；对阿米巴痢疾亦有效，可用于慢性或带虫者；对绦虫之效颇差。土荆芥油在肠内易被吸收，吸收后一部分经肺排出，使呼气中有特殊臭气。本药有剧烈刺激性。土荆芥油对鸟型分枝杆菌在体内有很轻度的抑制作用；对真菌（如发癣菌）则有良好的抑制作用（弱于麝香草酚且强于水杨酸）。

▎用法用量

内服：10 ~ 15 g，前汤；或入丸、散服。外用：煎水洗或捣敷。

▎民族药方

1. 蛔虫病，钩虫病 土荆芥根 10 g，薏苡仁根 10 g。水煎服，每晚 1 次。

2. 热痱子 土荆芥、杠板归各适量。煎水外洗或浸洗。

3. 钩虫病，蛔虫病，绦虫病 土荆芥全草 5 ~ 10 g。水煎服。

4. 头虱 土荆芥适量。捣烂加茶油敷。

5. 脱肛，子宫脱垂 土荆芥鲜草 25 g。水煎服，每日 2 次。

6. 关节风湿痛 土荆芥鲜根 25 g。水炖服。

7. 湿疹 土荆芥鲜全草适量。煎水洗患处。

8. 创伤出血 土荆芥适量。研细末，敷患处。

9. 毒蛇咬伤 土荆芥适量。捣烂，敷患处。

▎使用注意

凡神经衰弱、心脏病、肾病患者及孕妇等忌服。

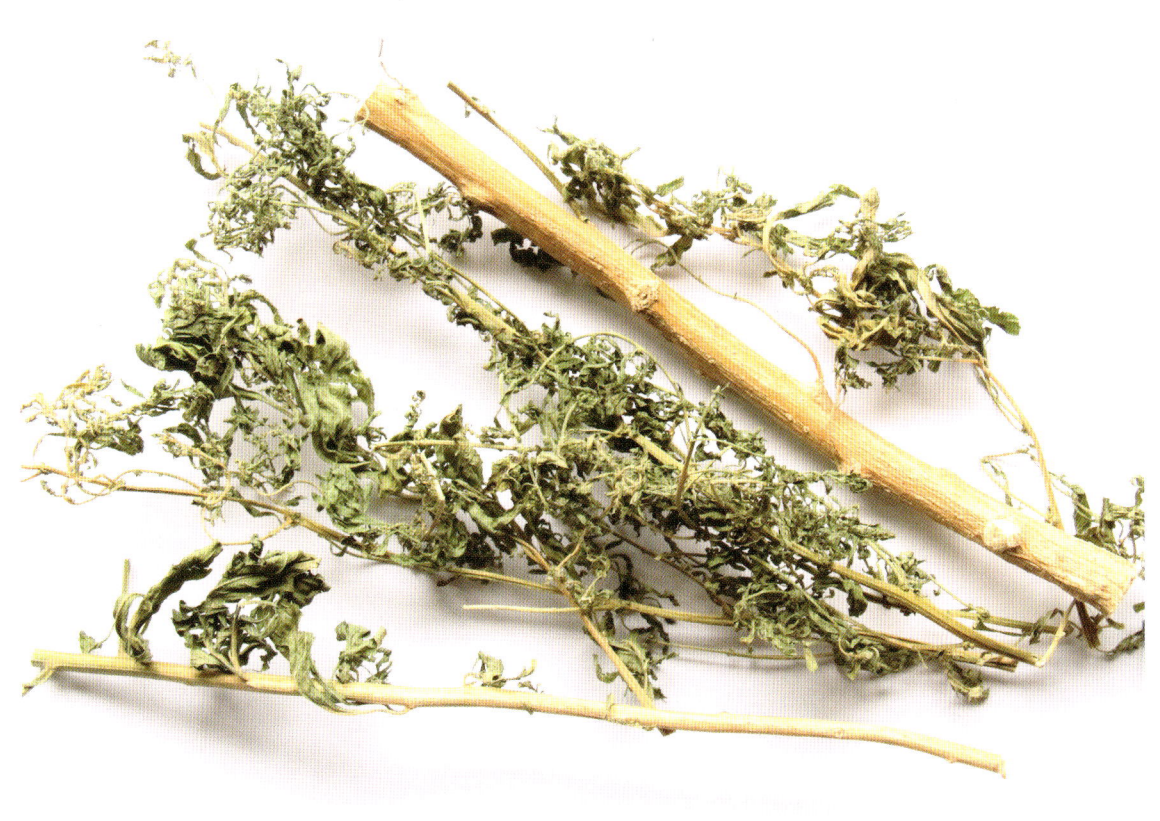

土荆芥药材

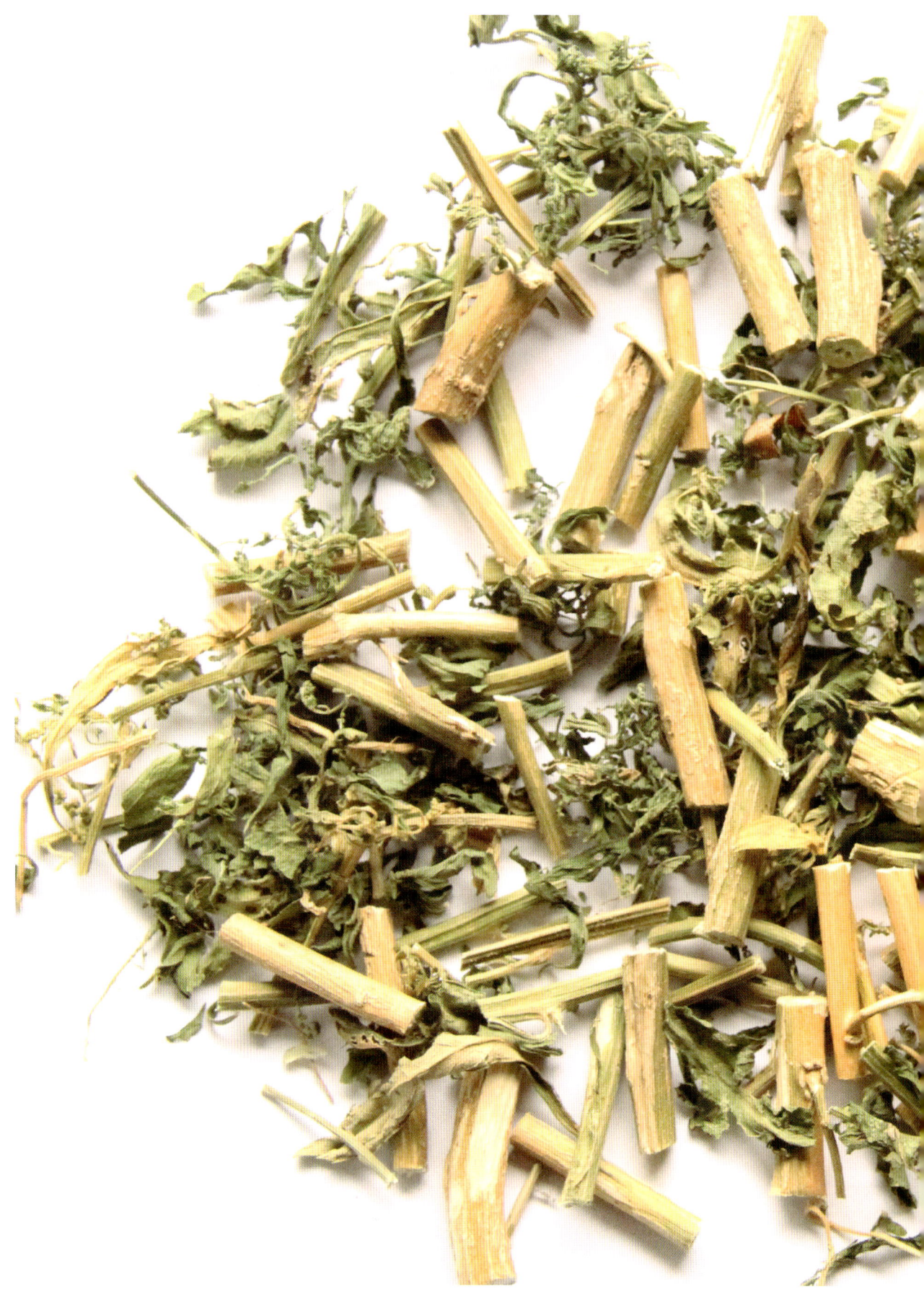

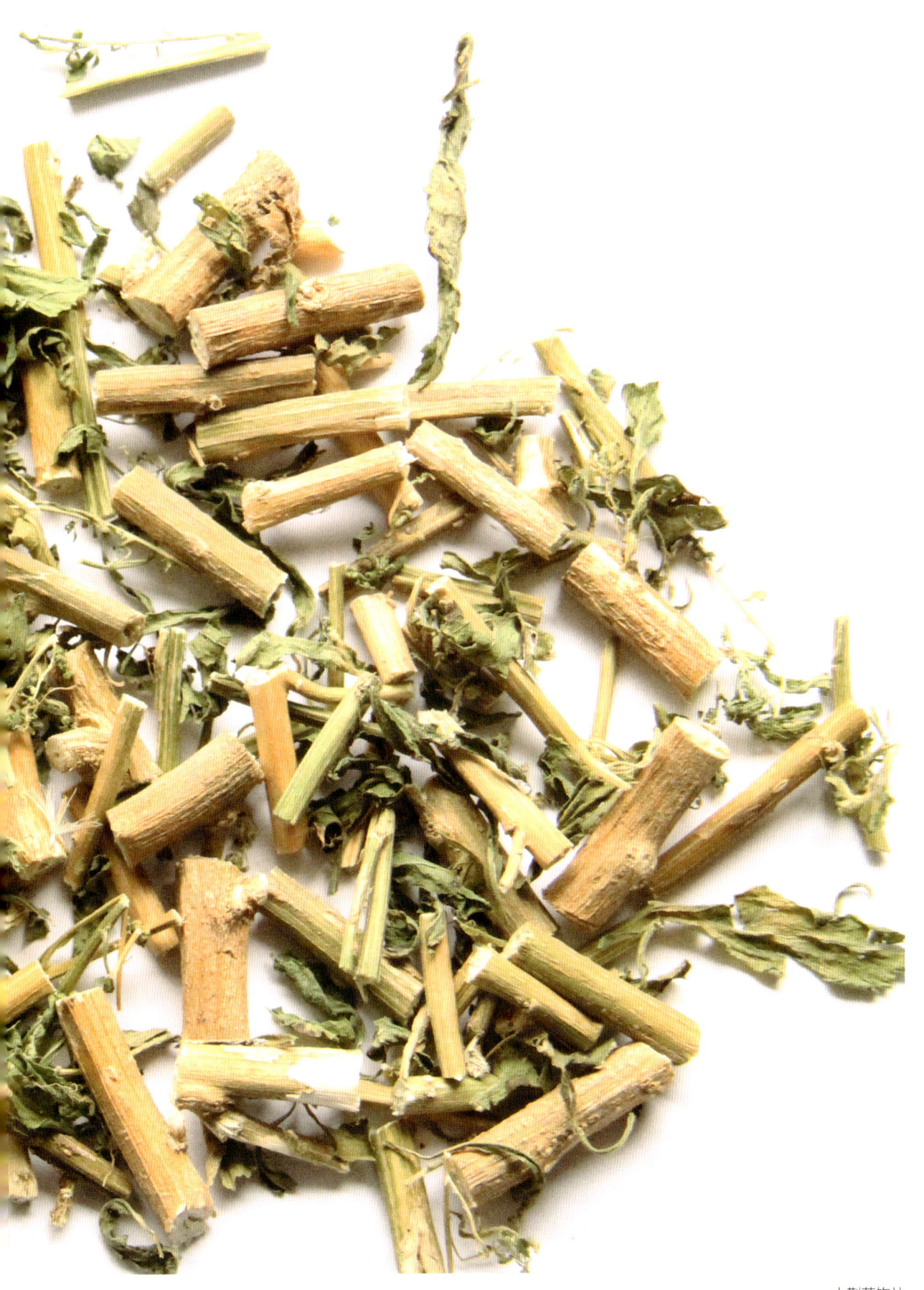

土荆芥饮片

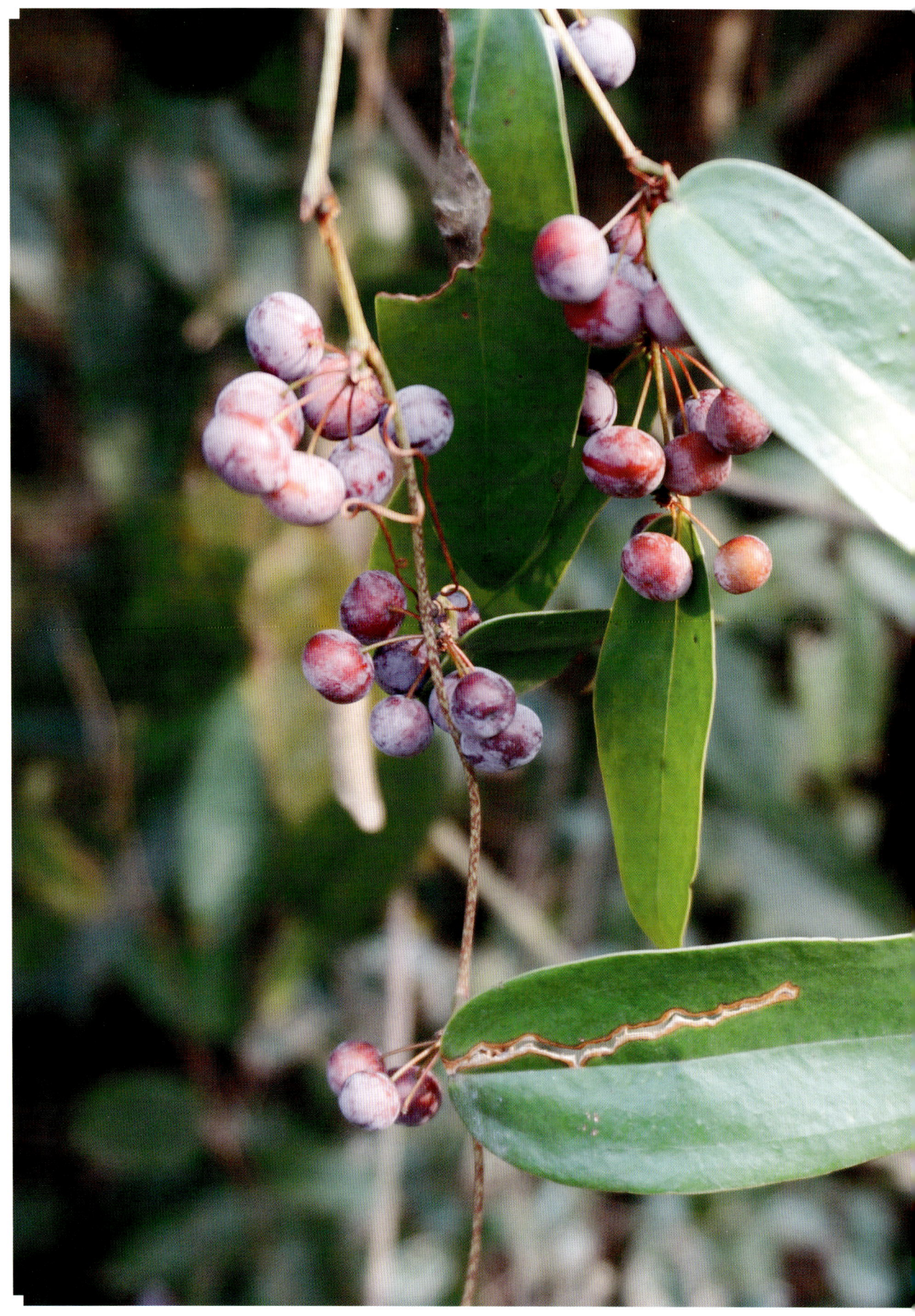

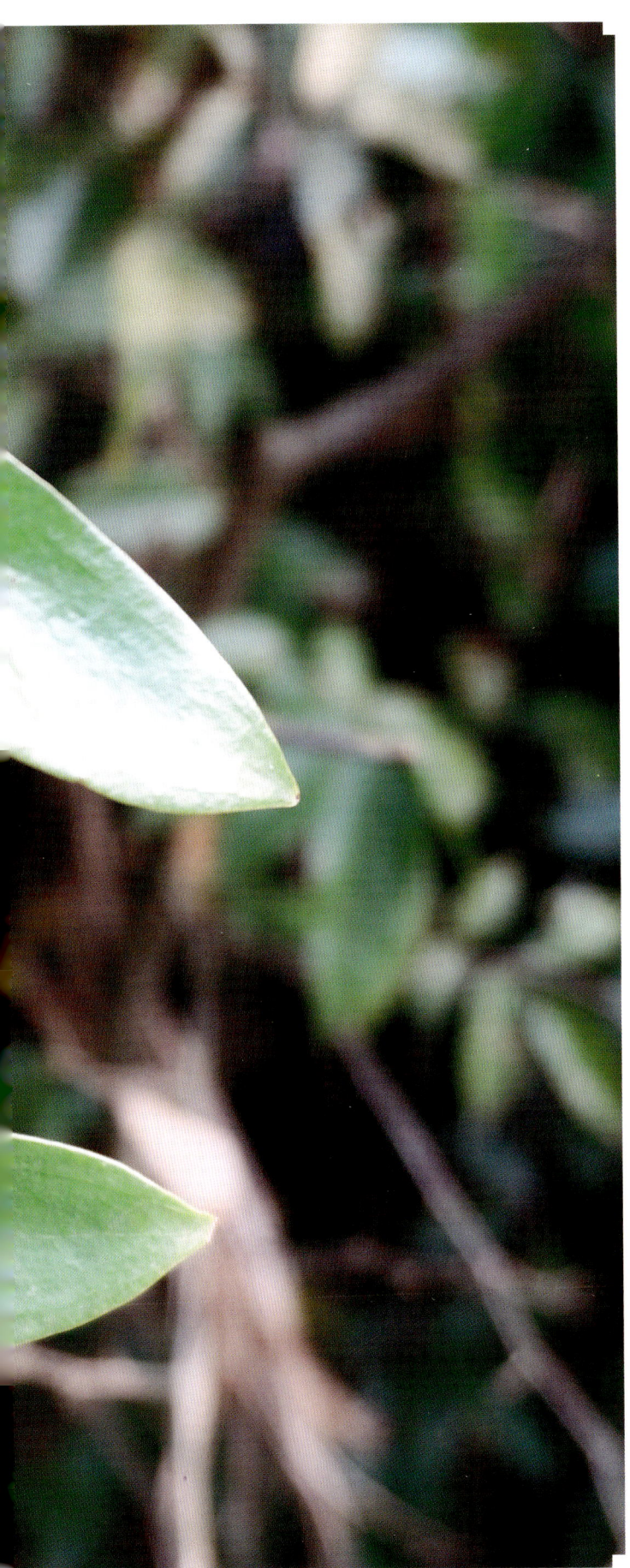

土茯苓

【水药名】赣剪夏。

【别　名】山遗粮、红土茯苓、山奇良、长叶土茯苓。

【来　源】本品为百合科植物土茯苓（光叶菝葜）*Smilax glabra* Roxb. 的根茎。

【性味归经】味甘、淡，性凉。归肝、胃经。

土茯苓

识别特征

多年生攀缘灌木。根状茎横生长于土中，细长，生多数须根，每隔一段间距生一肥厚的块状结节，深入土中可达 1 m，块状节坚实，外皮紧硬，褐色，凹凸不平，内面肉质粉性，黄白色，密布淡红色小点。单叶互生，革质，长圆形至椭圆披针形，长 5～12 cm，宽 2～3 cm，主脉 3 条明显。7—8 月开小白色花，为腋生伞形花序。浆果球形，熟时紫黑色。

生境分布

生长于山坡林下、路旁丛林及山谷向阳处。分布于安徽、江苏、浙江、福建、广东、广西、江西、湖南、湖北、四川、贵州等省区。

采收加工

夏、秋二季采挖，除去须根，洗净，干燥；或趁鲜切成薄片，干燥。

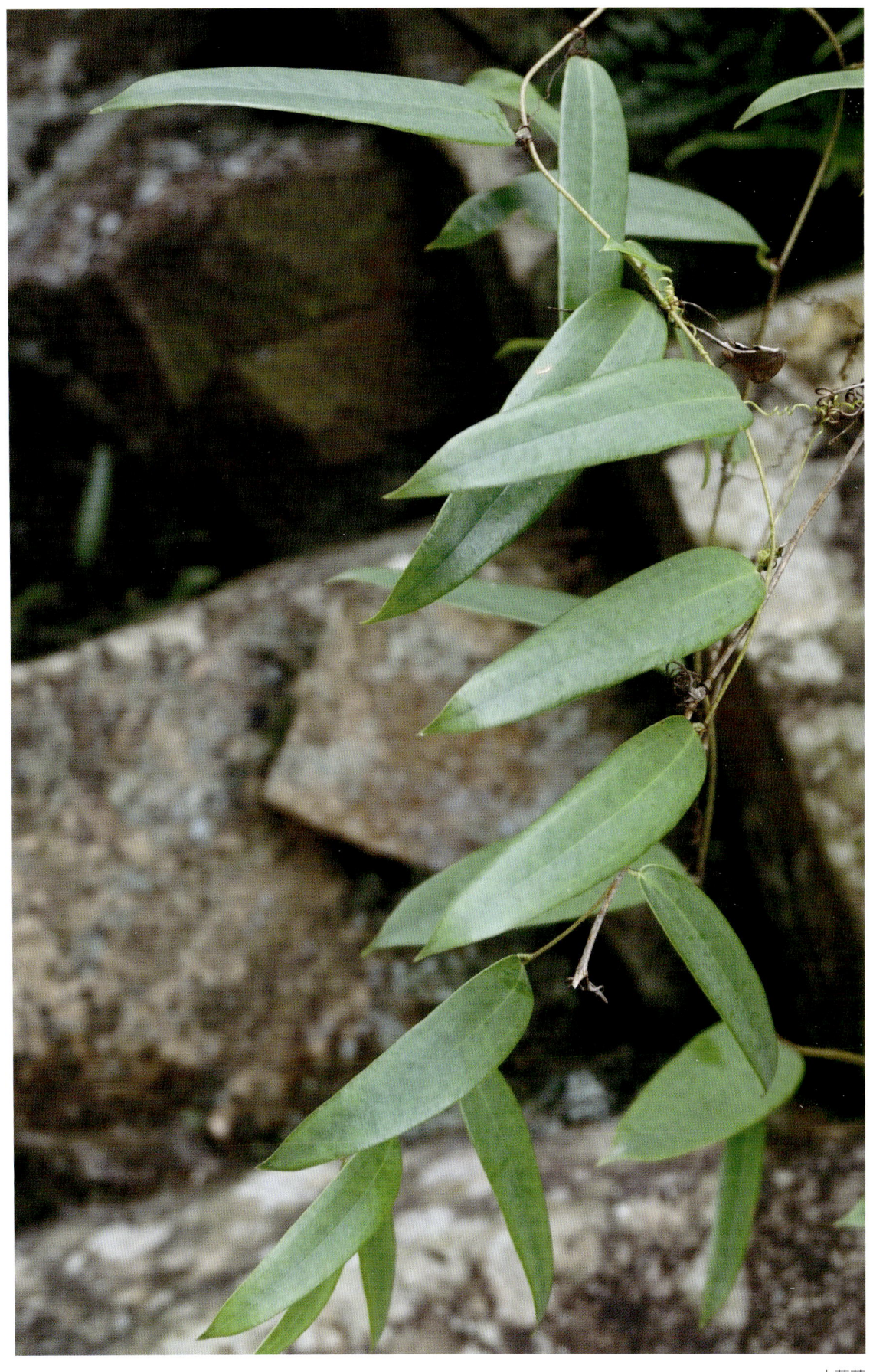

土茯苓

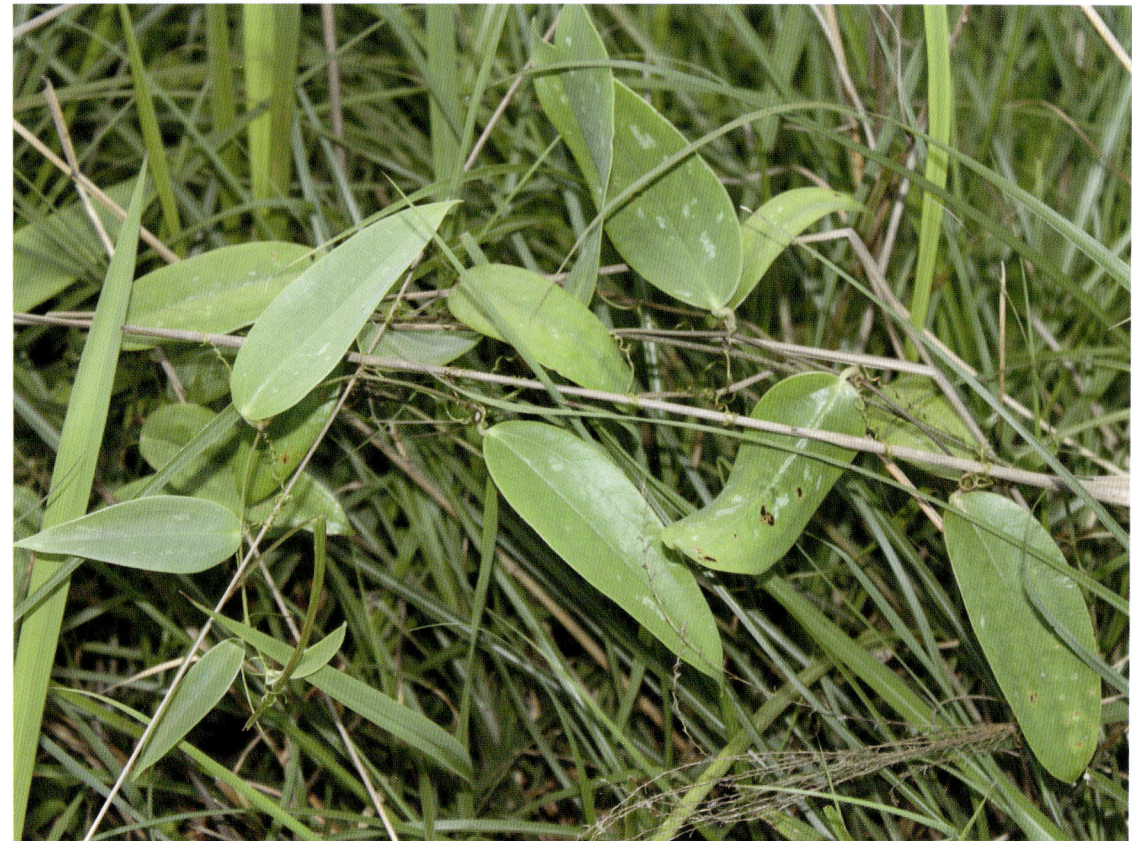

土茯苓

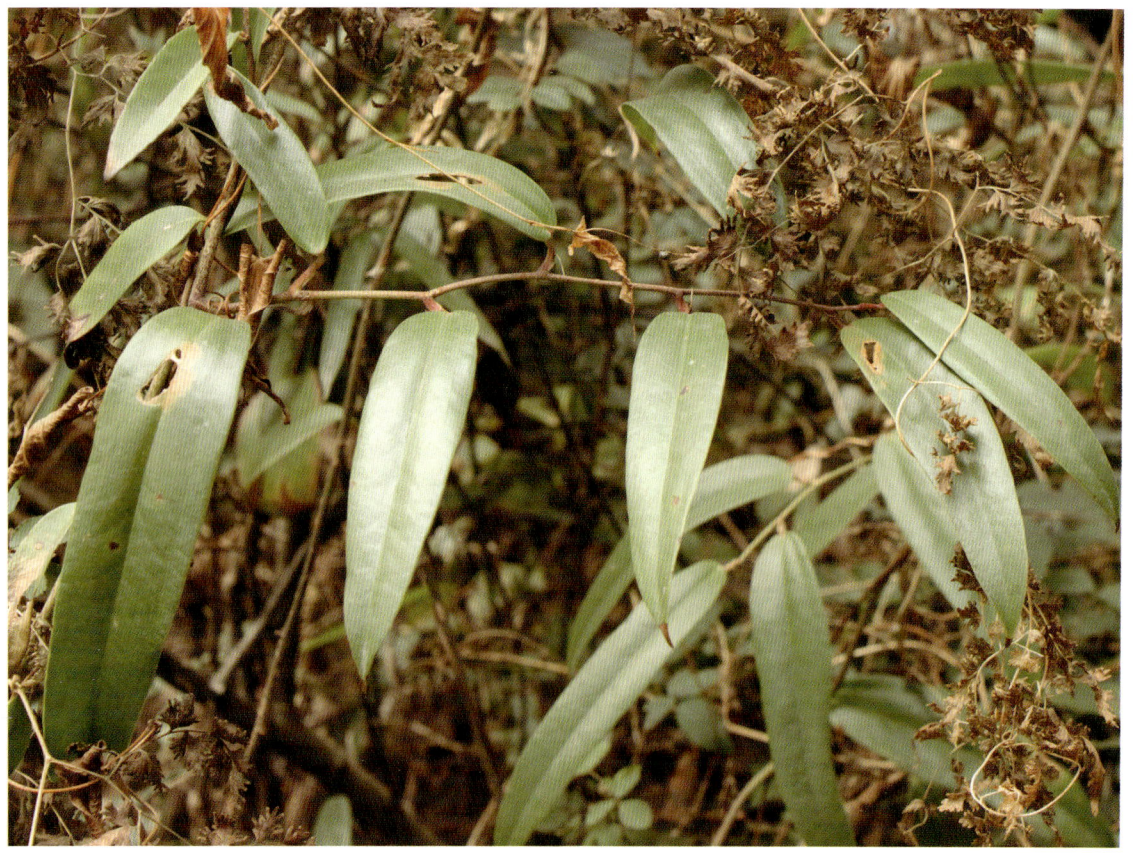

土茯苓

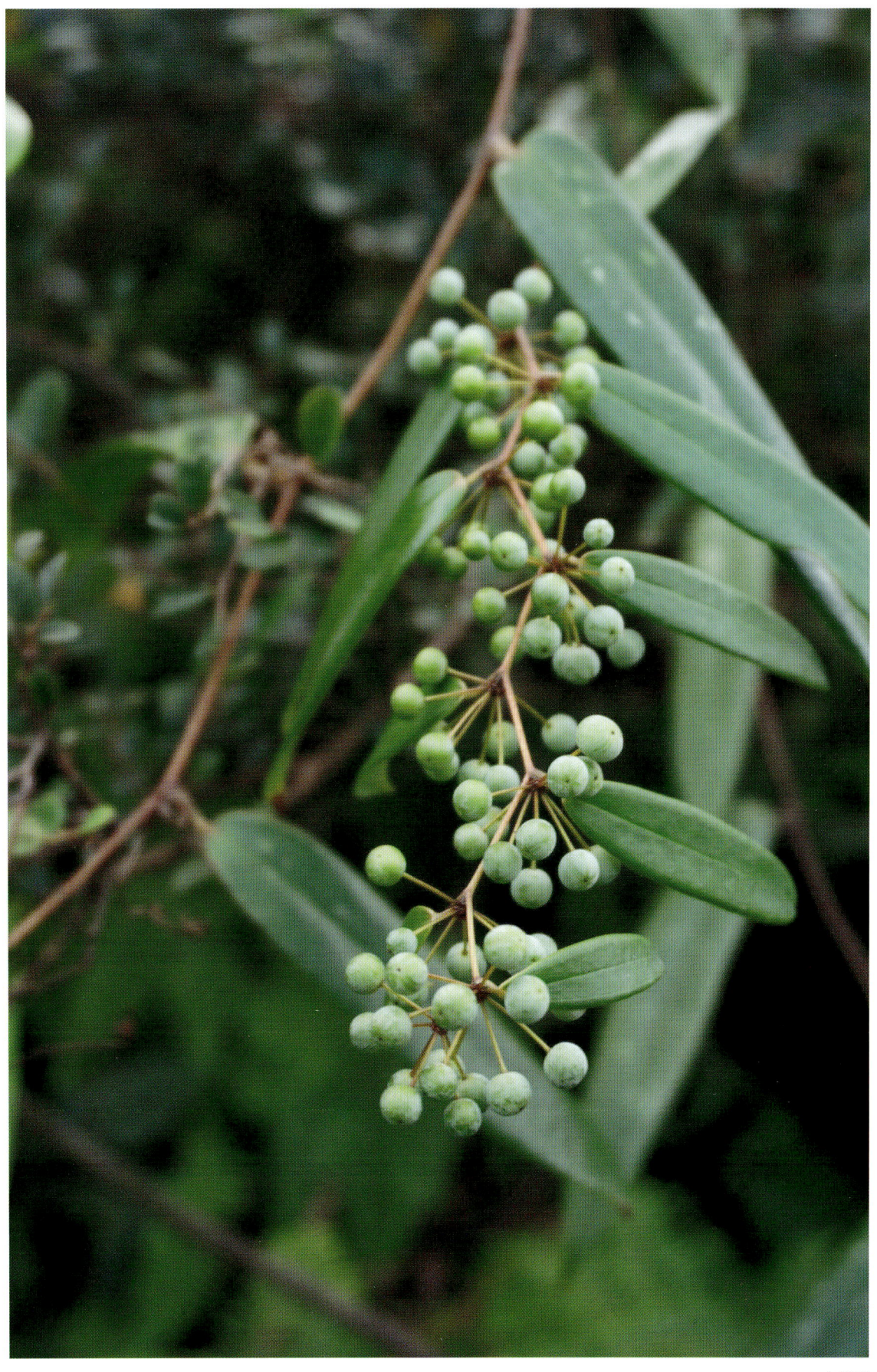

土茯苓

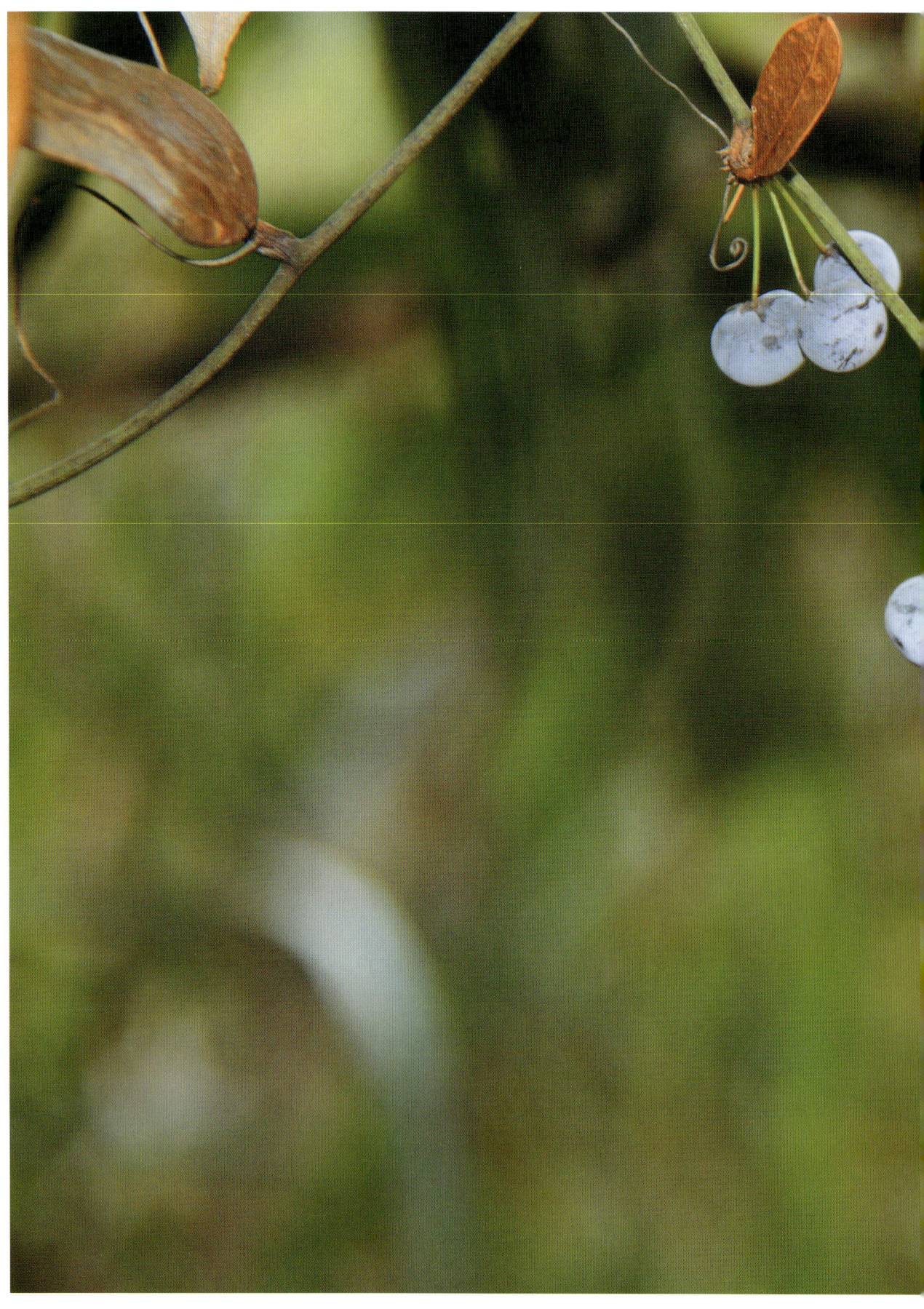

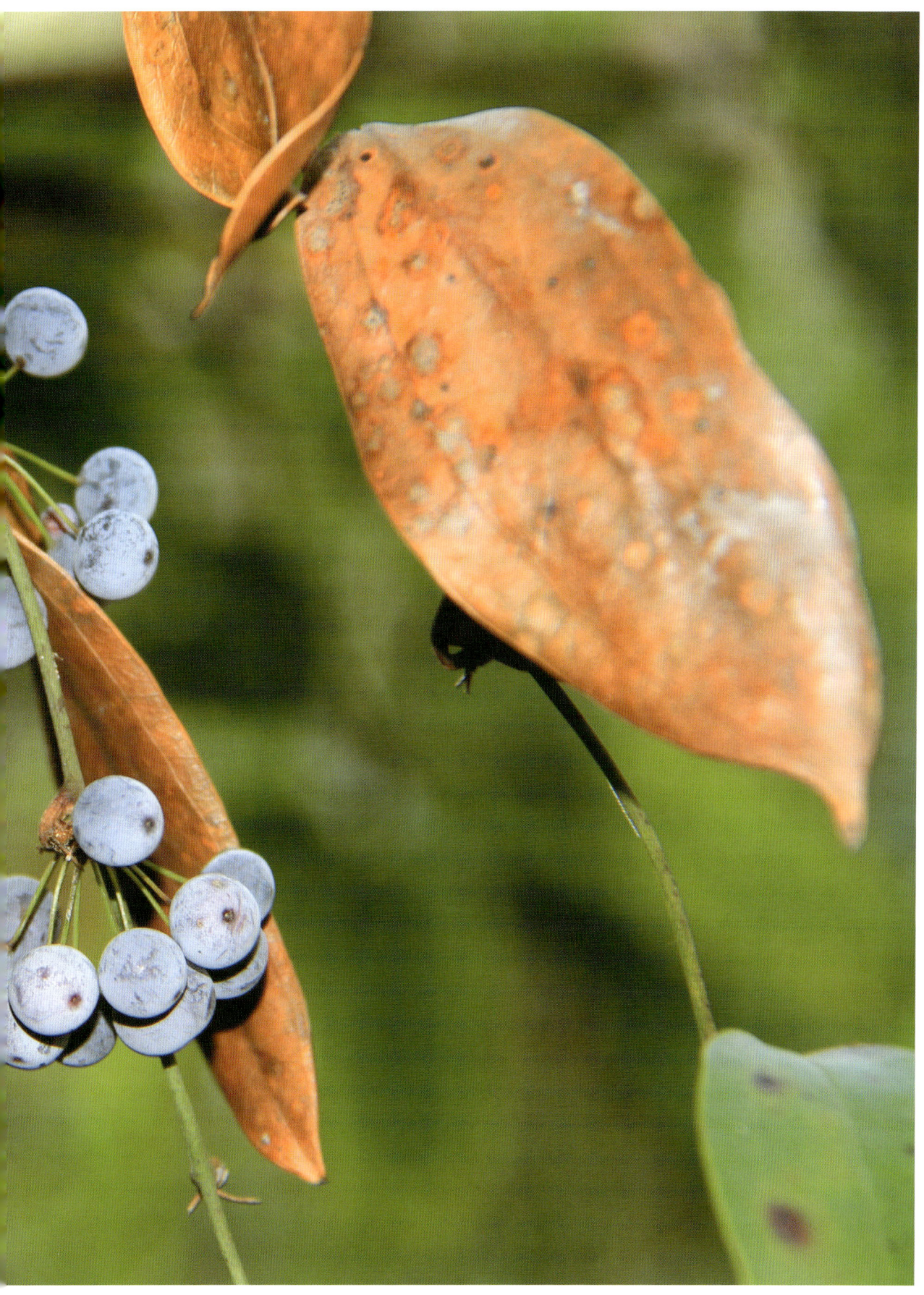

土茯苓

药材鉴别

本品略呈圆柱形，稍扁或呈不规则条块，有结节状隆起，具短分枝，长5～22 cm，直径2～5 cm。表面黄棕色或灰褐色，凹凸不平，有坚硬的须根残基，分枝顶端有圆形芽痕，有的外皮现不规则裂纹，并有残留的鳞叶。质坚硬。切片呈长圆形或不规则，厚1～5 mm，边缘不整齐；切面类白色至淡红棕色，粉性，可见点状维管束及多数小亮点；质略韧，折断时有粉尘飞扬，以水湿润后有黏滑感。无臭，味微甘、涩。

功效主治

清热解毒，渗水利湿。主治钩端螺旋体病，淋病，梅毒，痈疖肿毒，湿疹，皮炎，汞粉、银汞慢性中毒。

药理作用

本品具有利尿、镇痛、抗癌、抗动脉硬化、抑菌抗炎及增强机体免疫作用。另外，本品含有的甾体皂苷元为制作口服避孕药的主要半合成原料。

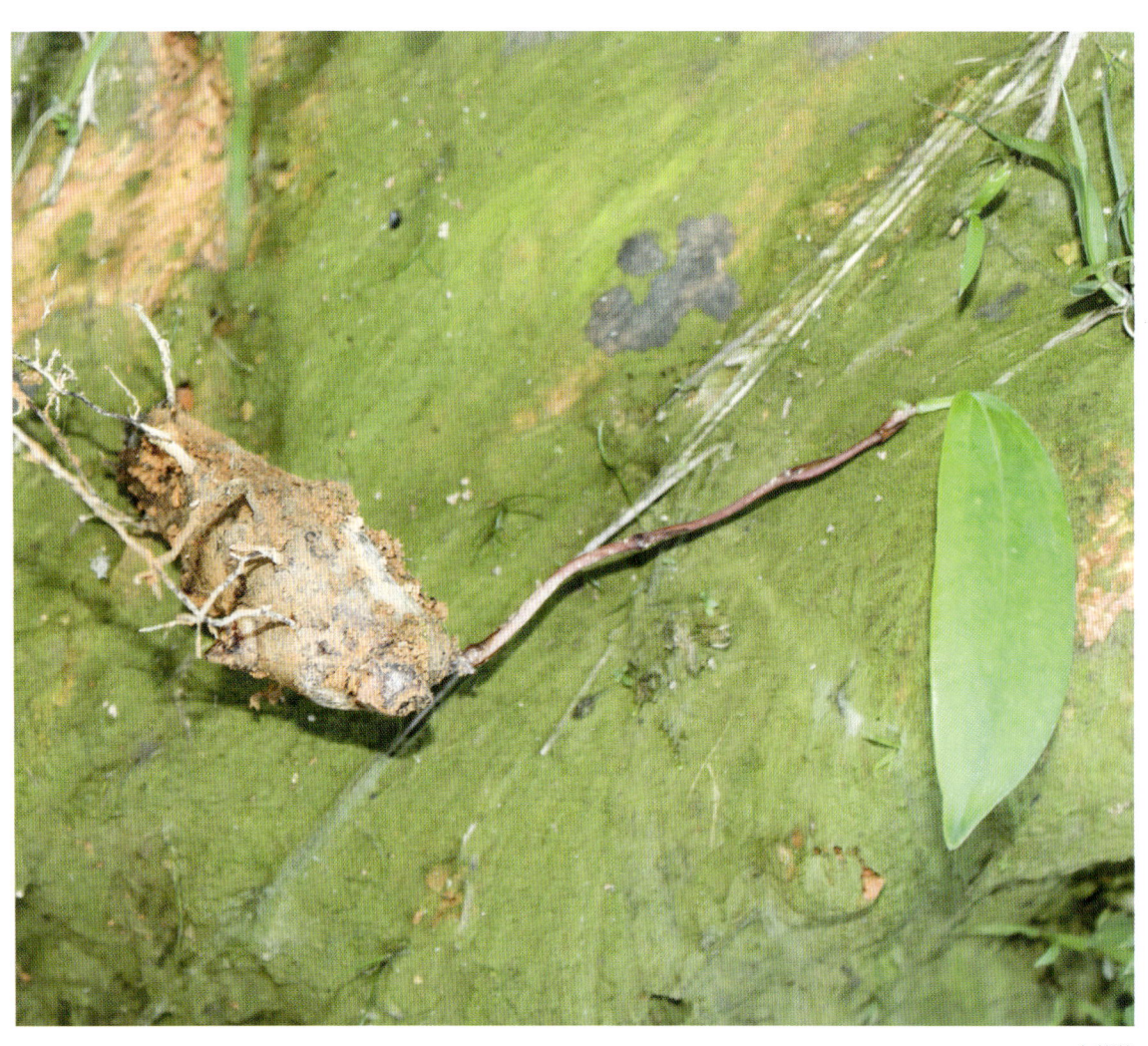

土茯苓

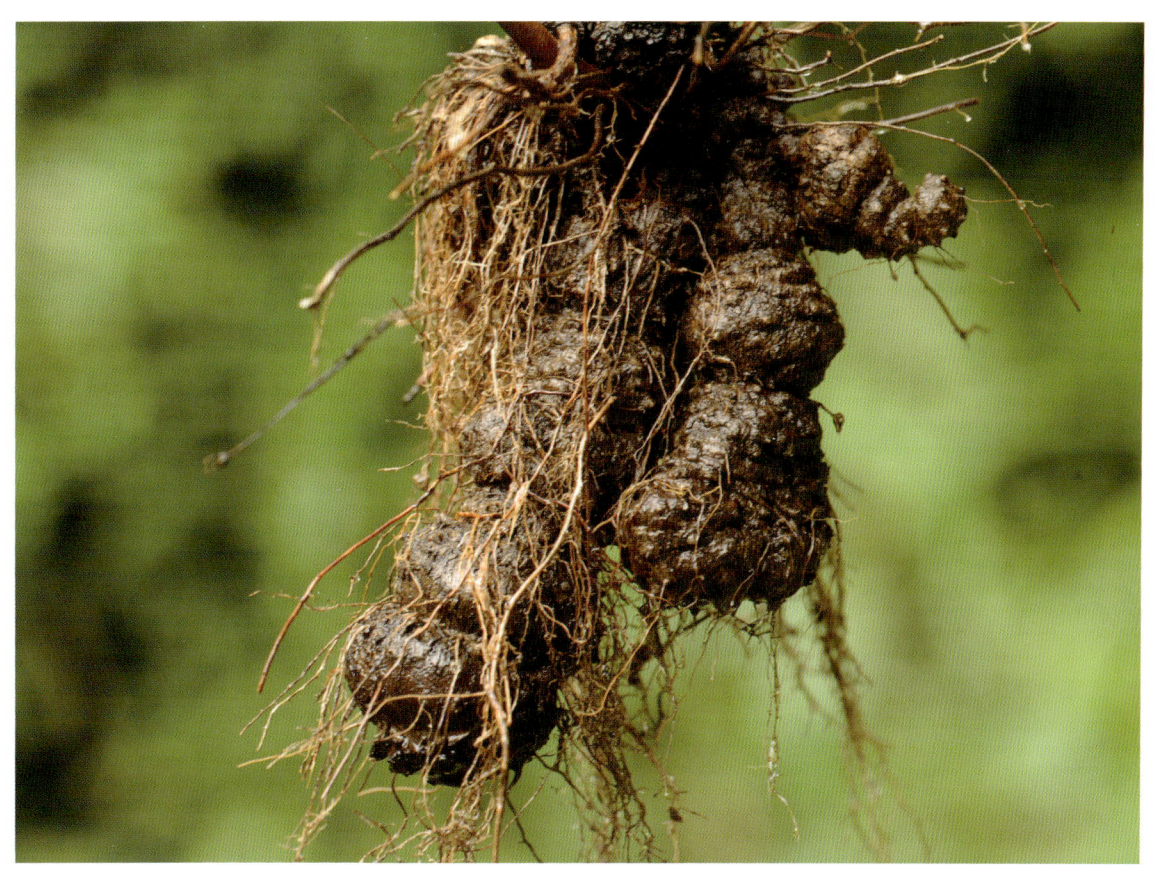

土茯苓

用法用量

内服：10～50 g，煎汤。外用：研末撒。

民族药方

1. 感染性淋病 土茯苓 30 g，半边莲 15 g，八角莲 10 g，益母草 10 g，鱼腥草 15 g，木通 15 g，石韦 10 g，海金沙草 10 g，车前子 10 g，滑石 15 g，甘草 10 g。水煎服。

2. 汞、砷慢性中毒 土茯苓 30～50 g。水煎服。

3. 风湿骨痛，疮疡肿毒 土茯苓 500 g。去皮，和猪肉炖烂，分数次连渣服。

4. 皮炎 土茯苓 60～90 g。煎水，当茶饮。

5. 漆过敏 土茯苓 15 g，苍耳子 15 g。水煎服，泡六一散 30 g。

6. 寻常疣 土茯苓 50 g，生地黄 30 g，苦参 15 g，红紫草 15 g，黄芩 12 g，甘草 10 g。煎水，每日 1 剂，分 4 次口服。

7. 黄褐斑 土茯苓 100 g。水煎分 2 次服，2 日 1 剂，治疗期间避免日晒。

使用注意

肝肾阴亏者慎服。

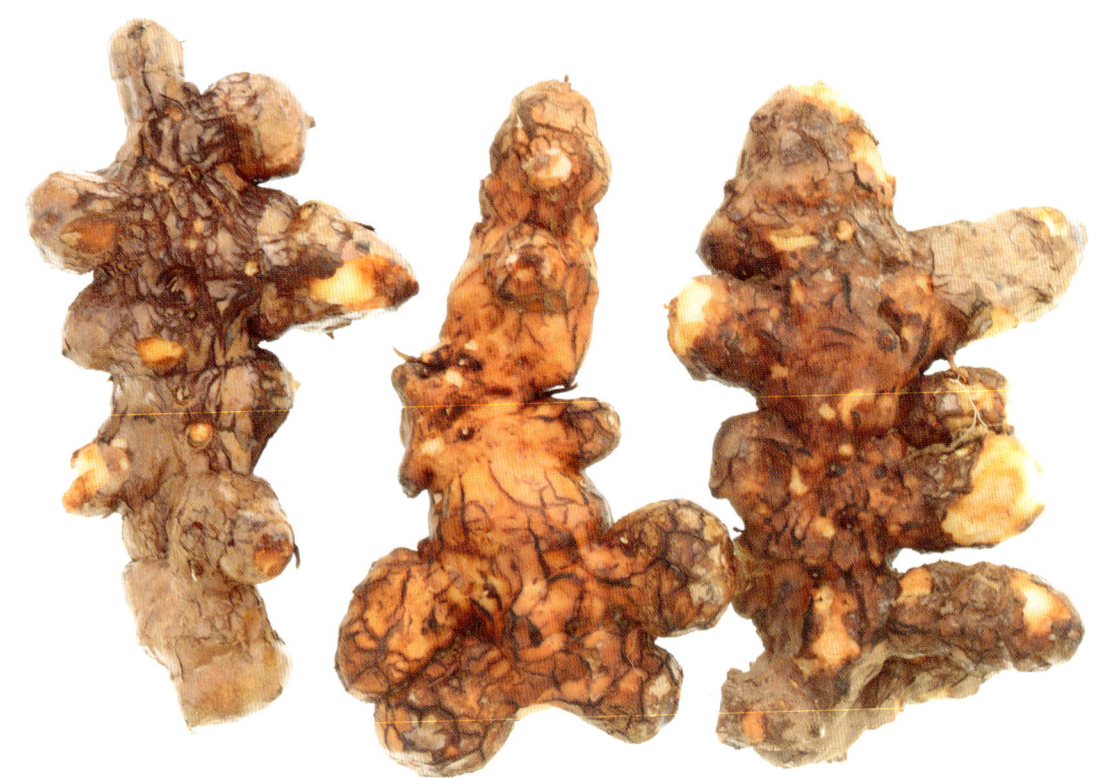

土茯苓药材

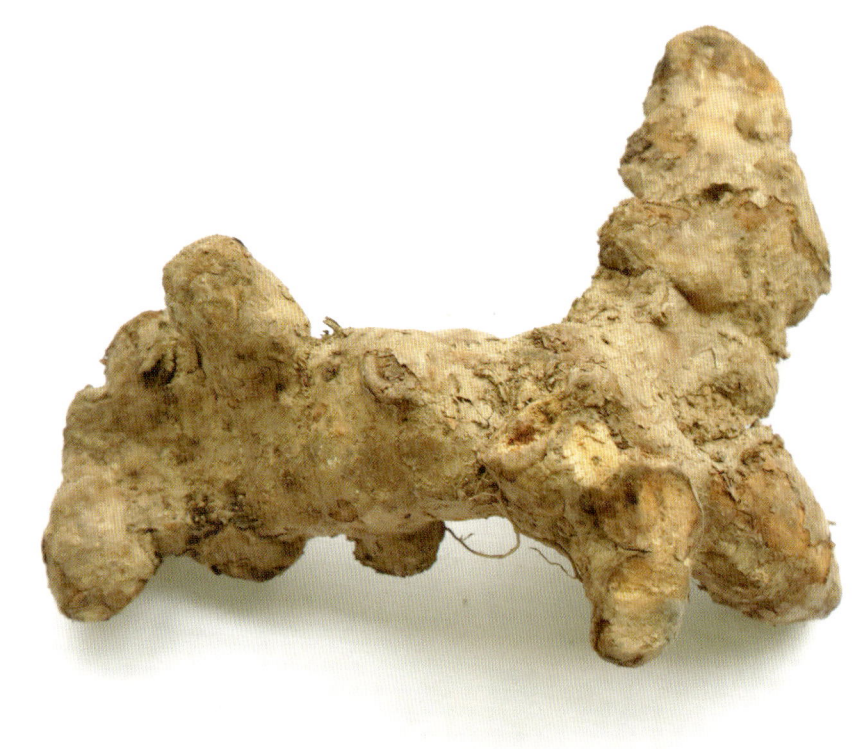

土茯苓药材

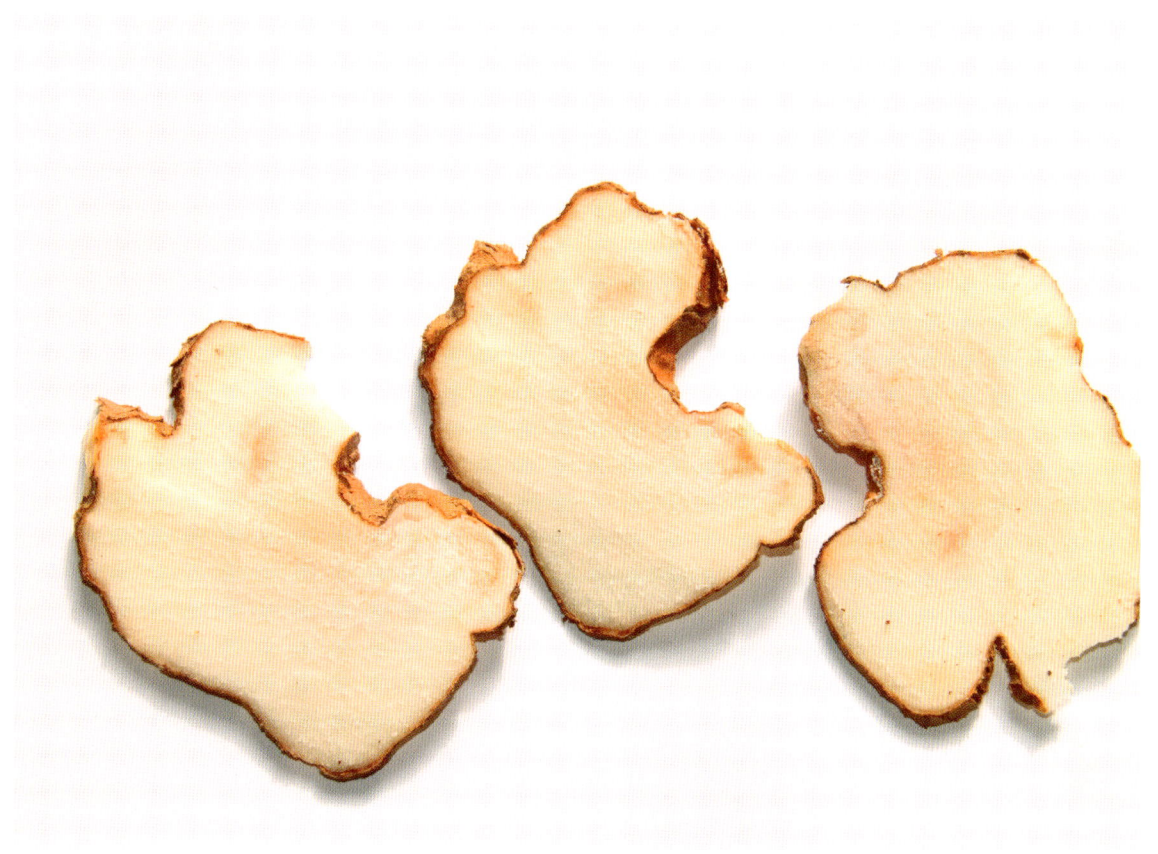

土茯苓药材

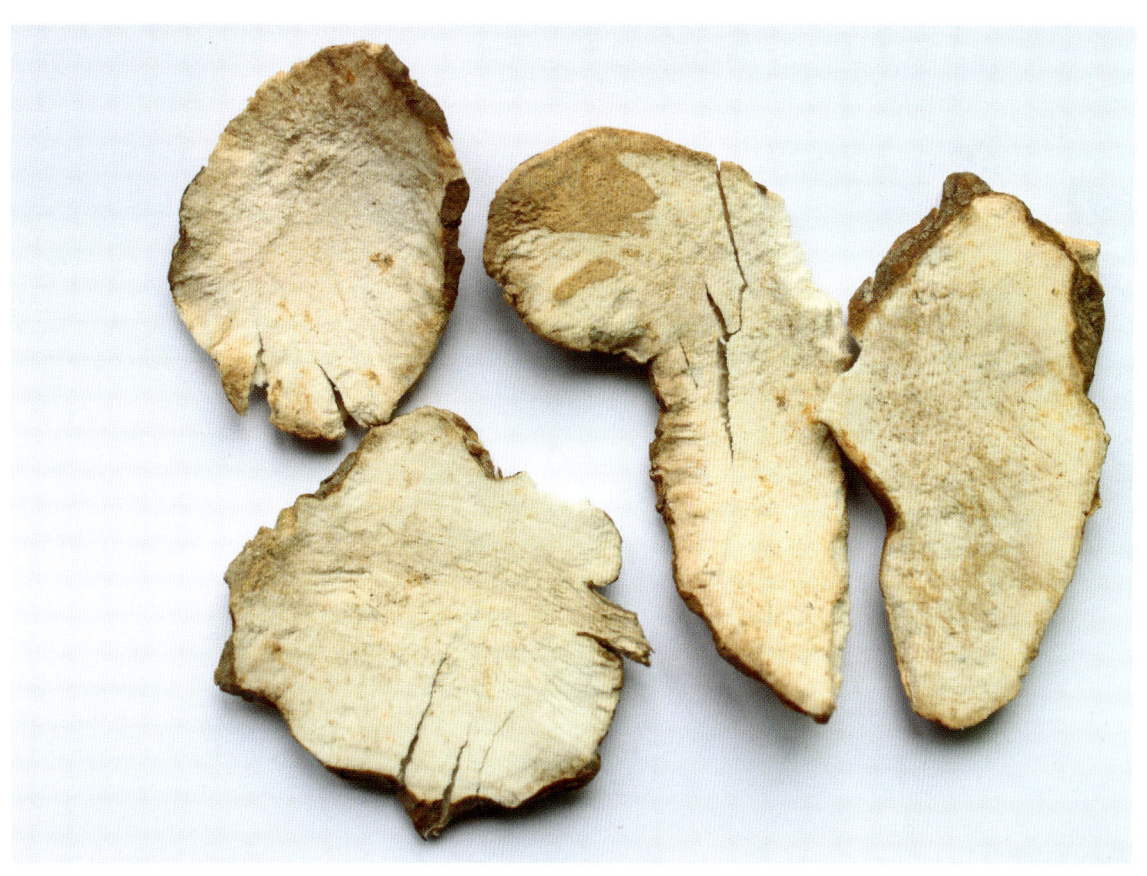

土茯苓饮片

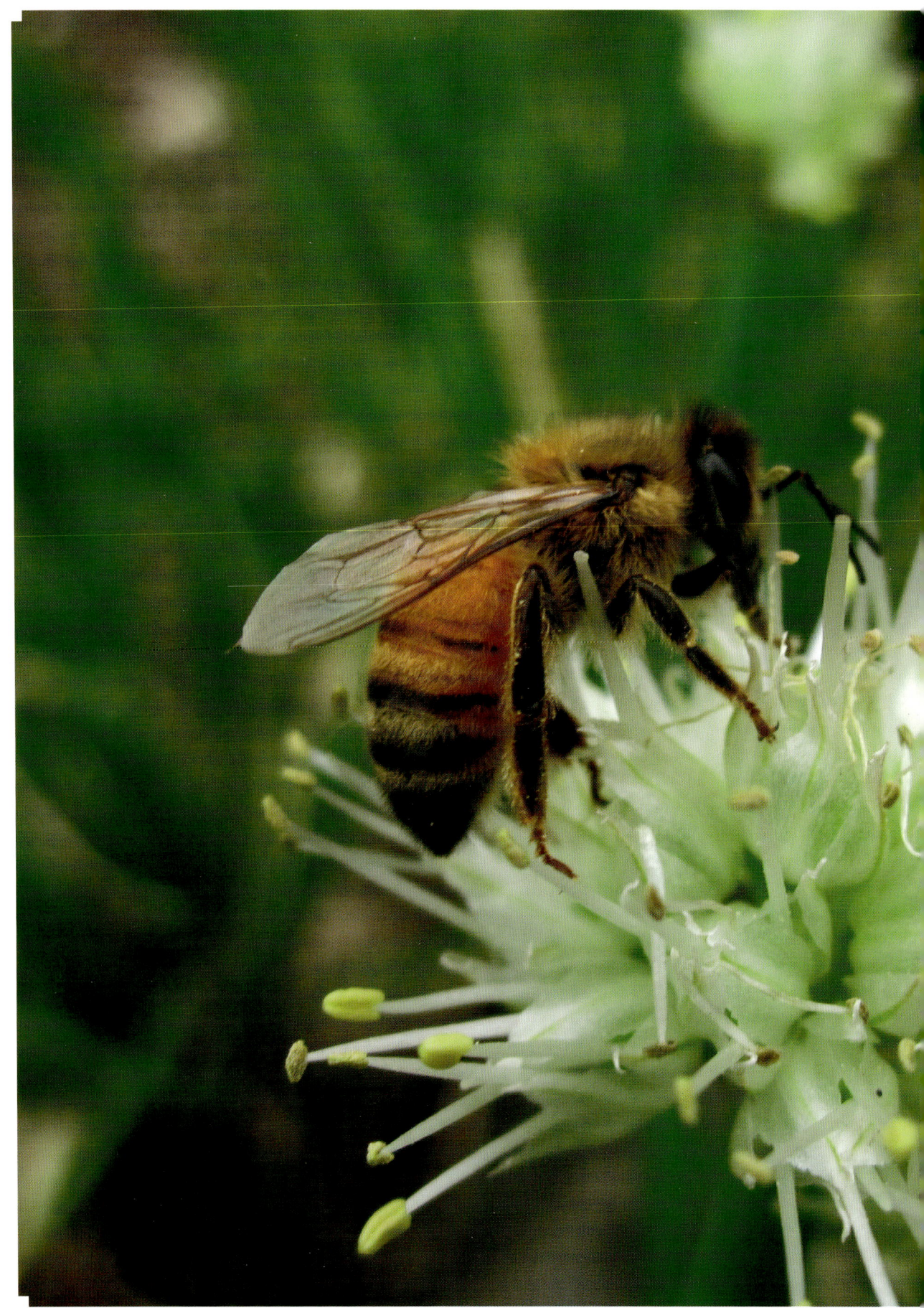

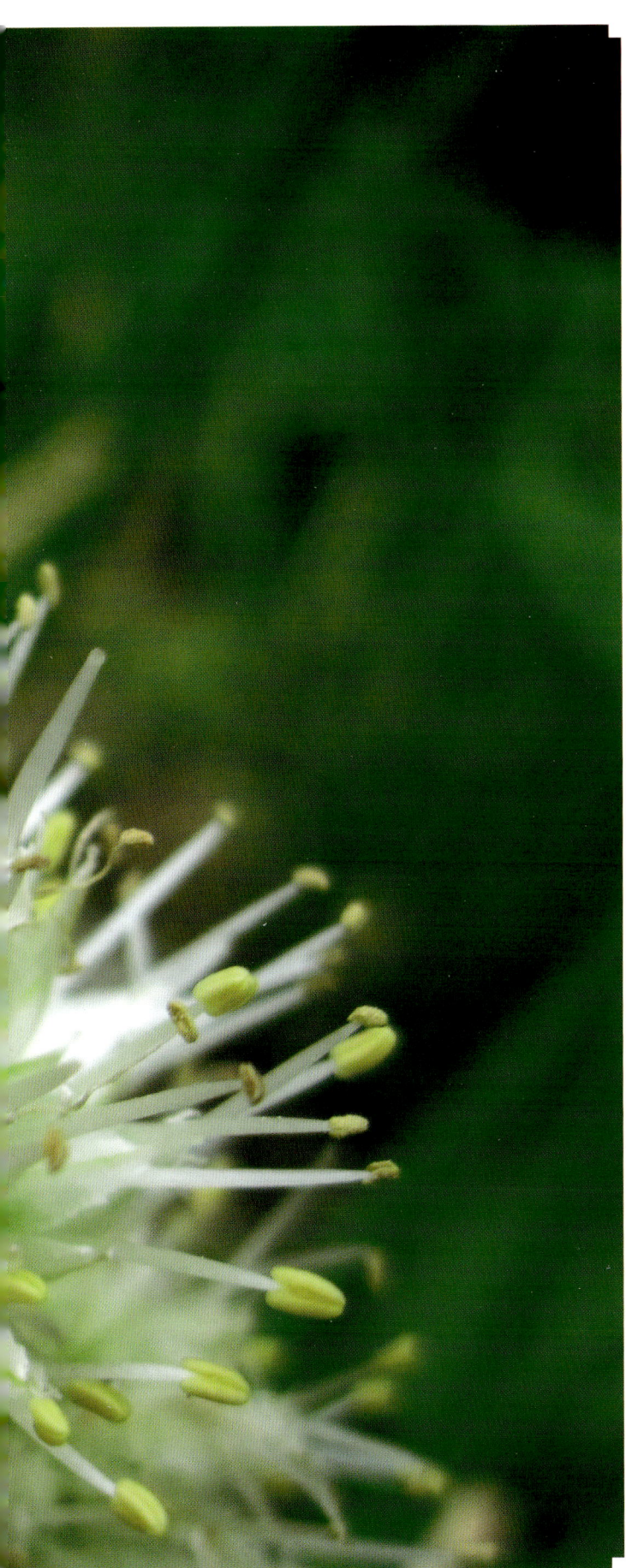

土蜜蜂

【水 药 名】陆。

【别　　名】中蜂、中华蜜蜂。

【来　　源】本品为蜜蜂科昆虫中华蜜蜂 Apis cerana Fabricius. 的全体。

【性味归经】味咸，性温。归肺经。

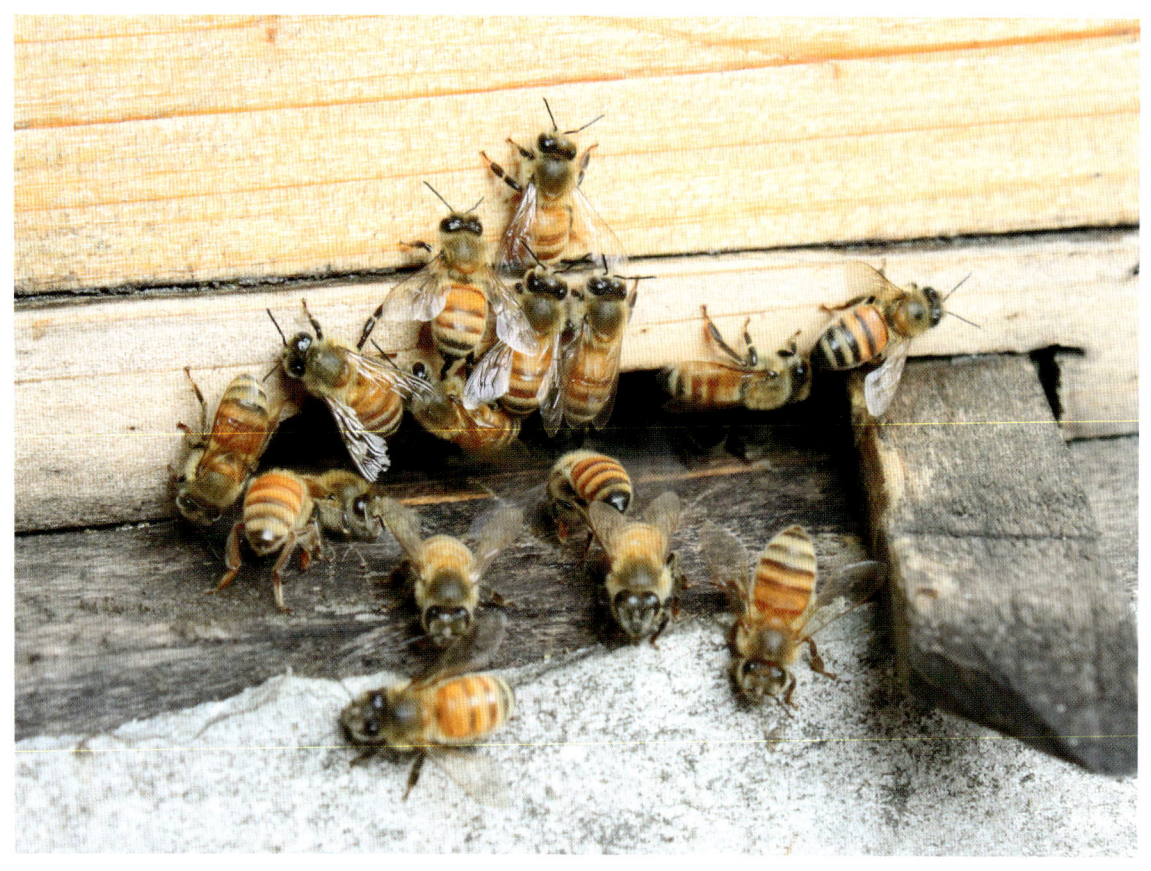

中华蜜蜂

识别特征

有母蜂、工蜂和雄蜂三种。工蜂体形小，体暗黑色，头、胸，背面密生灰黄色的细毛。头略呈三角形，有复眼 1 对，单眼 3 个；触角 1 对，膝状弯曲；口器发达，适于咀嚼及吮吸。胸部 3 节，中胸最大；翅 2 对，膜质透明，后翅中脉分叉。足 3 对，股节、胫节及跗节等处，均有采集花粉的构造。腹部圆锥状，背面黄褐色，1～4 节有黑色环带，末端尖锐，有毒腺和螫针；腹下有蜡板 4 对，内有蜡腺，分泌蜡质。母蜂俗称蜂王，体形最大。雄蜂较小，工蜂稍大，头呈球状，每一群蜂由 1 个母蜂，数百个雄蜂和上万个工蜂所组成。

生境分布

多为养殖，亦有野生。全国各地均有分布。

采收加工

水烫死，去翅、足，晒、烘干。

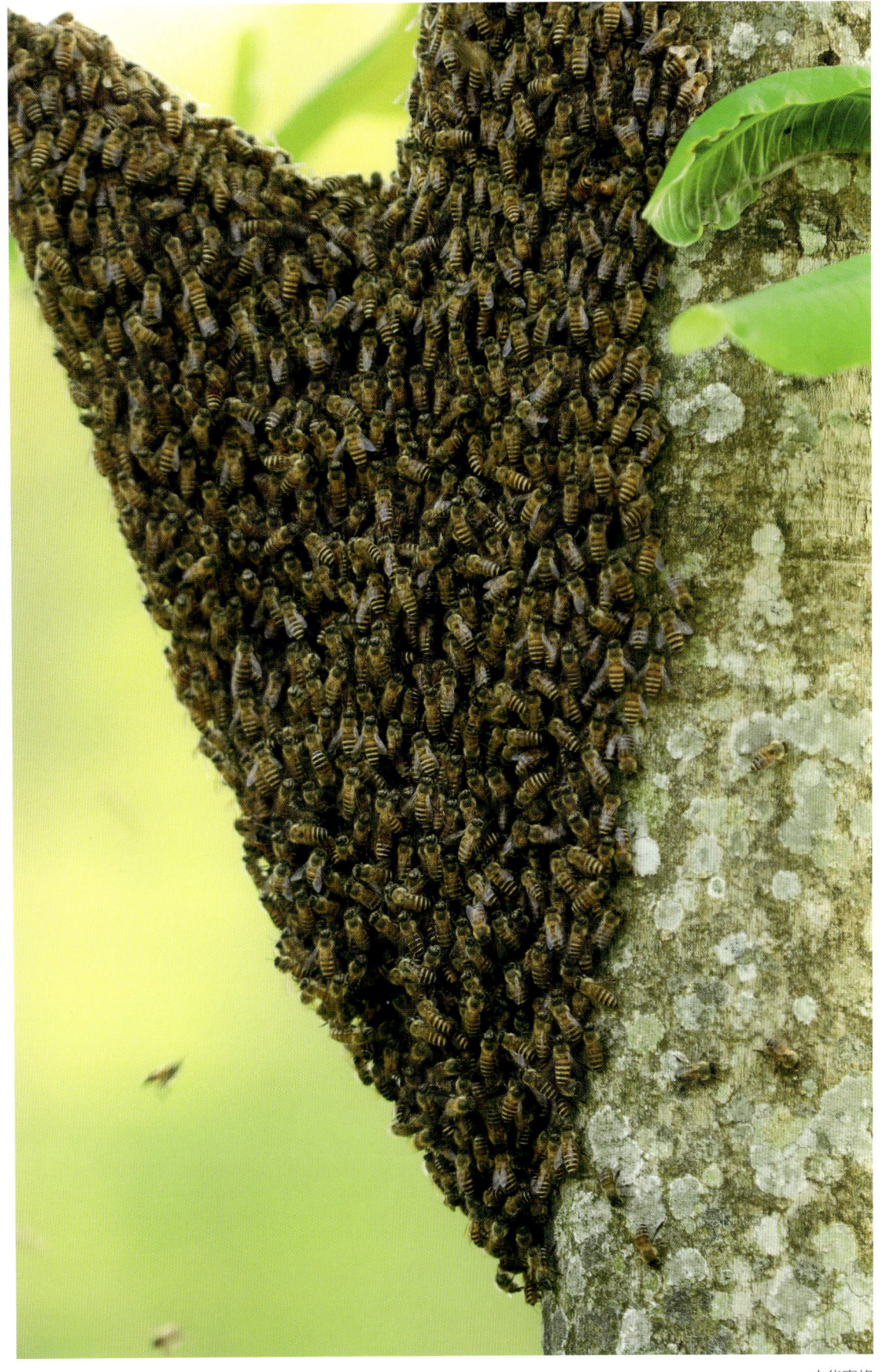

中华蜜蜂

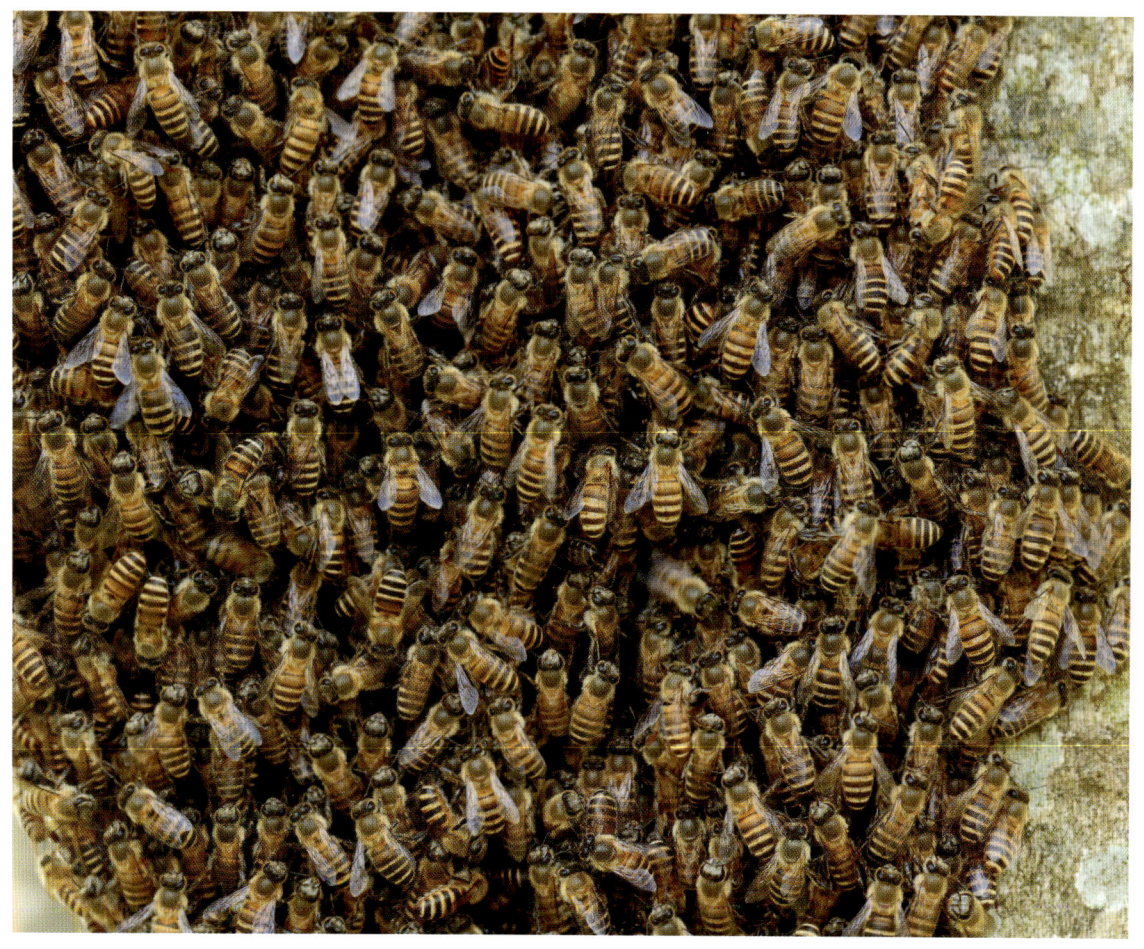

中华蜜蜂

药材鉴别

本品虫体长 20 mm 左右，黑色。复眼 1 对，呈卵形。触角 12 对，上部黄色，雌虫较粗短，翅 2 对，赤褐色，膜质，不透明。足 3 对。腹部第 3 节有两条赤黄色的斑纹。翅和头常缺失。

功效主治

祛风除湿，疗恶疮。主治风湿骨痛，黄水恶疮。

药理作用

本品含有丰富的维生素 C、维生素 E，有抗氧化性，可以清除体内的氧自由基。长期服用有美容养颜，保持皮肤水嫩，改善皮肤光泽的作用，还可以美白祛斑。本品中的低聚糖可以促进肠道益生菌生长，维持肠道微生物平衡。可以润滑肠道，促进胃肠蠕动，促进食物的消化吸收，调节肠道功能菌群失调，可以改善便秘。

▌用法用量

内服：3 ~ 6 g，研末，水冲调服；或入丸剂、膏剂服。外用：涂局部。

▌民族药方

1. **风湿关节痛** 蜜蜂适量。研粉，每次服 3 ~ 6 g。或蜂体 30 ~ 60 g。泡酒服。
2. **黄水疮** 蜂体适量。研末渗之。

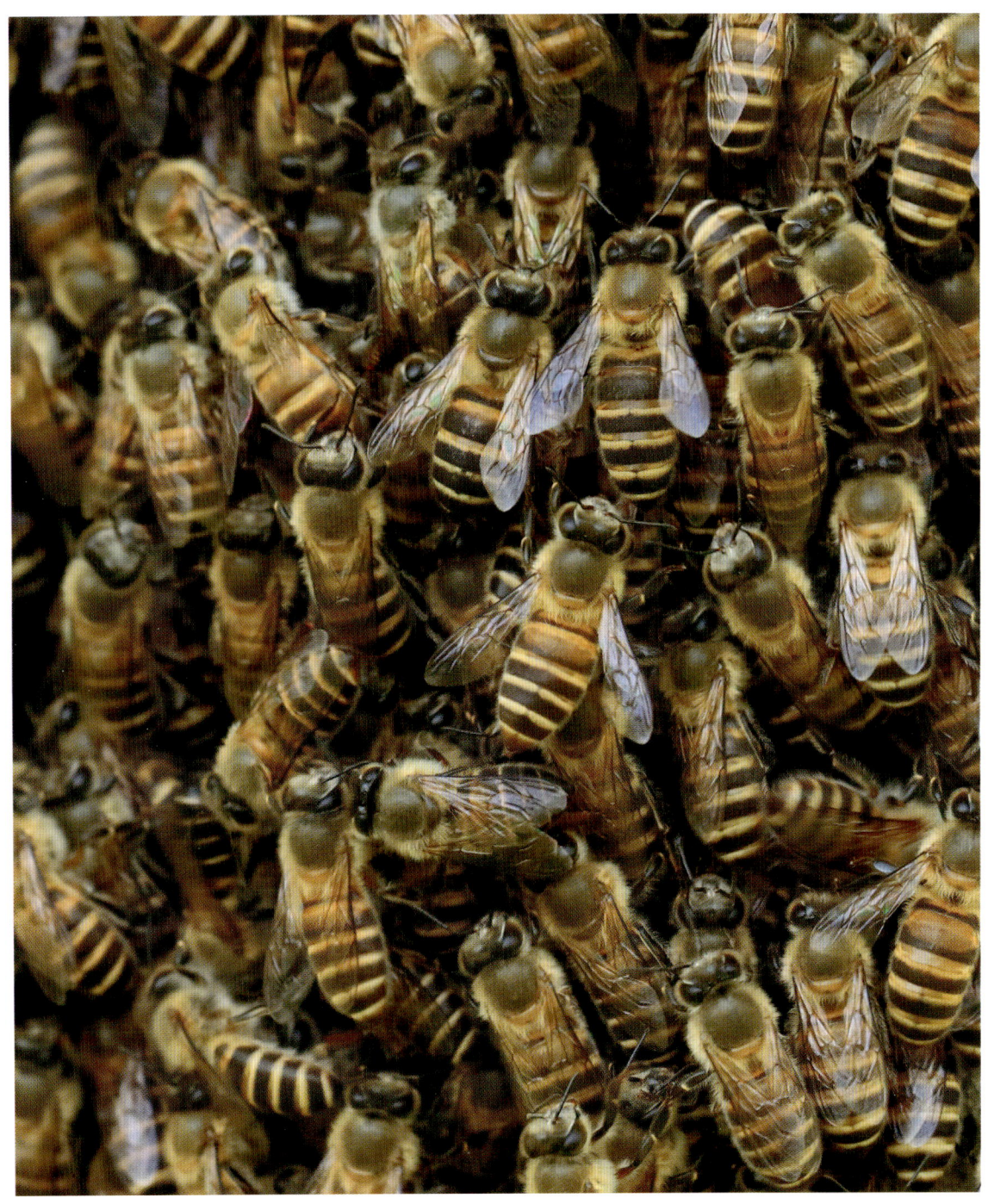

土蜂蜜

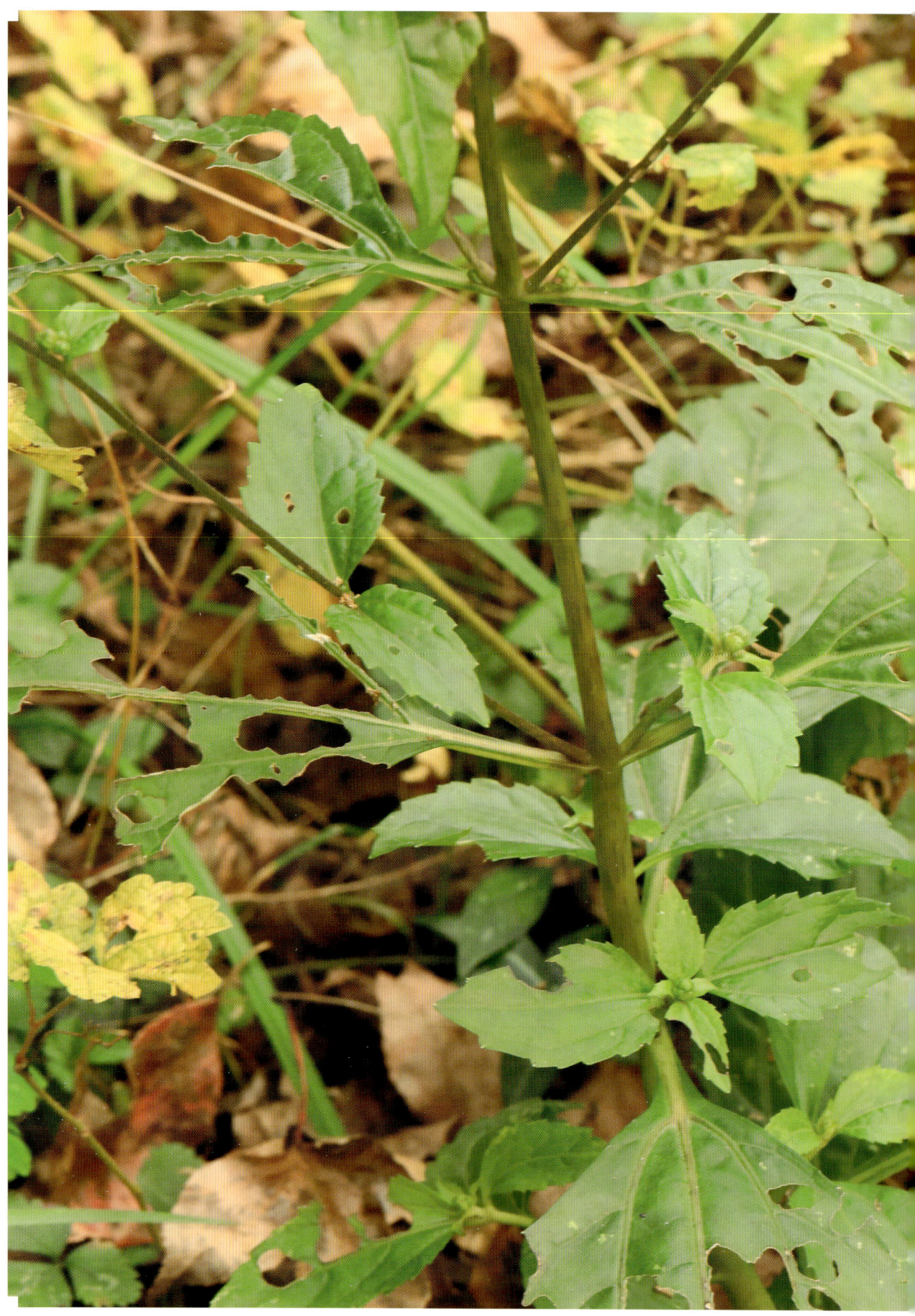

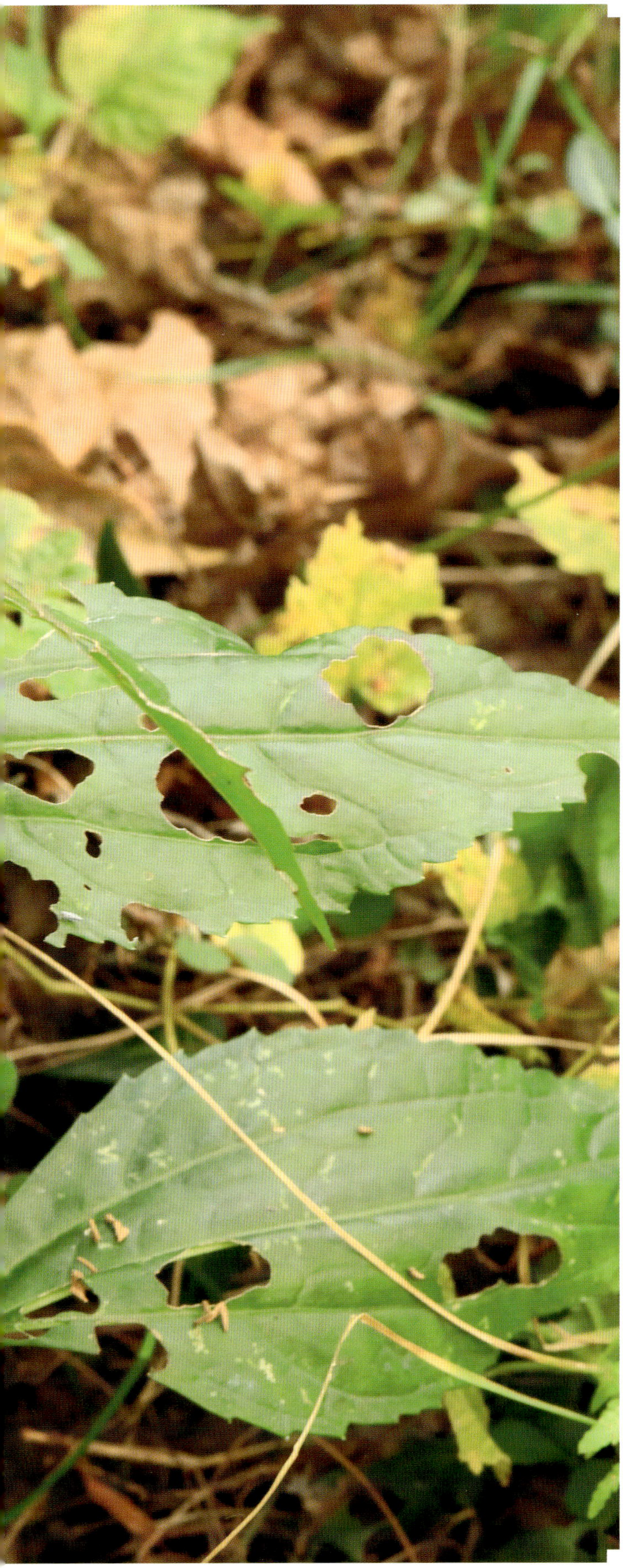

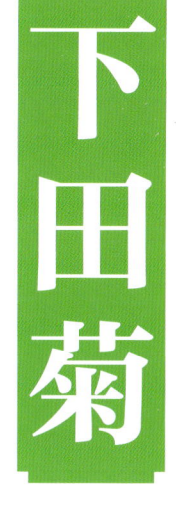

下田菊

【水药名】骂福坝。

【别　名】风气草、汗苏麻、乳痈药。

【来　源】本品为菊科植物下田菊 *Adenostemma lavenia* (L.) O. Kuntze 的全草。

【性味归经】味辛、甘，性微寒。归肺、肝经。

下田菊

识别特征

多年生草本，高 30 ~ 100 cm。茎直立，基部稍有弯曲，着地的节上生根，上部分枝带红色，有细毛，下部光滑。叶对生；基部叶较小，花时凋落；中部叶卵圆形或卵状椭圆形，先端尖锐或圆钝，基部圆楔形或楔形，边缘有圆锯齿或大锯齿，两面疏生短毛。头状花序有梗；总苞半圆形，苞片 2 层，狭椭圆形，先端圆钝，基部稍有联合；管状花，上部钟形，5 齿裂，花柱分支伸出。瘦果倒椭圆形，上部圆钝，下部窄狭，全体具腺点或细瘤；冠毛 4 枚，基部联合成环。花期 9—10 月。

生境分布

生长于水边或低湿地。全国各地均有分布。

采收加工

夏、秋二季采收，洗净晒干。

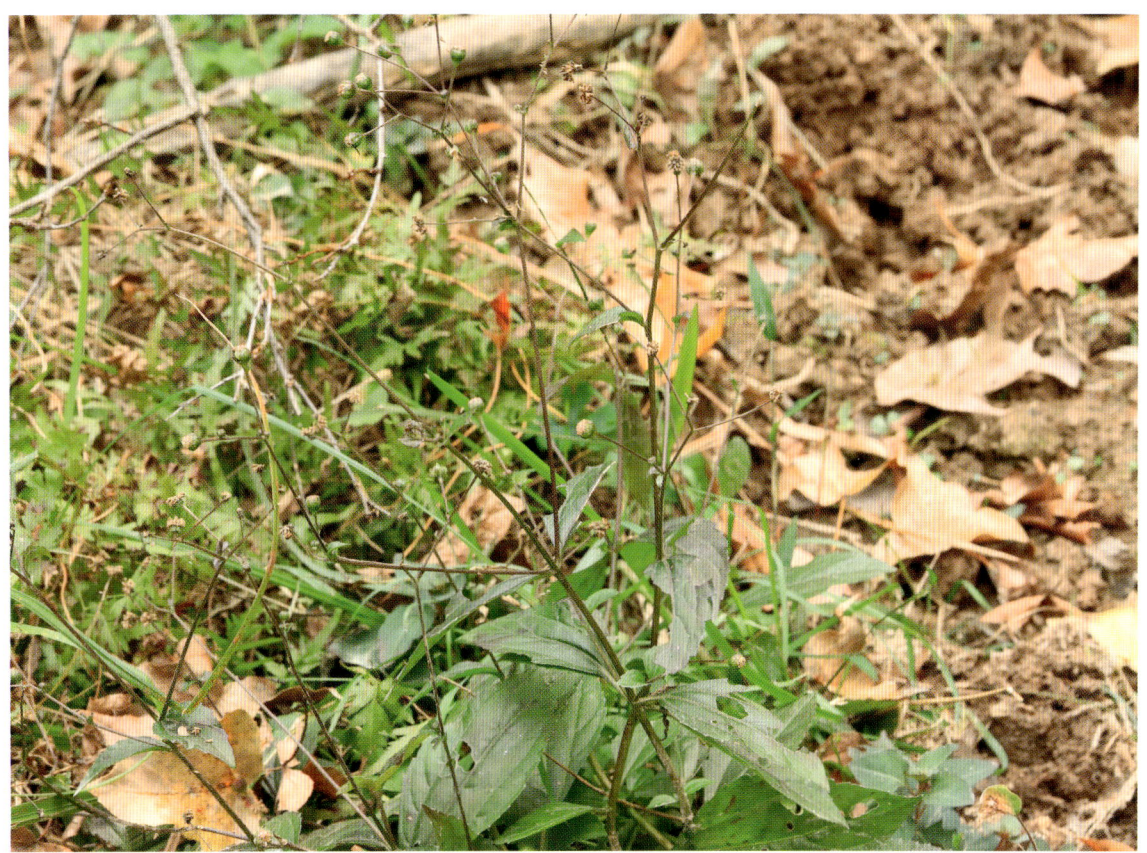

下田菊

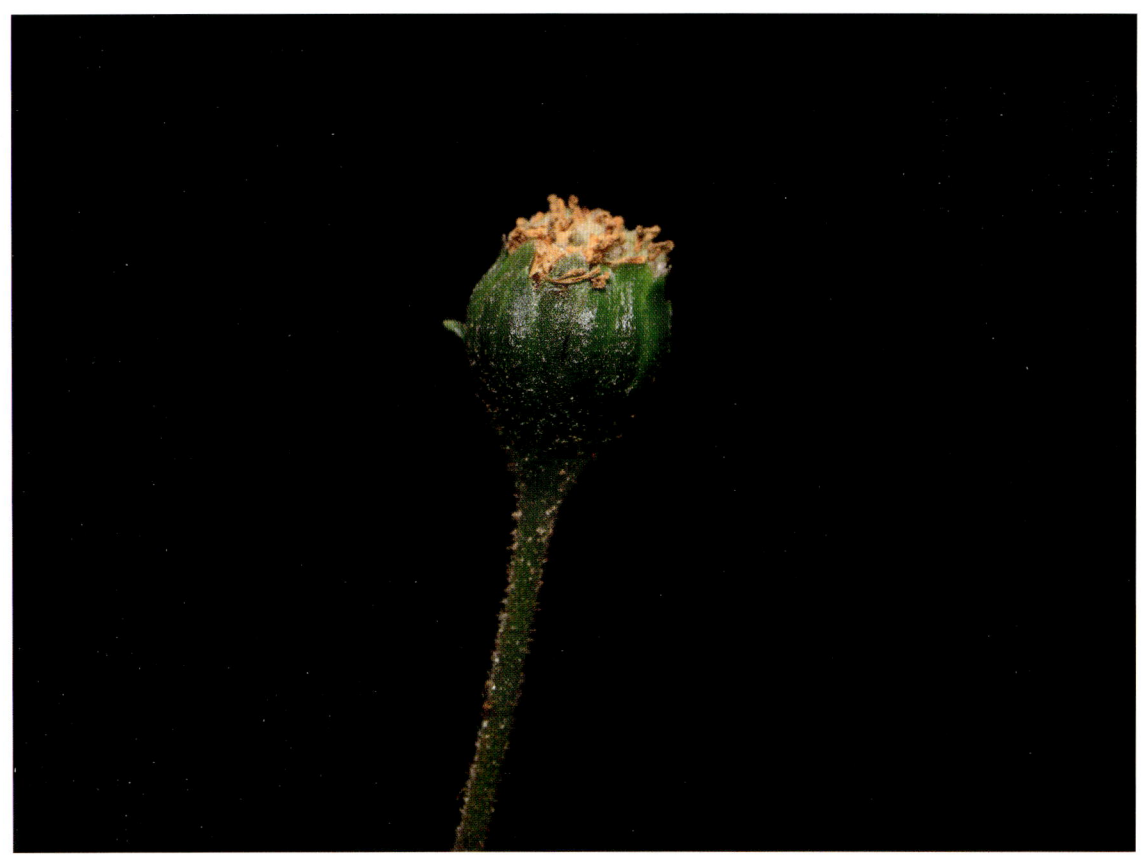

下田菊

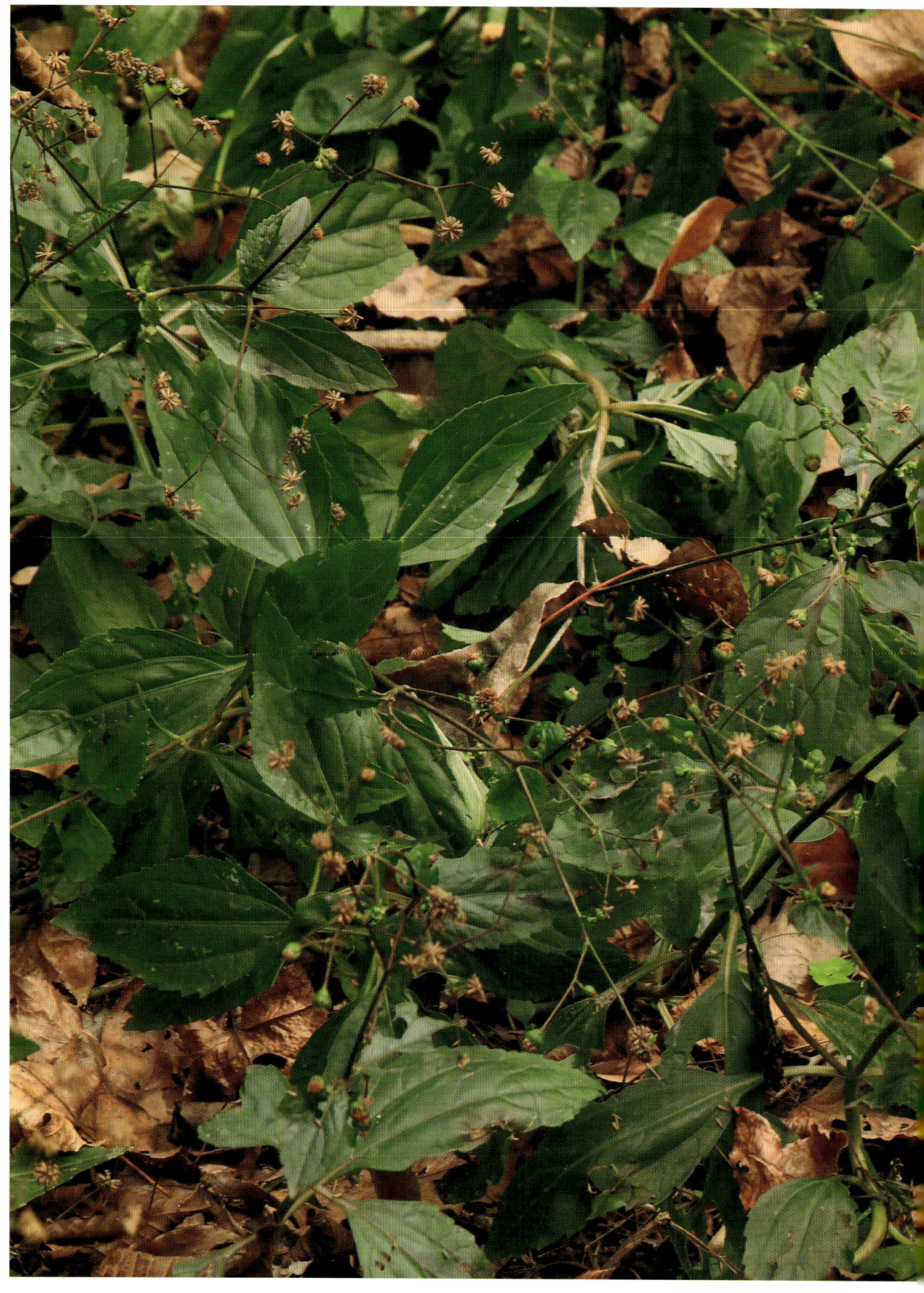

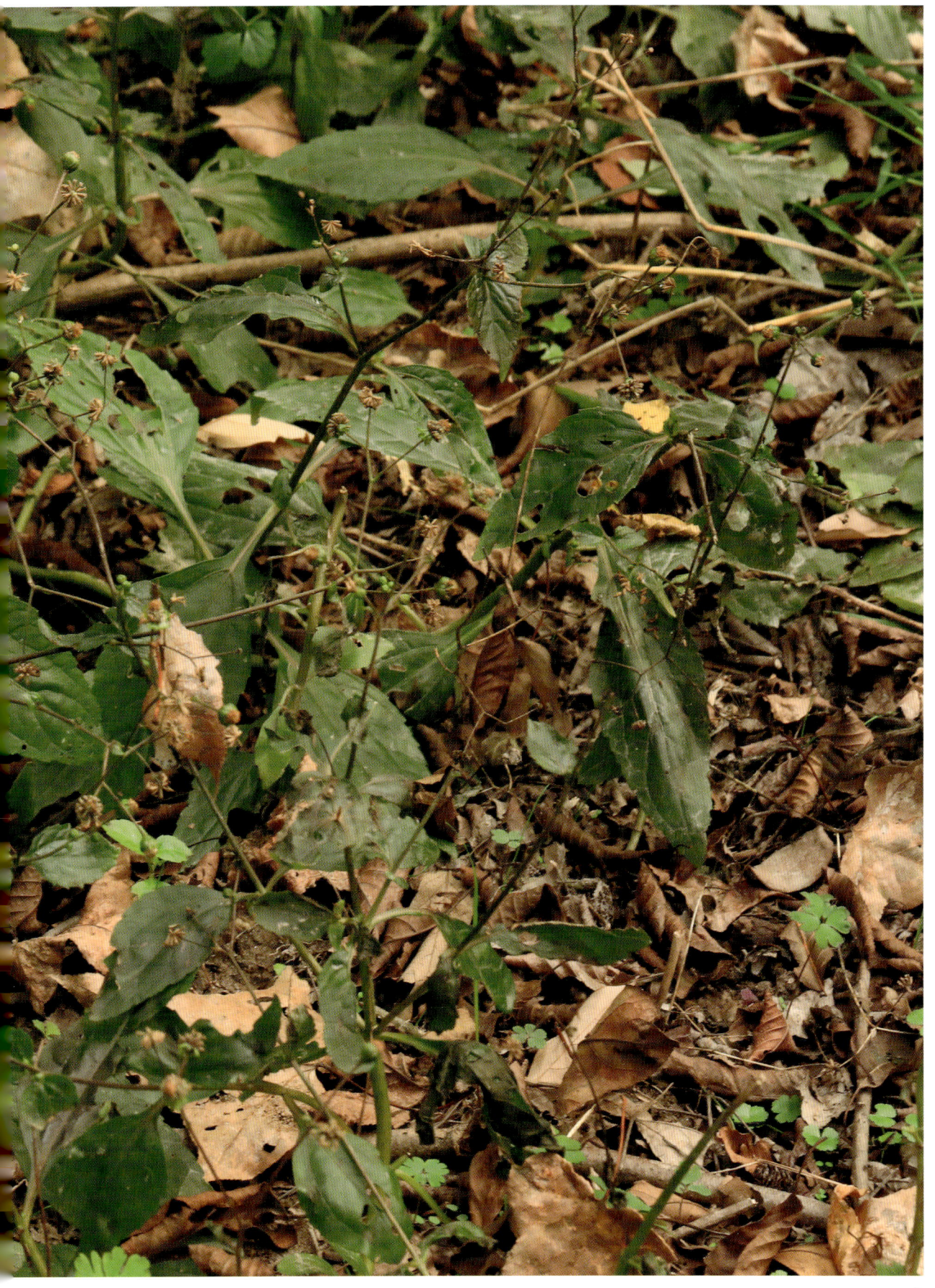

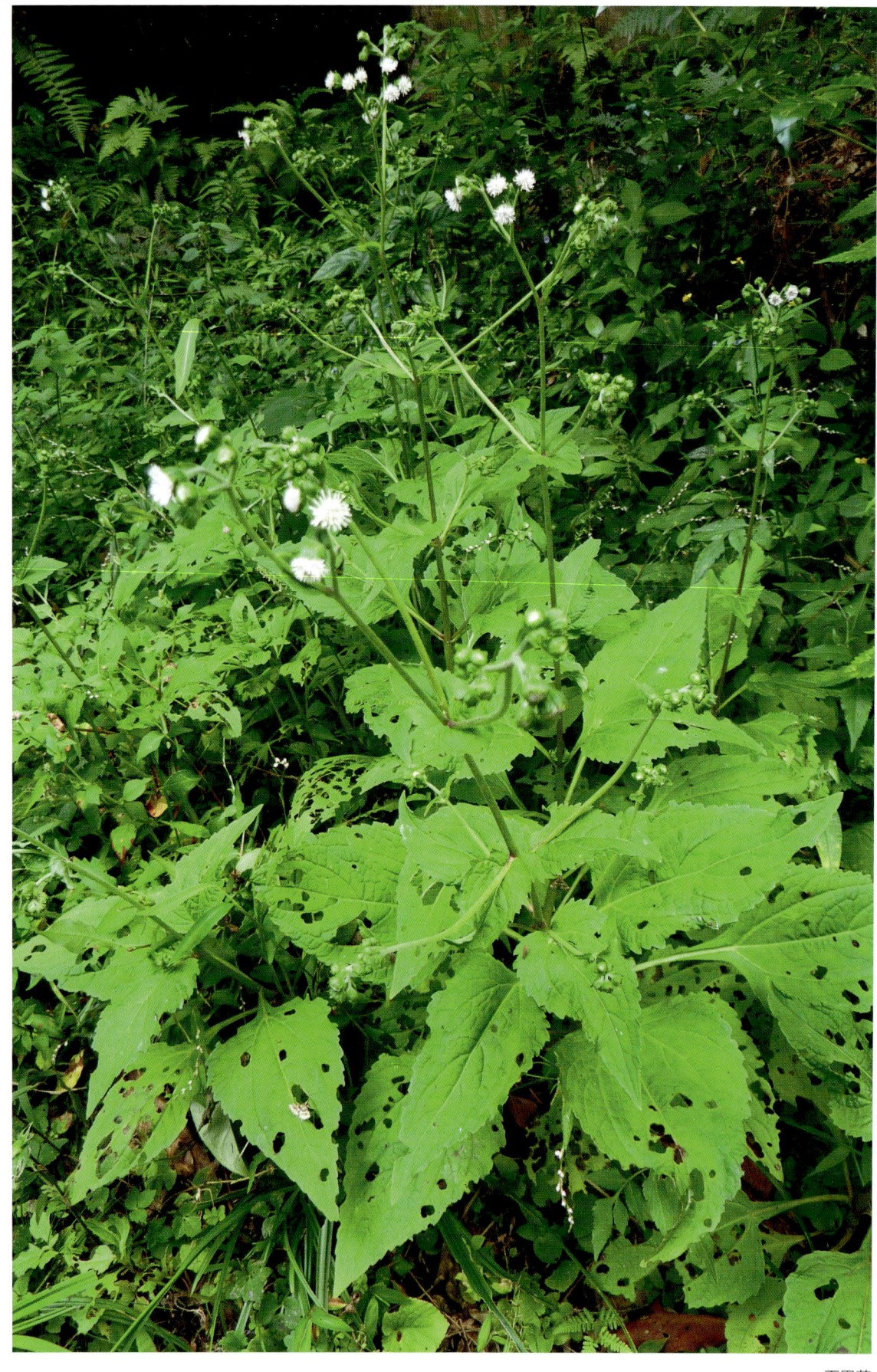

下田菊

药材鉴别

本品长 30 ~ 100 cm，茎粗壮，具纵棱及沟槽，棕褐色。质松脆，断面不整齐，黄白色。叶皱曲或破碎，完整者平展后为阔卵形或椭状披针形，长 4 ~ 15 cm，边缘具粗锯齿，两面均疏被短柔毛；绿色。头状花序顶生，排成疏松的伞房状圆锥花序，花小，白色或黄色。瘦果黑色。气微，味苦。以叶多、完整、带花序者为佳。

功效主治

除风湿，解表。主治风湿骨节疼痛，外感，牙痛，乳痈，传染性肝炎，蛇虫咬伤。

用法用量

内服：10 ~ 30 g，煎汤。或研末，入丸、散服。外用：捣敷或煎水洗。

民族药方

1. 急性传染性肝炎　下田菊 15 g，鬼针草 15 g。水煎服。

2. 感冒高热　下田菊 15 ~ 25 g。水煎服。

3. 外感　下田菊 9 g，白花前胡 9 g，生姜 9 g。水煎服。

4. 风湿骨节痛　下田菊 120 g。泡酒 500 mL，早、晚各服 30 mL。

5. 肺痈吐脓血、久而不愈　下田菊 75 g，巴豆根 10 g。半酒水炖肉服。

6. 肋膜炎　下田菊 75 ~ 150 g。煮酒服。或半酒水炖公鸡服。

7. 肺炎，咳嗽，肝炎，小儿发热　下田菊全草 40 g。煎水服。

8. 肝硬化　下田菊 200 ~ 300 g。煎水炖猪瘦肉服。

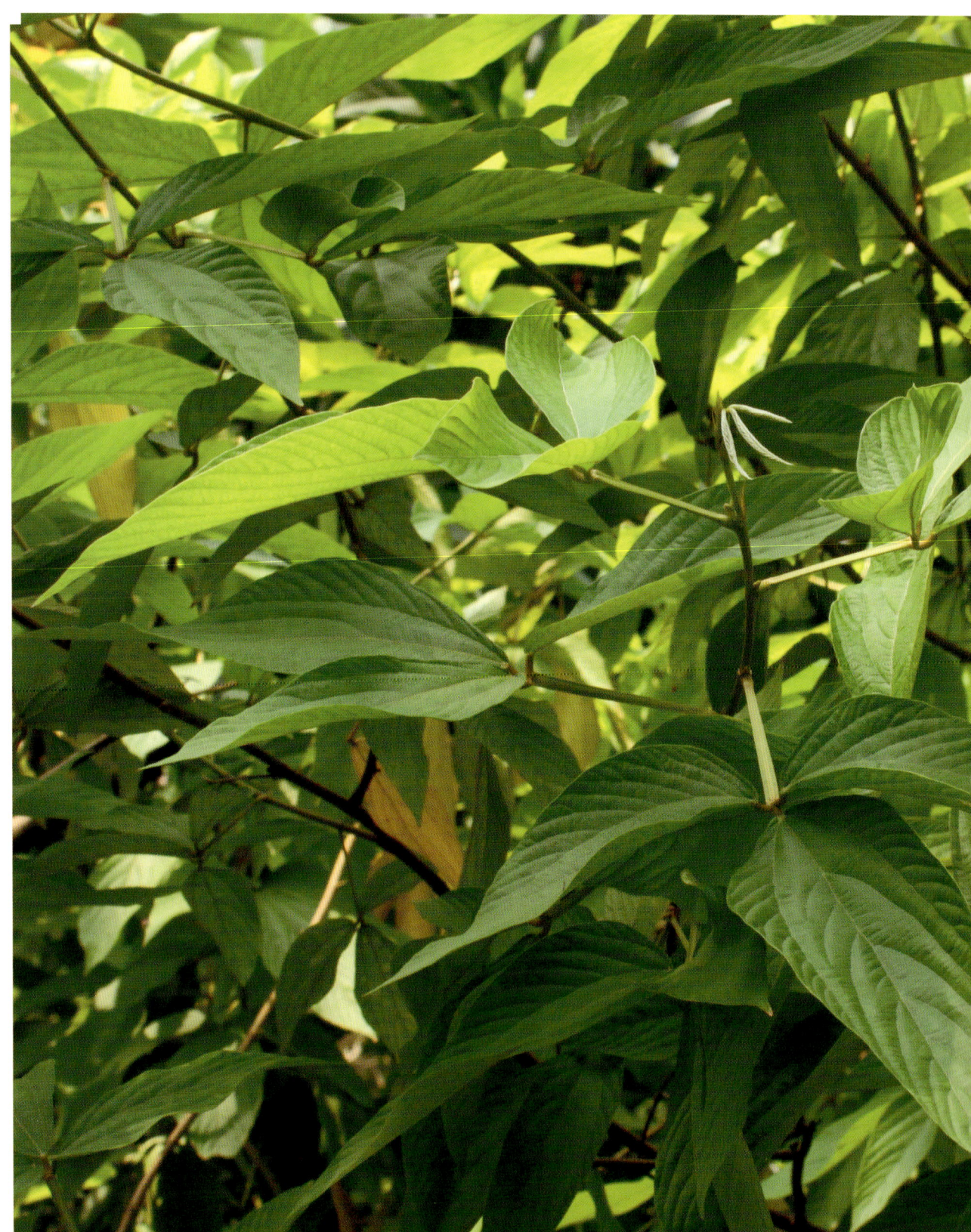

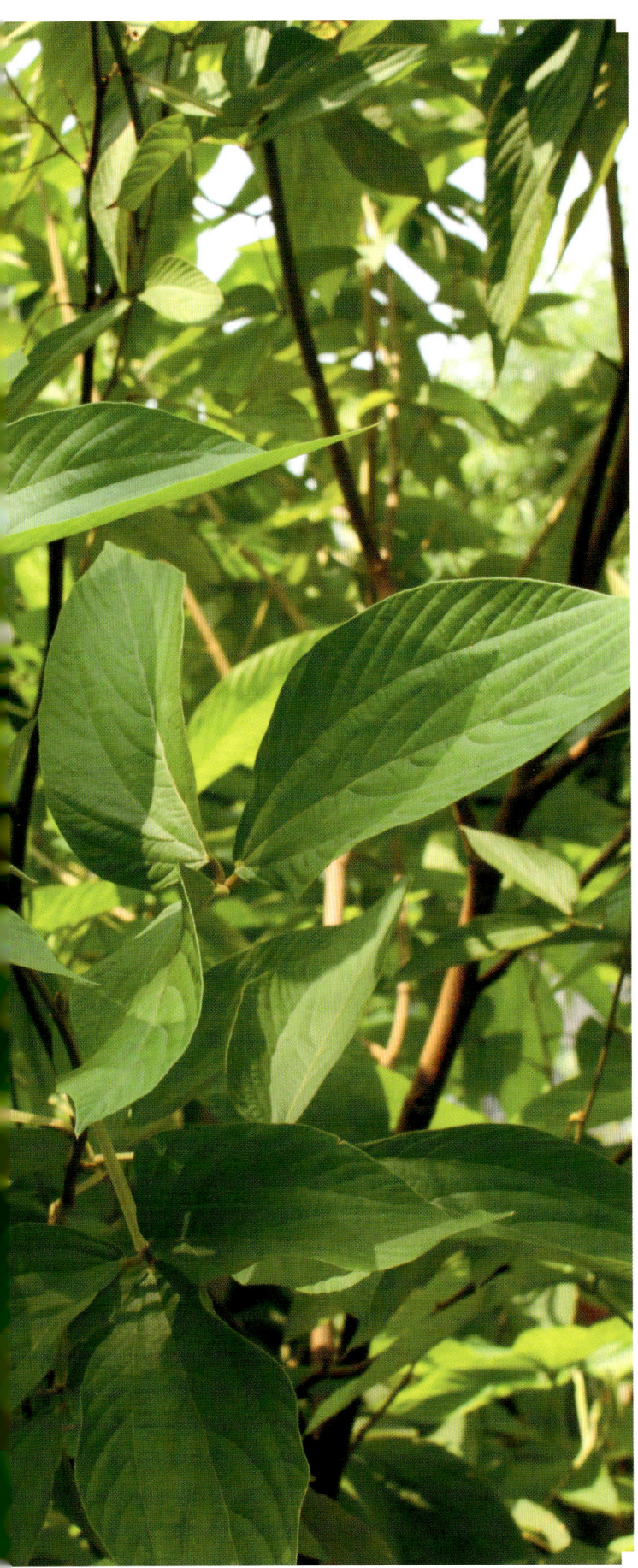

大叶千斤拔

【水药名】梅娃宁。

【别　名】血人参、天根不倒、千斤红、假乌豆草、皱面树。

【来　源】本品为豆科植物大叶千斤拔 Moghania macrophylla (Wiild.) Kuntze ex Merr. 的根。

【性味归经】味甘，性温。归肝、肾、脾经。

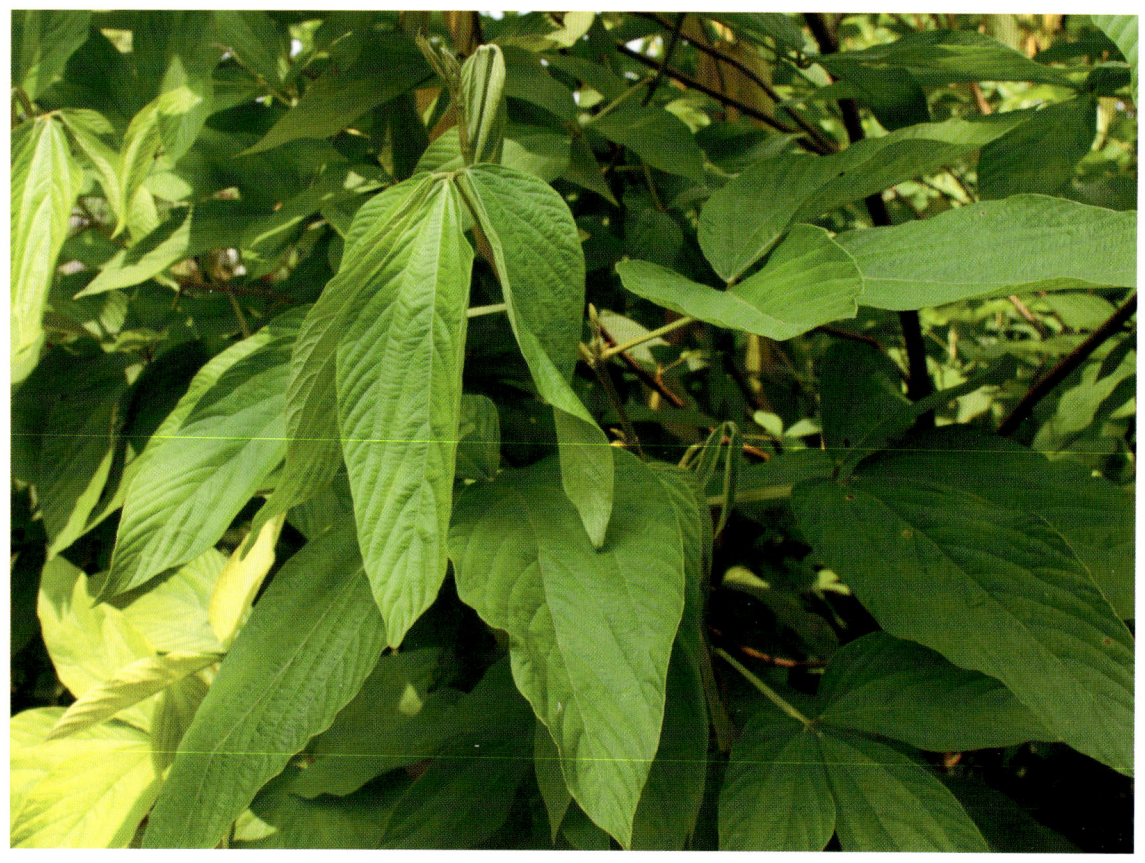

大叶千斤拔

识别特征

直立半灌木，高 1 ~ 3 m，嫩枝密生黄色短柔毛。3 小叶，顶生小叶宽披针形，长 6 ~ 20 cm，宽 2.5 ~ 9 cm，先端尖，基部圆楔形，上面几无毛，下面叶脉有黄色柔毛，基出脉 3 条，侧出小叶较小，偏斜，基出脉 2 条，叶柄有狭翅，有短柔毛。总状花序腋生，花多而密，序轴及花梗均密生淡黄色短柔毛；花冠紫红色。荚果椭圆形，褐色，有短毛。种子 1 ~ 2 粒，球形，黑色。花期 7—9 月。

生境分布

生长于空旷草地或灌丛中。分布云南、四川、贵州、广东、广西、江西、福建等省区。

采收加工

8—9 月采根，晒干。

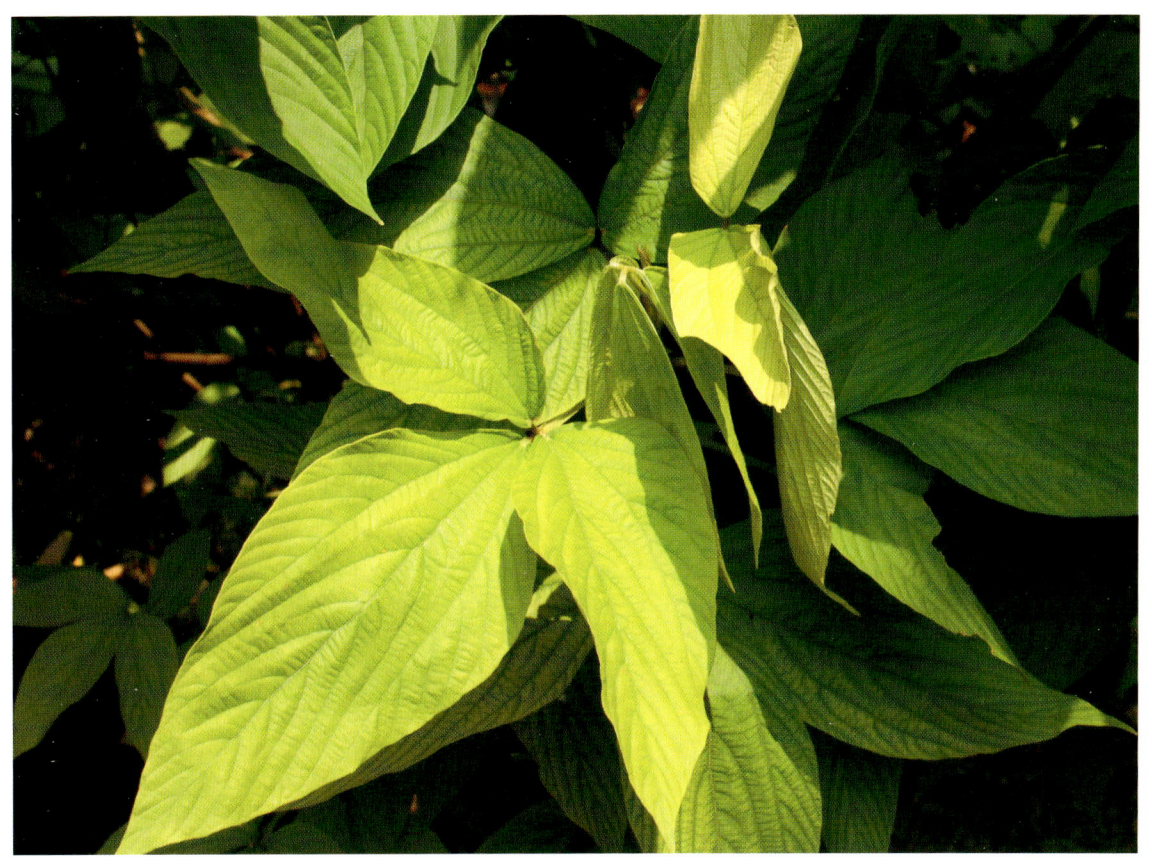

大叶千斤拔

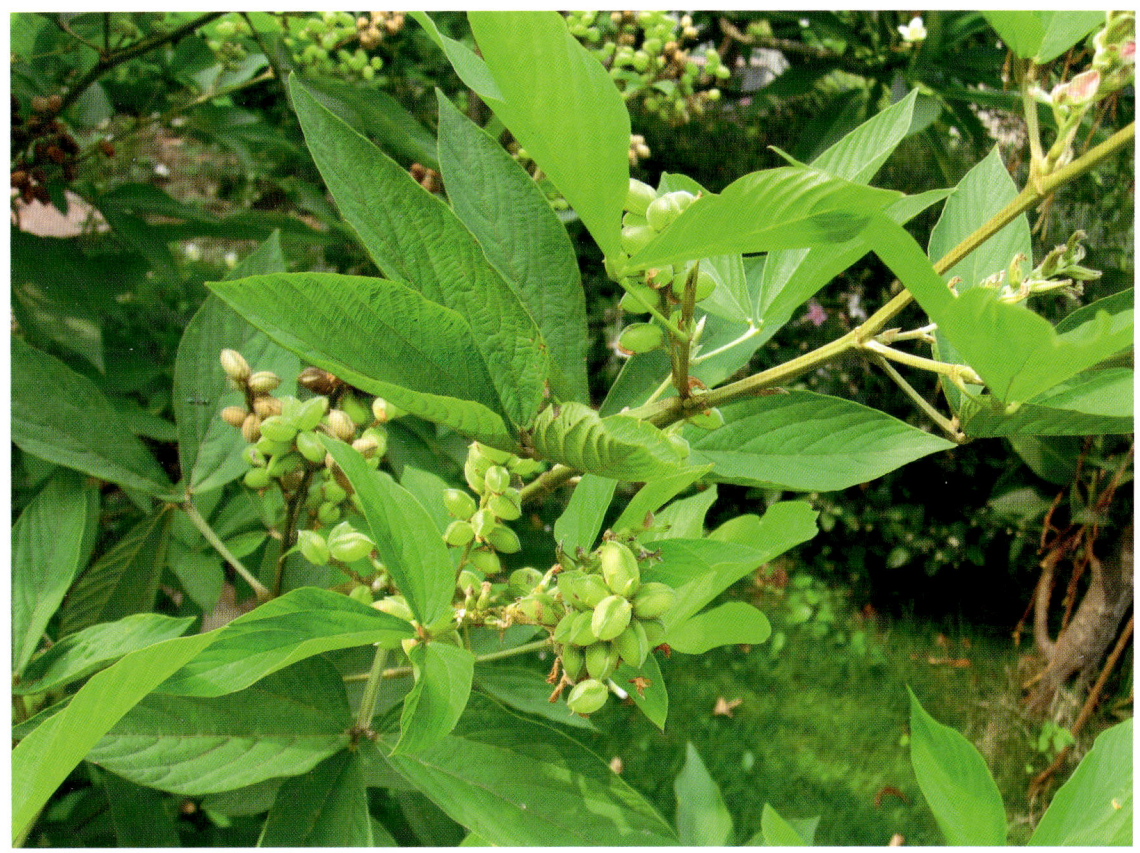

大叶千斤拔

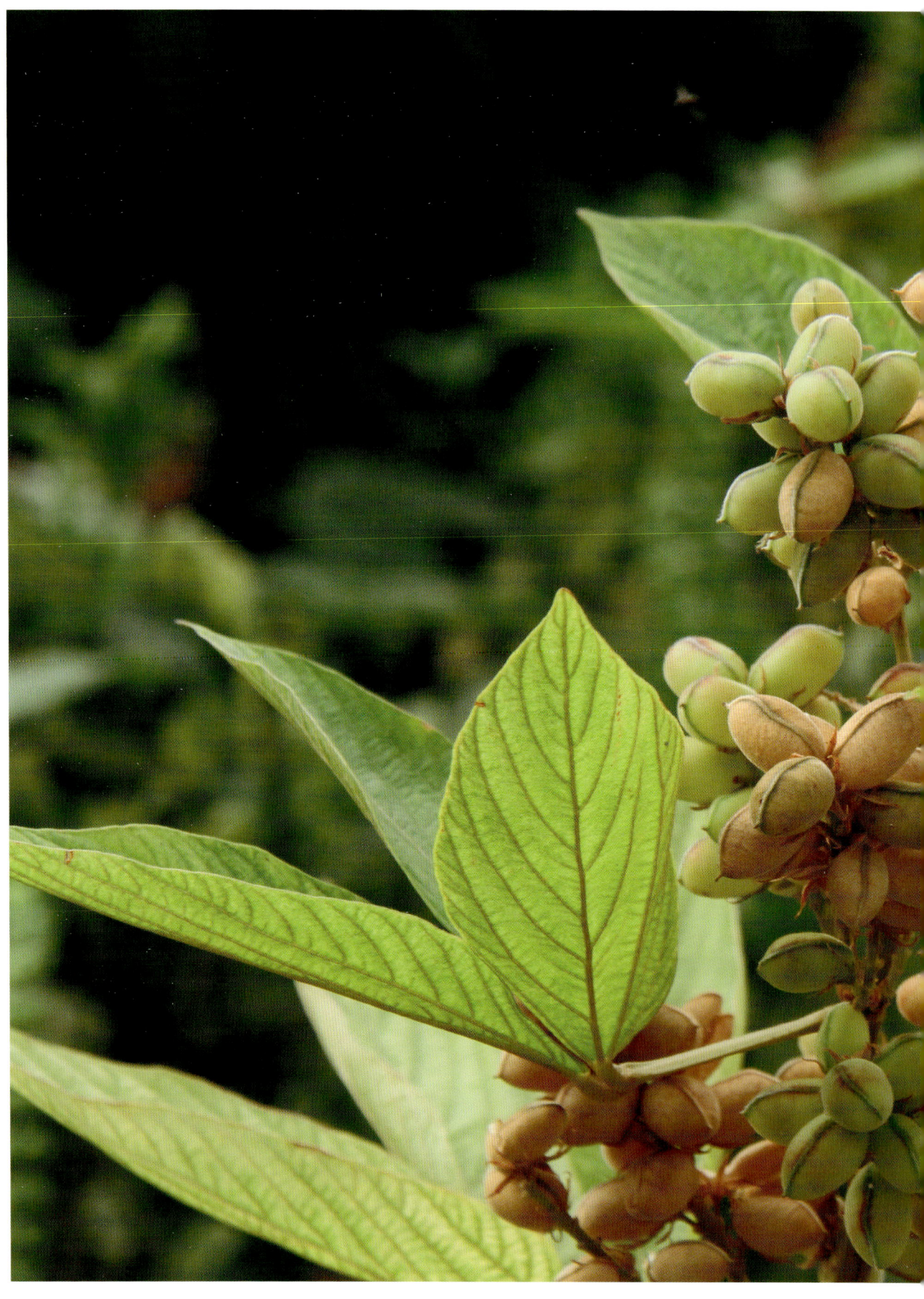

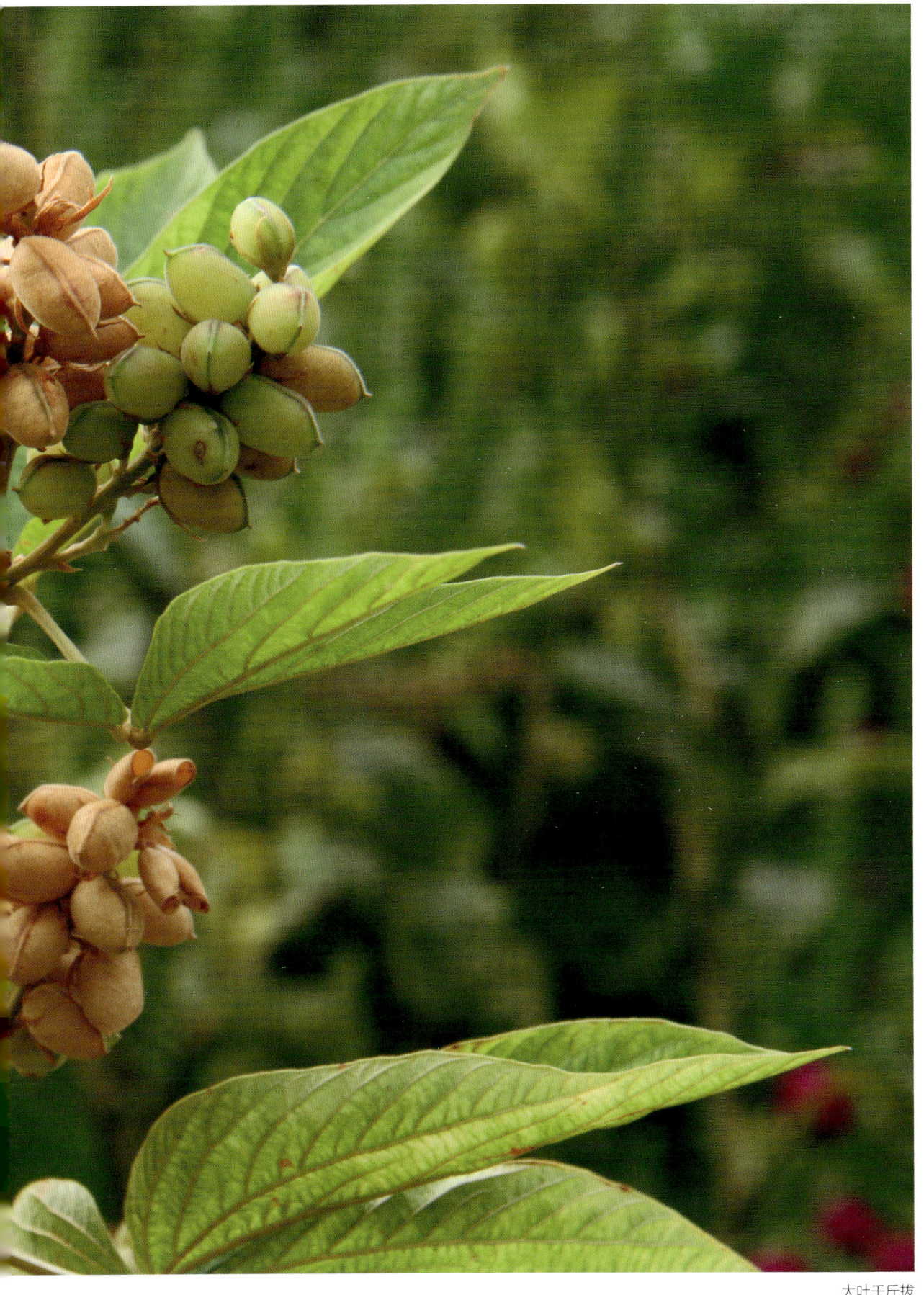

大叶千斤拔

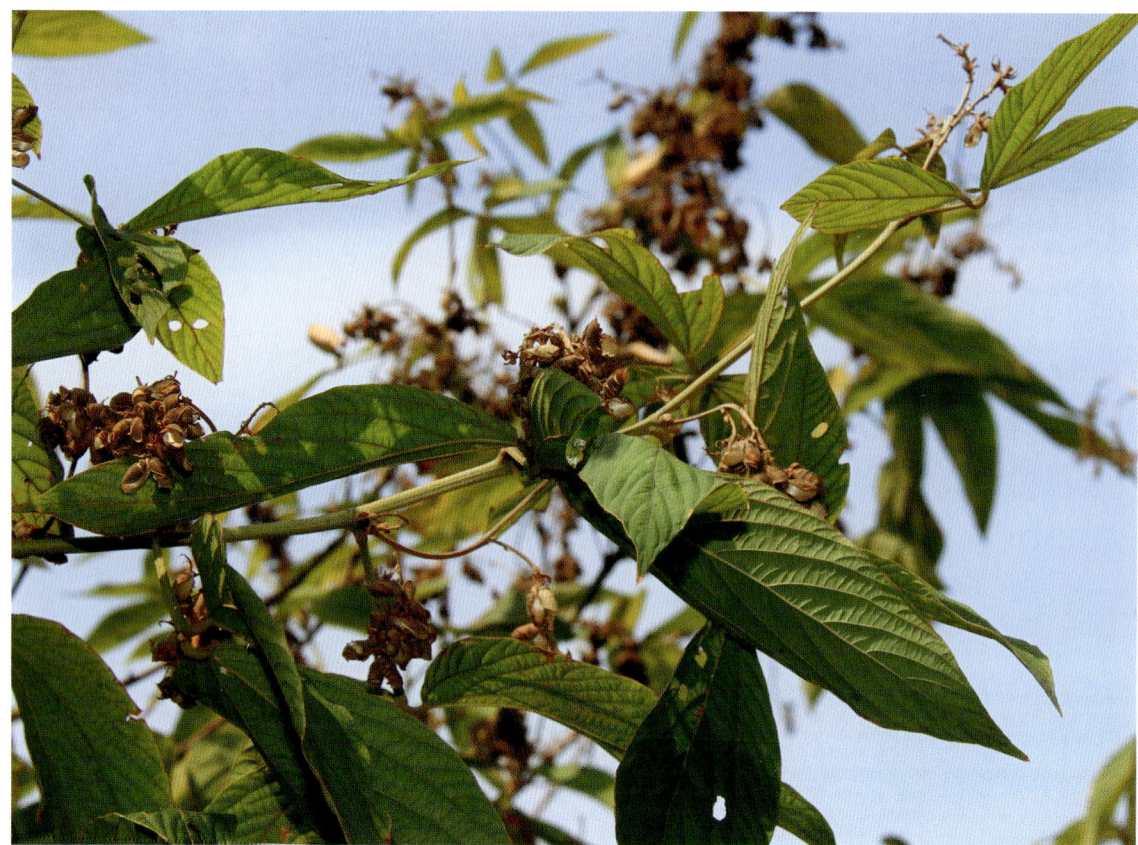

大叶千斤拔

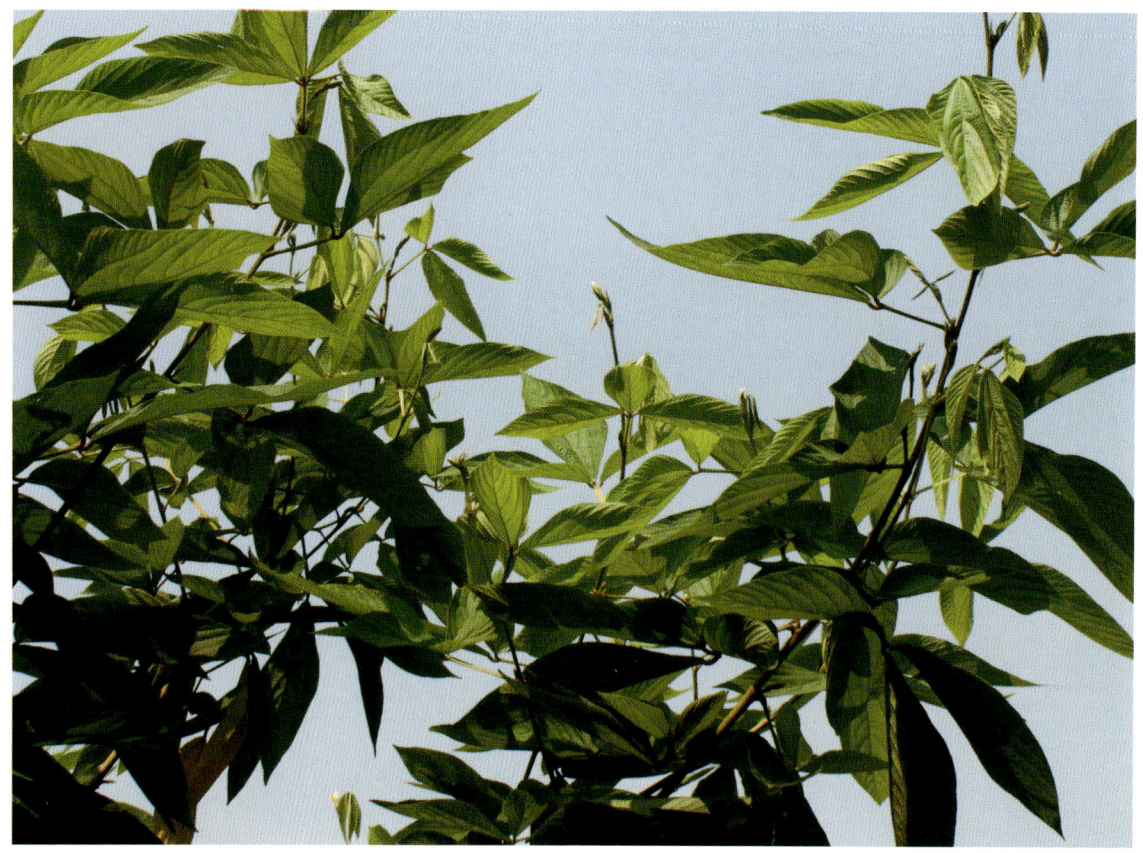

大叶千斤拔

▍药材鉴别

　　本品干燥根呈圆锥形，长 15 ～ 30 cm，根头部较膨大，根较粗壮，多有分枝，表面深红棕色，有明显皮孔，皮部易剥落，香气较浓厚。商品多切成长 3 ～ 7 cm 的斜片状。质坚硬，断面白色，粉性，呈菊花心。

▍功效主治

　　祛风湿，活血脉，强筋骨。主治风湿骨痛，腰肌劳损，偏瘫，阳痿。

▍药理作用

　　抗血栓作用：给大鼠连续灌服本品提取物（12 g/kg 或 30 g/kg，连用 7 日），测定血液流变学相应指标，表明对大鼠血栓形成具有较好的预防和治疗作用。

▍用法用量

　　内服：30 ～ 60 g，煎汤；或浸酒服。

▍民族药方

　　1. 肾虚阳痿　大叶千斤拔 60 g。泡酒服。

　　2. 腰肌劳损，偏瘫痹痿　大叶千斤拔 30 g。水煎服。

　　3. 风湿性关节炎　大叶千斤拔 30 g，两面针 9 g。水煎服。

　　4. 慢性腰腿痛　大叶千斤拔、龙须藤、杜仲各 15g。水煎服。

　　5. 阳痿　大叶千斤拔根 15 g。泡酒服。

　　6. 外伤出血　大叶千斤拔根适量。研末撒布患处。

　　7. 骨折　大叶千斤拔鲜根适量。捣烂敷于患处。

　　8. 跌打损伤　大叶千斤拔 30 g，大罗伞 30 g，九节茶 30 g。水煎服。

　　9. 气虚脚肿　大叶千斤拔 30 g，黄芪 30 g，川木瓜 15 g，牛膝 15 g。煎水冲酒服。

　　10. 慢性气管炎　大叶千斤拔 30 g，紫苏子 15 g，白芥子 10 g，莱菔子 12 g。水煎服。

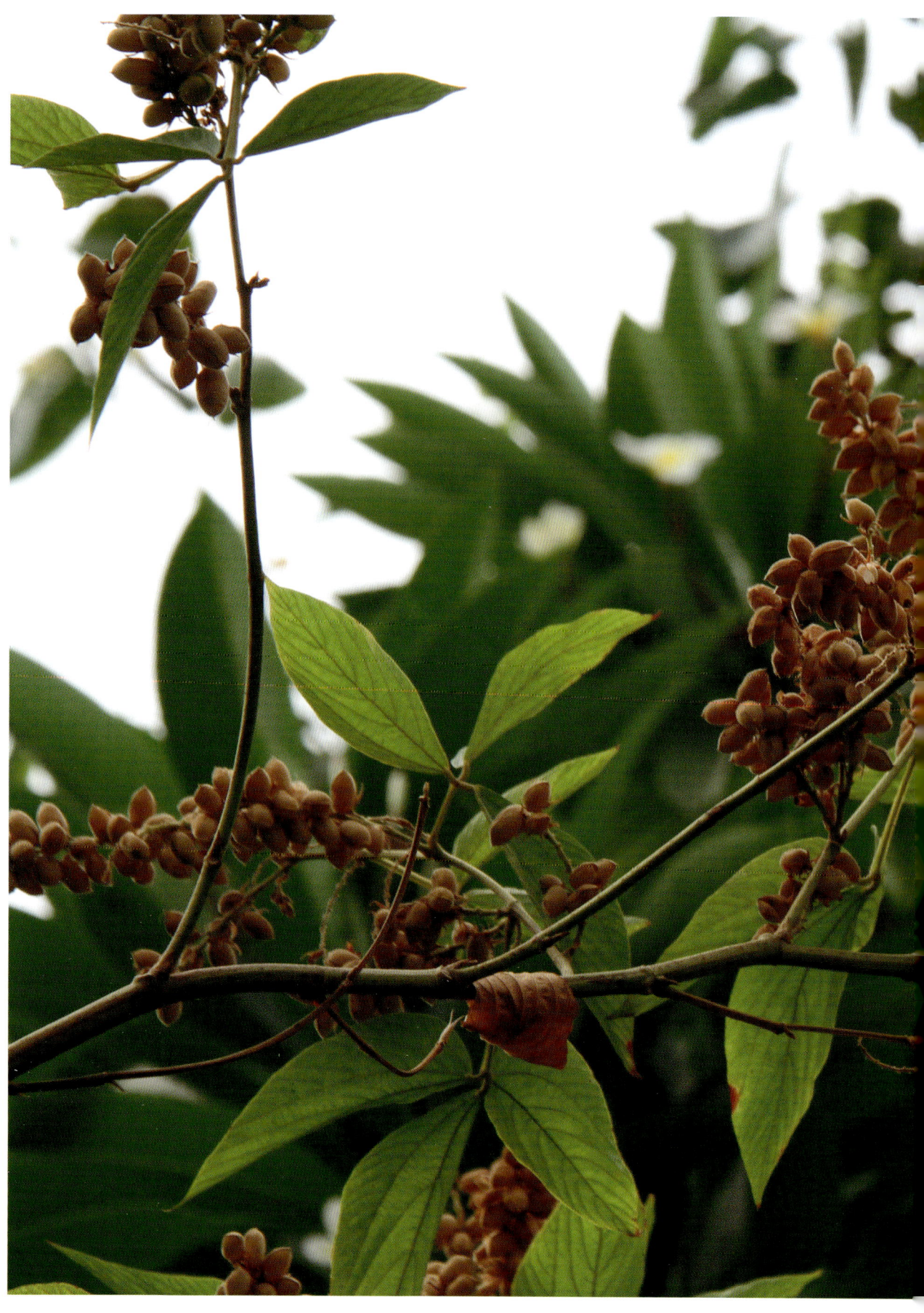

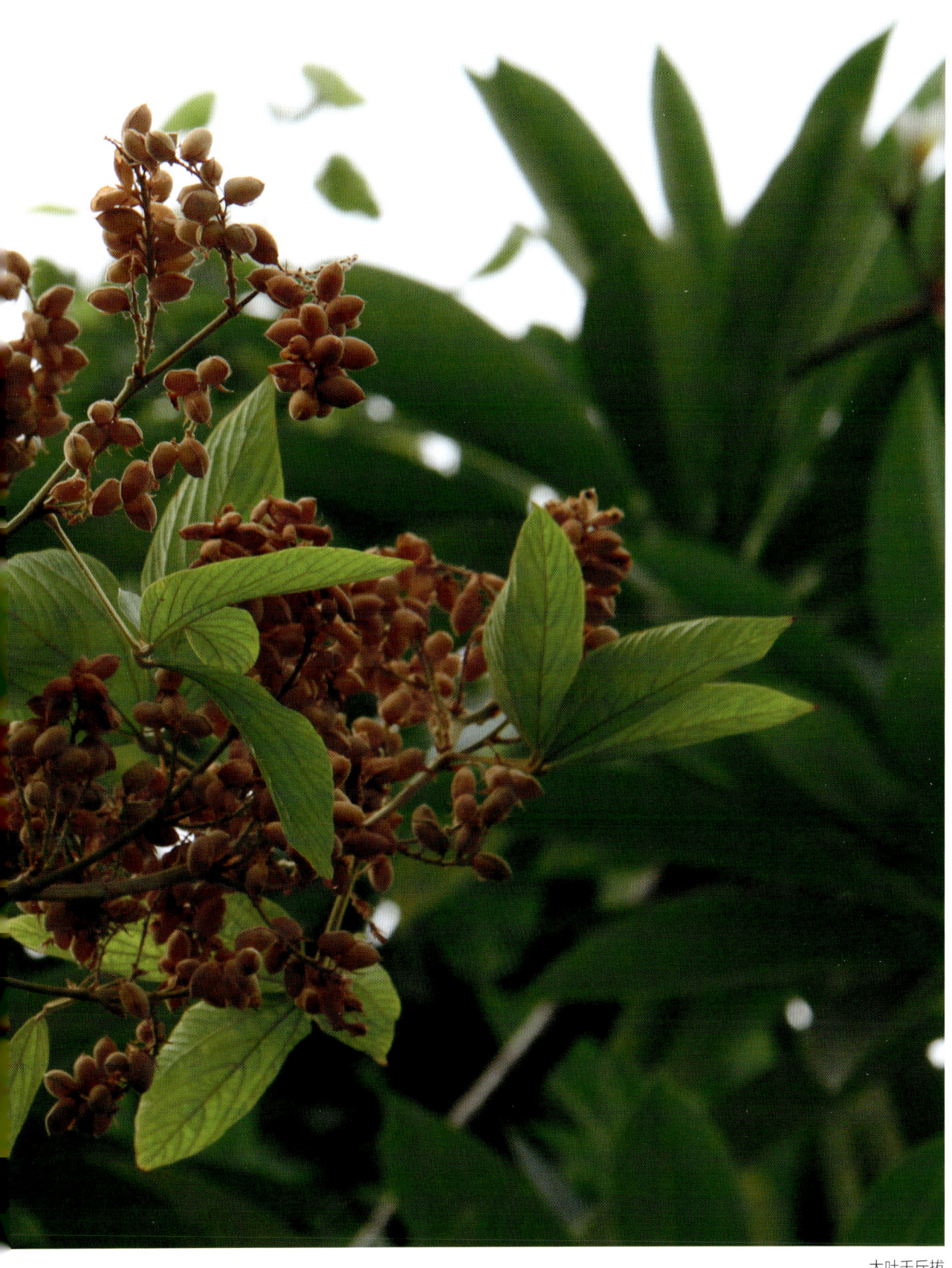

大叶千斤拔

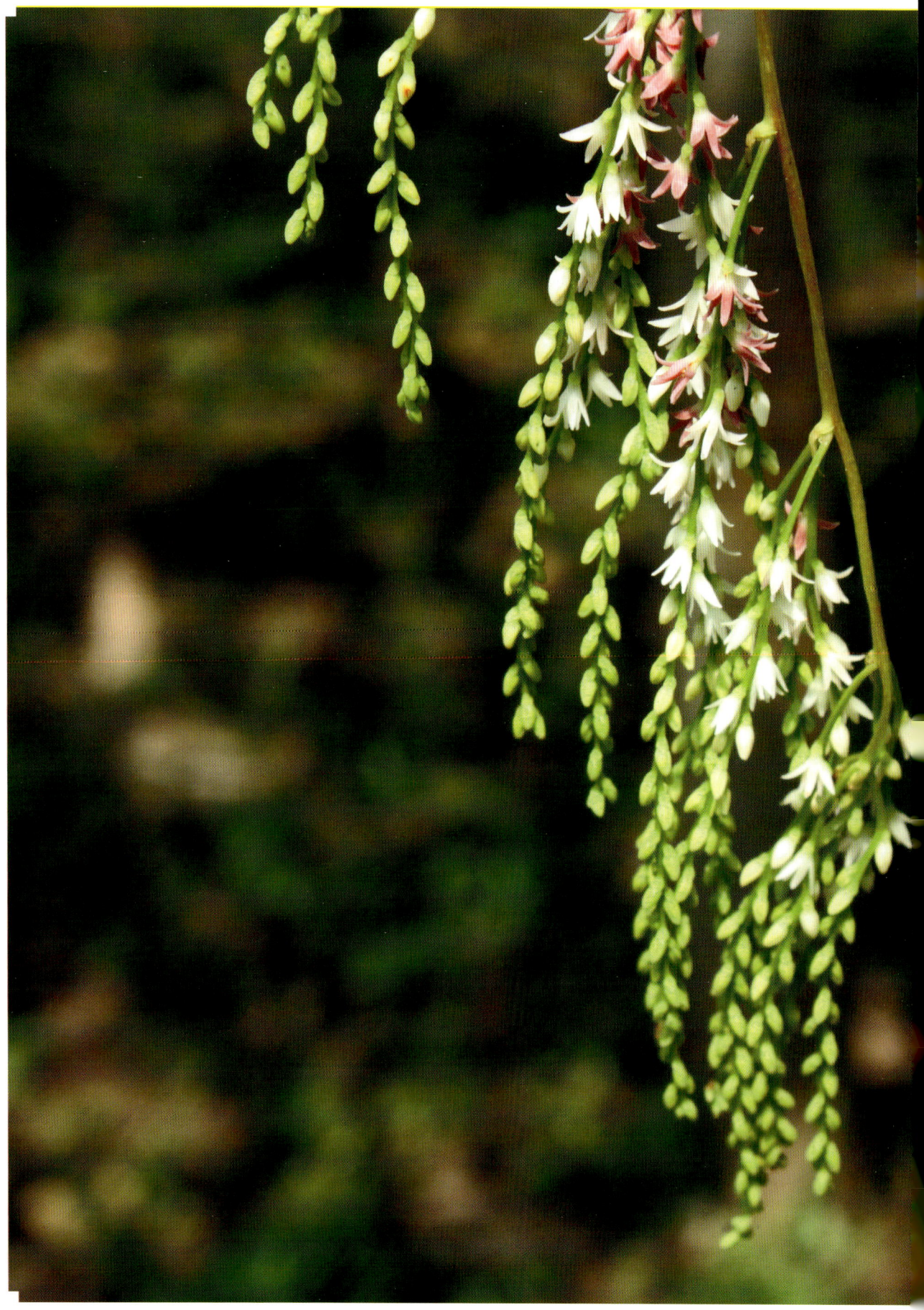

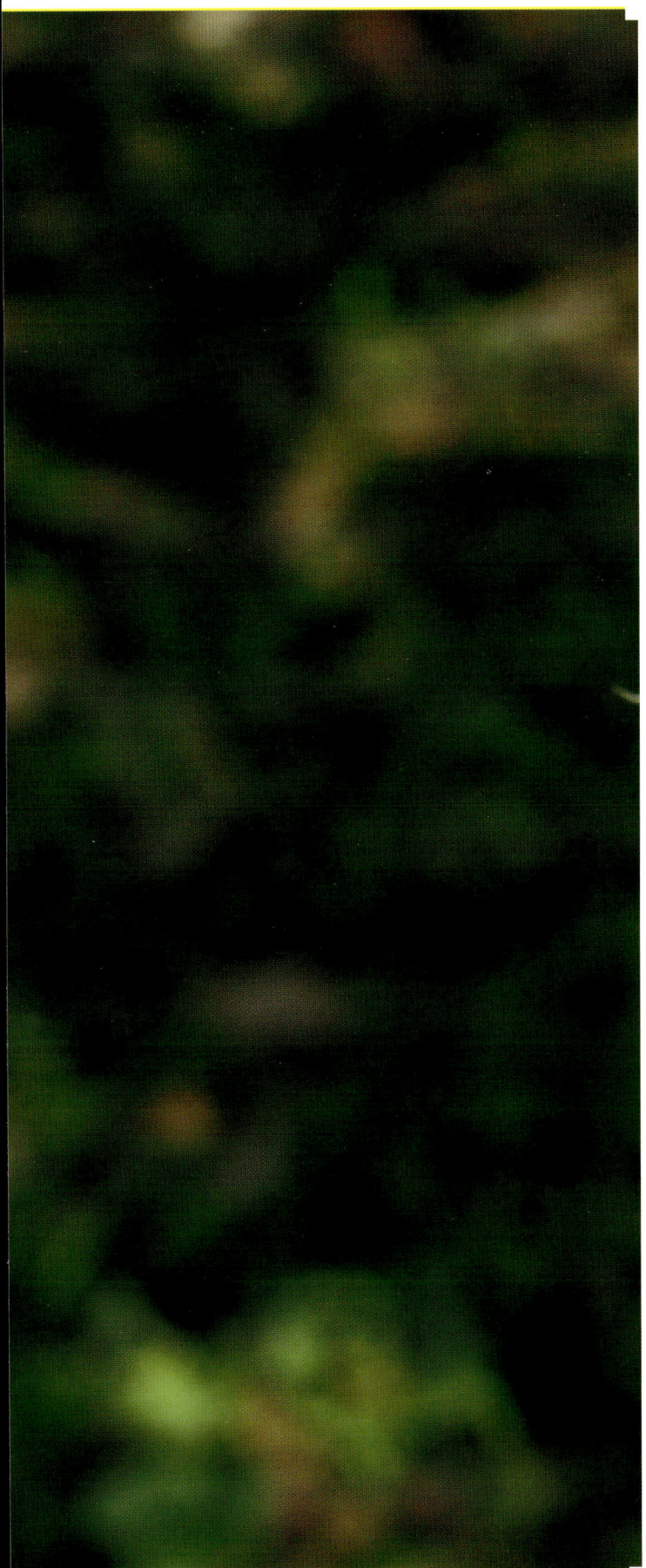

大叶朱砂莲

【水药名】干令福。

【别　名】薯良、山猪薯、朱砂连、金花果、红孩儿。

【来　源】本品为薯蓣科植物薯莨 *Dioscorea cirrhosa* Lour. 的块茎。

【性味归经】味涩、苦、酸，性平。归肝、大肠经。

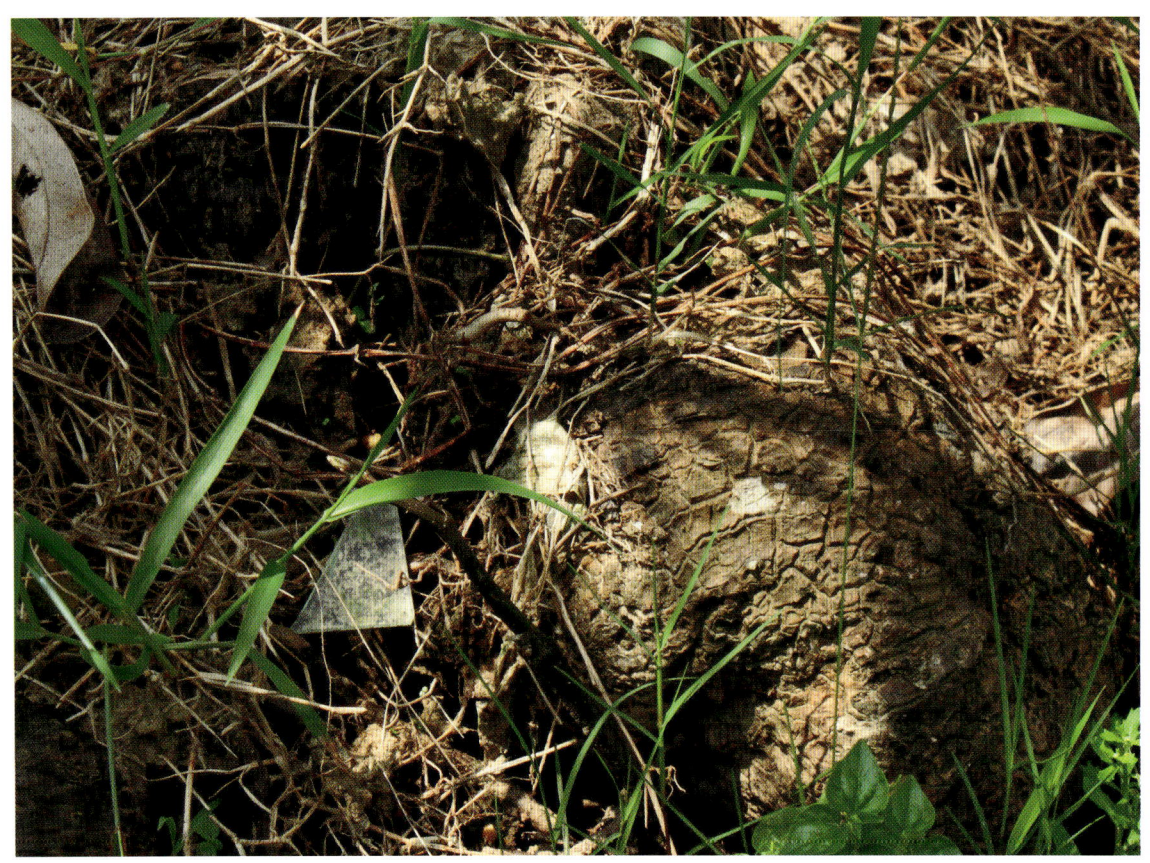

薯莨

识别特征

　　多年生缠绕草本。地下茎粗壮，形状不规则，外皮棕黑色，有疣状突起，生多数须根，鲜时断面血红色，有网状花纹，似朱砂堆集，故名朱砂莲。下部叶互生，革质，宽心形，老叶叶背有白粉，上部叶对生，叶片变小，叶呈长椭圆条形，光滑无毛，全缘。夏开白色小花，穗状花序腋生，有花 15 ～ 25 朵，子房下位，3 室，每室有 2 胚珠。蒴果。种子有翅。

生境分布

　　生长于山谷向阳处、疏林下或灌木丛中。分布于四川、广西、云南、新疆、贵州等省区。

采收加工

　　四季可采，取较大的块茎，留存小者或部分繁殖，鲜用或晒干。

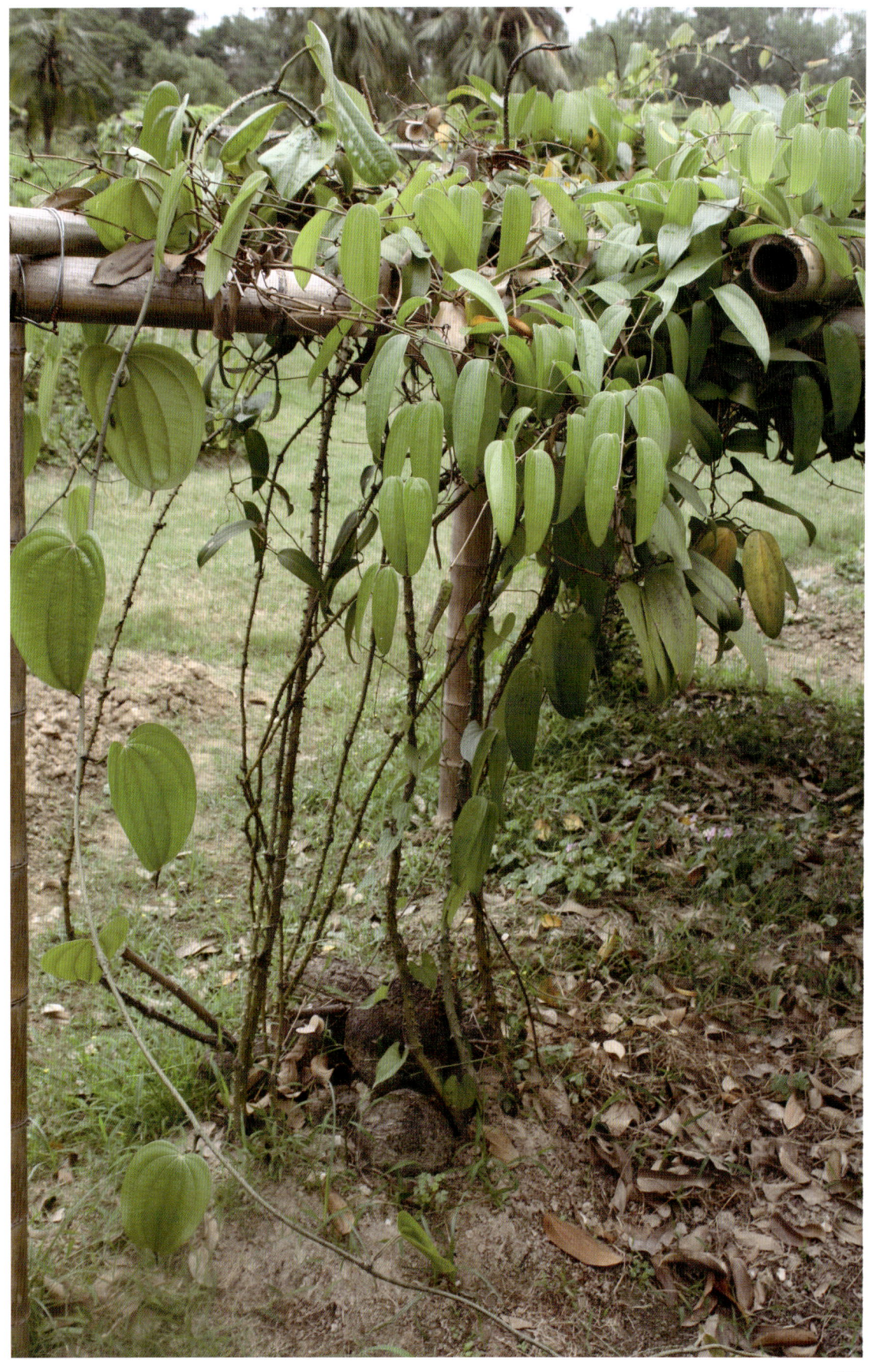

薯莨

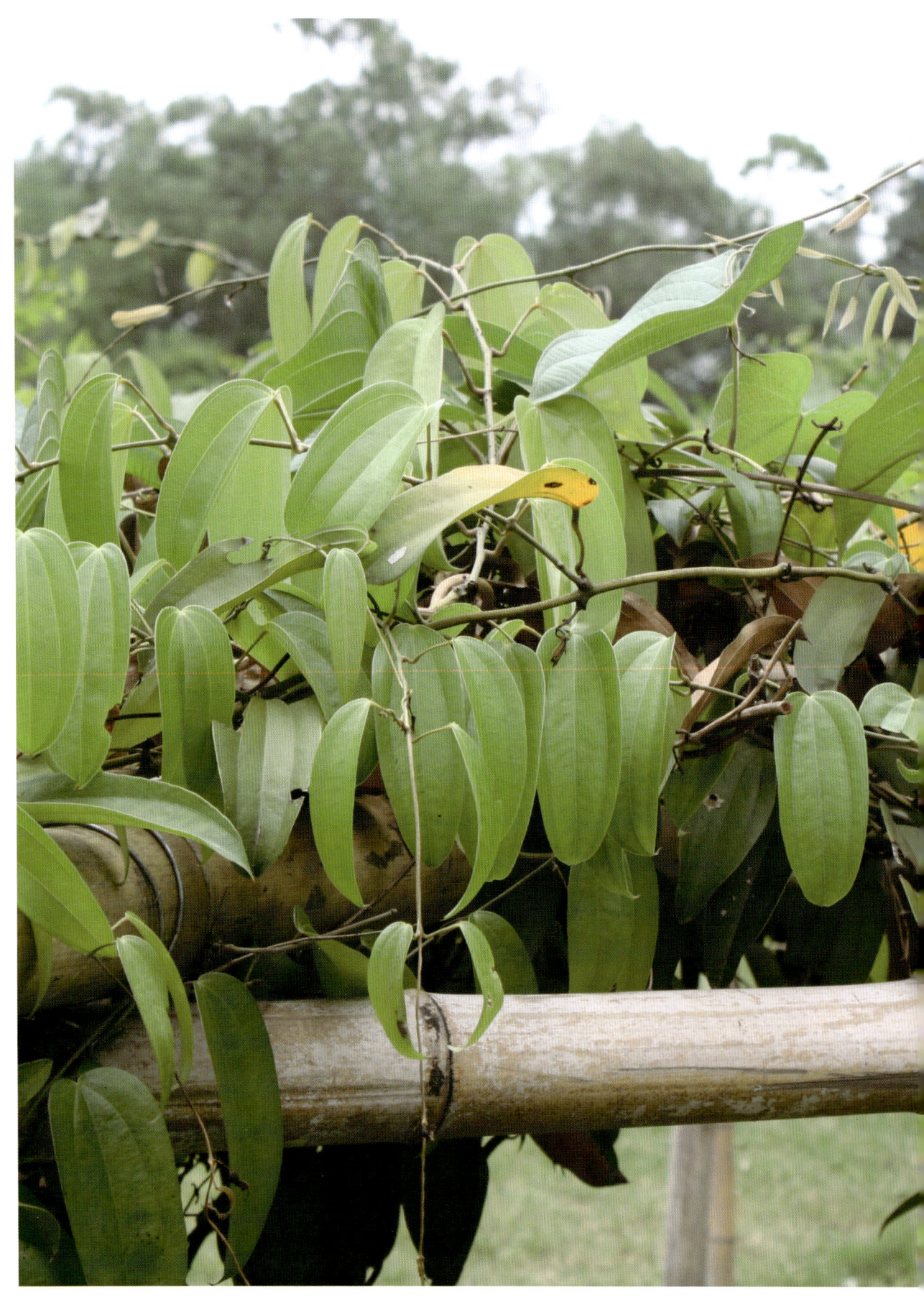

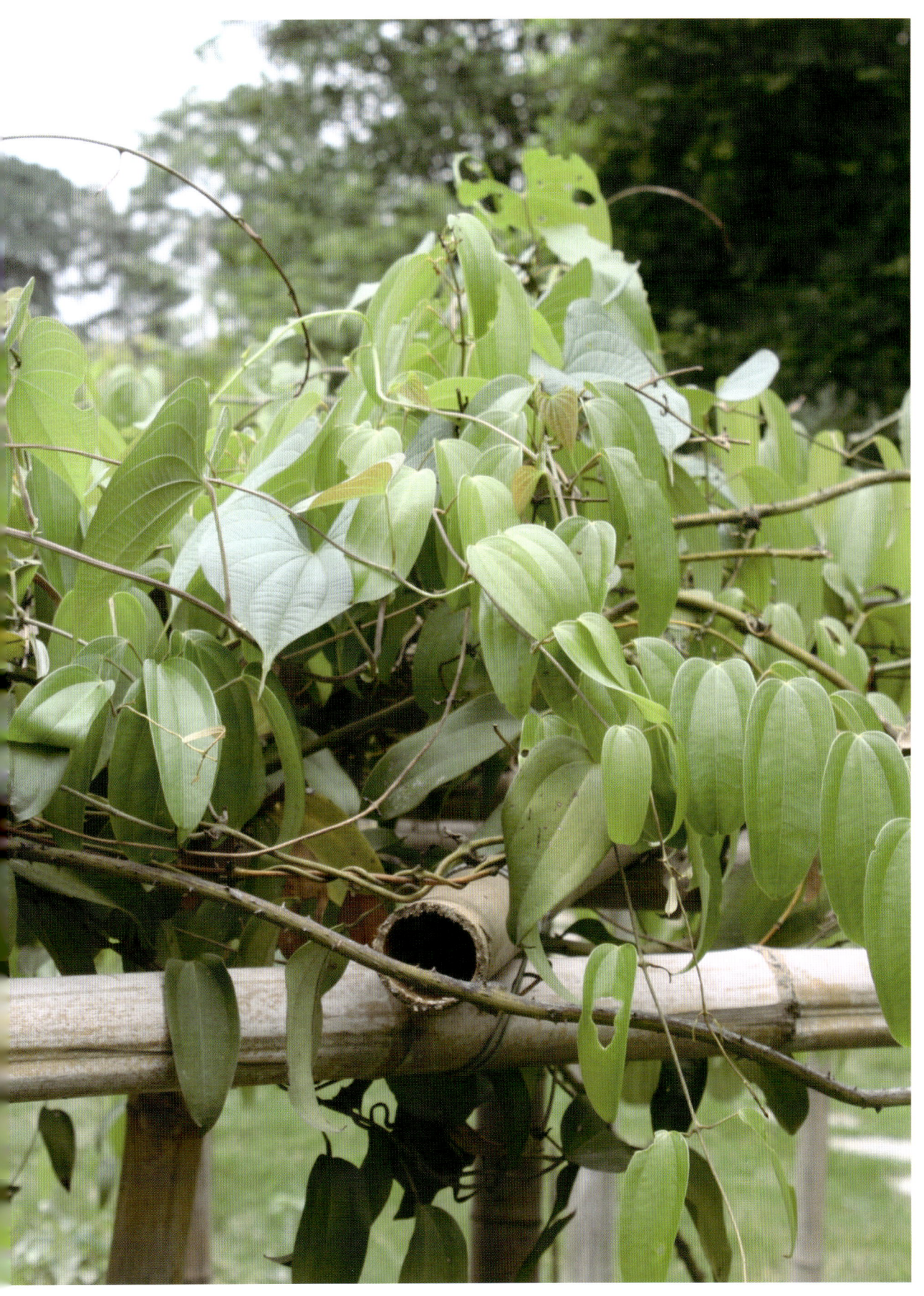

薯茛

薯莨

药材鉴别

本品块、茎、叶呈长圆形、卵圆形、球形或结节块状，长 10 ～ 15 cm，直径 5 ～ 10 cm。表面深褐色，粗裂，有瘤状突起和凹纹，有时具须根或点状须根痕。纵切或斜切成块片，多数呈长卵形，长 3 ～ 12 cm，厚 0.2 ～ 0.7 cm。外表皮皱缩，切面暗红色或红黄色。质硬而实，断面颗粒状，有明显的或隐约可见红黄相间的花纹。气微，味涩、苦。

功效主治

收敛固涩，止血补血。主治崩漏，产后出血，咯血，吐血，便血，尿血，痢疾，腹泻。

药理作用

家兔灌胃本品煎剂 1.5 g/kg，其出血时间与凝血时间均显著缩短。在试管内草酸血浆除去血小板后重新钙化凝固时间的测定；本品提取液有类似血小板的促凝作用；本品酊剂或煎剂对离体小鼠子宫有明显兴奋作用，张力、振幅及频率均有增强；酊剂或煎剂在试管内对金黄色葡萄球菌、甲型副伤寒沙门菌及宋内志贺菌有一定的抗菌作用，抗菌作用可能与所含鞣质有关。

▍用法用量

内服：10～30 g，煎汤；或每次 3～6 g，研末，作丸、散服。

▍民族药方

1. 腹泻（便如清水） 大叶朱砂莲 30 g。水煎服。

2. 浅表性胃炎 大叶朱砂莲 15 g，地榆 15 g，蒲公英根 10 g。水煎服。胃不痛后，上药泡酒常服，每日 25 mL。

3. 咳血 大叶朱砂莲 9 g，藕节 9 g，茅草根 6 g。共炒焦后，水煎服。

4. 衄血，咯血 大叶朱砂莲 12 g。水煎服。

5. 内痔出血 大叶朱砂莲 15 g，墨旱莲 15 g，海蚌含珠 15 g。水煎服。

6. 红崩 大叶朱砂莲 9 g，红鸡冠花 9 g，百草霜 3 g。共研细末，煮米酒服。

7. 月经不调 大叶朱砂莲 10 g，月月红 10 g。水煎服。

8. 功能失调性子宫出血，产后出血，上消化道出血，咯血 大叶朱砂莲 500 g。加水 5000 mL，煎成 2500 mL，每次服 20 mL，每日 3 次。

9. 痢疾 大叶朱砂莲 9 g。水煎服；或研细末，每次 1 g，每日 3 次。

10. 产后腹痛 大叶朱砂莲 9 g。煮甜酒服。

11. 关节痛 大叶朱砂莲 15 g。煎水兑酒服。

12. 毒蛇咬伤 大叶朱砂莲根适量。磨醋外涂。

13. 痢疾 大叶朱砂莲、甘草各等份。研细末，开水冲服，每次 6 g。

14. 水泻 大叶朱砂莲 6 g。研细末，加红糖煎水服。

▍使用注意

孕妇禁服，脾胃虚寒、内无瘀滞者慎用。

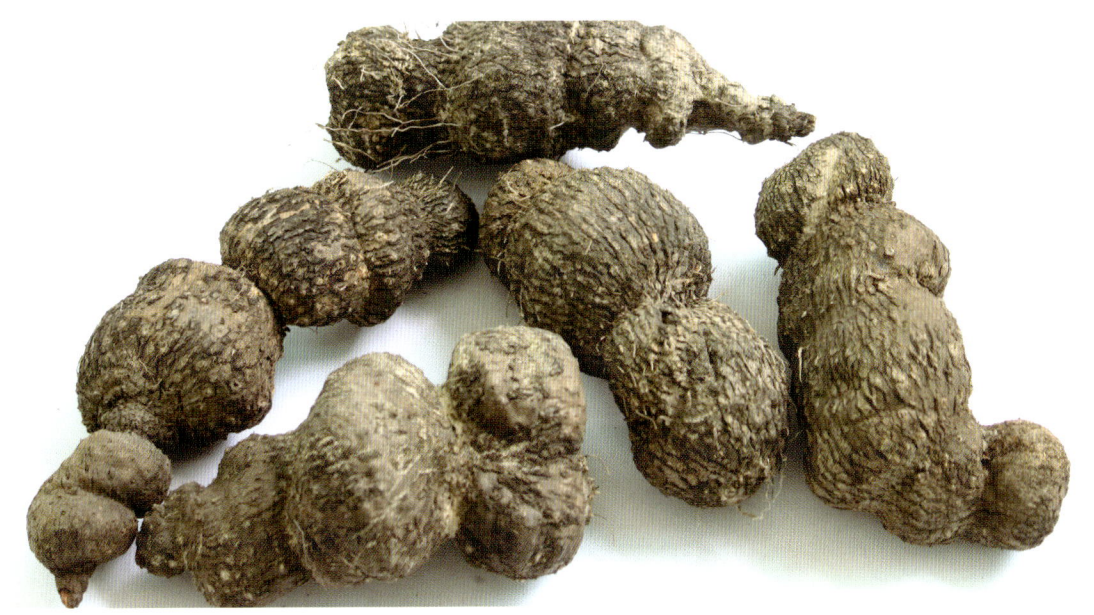

大叶朱砂莲药材

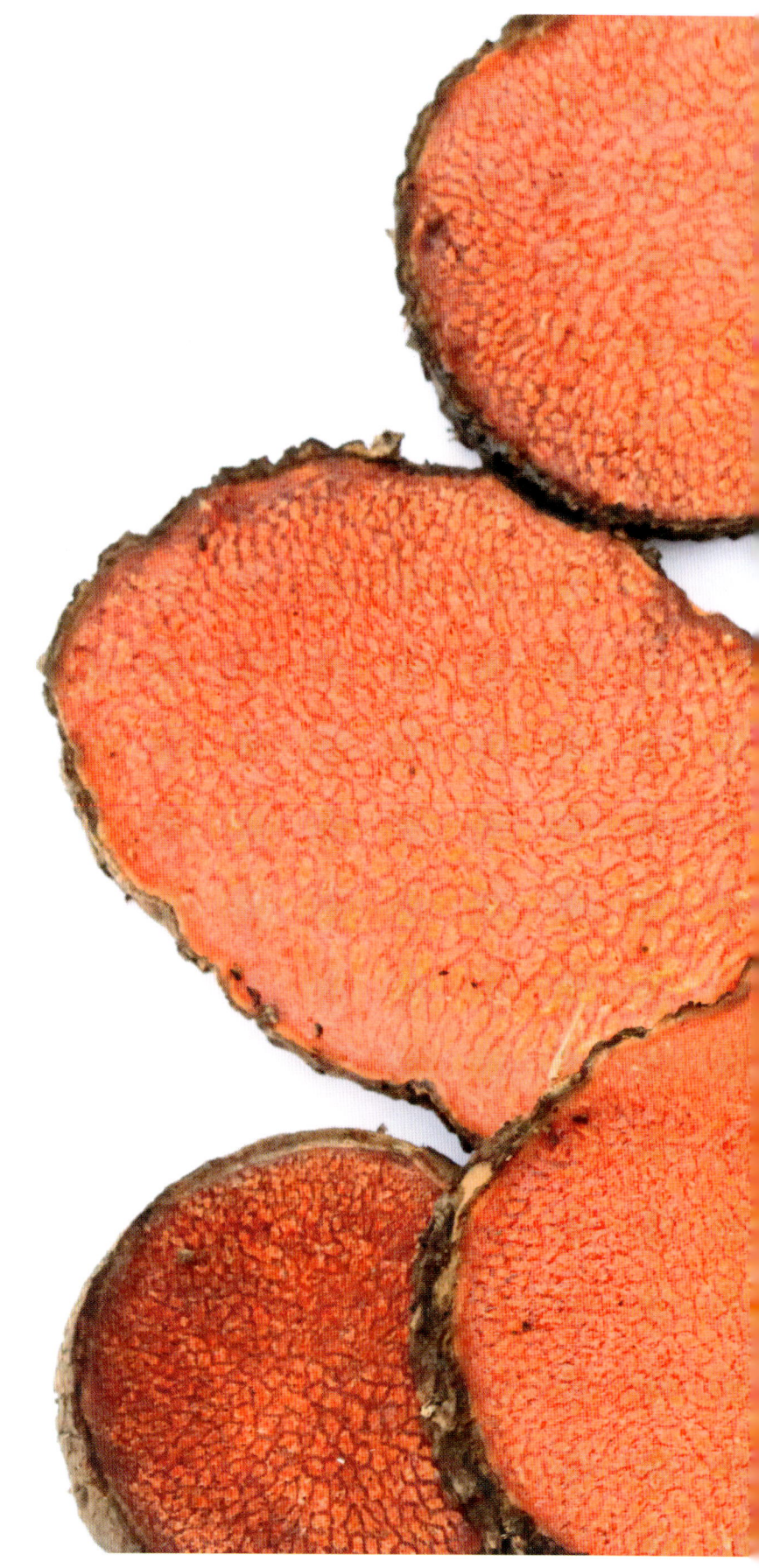

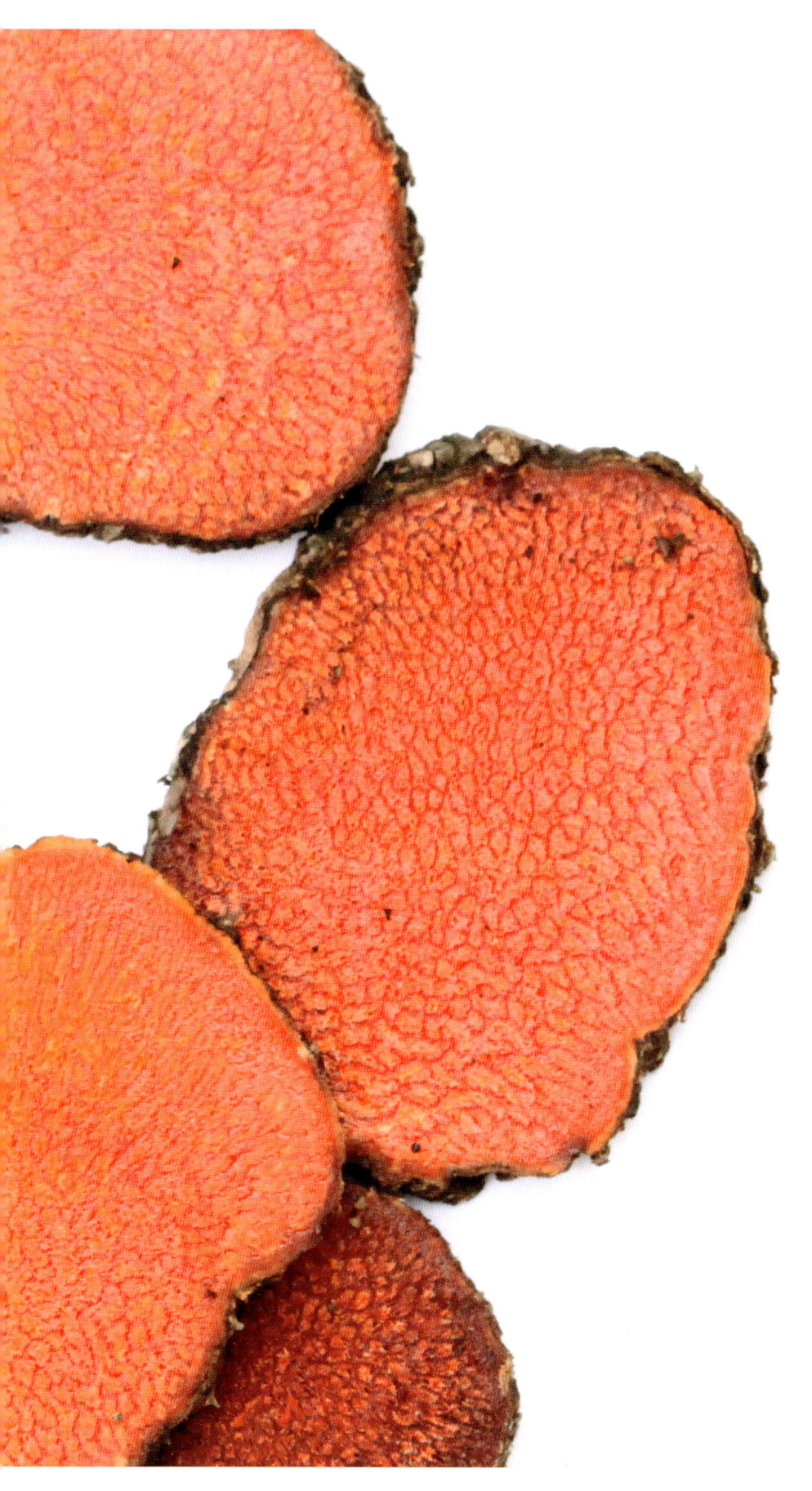

大叶朱砂莲饮片

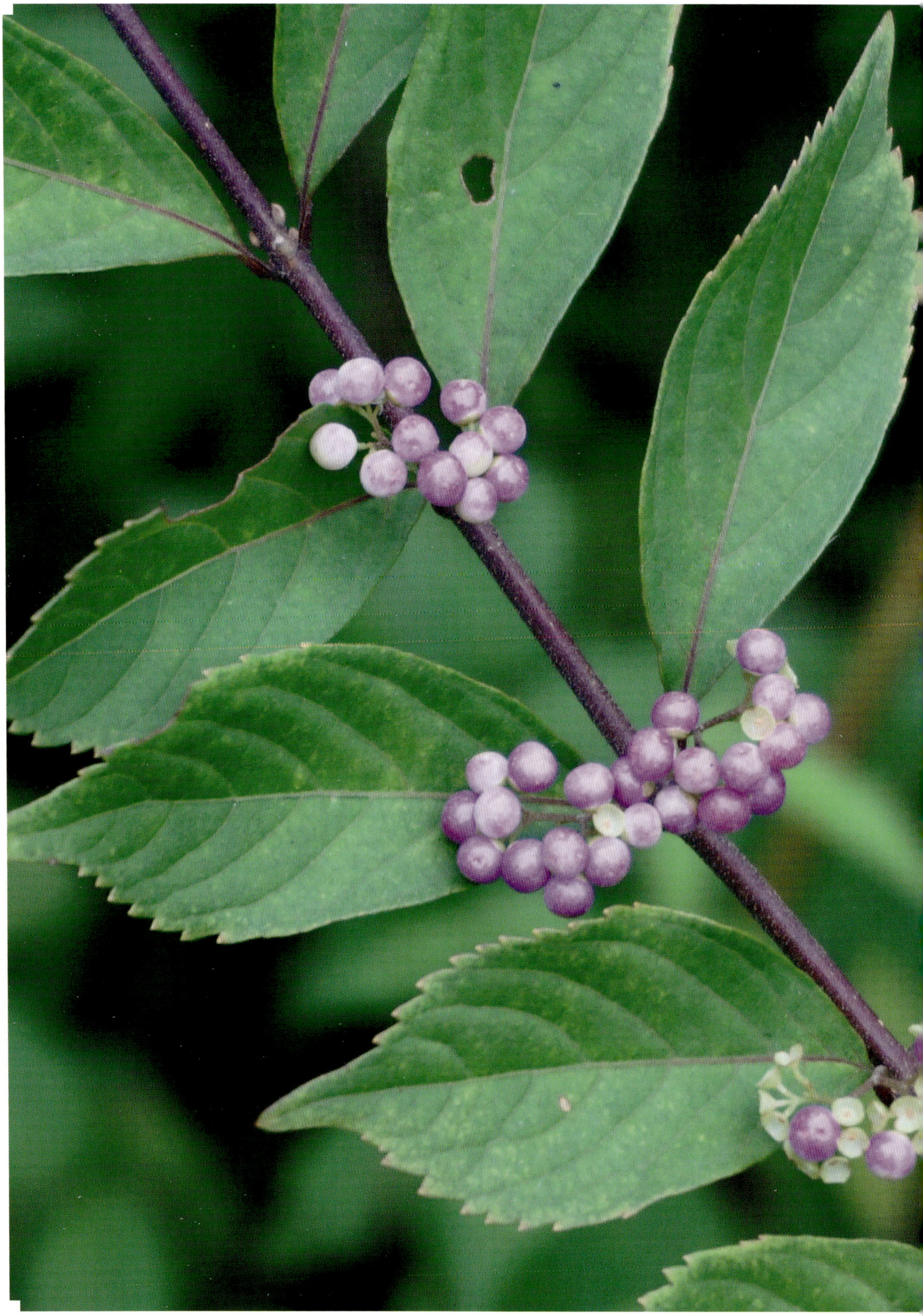

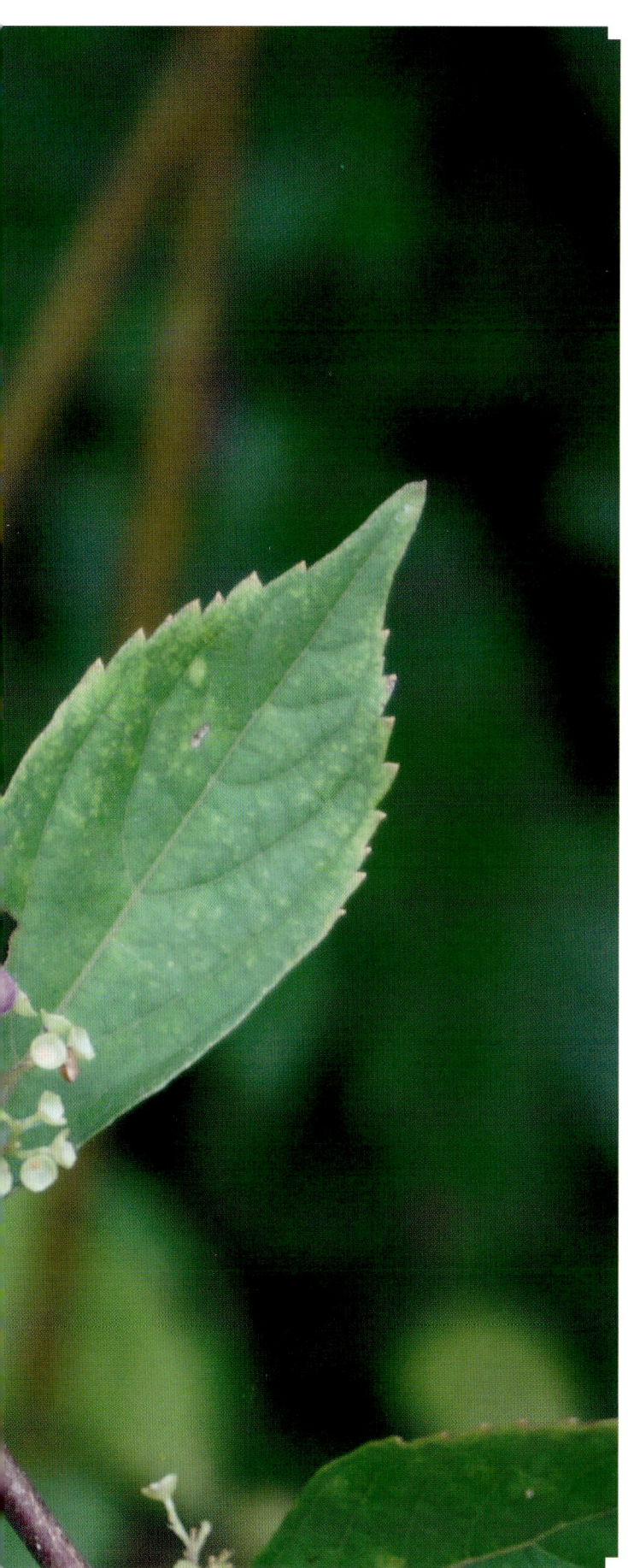

大叶紫珠

【水 药 名】梅楼露。

【别 名】紫珠柴、大风叶、赶风紫、大珍珠风。

【来 源】本品为马鞭草科植物大叶紫珠 *Callicarpa macrophylla. Vahl.* 的叶或根。

【性味归经】味苦、涩，性凉。归肝、肺、胃经。

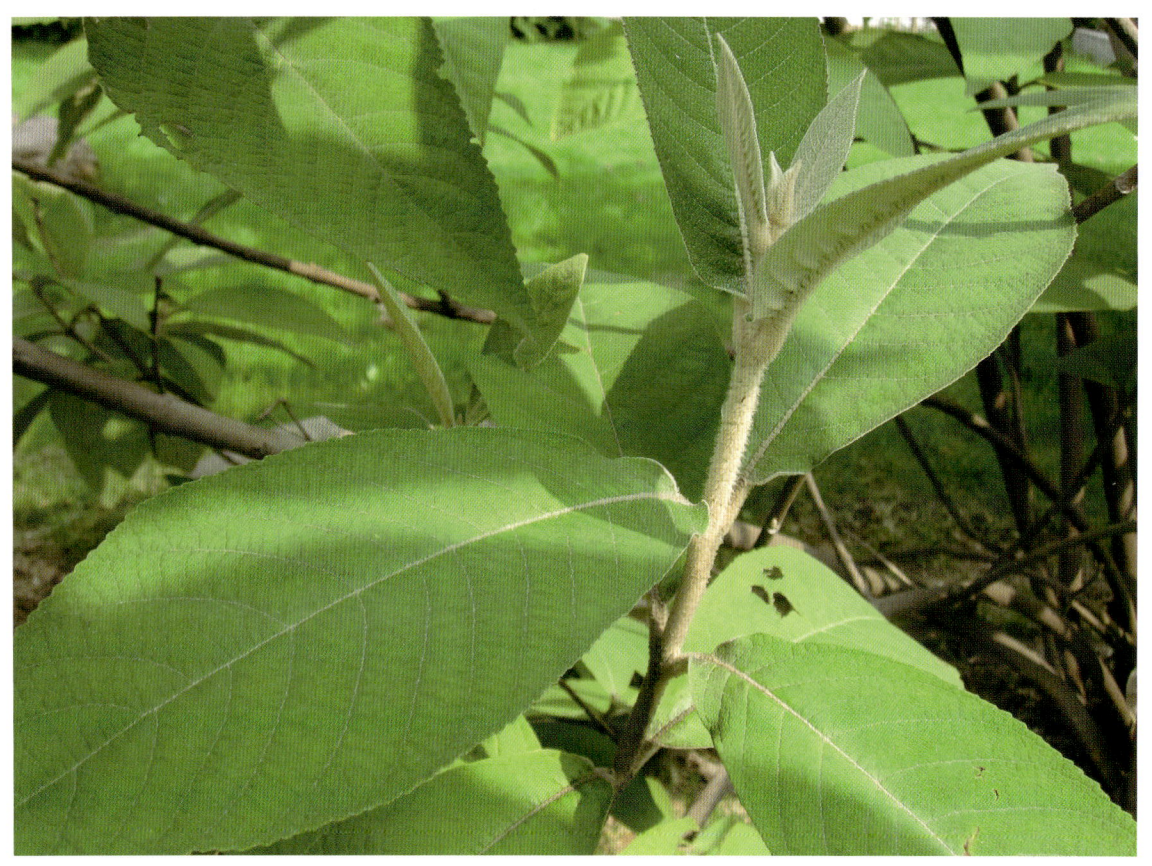

大叶紫珠

识别特征

灌木至小乔木，高可达 3 m。小枝被灰白色粗糠毛及长茸毛。叶对生；叶柄长 1 ~ 2 cm，叶片长椭圆形或椭圆状披针形，长 15 ~ 24 cm，宽 7 ~ 8.5 cm，先端渐尖，基部楔形，边缘有锯齿，上面被短柔毛，下面被灰白色粉状毛。夏秋于叶腋开紫色小花，多花集成多歧聚伞花序，花冠管状，裂片 4，略被星状毛。果小球形，直径约 2 mm，熟时紫红色。

生境分布

生长于山坡、丘陵以及向阳灌木丛中。分布广东、广西、福建、贵州、云南等省区。

采收加工

夏、秋二季采叶，洗净鲜用或晒干研末备用；全年都可采根，切片，晒干。

药材鉴别

本品叶多卷曲皱缩，完整者展平呈长椭圆形至椭圆状披针形，长 10 ~ 24 cm，宽

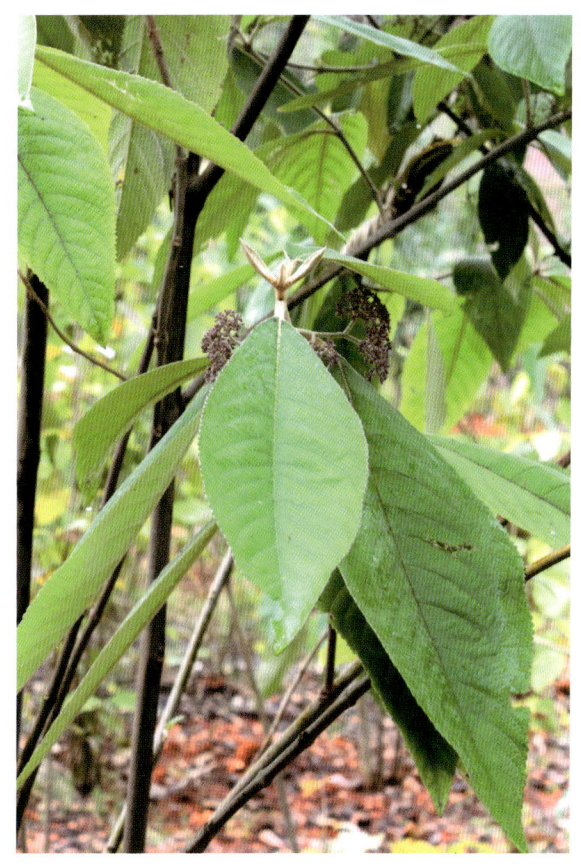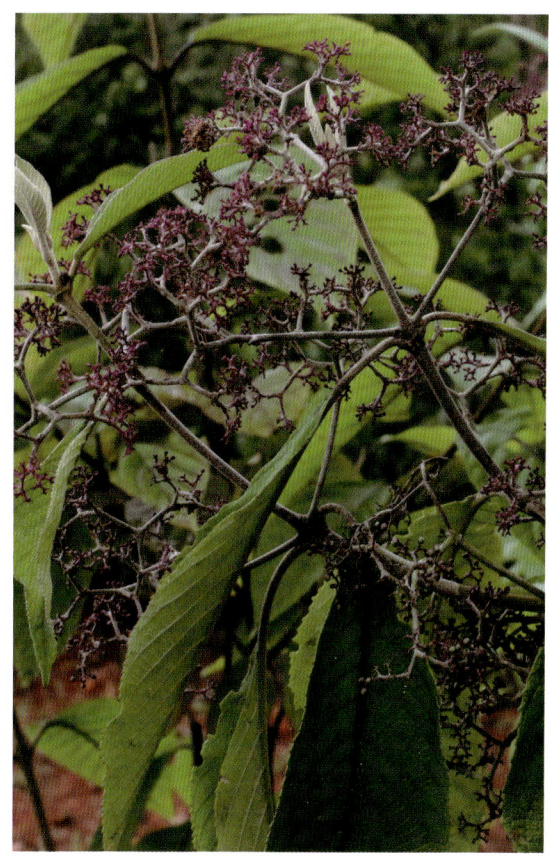

大叶紫珠

5 ～ 10 cm，先端渐尖，基部楔形或钝圆，边缘有锯齿，上面灰绿色或棕绿色，有短柔笔直，下面有灰白色茸毛，两面可见不甚明显的棕黄色腺点；叶柄长 1 ～ 2 cm，密生灰白色柔毛。气微味微苦、涩。

功效主治

散瘀止痛，止血，消肿。主治吐血，咯血，衄血，便血。根：主治跌打肿痛，风湿痛。

药理作用

本品所含木犀草素在体外对葡萄球菌、枯草杆菌、卡他球菌、伤寒沙门菌、志贺菌属、变形杆菌和白假丝酵母菌等有抑制作用；在体内亦有较强的抗感染作用；对猪螺杆菌有很强的抑制作用。木犀草素还有抗炎、解痉、祛痰、抗癌、增加冠状动脉血流量、降低胆固醇等作用。

用法用量

内服：15 ～ 30 g，煎汤；或研末，作丸、散服。

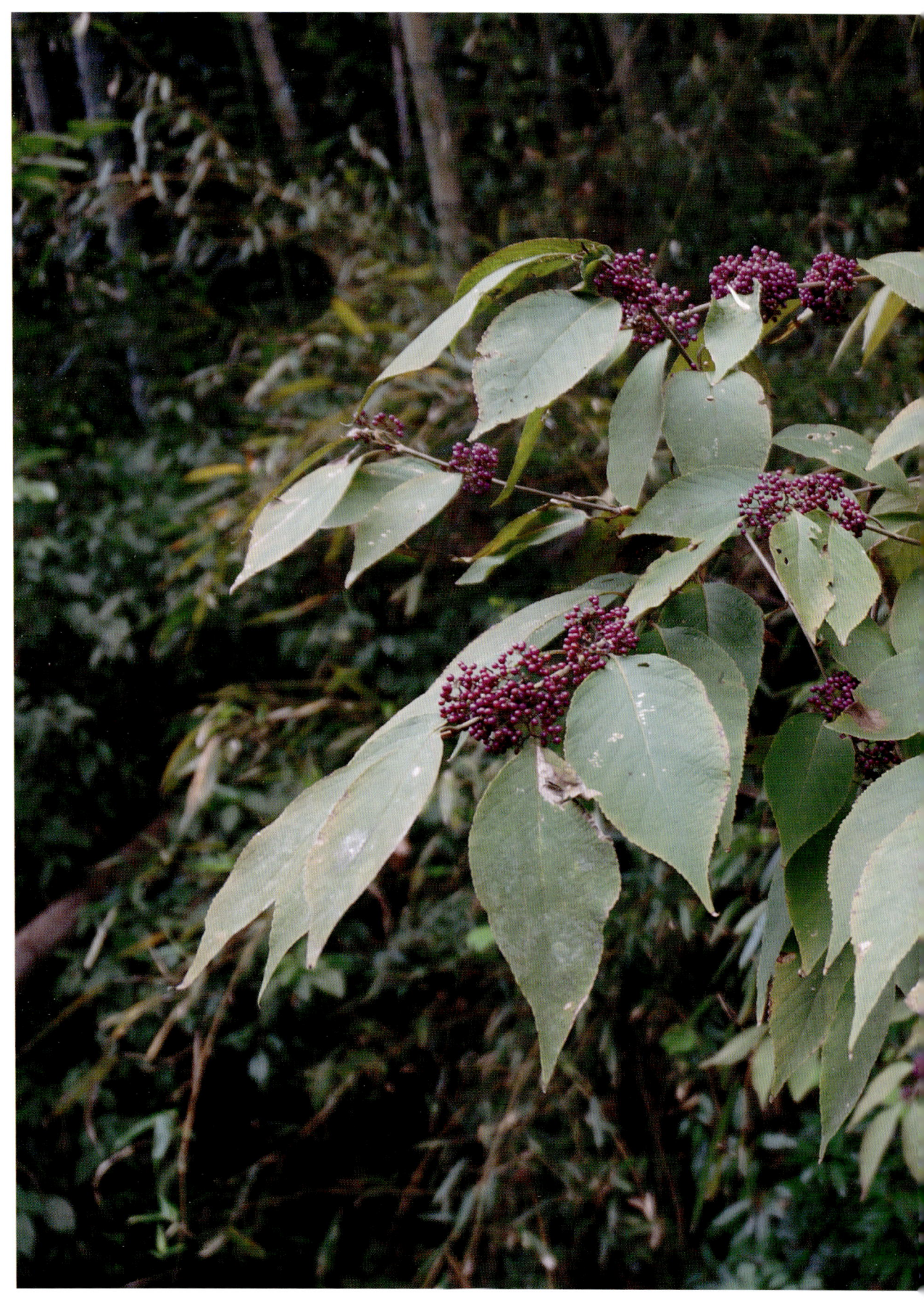

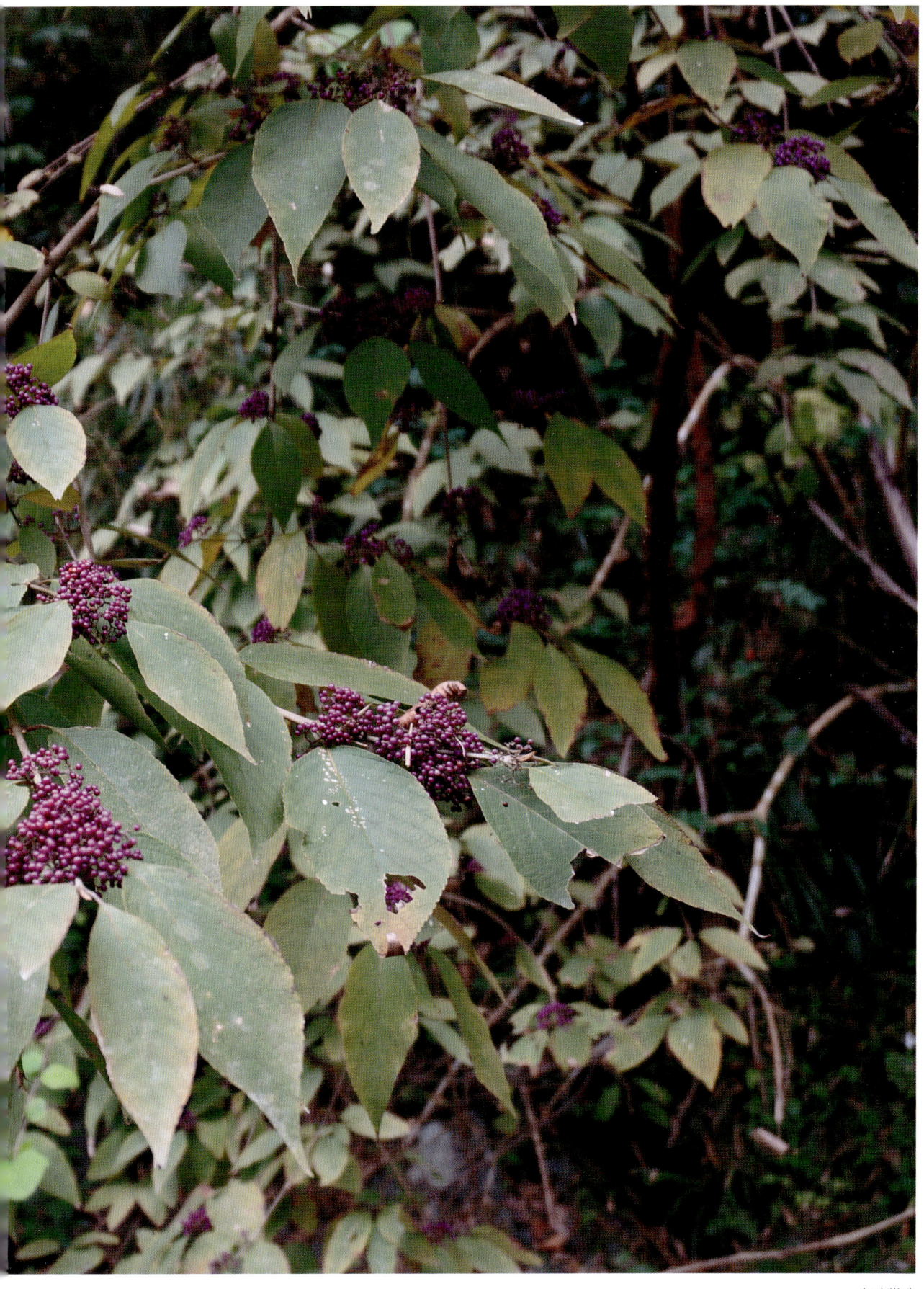

大叶紫珠

民族药方

1. 胃病引起的各种出血症，各种内伤出血　大叶紫珠叶 30 g。水煎服。

2. 跌打肿痛　大叶紫珠叶根 60 g，四块瓦 10 g，葫芦七 15 g，大红袍 30 g。水酒各半煎服。

3. 扭伤肿痛　大叶紫珠鲜叶适量。捣烂外敷。

4. 外伤出血　大叶紫珠叶适量。研粉撒患处。

使用注意

妊娠期及哺乳期女性禁用。

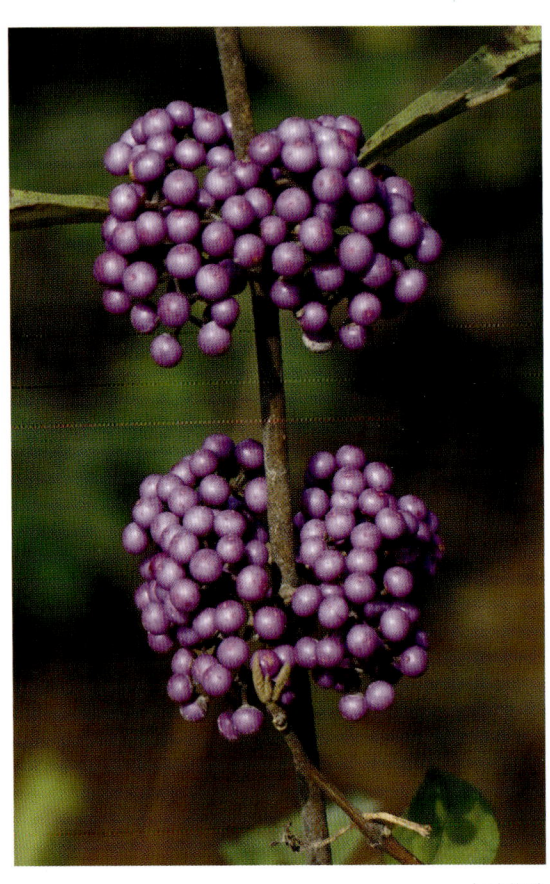

大叶紫珠

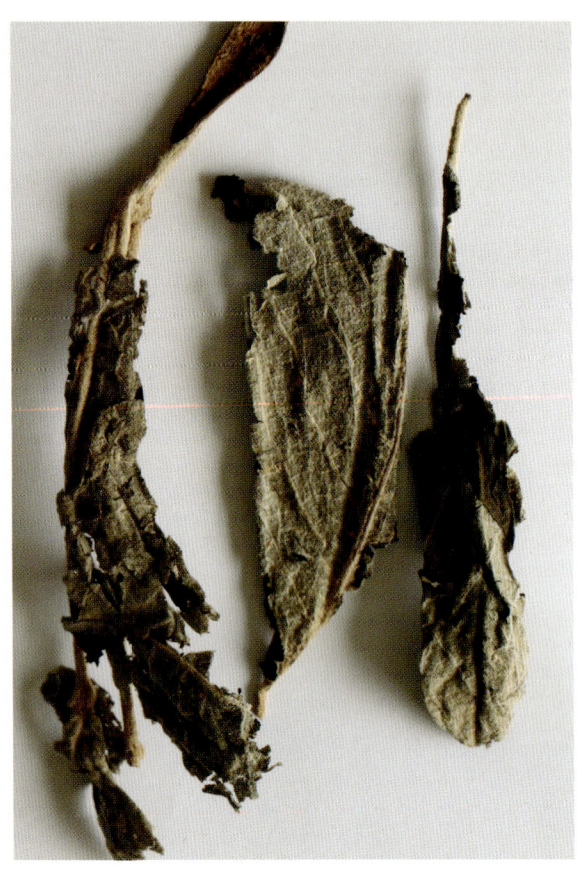

大叶紫珠